제4판

공무원, 보건교육사, 미용인을 위한

공중보건학

A Guide for
Beauty & Health Professionals

남철현·곽형심·김원진·김은주·김효정·박삼화·오선영·오혜영
이귀영·이성내·이은숙·전연숙·정은영·천지연·최연희·하순희

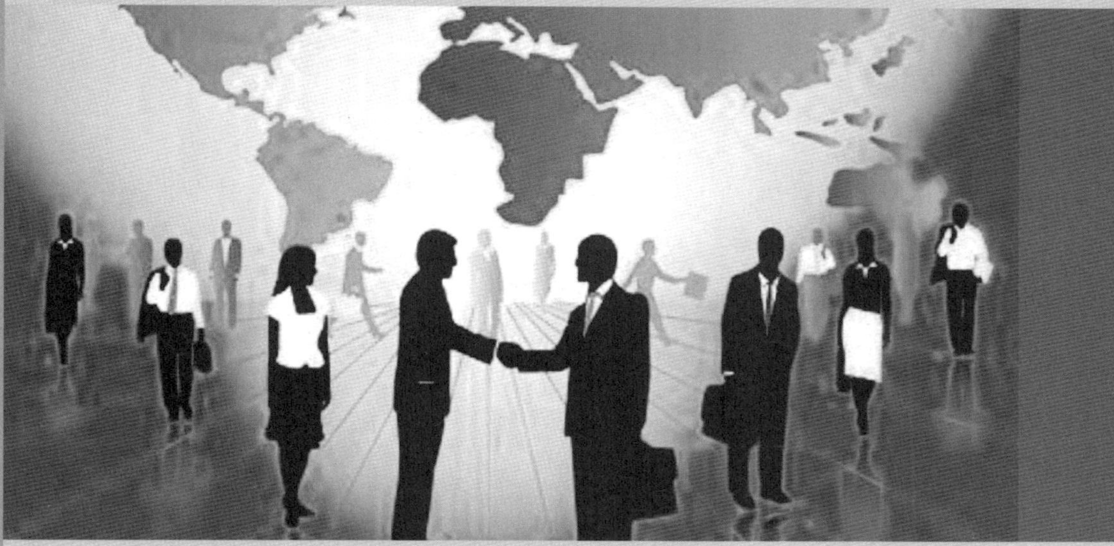

청구문화사

머 리 말

21세기를 맞이한 보건의료계는 바야흐로 건강증진 시대로 들어섰으며, 우리나라는 이미 1995년 1월 5일 국민건강증진법을 공포하여 시행하고 있습니다.

삶의 질과 관련된 21세기의 환경은 나날이 변화하고 복잡해지고 있으며, 세계화와 개방화에 따른 급속한 보건산업의 발달은 국민건강증진을 위한 국민 보건의식 수준 향상의 중요성을 한층 높이고 있습니다. 이에 정부는 국민대상 예방서비스의 접근도를 높이기 위한 지역사회 보건의료기관 및 관련 조직의 예방사업 활성화와 여건조성을 위한 각종 시설의 확충과 위해환경 요소의 규제 등 접근수단을 강화하는 정책을 펴 왔습니다. 보건의료문제 해결은 정책도 중요하지만 국민들 스스로 적극 참여하고 따라 주어야 성과가 있으며, 국민들의 참여는 곧 공중보건교육을 통해서 이루어진다고 볼 수 있습니다.

보건의료는 국민 삶의 질적 향상에 가장 근본이 되는 과제입니다. 국민생활수준의 향상과 환경여건, 그리고 국민보건의식의 개선으로 후진국형 질병은 많이 사라졌지만 아직도 질병의 고통으로부터 많은 국민들이 고통 받고 있는 것이 우리의 현실입니다. 또한 아름다움을 추구하는 행동의 변화 요인은 인간의 생애에 큰 영향을 줄 수 있는 것으로써 사회문화적 현상인 화장과 헤어스타일의 유행으로부터도 영향을 받을 것이며 현대적 개념의 건강증진 행위에도 영향을 미칠 것입니다. 따라서 보건의료에 종사하는 관련분야 종사자들은 국민건강을 위한 길잡이로서의 역할을 해야 할 책임과 의무를 지니고 있으며 이와 관련된 보건교육, 즉 보건에 대한 지식을 골고루 많이 습득하고 실천하도록 하여야 합니다.

본 교재는 대학의 보건관련학과 학생, 특히 미용관련학과 학생과 지역보건사업에 종사하는 각종 보건요원의 전공서적으로서만 아니라 보건직공무원시험이나 보건교육사 2, 3급 시험 준비에도 만반의 준비를 할 수 있도록 편집되었습니다.

개정에 최선을 다하고자 노력하였으나 아직도 부족한 점들은 여러 선배제현들의 조언을 받아 꾸준히 수정·보완해 나갈 것을 다짐드리며, 출판을 맡아 수고를 해주신 청구문화사 이상태 사장님과 임직원 여러분께 깊은 감사를 드립니다.

2015년 신춘

저자 일동

머 리 말

삶의 질과 관련한 21세기의 환경은 나날이 복잡하게 변화하고 있으며, 세계화와 개방화에 따른 급속한 보건산업의 발달은 국민의 건강증진을 위한 국민 보건의식 수준 향상의 중요성을 더 한층 높이고 있습니다.

이에 따라 국가는 국민을 위한 지역사회 보건의료기관 및 관련 조직의 예방사업 활성화, 그리고 여건 조성을 위한 각종 시설의 확충과 위해환경 요소의 규제 등을 강화하는 정책을 펴 왔습니다. 보건문제 해결은 정책도 중요하지만 국민 스스로 적극 참여하고 따라 주어야 성과가 있으며, 국민들의 참여는 곧 공중보건교육을 통해서 이루어진다고도 볼 수 있습니다.

아름다움을 추구하는 행동양식의 변화 요인은 삶에 큰 영향을 줄수 있으므로 사회문화적 현상인 화장과 헤어스타일의 유행으로부터도 영향을 받을 것이며 현대적 개념의 건강증진 행위에도 영향을 미칠 것입니다.

따라서 우리들도 보건의료인의 한 사람으로서 국민의 건강을 위한 길잡이 역할을 해야 할 책임과 의무를 지니고 있으며 이와 관련된 보건교육, 즉 보건에 대한 지식을 골고루 많이 습득케 하고 실천하도록 하여야 할 것입니다.

본 교재는 대학의 보건관련학과 학생, 특히 미용관련학과 학생과 지역보건 사업에 종사하는 각종 보건요원의 전공서적으로서만 아니라 일반학과 학생과 보건에 관심있는 일반 주민의 교양서적으로도 활용될 수 있도록 고려하여 집필하였습니다.

최선을 다하였으나 아직도 부족한 점이 많다고 생각됩니다. 이러한 점들은 앞으로 선배제현 여러분의 조언을 받아 많은 사람들이 올바르게 보건과 관련된 지식을 듬뿍 습득할 수 있도록 수정·보완해 나갈 것을 약속드립니다.

끝으로, 출판을 맡아 많은 수고를 해주신 청구문화사 이상태 사장님과 직원 여러분께 깊은 감사를 드립니다.

2002년 6월

저자 일동

차 례

제1편 | 총 론

제2편 | 역학 및 감염병관리

제3편 | 보건관리

제15장 보건영양

제16장 모자보건

제17장 정신보건

제18장 노인보건

제19장 보건통계

제20장 사고와 응급처치

제4편 | 환경보건

제21장 환경위생

제22장 환경보전

1편
총 론

제 1 장 건강과 질병
제 2 장 공중보건학의 개념
제 3 장 건강증진

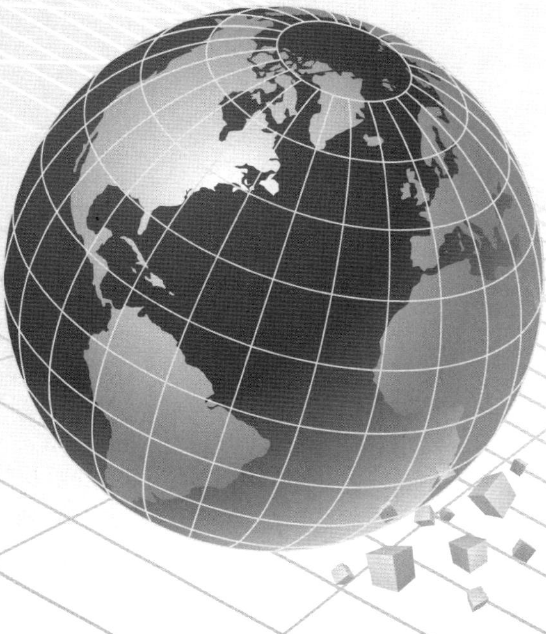

제1장 건강과 질병
Health and Disease

1. 건강의 정의

인간은 누구나 행복하게 살기를 원하며, 특히 건강이 생명의 존엄성을 유지하는 기본적 요소이며 삶의 가치를 실현해 나아가는데 중심적 요소로서 작용한다는 점을 잘 알고 있다. 건강의 정의는 시대와 역사의 변천에 따라 변화하였으며, 같은 시대라도 문화적 상태의 차이와 개인이나 집단에 따라 다르게 변화되는 추이를 보이고 있다. 역사적으로 건강의 개념은 19세기 이전에는 신체적인 건강 개념이었으나, 19세기에 이르러 심신의 개념으로 확대되었으며, 20세기 이후에는 전체론적인 생활개념으로 변천하였다.

세계보건기구(WHO) 헌장의 전문에서는 건강한 상태(health states)란 “단순히 질병이 없고 허약하지 않은 상태만을 의미하는 것이 아니라 육체적, 정신적, 사회적으로 완전히 안녕한 상태”라고 정의하고 있는데, 현재 가장 널리 알려진 건강의 개념이다. 이 정의에서 알 수 있듯이 이상적인 건강의 수준은 신체적으로 고통과 불편함 없이 편안하고, 정신적으로 불안이나 긴장, 걱정이 없는 안정된 상태이며, 사회적으로도 각 개인이 주어진 역할과 기능을 충실히 수행할 수 있는 적합한 상태라고 할 수 있다.

건강(health)은 인간의 다양한 내적·외적 요인, 선천적·후천적 요인, 개인적·집단적 요인, 사회적·공간적·시간적 요인들의 결합에 의한 산물이며, 물리적, 생물학적, 경제적, 사회적 환경과 개인의 생활 습관·행태, 유전적 요소, 의료제도 등에 따라 다양하게 결정된다.

CONSTITUTION OF THE WORLD HEALTH ORGANIZATION

THE STATES Parties to this Constitution declare, in conformity with the Charter of the United Nations, that the following principles are basic to the happiness, harmonious relations and security of all peoples:

Health is a state of complete physical, mental and social well-being and not merely the absence of disease or infirmity.

The enjoyment of the highest attainable standard of health is one of the fundamental rights of every human being without distinction of race, religion, political belief, economic or social condition.

The health of all peoples is fundamental to the attainment of peace and security and is dependent upon the fullest co-operation of individuals and States.

The achievement of any State in the promotion and protection of health is of value to all.

Unequal development in different countries in the promotion of health and control of disease, especially communicable disease, is a common danger.

Healthy development of the child is of basic importance; the ability to live harmoniously in a changing total environment is essential to such development.

The extension to all peoples of the benefits of medical, psychological and related knowledge is essential to the fullest attainment of health.

Informed opinion and active co-operation on the part of the public are of the utmost importance in the improvement of the health of the people.

Governments have a responsibility for the health of their peoples which can be fulfilled only by the provision of adequate health and social measures.

ACCEPTING THESE PRINCIPLES, and for the purpose of co-operation among themselves and with others to promote and protect the health of all peoples, the Contracting Parties agree to the present Constitution and hereby establish the World Health Organization as a specialized agency within the terms of Article 57 of the Charter of the United Nations.

세계보건기구(WHO) 헌장

이 헌장에 서명한 국가들은 유엔 헌장에 따라 다음의 원칙들이 모든 인류의 행복, 조화된 인간관계, 그리고 안전을 위하여 가장 기본적인 것임을 선언한다.

건강은 단지 질병이 없거나 육체적으로 허약하지 않을 뿐 아니라 신체적, 정신적, 사회적으로 완전히 안녕한 상태이다.

얻을 수 있는 최상의 건강을 향유하는 것은 인종, 종교, 정치적 신념, 경제적 혹은 사회적 조건 등에 관계없이 모든 인간의 기본적인 권리 중의 하나이다.

모든 인류의 건강은 평화와 안전을 획득하는데 기본적인 것이며, 그것은 개인과 국가가 충분히 협조하는데 달려있다.

어떤 국가에서든지 건강을 증진하고 보호하는 것은 모든 사람에게 가치 있는 일이다.

여러 국가들에서 건강의 증진과 질병관리 특히 감염병관리가 균형 있게 발전되지 못하면 이것은 바로 인류의 공동위험이 된다.

어린이들이 건강하게 자라는 것은 근본적으로 중요한 것이다. 변화하는 모든 환경 속에서 조화를 이루며 살아나가는 능력은 어린이의 성장에 필수적이다.

모든 인류에서 의학적, 심리학적 그리고 이와 관련된 지식을 알려주는 것은 최상의 건강을 유지하는데 필수 불가결한 것이다.

충분한 의견제시와 사회 각 부문 간의 적극적인 협력은 국민의 건강을 증진시키는데 대단히 중요하다.

정부는 국민의 건강에 대해 책임져야 하며, 이 책임의 완수는 적절한 보건 또는 사회적 방안의 개발을 통해서만 가능하다.

이러한 원칙들을 받아들이며 모든 국민들의 건강을 증진시키고 보호하기 위하여 나라 사이에 그리고 다른 나라의 국민들과 서로 협조할 것을 목적으로 이 서명에 참여한 국가는 위의 헌장과 국제연합헌장 57조의 특정 의무를 갖는 기관으로 세계보건기구의 설립에 찬성한다.

2. 질병의 발생

인체는 수많은 세포로 이루어져 있고 이 세포들은 여러 기관들과 함께 집합체로 모여 독자적인 건강을 유지하기 위하여 상호 협력을 이루면서 질서 정연하게 작용하며, 또한 하나의 큰 복합체로서 인체를 윤활하게 움직이도록 만들고 있다. 질병이란 건강에서 벗어난 상태, 즉 신체의 구조적, 기능적 장애로서 인간이 질병의 상태에 놓인다는 것은 숙주와 병인, 환경의 상호작용에 장애를 일으켜 항상성이 파괴된 상태라고 할 수 있다. 질병은 인간의 연령이나, 성, 저항력, 영양행태, 의료형태, 생활습관, 유전, 심리적·생물학적 특징 등과 병원체인 병인 사이에 균형이 깨어질 때 발생한다. 환경은 물리적, 화학적, 사회적, 문화적, 경제적 환경을 통틀어 말하며, 인간과 병인 사이에서 지렛대 역할을 한다. 인간이 우세하거나 환경이 인간에게 유리하게 작용하면 건강이 증진되지만, 병인이 우세하거나 환경이 인간에게 불리하게 작용하면 평형이 파괴되어 질병이 발생되며, 이 삼자가 평형을 이룰 때 건강을 유지하게 된다.

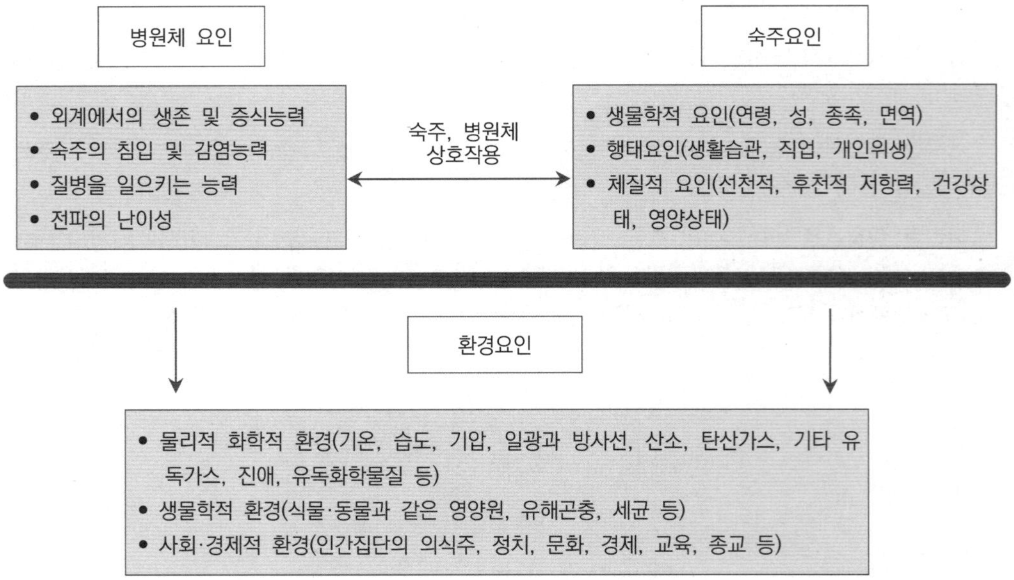

| 그림 1-1 | John Gordon의 질병 혹은 유행의 발생 기전

3. 질병의 예방

질병의 예방이란 건강에서 회복, 불구, 사망에 이르기까지 전 과정에서 건강을 증진시키고 질병 발생을 억제하며, 일단 생긴 질병은 조기에 발견하여 치료하고 질병의 진전을 제한하며, 재활 활동을 통해 사회에 복귀시키는 전 과정을 말한다.

리벨(Leavell)과 클라크(Clark)는 질병관리를 종합적, 포괄적으로 하기 위한 적극적인 예방활동을 다음과 같이 설명하였다.

1) 1차적 예방(Primary prevention) - 질병발생 억제 단계

병인, 숙주, 환경 등에 의해서 질병발생의 자극이 있는 시기로서, 증상의 발견이나 치료가 아니고 개인이 신체적, 정신적으로 최대기능을 발휘할 수 있도록 하는 활동으로 질병이나 불구를 가진 사람보다는 건강한 개인에게 적용된다. 균형 있는 영양 섭취, 비만관리, 금연 등의 인간 생활환경 개선, 건강증진 활동, 각종 사고의 예방 및 안전관리, 상수처리, 식품의 위생처리, 환경위생의 개선, 산업재해 예방, 각종 공해 예방 등 생활조건의 개선과 감염병 관리를 위한 예방접종, 각종 보건교육을 통한 지식의 함양 등이 1차적 예방에 해당된다.

2) 2차적 예방(Secondary prevention) - 조기발견과 조기치료 단계

숙주의 병적 변화가 있는 시기로서 질병을 조기에 발견하여 치료함으로써 질병이 더 이상 진전되지 않고 정지하게 하거나 병의 진전을 지연시킴으로써 중증으로 되는 것을 예방하는 단계이며, 고통과 후유증 그리고 비용 등을 줄임으로써 효율적으로 치료하고자 하는 것이다.

3) 3차적 예방단계(Tertiary prevention) - 재활 및 사회복귀 단계

질병이 발생된 시기로서 질병의 악화방지, 잔여기능의 최대화, 재활활동 등의 재활의학적 예방활동이 필요한 단계이다.

제2장 공중보건학의 개념
Concept of Public Health

1. 공중보건학의 정의

공중보건학의 정의는 학자에 따라 다소의 차이는 있지만 Winslow의 정의가 가장 널리 통용되고 있다.

"Public health is art and science of preventing disease, prolonging life and promoting physical and mental efficiency through organized community effort for

(a) the sanitation of the environment,
(b) the control of communicable infections,
(c) the education of the individual in personal hygiene,
(d) the organization of medical and nursing services for early diagnosis and preventive treatment of disease, and
(e) the development of the social machinery to insure everyone a standard of living adequate for the maintenance of health, so organizing these benefits as to enable every citizen to realize his birthright of health and longevity."

공중보건학이란 조직적인 지역사회의 노력을 통하여 질병을 예방하고 생명을 연장시키며, 신체적. 정신적 효율을 증진시키는 기술이며 과학이다. 즉 a) 환경위생향상, b) 감염병관리, c) 개인위생에 관한 보건교육, d) 질병의 조기발견, 조기진단을 위한 의료와 간호봉사의 조직화, e) 모든 사람들이 자신의 건강유지에 적합한 생활수준을 보장받도록 사회제도를 발전시킴으로써 건강과 장수라는 생득권을 실현할 수 있도록 하는 데 있다. 따라서 공중보건학은 의학, 위생공학, 질병관리학 및 보건관리학 등을 지역사회에 응용하는 학문으로 볼 수 있으며, 지역사회의 사회적. 문화적 요인과 환경적 요인들을 지역주민 건강에 적합하도록 합리화하여 궁극적으로 건강과 장수의 생득권을 실현할 수 있도록 연구하는 「포괄적 보건의료과학」이라 할 수 있다.

2. 공중보건학의 범위

세계 제2차대전 이후 전 세계적으로 국가는 국민의 건강보호와 증진을 위해 관심이 고조되고 책임이 증대되고 있으며 보다 나은 삶의 질을 추구하는 과정에서 경제적 발전과 더불어 건강의 중요성이 더욱 증대되어 공중보건학의 영역은 더 많은 범위가 추가되어 확대되어 가고 있다.

1) 환경보건 분야

① 환경위생 ② 식품위생 ③ 환경오염 및 보전 ④ 산업보건

2) 질병관리분야

① 역학 ② 감염병 및 비전염성질환 관리 ③ 기생충질환 관리

3) 보건관리 분야

① 보건통계 ② 보건교육 ③ 학교보건 ④ 모자보건 ⑤ 성인보건 ⑥ 정신보건
⑦ 노인보건 ⑧ 보건영양 ⑩ 보건행정 ⑪ 인구보건 ⑫ 사회보장제도 등

공중보건 활동은

(1) 보건서비스체계(health service system),
(2) 보건형태와 동기조성(health behavior and motivation),
(3) 환경재해(environmental catastrophe)의 넓은 영역으로 분류할 수 있으며,

구체적인 활동은

① 지역사회 중심으로 이루어진 활동,
② 질병, 신체장애, 조기사망의 예방을 위한 내용에 대한 관리 활동,
③ 포괄적 보건의료에 관련된 활동,
④ 생정기록의 수집, 보전, 분석 그리고 이용에 관련된 활동,
⑤ 공공교육 및 개인건강과 지역사회 보건의 동기 조성,
⑥ 포괄적 보건사업계획 및 평가,
⑦ 과학적, 기술적, 행정적 연구 등이다.

3. 공중보건의 역사

인간이 건강을 생각하고 생명을 연장·유지하고 개체의 열성을 보완하기 위하여 집단을 구성하고, 집단 취락의 편의를 도모하기 위한 상부상조와 식량을 취득하고 질병을 치료하는 방법 등을 시행착오를 통한 경험으로 환경에 적응하며 생존을 유지하였다면, 이들의 보건활동은 생존을 위한 본능적 행동에서 비롯되었다고 할 것이다.

중세까지 보건활동은 대부분은 비과학적 방법이었으며, 집단의 건강관리에 대한 인식은 18세기 산업혁명과 자연과학의 발전으로부터 시작되어 현대의학의 격동기라 할 수 있는 19세기의 세균학, 병리학의 발전과 과학적인 질병관리와 더불어 20세기에 이르러 건강과 의료의 향상과 함께 공중보건학에서도 많은 발전을 보게 되었다.

1) 고대기(기원전~서기 500년)

그리스인으로 유럽 최초의 역사가인 헤로도투스(Herodotus, B.C. 480~425)는 "기원전 1000년경의 이집트인들은 그 당시에 개명한 세계에서 가장 건강한 종족이었으며, 개인 청결이 강조되고 공중위생 개념이 뛰어나 공동 하수구나 정화조 또는 치료약제들을 소유하고 있었다"고 그의 저서 『역사』에서 밝히고 있다.

이들 이집트인들의 공중보건 개념은 기원전 1700년경부터 400년간 집단이주 생활을 한 헤브르인들이 전수하였으며, 이는 기원전 1200년경 모세의 인도에 의해 이집트에서 탈출하여 시나이 반도에서 40년간의 유목생활을 하는 가운데 모세가 저술한 '레위기' (구약성경 세 번째 책)에 잘 나타나 있다.

'레위기'는 악성피부병과 나환자의 조기진단 방법 및 격리를 통한 전염예방, 산모의 부정을 벗기는 규례(12장), 청결한 개인위생과 성병예방을 위한 그릇된 성 관계를 금하는 규정 등을 구체적인 치유절차와 함께 기록하고 있어 오늘날의 관점에서도 전혀 손색이 없는 인류 최초의 보건법전이라 할 수 있다.

그리스에서는 아스티노미(Astinomi)라는 급수와 하수를 관장하는 공무원이 있었고, 로마에서는 312년에 상수도 시설이 있었으며, 정기 인구조사, 공중목욕탕의 발달 등 위생공학이 발달하였고 에델(Aedele)이라는 수도, 도로, 목욕탕을 관리하는 공무원이 있었다.

또한 히포크라테스(Hippocrates B.C. 460~377) 같은 위인이 나타나 질병발생의 원인은 신의 저주에서 비롯된 것이 아니라 자연적인 소인, 즉 기후나 물리적 환경의 영향에 연유되어 있을지도 모른다는 인류 최초의 합리적이고도 과학적인 질병관을 제시하였다. 히포크라테스는 또한 질병발생의 원인을 환경과 연계시켜 해석하려는 최초의 노력을 그의 저서 'Airs waters and places'에서 시도하고 있으며, 사람과 환경과의 부조화가 질병을 발생시킨다는 장기설(miasma theory)은 오염된 공기를 장기라 하고 이 장기가 몸에 들어가면 질병이 야기된다고 하였다.

2) 중세기(500~1500년)

중세기는 서구문명이 혼란 속에 있었던 암흑기로서 이때의 중심사상은 기독교였는데 경전의 잘못된 이해와 로마인들과 그리스인들의 퇴폐적 향락문화에 대한 중세인들의 반작용으로 인해 발전이 중지되었을 뿐만 아니라 학문탐구도 멸시되었다. 비위생적이고 세속적인 생활양식은 보건학적인 측면에서도 영향을 미쳐 역사상 최대의 재앙을 초래하였다. 즉, 542년 감염병이 처음으로 유럽에 전파되기 시작한 후 1348년 페스트가 만연되기까지 무서운 질병이 계속되는 암흑의 시기였다.

중세기에 종교집단에 의하여 병원이 많이 건립되긴 하였으나 그리스 의학에 의하여 확립되었던 의학은 실종되고 중세병원들은 교회의 성전의식의 장소로 변모되었으며, 위생개념이 무시된 채 신에 대한 기도와 회개로 질병의 원인인 악령을 제거하고자 하였다. 그러나 페스트가 대유행할 때 환자를 격리시키기도 하였고 오염되었거나 의심이 가는 배와 여행자의 입항을 금지시켰으며, 페스트 유행지역에서 온 여행자는 일정한 장소에서 질병이 없어 질 때까지 2개월간 머물다가 입항이 허락되었다. 이것이 검역(Quarantine : 40일을 의미)의 시초가 되었으며, 1383년 마르세이유(Marseilles)에서 최초로 검역법이 통과되어 검역소를 설치·운영한 것은 감염병 관리 측면에서 중요한 업적이라 할 수 있다.

3) 여명기(르네상스, 1500년~1850년)

이탈리아에서 시작된 여명기는 르네상스라고도 하는데, 이 시기는 문예부흥(1453~1600)과 산업혁명(1760~1830)으로 근대과학 기술이 발달되고 공중보건의 사상이 싹튼 시기이다. 모든 것을 신의 중심으로 생각했던 중세와는 달리 비록 신을 부정한 것은 아니었으나 인간 본연의 모습으로 되돌아가 현재의 인간사, 지상에서의 인간의 세속생활에 더 관심을 갖고 고전학문을 연구하며, 그 정신을 부활시키려는 노력은 과학의 발전을 약속하게 되었으며, 이에 따라 인간중심의 보건의학도 제 모습으로 발전하게 되었다.

보건의료의 역사적 측면에서 볼 때 르네상스는 현대적인 공중보건의 발전을 가능하게 한 중요한 시기라고 할 수 있다. 르네상스 시기의 근대 과학기술의 진보는 공중보건 발전에 필수불가결한 수단으로 작용하여 해부학과 생리학의 기초가 되었으며, 질병 발생 현상의 관찰과 분류는 질병의 발생 및 전파양상을 면밀하게 분석할 수 있는 지식을 갖추게 되었다.

한편, 근세에 이르러 직업형태의 변화에 주목한 이탈리아 의사 라마찌니(Ramazzini, 1633~1714)는 직업병의 집대성인 '노동자 질병론(De Morbis Artificum Diatriba)'이라는 노동자의 건강 문제에 관한 최초의 종합적인 논문을 발표해서 근대 산업위생의 기초를 쌓았다. 독일의 프랑크(J.T.Frank, 1745~1821)는 "국민의 건강을 확보하는 것은 국가의 책임이다"라고 주장하고 의사(위생) 행정에 관한 12권의 저서에서 지역 사회적 규모의 의학과 조직관리의 필요성 및 정신보건, 개인 위생, 국민보건 등을 망라한 보건학 최초의 저서를 출간하였다. 스웨덴(Sweden)은 세계최초의 국세조사를 실시하였고(1749년), 영국의 제너(E.Jenner 1749~1823)는 우두종두법을 개발하여 천연두를 예방하는 면역법을 실시하였다.

영국은 산업혁명의 소산으로 빈부의 격차가 극심해 졌으며, 노동자 계층은 빈곤과 열병 등 지병이 만연하게 되어 채드위크(Edwin Chadwick 1743~1819)는 열병을 조사하고 'Fever report'를 작성하여 정부에 보고한 것이 계기가 되어 1842년에는 공중위생감독 및 각종 위생조사를 위한 보건정책 조사위원회가 설치되어 채드위크를 중심으로 '영국 근로자의 위생상태에 관한 조사 보고서'가 만들어 졌다. 이 보고서는 위생개혁의 중요성, 그리고 중앙과 지방의 일괄한 보건행정기구 확립의 필요성을 제시하였으며, 이것이 근거가 되어 세계최초의 공중보건법(Public Health Act, 1848)이 제정되었고 이 법에 근거하여 공중보건국(General Board of Health)과 지방보건국(Local Board of Health)이 설치됨으로써 보건행정의 기틀이 마련되었다.

4) 확립기(1850~1900년)

이 시기에는 세균학 및 면역학 분야의 많은 업적들로 인해 예방의학적 사상이 시작되어 공중보건학이 제도적으로나 내용적으로 확립되기 시작하였다. 영국에서는 존 스노우(John Snow 1813~1858)의 콜레라에 관한 역학조사보고서(On the Mode of Communication of Cholera, 1855)가 장기설(miasma theory)을 뒤집고 감염병 감염설을 입증하는 동기가 되었으며, 그 후 월터 코흐(Walter Koch)의 결핵균 발견(1882년), 콜레라균 발견(1883년) 등 세균배양 기술과 세균 자체에 대한 연구 경험과 프랑스의 루이 파스퇴르(Louis Pasteur)의 닭 콜레라 백신(1880), 돼지단독 백신(1883), 광견병 백신(1884)의 개발 등 감염의 발생기전을 규명하여 감염병 예방과 치료에 중점을 두 가지 방향의 발전이 있었다.

독일의 비스마르크(Bismark)에 의해 세계 최초의 근로자 질병보호법이 제정되어 사회보장제도를 마련하는 계기가 되었으며, 낙스 반 페텐코퍼(Nax ven Pettenkofer, 1818~1901)에 의해 뮌헨대학에 최초로 위생학 교실이 개설됨으로써 실험 위생학의 기초를 확립하게 되었다.

19세기말에는 미생물이 특정 감염병을 발생시킨다는 세균에 의한 질병 발생 원인을 실증적 연구결과를 통해 규명함에 따라 공중보건 서비스의 발전이 두드러지게 되었다. 이와 같이 질병 발생 원인이 많은 미생물이 밝혀지고 그 병원체가 지니는 역할이 확인됨에 따라 미생물의 작용기전과 관련해서 간염의 형성기전이나 예방법 및 치료에 관심이 생겨나기 시작했다. 그 결과 점차 면역학이 발달되고, 이러한 지식은 20세기초에 이르자 공중보건 사업의 과학화에 결정적인 영향을 주게 되었다.

5) 발전기(20세기 이후)

발전기에 접어들면서 임상의학의 발전과 인류보건 증진을 위한 국제기구의 설립, 인구 집단을 대상으로 하여 질병 발생의 분포, 경향의 양상을 규명하고, 분포와 경향을 결정하는 요소들을 탐구하는 역학의 발달로 오늘날 공중보건은 개인 건강증진 사업과 함께 국민건강 향상에 크게 이바지하고 있으며, 공중보건은 또한 선진국과 후진국들의 생활환경 여건에 따라 또는 건강 개념의 진화와 확대에 따라 다양해지고 있다. 따라서 1960년대 이후, 보건의료에 대한 지역사회의 다양한 요구에 부응하기 위해 포괄적 보건의료의 필요성이 대두되었으며, 지역사회보건 문제를 해결하기 위한 노력으로 보건소 제도의 보급이 활발하게 진행되었다.

제2차 세계대전 이후 영국에서는 의료보험과 같은 보험제도나 의료보호와 같은 공적부조를 통한 사회보장제도가 발전되었다. 이후 인구의 폭발적인 증가와 산업의 급격한 성장으로 질적, 양적 관리의 중요성이 대두되어 모자보건과 가족계획 사업이 국가 시책사업으로 이루어졌다.

WHO는 1977년 "2000년대까지 인류에게 건강을 확보하자(health for all by the year 2000)" 라는 인류건강실천 목표를 설정하고 1978, 소련 알마아타(Alma-Ata)회의에서 최선의 실천방안으로 일차 보건의료(primary health care)를 채택하여 전 인류의 건강증진을 위한 세계적 전략이 마련되기도 하였다.

근래 환경에 관한 관심도 또한 급격히 증가하여 국제인간환경회의(1972)는 스톡홀름에서 "지구는 하나 뿐(the only one earth)"이라는 슬로건을 내걸고 지구를 오염으로부터 보호하려는 노력을 다짐하는 인간환경선언을 하였으며, 1992년 6월 브라질의 리우데자네이루에서 각국 정상들이 모여 환경 정상회담을 개최하여 "리우환경선언(Rio Declaration)"이 선포되었고, 지구 환경보존을 위한 행동강령인 "의제 21(Agenda 21)"이 채택되었다.

20세기 후반부터 의학계는 질병의 근원이 특정한 한 원인에서가 아니라 복합적인 요인에서 기인된다는 점에 관심을 두고 있으며, 전염성이 아닌 비전염성 만성퇴행성 질환의 질병 발생을 이해하기 위해서는 사회적, 심리적, 생리적인 모든 측면이 고려되어야 한다는 점과 예방의학이 더욱 강조되고 있다.

또한 최근에는 치사율이 매우 높고 항생제로도 사멸시킬 수 없는 항생제 내성균인 슈퍼박테리아(Super bacteria)나 급성열성감염을 일으키는 에볼라 바이러스(Ebola virus) 등에 대한 대비책 마련이 관심사로 떠오르고 있다.

4. 신공중보건학

1) 신공중보건의 의미

질병양상이 감염병에서 만성퇴행성 질환(생활습관질환 : life-style related diseases)으로 바뀌어 가면서 공중보건(public health) 시대에서 신공중보건(new public health)시대로 변천하고 있다.

신공중보건은 위생적 · 환경적 · 건강증진적, 개인적 및 지역사회 중심의 예방서비스 간의 균형에 기반을 두고 조기치료, 재활, 장기요양서비스와의 폭넓은 조화를 통해 개인 및 사회의 건강상태를 보호하고 증진하려는 포괄적인 노력으로 정의할 수 있다.

2) 신공중보건사업 관점의 건강증진

세계보건기구는 1986년 캐나다 오타와 건강증진국제회의 총회에서 건강증진을 공중보건사업의 하나로 하는 신공중보건사업(new public health)을 모든 국가가 받아들일 것을 권고하였다. 이에 많은 국가들이 1990년대 의료개혁의 주요 과제의 하나로 건강증진을 포함한 신공중보건사업을 전개하게 되었으며, WHO는 공중보건의 3대 핵심 원칙으로 참여(participation), 형평(equity), 협동(collaboration)을 주장했다.

(1) 미국 : Health People 2010」 및 「Health People을 내세워 건강증진사업을 강력히 추진

(2) 캐나다 : 「Health Canada」를 내걸고 건강증진 중심의 공중보건사업을 전개

(3) 일본 : 1988년부터 「건강 가꾸기 사업」이라는 이름하에 건강증진사업을 추진하여 왔으며 최근에는 건강일본 21(Health Japan 21)을 통하여 건강증진을 공중보건 사업으로 추진

3) 신공중보건사업 관련 분야

영양개선(영양과잉 및 실조), 운동, 휴식 및 정신안정, 금연, 절주사업

(1) 건강지원환경 조성 : 식품안전, 산업장안전, 학교안전, 주거안전, 지역사회안전, 지역사회 건강생활환경조성

(2) 질병예방 : 만성질병 예방, 장애 예방, 구강질환 예방, 감염병 예방과 관리, 여행 관련 질병 예방(신종질환 등)관리, 조기검진

4) 공중보건과 신공중보건의 차이점

공중보건	신공중보건
물리적 환경개선에 초점 (적절한 주택공급, 깨끗한 식수, 위생 등)	물리적 환경개선 외 사회적 지원, 형태, 생활양식도 포함
"의료" 분야의 전문가 중심	여러 분야(감염병 관리) 활동에 대한 중요성 인식 의료분야는 기여하는 여러 전문분야 중 하나
19세기 공중보건은 생활조건개선을 위한 사회운동 중 하나로서 주로 전문가가 주도	지역사회의 참여를 강력히 강조
역학적 조사 방법	다양한 방법론 도입
질병예방에 중점 건강은 질병이 없는 상태라는 인식	질병예방 외에 건강증진에도 중점을 둠 건강증진에 대한 적극적(positive) 의미부여
주된 관심사는 건강에 위협을 주는 감염병의 예방에 중점	건강에 대한 모든 위협에 관심을 가짐 (만성질환과 정신 건강을 포함) 그밖에 물리적 환경의 지속성과 생활력도 포함

제3장 건강증진
Health Promotion

1. 건강증진의 개념

광의의 건강증진은 단순히 질병의 치료나 예방에 그치는 것이 아니라, 건강향상을 위하여 사람들이 지니고 있는 건강 잠재력이 충분히 발휘될 수 있도록 이를 개발하고 건강을 보호하기 위한 예방의학적, 환경보호적, 행동과학 및 보건교육적 수단을 강구하는 것이라 할 수 있다.

그러나 협의의 건강증진은 어떤 특정한 질병이나 보건 문제의 해결을 목적으로 하는 것이 아니라, 비병원성기에 있는 개인의 신체적, 정신적 안녕과 능력향상을 도모하려는 일차적 예방수단으로서 겉으로 보기에는 건강한 사람들이지만 그들의 생활양식이나 건강습관 등으로 보아 상병발생의 위험성이 있는 사람들을 주 대상으로 건강에 나쁜 생활양식이나 건강습관 등을 건강에 유익한 행동습관으로 바꾸고, 적당한 운동, 영양, 휴식과 스트레스 관리 등을 통하여 건강 잠재력을 함양함으로써 건강을 유지, 증진시키고 건강의 해악적(害惡的)인 요인들에 적극적으로 대처할 수 있는 저항력을 함양하는 것이라 하겠다.

이러한 건강증진의 정의는 사회적으로 보건의료의 개혁을 강조하는 것으로 1986년 제1차 건강증진에 관한 국제회의에서 건강증진에 관한 '오타와 헌장'을 채택하였다. 오타와 헌장은 건강증진을 모든 사람들의 건강 잠재력을 최대한 발휘할 수 있도록 건강평등의 실현에 중점을 두고 동등한 기회와 자원을 확보하는데 목적을 두고 있다. 건강증진은 대중 참여의 유도, 지역사회 보건서비스의 강화, 적절한 공공정책수립, 지원적 환경조성, 개인의 건강관리 기술개발, 진료서비스 등 전반적인 건강향상을 위한 보건서비스로의 역할전환 등을 포함하고 있다.

또한, 건강에 나쁜 생활양식이나 나쁜 습관 등으로 보아 질병발생 위험성이 있는 사람들의 생활양식이나 행동습관을 건강에 유익한 것으로 바꾸게 하며, 적당한 영양섭취, 스트레스관리, 적절한 운동과 휴식 등을 통하여 건강을 유지, 증진시키는 것이라 할 수 있다. 따라서 건강증진의 개념은 상병발생의 위험이 있는 사람들을 대상으로 생활양식과 습관을 건강에 유익하게 바꾸어, 즉 건강행동의 개선을 통하여 건강향상을 도모하려는 교육적, 사회적, 환경적 접근 방법의 개입이라 할 수 있다. 이중에서 교육적 접근 방법이 가장 중요하며 학교, 직장, 지역사회 조직, 보건의료기관, 의료보험 단체 및 대중매체를 통한 보건교육을 통하여 이룰 수 있다.

2. 건강증진의 역사적 배경

20세기 이전에는 전통적인 생의학적 모형에서 건강을 정의하였고 공중보건도 신체의 부정적인 측면을 감소시키기 위한 질병 예방과 관리에 치중하였다. 1920년 윈슬로우(Winslow)가 건강증진을 "개인의 건강에 관한 개별적인 교육과 건강 유지 및 향상에 적합한 생활수준을 보장하는 사회적 기전의 개발을 위한 조직화된 지역사회의 노력"으로 표현함으로써 광범위한 개념으로서의 건강증진이란 용어가 사용되기 시작하였다.

1970년 후반, 선진국들은 만성질환의 역학적 발견에 기초를 둔 '제2의 역학 혁명'이라고 불리는 '건강증진의 시대'를 열었다. 20세기 중반에 선진국들의 주된 사망 요인은 만성 퇴행성 질환이었고 만성질환으로 인한 과도한 의료서비스의 이용과 의료비용의 상승은 질병 예방과 건강증진에 대한 중요성을 인식시켰다.

미국에서는 1980년 "Health Objectives for the Nation(국가건강목표)"가 개발되었고 캐나다에서는 1986년 제1차 건강증진에 관한 국제회의에서 건강증진에 관한 '오타와 헌장'을 채택하였다. 오타와 헌장은 건강증진을 모든 사람들의 건강 잠재력을 최대한 발휘할 수 있도록 건강평등의 실현에 중점을 두고 동등한 기회와 자원 확보에 목적을 두고 있다.

세계보건기구는 1987년의 Alma-Ata(알마아타) 선언에서 1차 보건의료를 위한 8가지 필수요소 중 "유행하는 건강문제에 대한 교육과 그들을 통제 및 예방하는 수단"을 최우선으로 꼽았다.

3. 건강증진사업

건강증진사업은 개인의 기술개발을 중시하는가 또는 건강한 환경을 중시하는가에 따라 형태적 접근과 사회, 환경적 접근으로 나눌 수 있다. 형태적 접근은 기존의 의과학적 지식을 바탕으로 건강위험 요인을 가진 사람을 선별하고 위험요인의 관리에 필요한 건강지식을 보건교육을 통하여 전달하고자 하는 것이고, 사회, 환경적 접근은 지역사회 구성원의 참여를 통해 건강에 유해한 사회환경을 개선하기 위하여 지역사회의 변화를 유발하는 접근전략이다.

우리나라의 건강증진사업은 국가적 차원에서 계획되고 있으며, 건강증진을 위한 보건교육과 홍보는 건강증진사업의 기본이므로 앞으로도 정책적으로 관심을 가지고 지원해야 할 문제이다. 이론적 연구를 기반으로 실제 행정에서 활용할 수 있는 다양한 자료개발과 전문인력의 양성이 필요할 것이다.

4. 건강증진의 목표와 개념적 모형

1) 건강증진의 목표와 영역

(1) 건강증진의 목표

① 건강증진은 개인의 건강생활 실천능력 제고뿐 아니라 법·제도·공공정책 등의 사회지원체계가 건강 친화적으로 구축되도록 하는 데 초점을 두고 있는 국민건강의 새로운 패러다임이다.

② 효과적이며 지속가능한 방법으로 자기건강관리(self-care) 능력을 향상시키고, 개인이나 지역사회가 가지고 있는 건강잠재력을 최대한 이끌어 내도록 역량을 강화(empowerment)함으로써 건강한 수명을 연장하고, 만성질환 증가로 인한 국가의 경제·사회적 부담을 경감시키는 것이다(건강수명연장과 건강형평성 제고).

③ 자기건강관리(self-care): 개인이 스스로의 건강을 유지·증진하기 위한 목적으로 예방적 또는 치료적 행위에 직접 개입하는 것이다.

> 예) 예방적 자기건강관리 : 가정상비약 등을 이용한 자가치료, 운동, 스트레스 조절, 올바른 식습관, 정기 검진 등
> 치료적 자기건강관리 : 의사의 처방 이행

(2) 건강증진의 영역 및 접근방법

| 표 3-1 | 건강증진의 영역 및 접근방법

문 헌	주요 건강증진 영역	건강증진 방법	특기 사항
Lalonde (캐나다, 1974)	영양, 운동, 담배, 알코올, 약물, 관상동맥질환, 정신질환, 성병	개인, 조직이 건강에 대한 책임을 갖고 행동을 하도록 정보의 제공, 개입, 지원	건강증진은 목표 달성을 위한 전략
Ottawa헌장 (WHO, 1986)	상품서비스, 환경, 자연자원, 생활, 노동, 여가, 건강	건강에 도움이 되는 공공정책, 건강한 환경 가꾸기, 지역 활동 강화, 개인기술 개발, 보건서비스의 방향 전환	건강의 형평, 보건 외 부문과의 협력 강조
Healthy People 2000 (미국, 1991)	운동, 영양, 담배, 알코올과 약물, 가족계획, 정신보건, 폭력과 학대, 교육프로그램	개인, 가족, 지역보건전문가, 언론, 정부 등과의 협력이 중요	건강증진, 건강보호, 예방서비스를 구별
Active 90 Health Plan (일본, 1988)	영양, 운동, 휴식	운동지도프로그램, 운동지도자, 운동시설·설비의 정비, 민간 활동의 도입	건강 가꾸기
HP 2020 (한국, 2011)	금연, 절주, 운동, 영양, 구강보건, 스트레스	금연 및 절주운동 등 건강생활실천 확산, 인구집단별 건강관리	온 국민이 함께하는 건강세상, 건강증진인력으로 보건교육사 국가 자격증화

2) 건강증진의 개념적 모형

우리나라는 현대 산업사회로 발전하면서 경제적 발전과 전국민의료보험의 실시로 국민건강수준이 크게 향상된 것은 사실이나 산업화와 도시화에 따른 환경오염의 증대 및 인구의 고령화와 함께 생활양식의 변화 등으로 만성 퇴행성 질환 중심의 상병구조의 변화를 가져왔고 이로 인한 의료비 증가 등이 주요 보건 문제가 되고 있다. 이러한 건강문제에 대한 효과적, 효율적 대응은 상병 발생 후 치료에 의존하는 소극적인 대응이 아니라 상병이 발생하기 전에 발병요인이 되는 환경오염을 줄이고 개인의 생활양식을 개선하도록 함으로써 적극적인 건강향상책을 강구하는 것이다.

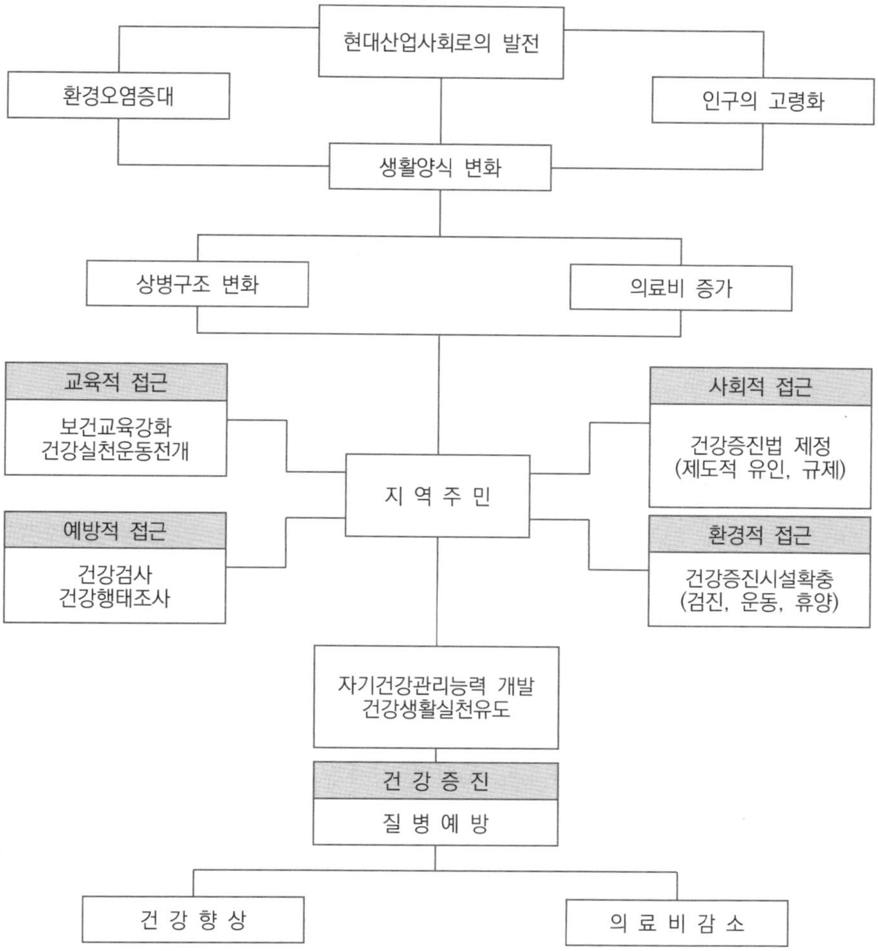

| 그림 3-1 | 건강증진을 위한 개념적 모형

이에는 개인의 건강에 대한 가치인식과 책임의식을 높여주고 건강생활 실천을 유도할 수 있는 강력한 수단으로서 보건교육의 강화와 건강실천 운동의 전개 등 교육적 접근이 요구된다. 또 지역주민의 건강행위를 유도하기 위해서는 예방적 접근으로서 건강위험요인을 조기에 발견 개선할 수 있도록 건강검진 및 건강 행태조사에 의한 건강평가가, 사회적 접근으로서 건강증진 행위를 유도하기 위한 건강증진법 등에 의한 제도적 규제 및 유인장치가, 환경적 접근으로서 건강증진 시설(건강검진, 운동, 휴양 시설)의 확보 등 종합적인 접근이 요구된다. 이렇게 볼 때 지역사회의 건강증진모형은 지역주민을 대상으로 위와 같은 종합적인 접근을 통해서 건강증진과 질병예방을 도모하도록 하는 것이며, 이는 결국 지역주민의 건강향상과 의료비 감소효과로 연결된다(그림 3-1).

| 표 3-2 | 건강증진에 대한 3가지 접근방식

건강 문제	예방적 수단	환경적 수단	행동적 수단
고혈압	조기발견	식품의 지방 및 염분 감소	과체중과 염분에 대한 인식고조, 저지방 저염분 식사
폐암	조기발견치료	담배선전 억제, 발암물질에 대한 직업적 노출 감소	금연권장
치아상실	충치치료, 치석제거	음료수의 불소화, 설탕생산 선전 억제	이닦기 권장, 과당식 회피

출처 : L. Breslow, op.cit, p52, 1982.

근래에 이르러 세계 선진 각국은 건강보호 차원을 넘어서 건강증진에 관심을 쏟고 있으며, 이를 위하여 정부와 민간차원에서 많은 투자를 하고 있고 다양한 프로그램을 개발하여 시행하고 있다. 1975년 미국의 전국예방의학회(National Conference on Preventive Medicine)에서는 건강증진을 건강증진적 모든 수단과 전략 즉, 보건에 대한 교육연구, 공중보건, 환경보호, 직업보건, 진료, 보건경제 등을 포함하는 것으로 생각하여 건강증진에 모든 전통적 의료와 공중보건활동을 포함시킬 것을 제의하였다.

Green은 보건관련 행동을 보다 강조하여 건강증진을 건강에 유익한 행동을 유도하기 위한 보건교육적, 사회적, 환경적 지원의 조합으로 정의하고 있다. 또, Breslow는 건강증진은 질적, 양적으로 충분한 삶의 가능성을 향상시키는 모든 수단들로서 특정 질환에 대한 예방 이상의 의미를 갖고 있는, 즉 일반적으로 신체적, 정신적인 기능을 유지, 증대시키고 건강에 해로운 요인에 대한 저항력을 기르기 위한 수단들을 포함하고 있으며, 건강증진은 흔히 건강지표로 일컬어지는 해부학적, 생리학적, 화학적, 면역학적, 유전학적, 행동과학적인 지표들을 강화하는 것을 의미하는 것으로, 건강증진의 접근방식에는 예방의학적, 환경적, 행동과학적인 3가지 수단들이 있다고 하였다.(표 3-2 참조).

3) 질병예방과 건강증진

예방의학적인 관점에서 볼 때는 건강증진은 질병의 일차적 예방에 속하는 것이나 광의의 건강증진 개념은 질병예방과 건강보호적 수단 등을 포함하고 있다. 건강증진을 위한 수단이 되는 적당한 운동, 영양, 휴식, 그리고 스트레스 관리는 질병예방에 도움이 되고 있다.

질병예방은 건강진단이나 조기치료, 예방접종 등의 의료서비스와 건강보호적 환경위생 및 안전시설 등이 주요 수단이 되고 있는데 비하여, 건강증진은 개인의 건강행동 개선을 유도하기 위한 보건교육이나 법규제정과 운동 및 휴양 시설 확충 등 사회적, 환경적 조치가 주요 수단이 되고 있다. 또한 질병예방서비스가 대부분 의료 전문인에 의하여 주어지는 것인 데 비하여 건강증진을 위한 건강행동 변화는 개인자신의 의지와 노력에 의하여 좌우될 수 있는 것이라는 데서 양자 간에 차이점을 찾아 볼 수 있다.

그리고 건강향상이라는 관점에서 볼 때 질병예방이 단지 질병발생 예방이나 질병의 악화 및 후유증 예방 등을 목적으로 하고 있어 소극적인 의미의 건강향상책이 될 수 있는데 비하여, 건강증진은 건강할 수 있는 잠재력을 길러 건강을 유지, 증진시키고자 하는 데 목적을 두고 있으므로 적극적인 의미의 건강향상책이 될 수 있다.

이러한 의미의 건강증진은 결국 건강하게 살 수 있는 수명의 연장과 생활의 질을 향상시킬 수 있는 잠재력을 가지고 있다. 보건의료의 궁극적 목적이 건강향상에 있고, 건강이 질병이나 허약함이 없을 뿐만 아니라, 신체적, 정신적, 사회적인 안녕상태로서 그 능력을 충분히 발휘할 수 있는 상태라고 볼 때, 건강향상을 위한 효과적인 방법은 질병발생 후의 치료가 아니라 질병의 일차적 예방, 특히 건강증진에 있음을 알 수 있다. 이러한 관점에서 오늘날의 상병양상과 특성을 고려할 때, 질병예방과 건강증진의 필요성은 더욱 증대되고 있다.

인간의 99% 이상은 건강하게 태어나지만 개인의 잘못된 행동과 환경적 여건 때문에 병들게 된다고 한다. 이처럼 사람마다 유전적 소인에 따라 조금씩 다르긴 하지만, 건강잠재력을 갖고 있으며, 이러한 건강잠재력의 충분한 발휘는 질병치료와 질병예방을 위한 적절한 의료서비스 이용만으로는 부족하며, 개인자신의 올바른 건강의식 행동과 건강에 좋은 환경여건 조성이 절대적으로 요구된다.

질병은 개체가 받은 자극과 스트레스에 대한 적응기전에 파탄이 생겨서 생체의 기능이나 구조에 장해가 초래된 상태를 말하며, 질병은 어느 한 가지 원인에 의해서 발생하는 것이 아니고 여러 가지 원인들이 서로 겹쳐서 작용하는 것이라고 T. F. Hatch는 정의하였다.

근래에는 이러한 질병을 예방하고 건강을 유지, 증진시키는 방향으로 나아가고 있는 것이 세계적인 추세이다. 즉, 우리들의 건강을 적극적으로 증진 향상시키는 건설의학과 적극적인 건강이라는 개념으로 발전시키고 있으며, 예방, 치료, 건강증진, 재활을 포함하는 포괄적인 보건의료를 지역사회 보건의 주요 내용으로 다루고 있다.

앞으로의 보건의료사업은 질병치료 사업 위주에서 벗어나 질병과 예방 건강증진 사업위주로 전환되어야 한다. 치료보다 건강증진과 질병예방이 건강에 대하여 더 큰 효과가 있으며 더 적은 비용이 든다. 질병예방과 건강증진사업에서 무엇보다 가장 중요한 것이 보건교육사업이다. 뿐만 아니라 국민 각자는 자기 자신, 가족, 지역사회의 보건향상을 위하여 적극적으로 보건사업에 참여하여 건강관리를 성취할 수 있어야 한다. 즉, 지역사회 국민들의 자발적이고 주체적인 참여가 가장 중요하며, 이러한 참여는 주민들의 보건에 대한 의식 수준이 어느 정도의 수준에 이르러야 가능하며 이러한 수준 향상은 효율적인 보건교육사업을 통하여 이루어진다.

1차 예방은 사람이 병들지 않고 그들의 건강상태를 최고수준으로 향상시키도록 노력하는 것이다. 두 가지로 나누어 하나는 예방접종, 환경개선, 안전관리 등으로 건강을 저해하는 인자를 배제하는 것이며, 다른 하나는 가정, 직장, 학교 등에서의 생활조건을 개선하고 생체의 환경순응능력을 기르며, 생리적 기관의 기능을 향상시켜 일반 건강상태를 증진시키는 것이다. 예로서 이러한 만성 질환 예방을 위해서는 식생활 개선, 신체적 활동, 음주, 흡연, 약물복용 등 생활양식 변화가 있어야 한다. 여기에는 건강생활에 필요한 보건정보와 지식을 습득하게 하고 이를 실천하도록 하는 보건교육이 기초가 된다.

4) 건강증진과 보건교육

Tannahill은 건강증진 모델로 보건교육, 예방, 건강보호의 3가지 사업의 중복요소로 구성도(그림 3-2)를 제시하였는데 ① 예방보건 서비스, ② 예방적 보건교육, ③ 예방적 건강보호, ④ 예방적 건강보호를 위한 보건교육, ⑤ 적극적 보건교육, ⑥ 적극적 건강보호, ⑦ 적극적 건강보호를 위한 보건교육 등 7가지의 활용영역으로 구분되어 있다. 이 모델에 의한 건강증진은 보건교육, 예방사업, 건강보호 등의 중복적 요소를 통해서 적극적 의미의 건강을 향상하고 불건강을 예방하기 위한 노력이 복합적으로 이루어져야 함을 나타내고 있다.

또한, 그림 3-3에서 보는 바와 같이 보건교육은 건강증진의 첫째 목표로서, 개인과 집단이 지역사회 개발 과정에 좀 더 능동적으로 참여하도록 하는 자발적 적응의 바탕 요인(predisposing), 적응 능력의 부여(enabling), 그리고 적응강화(reinforcing) 등 요인을 가질 수 있다.

건강증진은 건강할 수 있는 잠재력을 길러 건강을 유지, 증진시키고자 하는데 있으므로 결국 건강증진은 건강하게 살 수 있는 잠재력을 가질 수 있도록 하는 것이다. 건강을 결정하는 주요 요소에는 환경, 보건의료전달체계, 생활양식, 유전적 소인 등이 있는데, 이들은 시대적 변천에 따라 변화하기 때문에 이들 요소들이 건강에 미치는 영향력도 달라질 수 있다.

과거에는 감염병 질환의 유행으로 과학적인 진료 방법이 발전되었으나 오늘날에는 감염성 질환보다 만성 퇴행성 질환과 사고 및 중독이 주요 보건 문제가 되고 있어서 의료적인 문제보다 환경과 생활양식 변화에 대처하는 방법이 개발되고 발전되어야 한다.

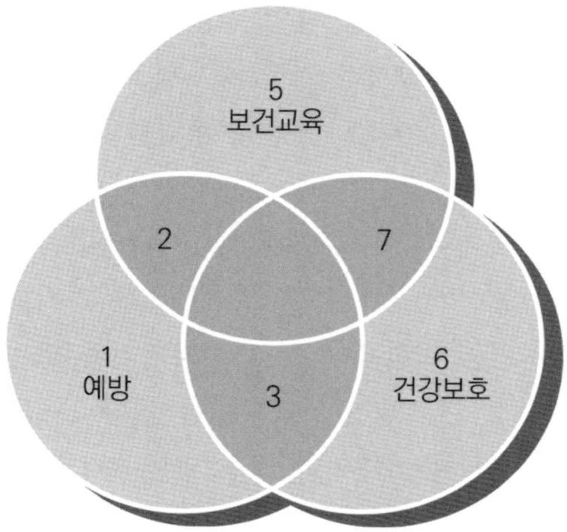

| 그림 3-2 | 건강증진 모델

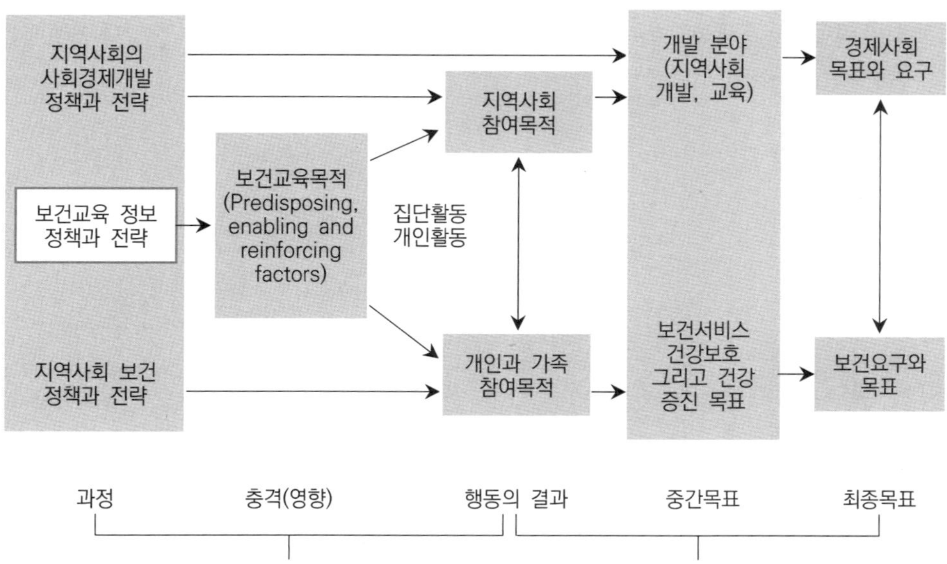

| 그림 3-3 | 건강증진 배경 내에서의 보건교육

1974년 카타르 보건부는 현대 국가에 있어서 전반적인 건강문제는 환경과 생활양식과 같은 비의료적인 요인이 더 중요하다는 연구결과를 제시하였고, Haggerty(1977)도 오늘날 미국의 주요 질병원인은 환경요인과 흡연, 음주, 식습관, 스트레스, 약물복용이며, 많이 이용하고 있는 의료는 실제로 건강에 미치는 효과가 적기 때문에 건강문제의 해결을 위해서는 개인의 생활양식을 올바르게 바꾸어 건강행동, 적절한 운동과 레크리에이션 등을 생활화 하도록 하는 보건교육이 절대적으로 필요하다고 하였다.

즉, 예방사업 또는 건강증진사업에서 가장 중요하고 기초가 되는 것은 건강에 유익한 생활양식을 갖추고 건강에 유익한 행동의 변화를 이루도록 하는 보건교육사업인 것이다.

미국 보험연합회의 보고서에서 '보건교육은 질병과 사고를 줄여서 환자의 증가를 억제하고 의료비의 압박을 줄이기 위한 특별 프로그램을 가지고 있다. 사실 보건교육사업은 보건의료비를 감소시키는 역할을 하므로 투자가치가 있는 것이다.'라고 하였다.

따라서 우리나라도 산업장 근로자의 건강확보를 위한 보건교육에 대한 적절한 전략과 홍보 교육프로그램을 개발하여, 재해와 질병 없는 건강한 산업발전은 물론 전 국민이 질병 없는 건강한 생활을 할 수 있도록 국가적인 차원에서 노력하여야 할 것이다.

5) 건강증진센터

건강증진사업을 효과적으로 이루기 위해서는 각 지역에 건강증진센터를 설립하여 지역사회주민들이 활용하도록 하는 것이 바람직하다. 설립 가능한 건강증진센터의 모형은 그림 3-4와 같다.

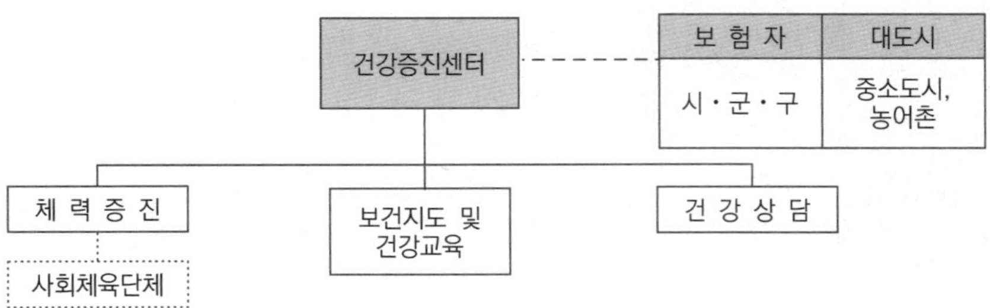

자료 : 변종화 외, 지역사회증진 모형개발, 한국보건사회연구원, 1993.

| 그림 3-4 | 건강증진센터 모형

| 표 3-3 | 건강증진센터의 사업별 목적 및 내용

사 업	목 적	구체적 내용
체력증진	지나친 무활동의 해소, 적극적인 건강증진, 종합적인 체력증진	· 생활조사 · 체력측정 · 종합처방 · 체력증진교실 · 개인별 체력관련 자료정리
보건지도 및 건강교육	개개인이 가지고 있는 건강상의 문제를 스스로 인식하고, 해결할 수 있도록 원조하며, 건강증진을 도모하는 것	· 건강교실 · 강연회 · 영양교실, 식사교실 · 건강교육자료의 개발 및 정비
건강상담	건강 이상이나 건강생활에 대한 조언을 통한 불안 해소	· 건강이상에 대한 상담 · 정신건강 상담 · 건강생활을 위한 상담 · 개인의 건강관련 자료정리

건강증진센터를 통해서 이루어질 사업은 크게 ① 체력증진, ② 보건지도 및 건강교육, ③ 건강상담의 세 가지로 대별된다. 체력증진사업의 구체적인 항목으로 생활조사, 체력측정, 종합처방, 체력증진교실 운영 등을 들 수 있다. 보건지도 및 건강교육을 위해서는 건강교실, 영양교실, 식사교실 등을 운영하고, 강연회를 개최하며, 건강교육 자료를 개발하고 정비하도록 한다. 건강상담의 구체적인 내용으로는 건강 이상에 대한 상담, 정신건강에 관한 상담과 건강생활을 위한 상담 등을 나열할 수 있다(표 3-3 참조).

6) WHO 건강증진 관련 국제회의

(1) WHO 주최 개발도상국가 건강증진을 위한 실무회의 (WHO Working Group on Health Promotion in Developing Countries)

건강증진을 위에서 언급한 두 번의 국제회의가 주로 선진국가 주도의 모임이었음을 감안하여, 1989년 10월에는 WHO 주최로 개발도상국가에 있어서의 건강증진 문제를 토의하기 위한 실무회의가 Geneva에서 열렸으며, 건강증진을 위한 사회변화를 가져오기 위하여 다음과 같은 구체적인 운동방향을 제시하였다.

① Advocacy, 즉 건강에 대한 대중의 관심을 불러일으키고 보건의료의 수요를 충족시킬 수 있는 건전한 보건정책을 수행해야 한다는 강력한 촉구가 필요하며,

② Empowerment, 즉 본인과 가족의 건강을 유지하는 것을 그들의 권리로서 인정하며, 이를 위해 보건관리에 적극 참여하여야 한다는 책임을 느끼도록 하며,

③ Alliance, 즉 모든 사람의 건강을 위한 발전이 계속되도록 보건의료에 영향을

미치는 경제계・언론계・교육계 등을 포함한 모든 분야의 전문가들이 연합하고 협력하는 것이 또한 필요하다.

(2) 제1차 건강증진을 위한 국제회의 (The First International Conference on Health Promotion)

1986년 11월에 Canada의 Ottawa시에서는 건강증진을 위한 제1차 국제회의가 소집되었는데, 여기에서는 세계인구의 건강을 증진시키기 위해서는 과거와 같이 어떤 특정질병을 예방하는 데 필요한 지식과 방법을 생각하는 소극적인 접근방식 대신 전체 인구의 보다 나은 건강을 향유하도록 하기 위해 생활양식 전체에 바람직한 변화를 가져올 수 있는 보다 적극적인 사회운동으로서의 보건교육이 필요함을 주장하였다. 이를 위해서는,

① 건전한 보건정책 수립에 기여할 수 있어야 하며,
② 그러한 정책수립과 그 실천을 가능하게 하는 사회환경 조성이 요구되며,
③ 이를 뒷받침하는 지역사회 조직활동이 요구되며,
④ 개인 및 가족과 사회의 건강을 계속 향상시킬 수 있는 방법과 기술에 대한 교육이 따라야 하며,
⑤ 나아가서, 전체 보건의료제도의 새로운 방향을 정립할 수 있어야 하는데, 이 모든 과정을 주도하고 추진해 나갈 수 있는 새로운 보건운동의 필요성이 강조되기도 하였다.

(3) 제2차 건강증진을 위한 국제회의 (The Second International Conference on Health Promotion)

Ottawa회의에 이어서 건강증진을 위한 제2차 국제회의가 1988년 4월 Australia의 Adelaide시에서 개최되었는데, 이 회의에서는 Alma-Ata에서의 1차보건의료에 관한 기본정신과 Ottawa에서의 결정을 재확인하면서 모든 국가가 건강증진을 위한 세계적 운동에 같이 동참할 것을 촉구하였다. 특히 건강증진을 위한 정부정책의 중요성을 강조하였는데 고려하여야 할 점으로서,

① 정부정책을 통해서 건강보장을 위한 국가자원의 공평한 배분이 되어야 하며,
② 국민 모두의 건강을 위하여 쾌적한 생활과 작업환경의 조성이 필요하며,
③ 정책수립에 있어서 평화, 기본인권, 사회정의, 자연생태 보전, 지속적 발전이 보장되어야 하며,

④ 보건은 정치형태에 관계없이 모두의 책임으로 국민보건향상을 위하여 서로 협력이 요구되며,

⑤ 보건정책 수립에 있어서, 의료기술의 발달과정에서 국민의료 균점을 저해하는 일이 있어서는 안 될 것이며, 오히려 의료균점을 증진시키는데 도움이 되어야 함을 강조하였다.

(4) 제3차 건강증진을 위한 국제회의 (The Third International Conference on Health Promotion)

1991년 6월 스웨덴의 Sundsvall에서 열린 건강증진을 위한 제3차 국제회의에서는 선행된 Ottawa와 Adelaide에서의 합의사항을 재확인함과 동시에 그 실현을 위하여 보건지원 환경구축의 중요성을 강조하였고, 이를 위하여 모든 국가는 보다 적극적으로 행동할 것을 촉구하였다. 즉,

① 건강의식의 고취를 위하여 여성을 포함하는 모든 지역사회를 통한 범국민적 계몽교육의 필요

② 개인과 지역사회는 그들의 건강을 지키고, 건강한 환경을 조성할 수 있는 능력을 구비할 수 있도록 교육되고 활성화되어야 하며,

③ 건강과 환경개선을 위한 사회적 운동이 일어나야 하며, 이를 효과적으로 이끌어가기 위하여 모든 관련기관간의 협력체제가 이루어져야 하고,

④ 보건지원 환경구축을 위한 범사회적 운동을 전개함에 있어서 혹시 야기될 수 있는 기관 간, 단체 간 혹은 계층 간의 상반된 이해로 인한 협력관계 훼손을 예방할 수 있는 조정기능 필요

국제회의의 결과로서 국제적인 관심인 건강증진촉진을 위하여 해야 할 일은,

① 보건지향적인 국가정책의 수립

② 보건지원을 위한 물리적・사회적 환경조성

③ 보건을 위한 지역사회 조직활동의 강화

④ 건강의 유지향상을 위한 교육

⑤ 현 의료체제의 새로운 방향정립 등으로 요약된다.

(5) 제4차 건강증진을 위한 국제회의

① 1997년 인도네시아의 자카르타에서 개최

② 주요 의제

‘건강증진은 가치 있는 투자’

③ 회의 내용

a. 21세기 건강증진을 위하여 우선적으로 해야 할 일은 건강에 관한 사회적 책임을 지고 보건발전에 대한 투자 증대
b. 민관에 걸친 보건사업 동반관계 구축 및 확대
c. 지역사회의 능력증대 및 개인역량의 강화, 건강증진을 위한 하부구조 확충
d. 건강증진의 전략이 생활양식과 사회·경제·환경 조건을 발전·변화시킬 수 있음
e. 보건교육·정보에 대한 접근성을 강조

(6) 제5차 건강증진을 위한 국제회의

① 2000년 6월 멕시코에서 개최

② 주요 의제

a. 건강에 관한 사회적 형평성을 제고
b. 건강증진을 위한 과학적 근거의 확보
c. 건강증진을 위한 파트너십의 구축

③ 회의 내용

a. 건강을 위한 사회적 책임감의 증진
b. 건강증진 및 개방을 위한 투자의 증대
c. 지역사회의 역량과 개인의 능력 향상
d. 건강증진을 위한 과학적 근거의 강화
e. 보건조직과 보건서비스의 재구성

(7) 제6차 건강증진을 위한 국제회의

① 2005년 8월 방콕에서 개최

② 주요 의제

a. 1986년 오타와 선언이후 약 20년이 지난 시점에서 개최
b. 건강증진정책과 건강결정요인(policy and partnership for action : addressing the determinants of health)

③ 회의 내용

a. 지속가능하고 통합된 건강증진을 위한 틀과 전략을 개발
b. 건강증진 정책개발 및 파트너십 구축을 위한 모형 개발

c. 건강의 사회적·경제적·환경적 결정요인 관리에 대한 성공경험
d. 전 세계적 건강증진을 위한 모니터링, 보고 및 능력개발

(8) 제7차 건강증진을 위한 국제회의

① 2009년 10월 케냐의 나이로비에서 개최

② 주요 의제

수행역량격차 해소를 통한 건강증진의 개발 - '나이로비 선언'

③ 회의 내용

a. 지역사회 권능부여(community empowerment)

지역사회 관여, 참여 또는 개입 그 이상을 말하며, 보다 높은 통제력을 갖기 위해 재협상 능력을 기르는 과정이다.

b. 건강지식 및 건강행동(health literacy and health behavior)

보건교육은 개인의 생활방식 결정 뿐 아니라 건강결정요인 인지도 재고와 이러한 결정요인을 바꿀 건강행동 장려를 목적으로 한다.

c. 보건시스템 강화(strengthening health systems)

건강증진은 잘 갖추어진 보건시스템을 필요로 하며, 잘 갖추어진 보건시스템이란 적절한 인력, 지역사회참여 메커니즘을 갖고 있으며 재정지원이 안정적이고 리더십이 있어야 한다.

d. 파트너십 및 부문 간 활동(partnership and intersectoral action)

보건부문이 건강을 증진시킬 수 있는 정책을 수립하기 위해, 다른 부처와 협력하는 것에 대해 상호이익을 널리 알려 협력체계를 구축하는 것이 중요하다.

e. 건강증진 역량구축(building capacity for health promotion)

건강증진이 재정 및 인적자원계획, 지식관리, 파트너십 구축, 효과적 수행역량 등의 부분에 통합되어야 함을 의미한다.

(9) 제8차 건강증진을 위한 국제회의(GCHP)

① 2013년 6월 핀란드의 헬싱키에서 개최

② 주요 의제

a. 모든 정책에서의 보건지향적 접근 및 노력(Health in All Policies(HiAP))
b. The Helsinki Statement on Health in All Policies(핀란드 헬싱키)

③ 헬싱키 성명서(The Helsinki Statement on Health in All Policies)

a. 건강과 건강형평성 및 사회경제개발의 목표달성을 위한 HiAP 접근의 중요성과 정부의 책임
b. 각 국가정부 및 WHO에 대한 HiAP의 구체적 활동방안 제시 및 촉구

④ 모든 정책에서의 보건지향적 노력(HiAP)

a. 건강과 건강 형평성을 향상시키기 위하여 모든 공공정책에서 정책결정자들의 책무성을 높이고 관련 결정들이 건강에 미칠 수 있는 영향을 체계적으로 고려하고, 시너지 효과(상승작용을 위한 협력방안)를 찾으며 건강에 해로운 영향을 피하고자 하는 접근을 말한다.
보건의료체계와 건강 및 안녕(well-being)의 결정요인들에 미칠 수 있는 공공정책의 영향을 강조하는 것을 포함한다.
b. 각 국가별 경험 소개
브라질, 핀란드, 호주, 캐나다, WHO HiAP Framework for Country Action

5. 우리나라의 국민보건 수준

1) 국민보건수준

한 국가의 보건수준이란 한 시점 또는 일정한 기간 동안에 인구를 구성하는 개인들의 집합인 전체의 사람들을 하나의 단위로 하는 집단에 대하여 보건에 관련된 특성을 설명하고자 하는 것이다.

인구의 건강을 측정하는 지표는 건강지표, 보건지표, 보건지수 등의 용어로 사용되며, 건강지표는 인간의 개인, 가족, 사회 또는 인구단위의 건강수준이나 특성을 설명하는 수량적 내용으로 축소된 한계의 개념이고, 보건지표는 여러 단위의 인간의 건강뿐만 아니라 이에 관련되는 보건정책, 의료제도, 자연환경, 인구규모 또는 국민의 보건에 대한 규범과 가치관 등 여러 내용의 수준이나 구조 또는 특성까지를 설명할 수 있는 확대된 내용의 수량적 크기이다. 건강지표는 개인이나 지역사회의 건강수준을 가장 직접적으로 나타내는 지표로서 비례사망지수, 평균수명, 보통사망률, 영아사망률, 질병이환율, 기생충감염률 등이 있고 세계보건기구는 한 나라의 건강수준을 표시하여 다른 국가들과 비교할 수 있는 지표로서 다음의 세 가지를 제시하고 있다.

(1) 비례사망지수(proportional mortality indicator ; PMI)

연간 전체 사망자수에 대한 50세 이상의 사망자수의 구성비율로서 평균수명이나 조사망률의 보정지표가 된다. 비례사망지수가 낮은 것은 높은 영아사망률과 낮은 평균수명에 원인이 있는 것으로 건강수준이 낮은 것을 의미한다.

$$PMI = \frac{50세\ 이상의\ 사망자수}{총사망자수} \times 100$$

(2) 평균수명(expectation of life)

평균수명은 생명표상의 출생시 평균여명을 의미하는 것이며, 생명표란 일정한 시기에 출생한 인구가 사망 질서에 따라 어떻게 감소하는가를 표시한 것으로 생존수, 사망수, 생존율, 정지인구, 평균여명과 같은 함수를 기초로 이루어져 있다. 근래에 이르러 삶의 질을 감안하여 건강수명이란 용어를 많이 쓰고 있는데 이는 질병없이 건강하게 삶을 누린 년수를 말한다.

2000년 건강수명은 한국이 65.0세로 일본의 74.5세 보다 9.5년 떨어진다. 0세의 기대평균여명은 인구의 시대에 따른 평균 생존가능 연수를 표시하므로 보통 평균수명이라고도 한다.

(3) 보통사망률(crude death rate ; CDR)

사망은 출생 후에 영구적으로 생명력을 상실함을 의미하며, 사산(still-birth)은 포함되지 않는다. 보통사망률은 인구 1,000명당 사망수로 표시되고 영아사망률, 신생아 및 연령별 특수사망률, 모성사망률, 사인별 사망률 등이 있다. 영아사망률은 출생에서 1년까지의 영아의 사망을 나타내는 것으로 한 국가의 건강수준을 나타내는 지표로 널리 사용되고 있는데, 이는 영아사망이 모자보건, 환경위생 및 영양수준 등에 민감하고, 생후 12개월 미만의 일정 연령군이기 때문에 일반사망률에 비하여 통계적 유의성이 높아 국가 간의 영아사망률의 차이로 그 나라의 문화수준 및 위생, 보건상태를 짐작할 수 있기 때문이다.

2) 국민보건수준의 변화

1978년 알마아타(Alma-Ata)에서 열린 WHO 국제회의에서 "앞으로의 십년동안 각국의 정부나 국제기구, 전 세계는 2000년까지 모든 사람들이 사회, 경제적으로 생산적인 삶을 누릴 수 있을 정도의 건강수준을 달성하기 위하여 노력하여야 한다."고 선언하였고 "2000년까지 전 인류에게 건강을(health for all by the year 2000)"이라는 구호로 범세계적인 사업을 추진하여 왔다. 이러한 건강의 수준은 보편적이고 일률적인 기준이 있는 것이 아니라 각 나라나 사회가 처한 상황과 질병양상, 보건체계의 상태에 따라 적절하게 해석되고 추진되어야 할 과제이다.

우리나라는 급격한 사회변화와 함께 국민보건수준과 질병 양상이 많이 변하여 왔으며, 경제수준의 향상과 함께 건강증진에 대한 관심도 증가추세에 있어, 질적인 삶을 향상시키는데 적극적이다.

(1) 평균수명의 연장과 사망원인의 변화

국민의 평균수명은 1990년 71.3세(남 67.4세, 여 75.4세)이던 것이, 2000년에는 75.5세(남 71.7세, 여 79.2세)로 연장되었고 2010년에는 80.0세(남 76.5세, 여 83.2세)로 점차적으로 노령사회로 접어들고 있다. 주요 사망원인은 2005년 이후 2011년까지 각종 암이 27~28%, 순환기계 질환이 22~23%, 각종 불의의 사고가 12.6~12.7%, 호흡기질환이 5.8~7.7%, 감염성질환이 2.3~2.6%, 소화기계 질환이 4.3~4.6%를 차지하고 있다.

(2) 질병발생 양상의 변화

사회·경제수준의 향상과 국민소득의 증대는 국민보건수준과 질병발생 양상에 많은 변화를 가져왔다. 생활환경의 개선과 국민영양상태의 향상, 의료체계의 개선, 의학의 발달 등 여러 요인들에 의해 전염성 질환의 발생은 감소되었다. 반면에 인구증가와 극심해지는 환경오염, 식생활의 변화, 스트레스의 증가, 가치관의 변화 등으로 비전염성 질환과 자살 및 정신 질환이 날로 증가하고 있다.

(3) 건강관련 행태

한국보건사회연구원에서는 1989년부터 국민건강 조사와 보건의식, 건강관련 행태에 대한 조사를 실시하고 있다. 이에 따르면, 만성질환의 유병률과 사망률이 증가함에 따라 흡연, 음주 등의 건강 위험행위와 운동, 정기적인 검진 등의 예방행위가 건강에 미치는 영향은 점점 커지고 있다.

3) 국제보건수준과의 비교

| 표 3-4 | OECD 국가의 인구, 합계출산율, 기대수명 비교

국가	국토면적 (10km²)	인구추계 (천명)	인구밀도 (1km²당)	합계출산율[1] (명)	기대수명 (`10~`15)		
	`09	`13	`10	`10~`15	전체	남자	여자
한국	9,990	50,220	494	1.39	80.7	77.3	84.0
이스라엘	2,207	7,819	345	2.91	82.0	79.6	84.2
일본	37,795	126,345	337	1.42	83.7	80.1	87.1
터키	78,356	75,359	93	2.02	74.3	72.0	76.6
캐나다	998,467	34,994	3	1.69	81.2	78.9	83.5
멕시코	196,438	117,478	...	2.23	77.2	74.8	79.6
미국	983,151	378,498	33	2.08	78.8	76.2	81.3
칠레	75,610	17,574	23	1.83	79.3	76.2	82.4
오스트리아	8,388	8,441	100	1.35	81.0	78.4	83.6
벨기에	3,053	10,816	356	1.83	80.0	77.2	82.8
체코	7,887	10,590	133	1.50	-	-	-
덴마크	4,309	5,611	129	1.88	79.0	76.7	81.4
핀란드	33,842	5,419	16	1.87	80.2	77.2	83.3
프랑스	54,919	63,783	114	1.99	81.7	78.5	84.9
독일	35,712	81,804	229	1.46	80.6	78.2	83.0
그리스	13,196	11,446	...	1.54	80.1	77.6	82.6
헝가리	9,303	9,934	107	1.43	-	-	-
아이슬란드	10,300	332	3	2.10	82.0	80.3	83.8
아일랜드	7,028	4,631	64	2.10	80.8	87.4	83.2
이탈리아	30,134	61,087	201	1.48	82.0	79.2	84.6
룩셈부르크	259	530	196	1.68	80.2	77.6	82.7
네덜란드	4,154	16,762	445	1.79	80.9	78.9	82.8
노르웨이	32,378	4,992	15	1.95	81.3	78.1	83.5
폴란드	31,268	38,332	122	1.42	76.4	72.2	80.6
슬로바키아	4,904	5,489	111	1.37	-	-	-
슬로베니아	2,027	2,045	101	1.48	-	-	-
스페인	50,537	47,043	91	1.50	81.8	78.8	84.8
스웨덴	45,030	9,546	21	1.93	81.7	79.9	83.7
스위스	4,128	7,762	190	1.54	82.5	80.2	84.7
영국	24,361	63,177	256	1.87	80.4	78.3	82.4
오스트레일리아	774,122	23,214	3	1.95	82.1	79.9	84.3
뉴질랜드	26,771	4,508	16	2.14	80.8	78.9	82.8

주) -는 해당숫자 미상, ...는 해당자료 없음
1) 한 여성이 평생동안 평균 몇 명의 자녀를 낳는지를 나타냄

자료: 통계청, 「2012 국제통계연감(`12.9)」

2편

역학 및 감염병관리

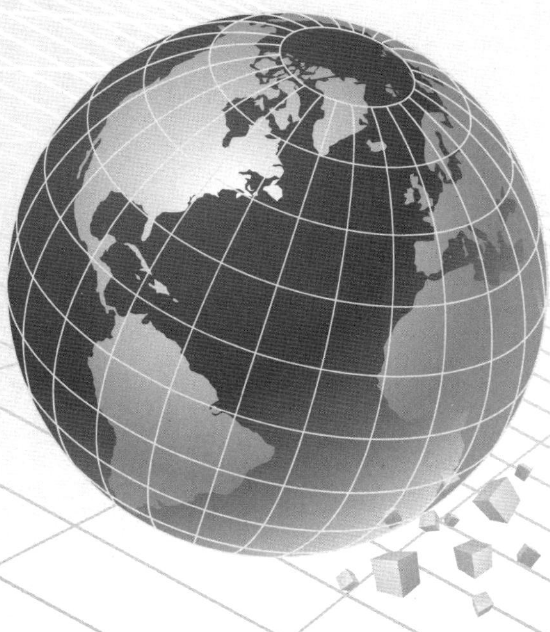

제4장 역학

Epidemiology

1. 역학의 개념

역학은 질병 또는 유행병을 연구하는 학문이라는 의미를 지니고 있으며, 영어의 epidemiology는 히포크라테스의 저서 "Epidemic"에서 유래된 것으로 그리스어에서 'epi'는 ~에 관한(upon) 이라는 뜻이고, 'demos'는 인구(population, people), 'ology'는 학문(science)라는 의미를 가진 합성어로서 인구에 관한 학문 또는 인구의 질병에 관한 학문으로 해석되어 사용되어 왔다.

과거 감염병이 만연했던 시대에는 감염병을 다루는 학문으로 여겨지기도 했지만 오늘날 역학의 근본적인 연구방법과 적용은 감염병에만 국한되지 않고 비감염성 질환, 기타 각종 현상(불건강, 비행, 범죄, 자살, 중독, 재해, 교통사고, 공해, 직업병) 등 모든 질병을 인구집단과 연관시켜 연구하는데 이용되고 있다.

역학에 관한 정의는 대부분의 역학자들이 어디에 중점을 두는가에 차이가 있을 뿐 근본적인 내용은 거의 일치하고 있는데, 미국 역학회에서는 "역학은 질병, 결손, 불능의 자연사에 관한 지식 또는 학문이다"라고 정의하고 있으며, 국제역학회에서는 "역학은 인간집단 내에 발생하는 질병의 빈도와 분포를 결정하는 요인들에 관하여 연구하는 학문"으로 정의하고 있다. 따라서 역학을 좀 더 구체적으로 설명하면 다음과 같다.

① 역학은 개인의 질병에 관한 것보다는 집단을 대상으로 하며, 그 집단에 속해 있는 지역사회나 지역 내에 살고 있는 인구집단이 그 대상이다.

② 질병 발생 양상은 각종 인구학적, 사회학적 변수에 따른 질병발생의 규모, 분포 그리고 시간적인 흐름에 따른 발생 경향 등을 포함한다.

③ 질병의 발생, 유병 및 사망의 규모 그리고 분포나 경향이 인구집단이나 지역 또는 시간에 따라 차이가 있거나 변화가 있다면 어떤 요인에 의하여 차이나 변화가 결정되는가 하는 것을 규명하는 것이다.

④ 질병 발생 양상의 직접적인 원인이나 관련된 위험요인들을 규명해내어 질병원인

을 제거하거나 이에 대한 예방대책을 마련하여 궁극적인 목적인 질병을 예방하는데 있다.

2. 역학의 역할

1) 질병발생의 원인 규명의 역할

역학의 가장 중요한 역할로 질병의 원인과 감염경로를 찾아내어 치료를 촉진시키고 전파를 차단하는데 기여하며, 여러 위험 요인들에 대한 관리대책으로 질병발생을 억제하는데 기여한다.

2) 질병발생과 유행의 감시 역할

역학은 질병의 양적 변동, 유행상태를 관찰하고 감시함으로써 지역사회의 질병 유행상황을 파악하고 문제점을 발견하여 질병관리대책 수립 및 결과의 평가 등에 기여한다.

3) 보건사업의 기획과 평가자료 제공 역할

역학은 각종 공중보건사업의 기획과 집행 및 효과와 결과를 평가하는 역할이 있으며, 의료비 상승, 의료시설 및 인력의 효율적인 분배, 의료이용에 관련된 제반 문제들의 연구에 역학적인 원리와 방법론이 활용된다.

4) 질병의 자연사를 연구하는 역할

질병을 정확히 이해하려면 그 질병의 발생초기부터 진행과정과 특성 즉 질병의 자연사를 정확히 알아야 하며, 어떤 처치를 가했을 때 효과가 있는지 없는지, 질병이 어느 상태에 있는지를 비교하는 일은 매우 중요하다. 역학은 특유한 각 질병의 자연사에 알맞은 시기의 적절한 예방 및 치료대책을 세우는데 기여한다.

5) 임상분야에 활용하는 역할

역학 연구를 통하여 얻은 정보는 임상분야에서 질병의 진단 및 치료 등에 많은 기여를 하고 있으며, 실제 환자를 대상으로 하는 치료제 및 수술효과의 측정, 진단 방법의 정확성, 각종 생물학적인 변이의 분포, 정상치와 비정상치의 구분 등 임상역학에 많이 적용되고 있다.

3. 질병 발생 원인의 역학적 인자

인간은 다른 생물체와 더불어 생태계를 구성하고 있으며, 주변의 모든 환경과 상호 관련을 맺고 있어 생태계에서 발생하는 모든 질병은 여러 요인들이 서로 연관되어 발생된다. 역학적 개념으로 살펴 본 질병발생의 다요인설에 관한 모형은 다음과 같다.

1) 역학적 삼각형(3대 요인설)

(1) 병인(agent)

질병을 일으키는 직접적인 요인으로 ① 생물학적 인자인 세균, 바이러스, 곰팡이, 기생충 등, ② 물리·화학적 인자인 대기, 수질오염, 전리방사선, 유독성물질, 열 등, ③ 사회적 요인인 정서적 긴장과 정신적인 스트레스, 관습 등이 그 정도에 따라 질병발생의 변수로 작용한다.

(2) 숙주(host)

숙주의 병인에 대한 감수성과 면역기전에 좌우되며, 내·외적 요인의 상호작용에 의해 결정된다. 인간숙주의 저항력에 영향을 미치는 요인으로는 ① 유전적 소인으로 질병의 감수성과 관련이 있는 내적 요인, ② 생물학적 인자인 성별, 연령별 특성, ③ 체질적 인자로 과거 질병에 대한 폭로 경험, 영양상태, 성격 등이 다양하게 작용하며, ④ 사회, 경제적 수준과 결혼 및 가족형태, 직업 등이 있다.

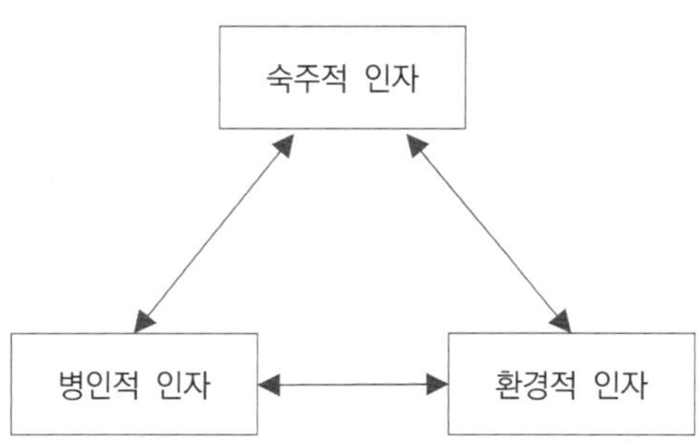

| 그림 4-1 | 질병발생의 삼각형 모형

(3) 환경(environment)

질병발생을 일으키는 외적인 요인으로서 ① 생물학적 환경요인으로 병원소, 매개체, 식품, 약성분 등, ② 물리·화학적 환경요인으로 고열과 한랭, 공기(기압), 주택시설, 음료수, 소음, 지리적 조건 등, ③ 사회적 환경은 사회조직, 경제상태, 사회적 관습, 주민들의 생활습관, 사회적 융합 및 이동 등이 직·간접적으로 영향을 미친다.

2) 수레바퀴 모형설

인간과 환경의 관계를 설명하는 모형으로 수레바퀴의 중심은 유전적 소인을 가진 숙주가 있고 그 숙주를 둘러싸고 있는 환경은 생물학적, 물리·화학적, 사회적 환경과의 상호작용에 의해서 질병이 발생된다고 보는 모형으로서 질병의 병원체를 강조하지 않고 다요인적 병인을 확인하는데 필요성을 강조하고 있다.

3) 거미줄(원인망) 모형설

질병 발생의 요인이 어느 특정한 요인에 의해서 이루어지는 것이 아니라, 여러 가지 요인이 서로 연관되어 있어 거미줄 모형과 같은 복잡한 상호관계로 얽혀져서 발생된다는 설이다.

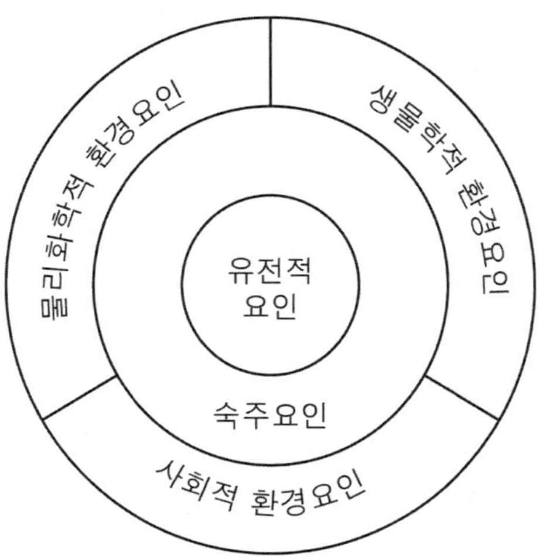

| 그림 4-2 | 질병발생의 수레바퀴 모형

4. 역학적 연구 방법

역학적 연구의 실제 방법은 크게 인위적으로 어떤 자극이나 조건을 가한 상태에서 실험군과 대조군 간의 차이를 비교 분석하는 실험적 방법과 어떤 실험적 자극이나 조작을 가하지 않고 자연 상태 그대로 비교, 분석하는 연구 방법인 관찰적 방법으로 나눌 수 있다.

관찰적 방법은 인구집단에서의 질병이나 건강수준의 분포양상을 파악하여 가설을 설정하는 기술역학과 기술역학적 방법으로 얻은 자료를 가지고 실제로 질병의 원인이 되는 요인이나 속성, 질병과의 관계를 규명하는 분석역학으로 구분할 수 있다. 역학적 연구방법을 실시하려면 반드시 가설을 설정하여야 하며, 가설은 전개될 연구에 대한 목적과 방향을 제시하는 중요한 역할을 한다.

기술역학적 조사를 통하여 얻어진 자료를 수집 분석하여 질병발생에 대한 가설을 설정하고 이 가설의 진실 유무를 밝히기 위하여 더욱 상세한 분석을 하게 되는데 이런 연구과정을 역학조사환(epidemiololgic study cycle)이라 한다.

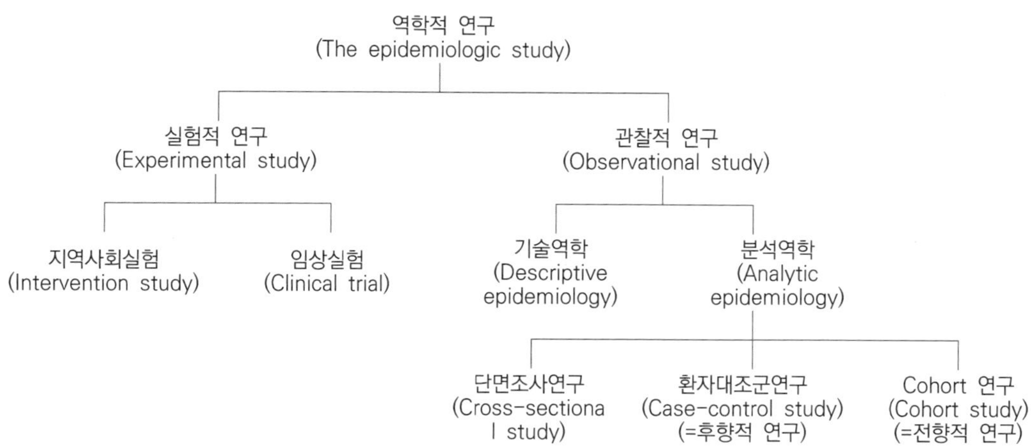

| 그림 4-3 | 역학적 연구방법의 분류

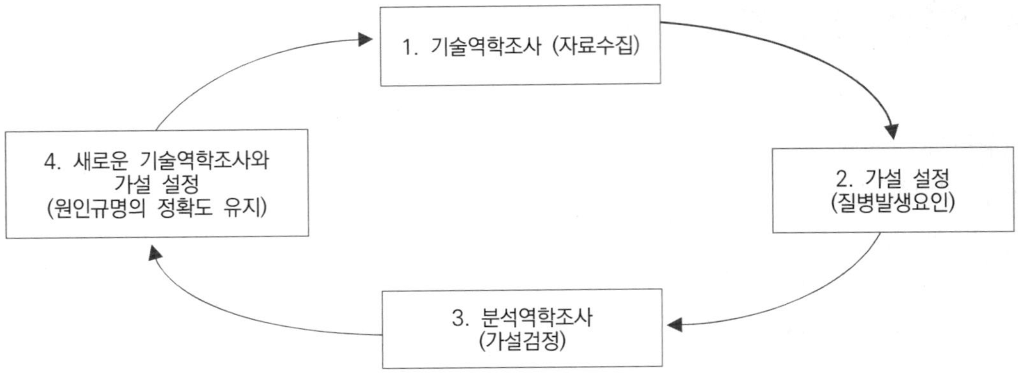

| 그림 4-4 | 역학조사환

1) 기술역학(descriptive epidemiology)

인구집단을 대상으로 발생되는 질병의 양상 및 분포 등을 그 집단의 특성에 따라 조사하여 기술하는 방법이며, 집단의 ① 인구학적 특성(who-person / 연령, 성별, 인종, 사회 경제적 상태), ② 지역적 특성(where-place / 범세계적 pandemic, 전국적 epidemic, 지방적 endemic, 산발적 sporadic), ③ 시간적 특성(when-time / 질병 유행의 주기적, 계절적 변화), ④ 질병발생의 원인적 특성(what) 등이 기록되어야 한다.

2) 분석역학(analytic epidemiology)

분석역학은 관찰을 통해 얻어진 질병 발생과 그 요인 또는 속성과의 인과관계를 규명해 내는 연구 방법으로서 기술역학에서 조사된 질병의 분포와 발생에 관련된 특성 인자의 결과를 바탕으로 질병 발생에 대한 가설을 설정하고 그 가설을 검증해 내는 것이다.

(1) 단면 조사 연구(cross-sectional study)

일정한 인구집단을 대상으로 특정한 시점이나 일정한 기간 내에 질병을 조사하고 각 질병과 그 인구집단과의 관련성을 찾는 연구조사방법으로 비교적 단시간에 결과를 얻을 수 있고 동시에 여러 종류의 질병과 발생요인과의 관련성을 비교 조사할 수 있는 장점이 있으나 빈도가 낮은 질병이나 유행기간이 짧은 급성감염병의 경우 일정한 시점에서 조사를 하므로 부적합하다.

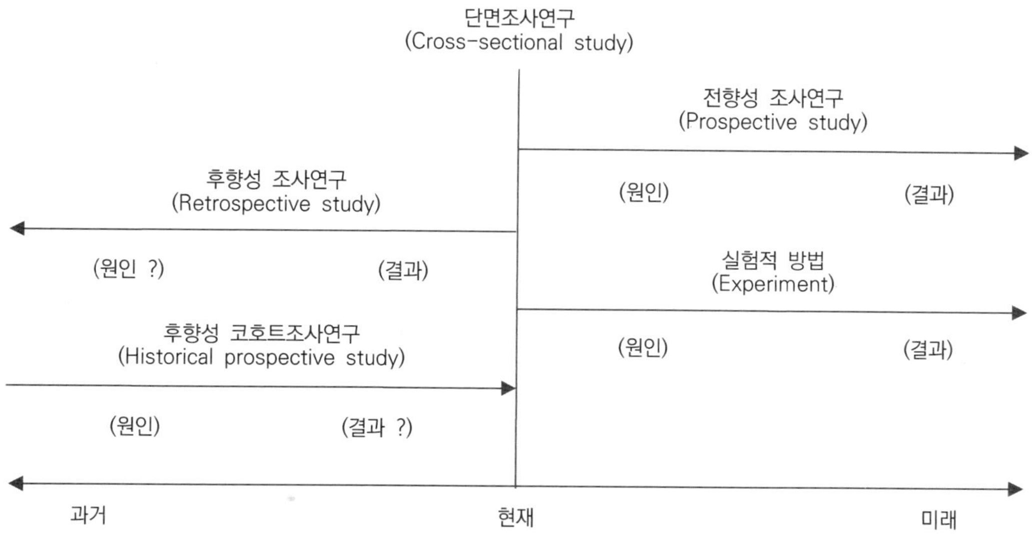

| 그림 4-5 | 역학적 방법과 시간적인 관계

(2) 환자-대조군 연구(case-control study)

질병에 이환된 집단을 대상으로 한 환자군과 질병이 없는 대조군을 선정하여 질병 발생과 관련이 있다고 의심되는 요인들과 질병발생과의 원인 관계를 규명하는 연구방법으로 현재 질병이 있는 환자군이 과거에 어떤 요인에 노출되었는가를 조사하는 것으로 후향성 연구(retrospective study)라고도 한다.

환자-대조군 연구의 장점은 ① 비교적 비용이 적게 들고, ② 연구대상자의 수가 적어도 가능하며, ③ 단기간에 연구결과를 얻을 수 있으며, ④ 발생 빈도가 낮거나 잠복기가 긴 질병의 연구도 가능하다는 점이다.

단점은 ① 환자군과 모든 조건이 비슷한 대조군의 선정이 어렵고, ② 연구에 필요한 정보가 과거 행위에 관련된 것으로 편견이 발생될 수 있으며, ③ 비교위험도 등을 구할 수 없고 간접 비교만을 얻을 수 있다는 것이다.

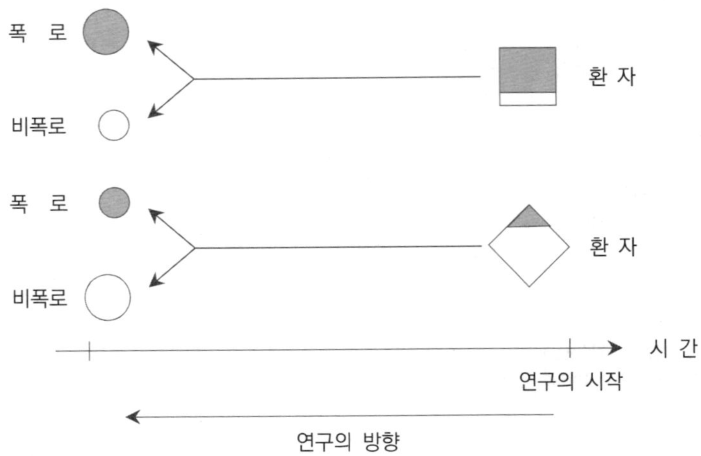

| 그림 4-6 | 환자-대조군 연구

(3) 코호트 연구(cohort study)

코호트란 동일한 특성을 가진 인구집단이란 뜻으로 코호트 연구는 질병에 이환되지 않은 건강군을 대상으로 질병 발생의 요인에 폭로된 집단과 폭로되지 않은 집단 간의 질병발생률을 비교 분석하는 방법이다. 코호트 연구는 전향적 코호트 연구와 후향적 코호트 연구로 분류할 수 있다.

① 전향적 코호트 연구(prospective cohort study)

연구시작 시점에서 질병 발생 요인과 관련된 어떤 요소에 노출된 집단과 노출되지 않은 집단을 구분하고 그 때부터 일정기간 동안을 추적 관찰하여 어떤 결과가 나타나는지를 비교 연구하는 방법으로 현재 시점에서 미래의 어떤 시점까지 계속 관찰하여 원인과 결과의 관계를 밝히는 것이다(그림 4-7).

② 후향적 코호트 연구(retrospective cohort study)

연구시작 시점에서 과거의 관찰시점으로 거슬러 가서 관찰시점으로부터 연구시점까지의 기간 동안에 질병의 발생 원인과 관련이 있으리라고 의심되는 요소를 갖고 있는 사람들과 갖고 있지 않는 사람들을 구분한 후 기록을 통하여 질병발생을 찾아내는 방법이다(그림 4-8).

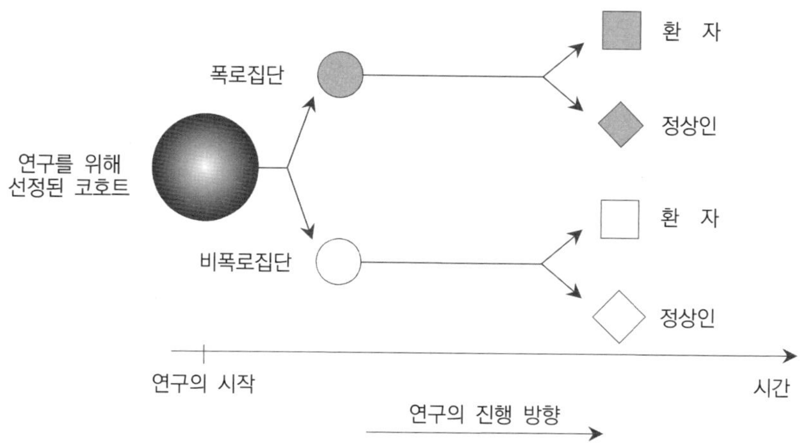

| 그림 4-7 | 전향적 코호트 연구

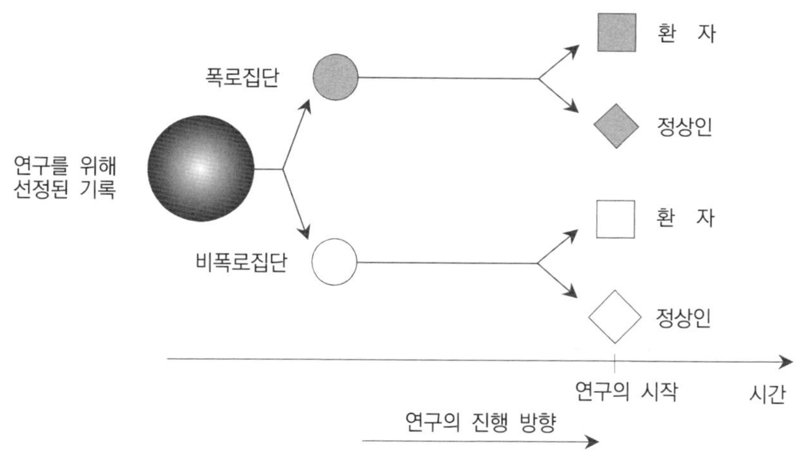

| 그림 4-8 | 후향적 코호트 연구

코호트 연구의 장점: ① 속성 또는 요인에 대한 편견이 적고, ② 발병률을 구할 수 있어 상대위험도와 귀속위험도를 직접 계산할 수 있으며, ③ 연구하는 속성과 다른 질환과의 관계도 알 수 있다는 점이다.

코호트 연구의 단점: ① 많은 대상자를 필요로 하고, ② 장기간 지속적으로 관찰하여야 하며, ③ 대상자가 탈락하기 쉽고, ④ 진단 방법과 기준에 변동이 생길 수 있으며, ⑤ 비용이 많이 들고, ⑥ 질병 분류에 착오가 생기기 쉽다는 점이다.

4) 질병발생의 위험도 측정

질병발생의 원인이 되는 속성이나 요인에 폭로됨으로써 질병에 이환될 위험도가 얼마나 되는지를 측정하는 방법은 비교(상대)위험도와 귀속(기여)위험도가 있다.

(1) 비교위험도(relative risk)

위험요인을 갖고 있거나 노출된 군에서의 질병발생률을 노출되지 않은 군에서의 질병발생률로 나누어 준 것이다. 즉, 노출군에서는 비노출군에 비해 질병발생 위험이 몇 배나 더 높은가를 나타내주는 것이다.

위험요인에 대한 노출여부	질병발생 여부		계
	+	-	
+	a	b	a + b
-	c	d	c + d
계	a + c	b + d	N

cohort study의

$$\text{비교위험도(RR)} = \frac{\text{노출군에서의 질병발생률}}{\text{비노출군에서의 질병발생률}} = \frac{a}{a+b} \div \frac{c}{c+d} = \frac{a(c+d)}{c(a+b)}$$

case-control study의

$$\text{교차비(odds ratio)} = \frac{ad}{bc}$$

(2) 기여위험도(attributable risk)

귀속위험도라고도 하며 위험요인이 질병발생에 얼마나 기여했는지를 나타내는 것으로 위험요인에 노출된 집단에서의 질병발생률에서 비노출된 집단에서의 질병발생률을 뺀 것이다. 즉, 이 요인이 제거되면 질병이 얼마나 감소될 수 있는지를 예측할 수 있으며 cohort study에서만 측정 가능하다.

$$\text{기여위험도(AR)} = \frac{a}{a+b} - \frac{c}{c+d}$$

(3) 진단검사의 타당성(validity) : 검사의 정확성 평가

① Sensitivity(감수성, 민감도)

실제 병이 있는 사람을 어떤 진단검사법으로 검사한 후 병이 있다고 판정할 수 있

는 능력(probability) = a/a+c

② Specificity(특이성, 특이도)

그 진단검사법으로 검사한 후 병이 없는 사람을 병이 없다고 판정할 수 있는 능력 또는 확률 = d/b+d

③ Predictability(예측도)

그 진단검사법으로 양성이라고 판정된 사람 중 정말 양성일 확률(양성 예측도 = a/a+b), 진단검사에서 음성이라고 판정된 사람 중 실제 병이 아닐 확률(음성예측도 = d/c+d)

④ False Positive(의양성, 위양성 = b/b+d)

실제 병이 없음에도 검사법으로 양성으로 판정되는 확률

⑤ False Negative(의음성, 위음성 = c/a+c)

실제 병이 있음에도 검사법으로 음성으로 판정되는 확률

5. 기타 연구방법

1) 실험역학(Experimental epidemiology)

실험역학은 연구대상에게 임의적인 조작을 가한 후 그것이 원인이 되어 어떤 반응이 나타나는가를 관찰하는 방법으로 질병발생의 원인규명에 적합한 방법이지만 역학조사의 대상이 인구집단이기 때문에 윤리적인 문제로 적용할 수 없는 경우가 많다. 실험적 연구의 기본조건은 ① 연구자의 인위적인 조건여부가 있어야 하고, ② 대조군이 있어야 하며, ③ 무작위 할당 표본추출 등이다.

실험역학의 종류에는 실험실실험, 임상실험과 지역사회 예방사업 효과 측정실험으로 분류하게 된다.

① 실험실실험은 역학에서 거의 사용하지 않는 방법이다.

② 임상실험(clinical trial)은 임상의학에서도 널리 쓰는 연구방법으로 새로운 처치방법이나 치료약품 등의 효과 및 효능 등을 규명하기 위하여 환자를 대상으로 연구하는 것을 말한다.

③ 지역사회 예방사업 효과 측정실험(community intervention)은 위험요인을 제거하거나 또는 생활태도를 변화시켜 대상 질병이 감소되는지를 규명하는 것으로서 집단을 대상으로 실시한다.

2) 이론역학(Theoritical epidemiology)

감염병의 발생 모델과 유행현상을 수리적으로 분석하여 이론적으로 유행법칙이나 현상을 수식화하는 것으로 실제로 나타난 결과와 수식화된 이론을 비교 검토함으로써 그 타당성을 검정하거나 요인들의 상호관계를 수리적으로 규명하는 역학이다. 질병 유행의 역학적 현상에 관련된 요인엔 ① 시간적 인자, ② 지리적 인자, ③ 생물학적 인자, ④ 사회적 인자 등이 있다.

3) 지식, 태도, 실천도 조사(K.A.P. 조사)

K.A.P. 조사(knowledge, attitude and practice study)는 지역주민들의 지식, 태도, 실천에 관한 조사로 보건사업의 효과를 평가하는데 적합한 방법이다. 주로 설문지를 이용하여 보건사업 실시 전과 실시 후의 지식, 태도, 실천의 변화를 비교하여 보건사업의 성과를 평가한다.

6. 역학조사 연구의 실례

1) 콜레라(Cholera)의 역학조사

John Snow(1813~1858)는 영국 런던 Broad Street에서 발생한 콜레라의 유행을 관찰하고 역학조사를 실시하여 "On the Mode of Communication of Cholera"라는 보고서를 통하여 콜레라는 인간의 상호 왕래를 통하여 전파된다는 점, 콜레라 환자와 밀접한 접촉을 하는 사람들 중에서 주로 발병자가 생긴다는 점, 환자 발생은 빈곤과 군집생활을 하는 것과 관련이 있는데, 특히 오물과 관련이 있다는 점, 임상적·병리학적으로 주로 위장관을 침범하는 질병이라는 점을 토대로 콜레라는 환자의 위장관을 통해서 배설되는 특수한 세포 성분인 병원독을 건강한 사람이 삼킴으로써 발생된다는 가설을 정립하였다.

그는 Broad Streetdm 펌프가 콜레라 발생의 요인임을 밝혀내고 펌프를 철거하여 그 물을 마시지 못하도록 하였는데, 그 후로는 환자의 발생이 감소하고 종식되었다.

John Snow의 콜레라에 대한 연구를 고찰해 보면, 그는 콜레라의 발생을 인간집단을 대상으로 하여 시간별, 지역별, 인적 특성에 따라 그 분포를 관찰하여 발생요인에 대한 가설을 설정하였고, 그것을 적절한 방법으로 증명하여 그 결과를 토대로 하여 효과적인 관리 방법을 제시함으로써 역학의 이론과 방법을 제시하였다.

2) 펠라그라(Pellagra)의 역학조사

펠라그라는 스페인 의사 Casal에 의해 나병의 일종으로 기재되어 약 200여년간 감염성 질환으로 취급되어 왔다. 1914년 미국 보건성의 Goldberger는 펠라그라가 감염성질환이 아니고 영양결핍에 기인한다는 것을 실험역학적으로 입증하였다. 12명의 죄수에게 동물성 단백질이 없는 식사를 제공하여 펠라그라 환자를 만드는데 성공하였고, 이것이 직접적인 인과 관계가 있다는 것을 증명하기 위하여 펠라그라 환자의 분비물을 자기 자신과 부인 외 건강인의 인후점막에 묻혀 실험한 결과 감염되지 않았으며, 영양결핍증임을 입증하였다. 그 후 동물성 단백질에 내포된 니코틴산(nicotinic acid)의 결핍이 펠라그라의 원인임이 밝혀졌다.

Goldbergerdm 접근 방법은 ① 임상의사의 정확한 진단, ② 질병분포가 상이한 것에 대한 가설(기술역학), ③ 가설 증명(분석역학)을 위하여 환자-대조군 연구, 전향성 연구를 실시한 것이다.

3) 폐암의 역학조사

담배가 폐암과 관계가 있다는 보고는 Wynder, Levin, Doll 등에 의하여 제기되었으며, 이들은 병원에 입원한 폐암 환자들을 대상으로 이들의 과거 흡연력을 조사하고, 이것을 같은 입원 중인 비폐암 환자와 대조 비교하여 폐암과 흡연과의 관계를 입증하였다.

이후 Doll, Hammond 등은 각각 의사집단, 지역사회 주민집단 또는 군복무 후 정부가 시행하는 생명보험에 가입한 가입자 집단을 대상으로 이들의 흡연 습관을 조사하고 후에 사망하는 경우, 폐암으로 사망하였는가의 여부를 철저히 조사한 결과 ① 통계적 유의성을 입증하였으며, ② 비교위험도가 매우 크다는 사실과, ③ 흡연량과 폐암 발생에서 비례적 반응관계가 성립됨을 입증하였다.

제5장 감염병관리
Infectious disease control

1. 감염병의 개념

질병이란 인체의 조직 또는 기관에 이상이 생겨 정상적인 생리기능을 발휘하지 못하는 상태로 감염병과 비감염병으로 구분한다. 미생물이 숙주 내로 침범하여 증식(multiplication)하는 상태를 감염(infection)이라 하고, 그 결과 숙주의 생리상태를 변화시켜 이상증상을 나타내는 것을 증상의 발현이라고 한다.

병원체의 감염으로 인해 발병되었을 경우 이것을 감염성 질환(infectious disease)이라 하며, 이 감염성 질환이 감염성(communicability)을 가지고 새로운 숙주에게 감염시키는 것을 감염병(communicable disease)이라고 한다.

인간은 끊임없이 감염병으로 인한 고통을 받고 있으며, 현대과학과 의학의 발달, 생활수준의 향상으로 감염병 발생이 현저히 감소하긴 했지만 여전히 보건상의 많은 문제점을 남겨 두고 있다.

2. 감염병 발생설

1) 종교설(religious era)

원시적 사고방식에 의한 선악신설시대(善惡神說時代)라고 할 수 있으며, 초자연적인 신의 작용에 의존하여 선신과 악신이 있어 질병을 일으킨다고 믿던 시대이다. 전쟁의 승리, 종족의 영광이나 번영, 무병한 생활 등은 선신의 덕이고, 반대로 질병의 유행, 폭풍우, 패전, 기아, 불행, 사망 등은 악신 때문이라고 믿었던 신벌설(神罰說) 시대를 말한다.

2) 점성설 시대(astrology era)

이 시대에는 신벌설을 전혀 믿지 않은 것은 아니지만 인간의 자연에 대한 지식이 증가함에 따라 질병의 발생이 환경과 어떤 물리적 상태와 관계가 있다고 믿게 되어 여러 설이 출현하였는데, 예를 들면 별자리의 이동에 따라 질병, 기아, 전쟁 등이 발생한다고 믿는 점성설(占星說)이 대표적이다.

3) 장기설(miasma theory era)

감염병의 전파는 나쁜 공기나 공기중의 유독물질 때문에 발생한다고 믿던 시대이다. 말라리아(Malaria)는 나쁜(mal)+공기(air)란 뜻으로 모기가 매개한다는 사실을 증명할 수 없었던 당시에는 나쁜 공기가 전파한다고 생각했기 때문에 질병 발생 가옥에 대한 연기소독법이 시행되기도 했다.

장기설은 질병관리 방법으로 오염된 공기를 정화하기 위해 대포를 발사한다든지 불을 지르는 방법 및 연기소독법이 시행되었으며, 병인을 설명하는 데는 미치지 못하였지만 환경위생을 향상시키는 데는 공헌을 하였다.

4) 접촉 전염설 시대(contagious communicable theory era)

질병 발생에 관해 점성설이나 장기설이 지배적이었지만, 질병에 대한 경험이 많아짐에 따라 한사람으로부터 다른 사람으로 전염할 수 있다고 믿는 접촉 전염설이 나타나게 되었다. 고대 기록에서 이미 아리스토텔레스(Aristoteles, 384~322 B.C.)는 페스트가 환자의 부근에 있는 건강한 사람에게도 전염된다는 것을 지적하고 있으며, 16세기 초에 매독이 유럽 전역에 만연하였다는 사실도 이 설을 뒷받침하는 근거가 되었다.

5) 미생물 병인론 시대(bacteriological era)

사람의 눈으로 볼 수 없는 미생물을 최초로 발견한 사람은 1676년 네덜란드의 레벤후크(Anton van Leeubenhook)이다. 그는 손수 유리를 갈아 만든 렌즈를 통해 빗방울 속에 무수히 많이 떠있는 정체를 알 수 없는 미생물을 발견하였으며, 이러한 미생물들이 질병 발생의 원인체라는 사실이 인정되기 시작하였다.

그 후, 1862년 프랑스의 파스퇴르(Louis Pasteur, 1822~1895)가 어떤 물질이 발효하거나 부패하는 것은 미생물이 그 물질에 들어가 증식하여 퍼지기 때문임을 밝혀냄으로써 처음으로 발효와 부패의 원인이 명백해졌다.

또 독일의 코흐는 1876년 감염병이 세균(細菌)이라고 불리는 미생물에 의해 일어난다는 사실을 입증했다. 시골 의사였던 코흐는 사람이나 가축에 다 같이 침입하는 감염병 중의 하나인 탄저병의 병원균을 발견하였다. 이어 그는 결핵균, 콜레라균도 발견하였다.

그러나 그 시절에는 여전히 감염병에 대한 진실이 두꺼운 미신의 장벽에 가려져 있었으며, 흔히 감염병의 원인을 오염된 공기, 신의 징벌, 또는 악마의 장난 따위로 생각하는 사람들이 많았다. 이러한 분위기에서 파스퇴르나 코흐는 세균이라는 미생물이 감염병을 유발시키는 진범임을 과학적인 관찰과 실험을 토대로 명확히 증명해 보임으로써 근대의학의 기초를 확립하였다. 또한 세균학의 발달로 면역학도 발전하기 시작하여 질병을 예방하는 백신을 개발하게 되어 감염병 예방에 크게 공헌하게 되었다.

3. 감염병의 발생과정

일반적인 질병 발생 요소와 마찬가지로 감염병 발생 요소에도 병인, 환경, 숙주가 관계되는데, 감염병의 생성은 더 세분화할 수 있다. 즉, 감염병의 발생에는 ① 병원체 → ② 병원소 → ③ 병원소로부터 병원체의 탈출 → ④ 전파 → ⑤ 병원체의 새로운 숙주로의 침입 → ⑥ 숙주의 감수성과 면역 등의 6가지 요소가 연쇄적으로 작용하게 되고, 이들 요소가 어느 한 가지라도 결여되면 감염병은 발생하지 못하게 된다.

1) 병원체(causative agent)

병원체란 숙주에 침입하여 특정한 질병을 일으키는데 필요한 미생물로 이들의 독력(virulence), 독성(toxicity), 병원체의 작용양식에 따라 감염자에게서 나타나는 질병의 양상은 각기 달라진다.

| 표 5-1 | 질병 발생 3대 요소와 감염병 생성과정의 6개 요소

질병발생의 3대 요소	감염병 생성과정의 6대 요소
병인	병원체 병원소
환경	병원소로부터 병원체의 탈출 전파
숙주	병원체의 신숙주 내 침입 숙주의 감수성

(1) 병원체의 종류

① 세균(bacteria)

일반적으로 세균류는 견고한 세포벽(cell wall)을 갖고 있으며 세포막(cell membrane)으로 둘러싸여 있는 단세포로 된 미세한 생물균이다. 대부분의 세균은 지름이 0.2~2.0㎛이며 형태에 따라 구균, 간균, 나선균으로 나눌 수 있다.

- 간균(bacillus)
  막대 모양을 한 균으로 디프테리아, 장티푸스, 결핵균 등이 속한다.
- 구균(cocus)
  둥근 모양으로 포도상구균, 연쇄상구균, 폐렴균, 임균 등이 속한다.
- 나선균(spirillum)
  입체적으로 S형 또는 나선형인 균을 총칭하며 콜레라균이 속한다.

② 바이러스(virus)

인체에 질병을 일으키는 병원체 중 가장 크기가 작고 전자현미경으로 관찰이 가능하다. 살아있는 세포 내에서만 증식하며 핵산은 DNA나 RNA 하나만 가지고 있기 때문에 DNA바이러스와 RNA바이러스로 분류한다. 바이러스에 감염되는 숙주에 따라 동물바이러스, 식물바이러스, 세균에 증식하는 세균바이러스로 분류한다. 열에 대한 반응은 매우 불안정하여 일반적으로 50~60℃에서 30분간 처리하면 파괴되며 세균과 달리 대개 항생물질에 대한 감수성이 없다. 주요 질환은 간염, 홍역, 뇌염, 인플루엔자, 소아마비, 천연두 등이 있다.

③ 진균 또는 사상균(fungus)

진균은 아포형성 식물로서 흔히 버섯, 효모, 곰팡이 등을 예로 들 수 있으며, 무좀 등 피부병을 일으킨다. 곰팡이라고 불리는 것을 진균이라고 하고 진균류의 대부분은 비병원성으로 자연계에 널리 분포하고 있으며, 생물학적으로 식물과 유사하나 엽록소를 가지고 있지 않아 광합성 작용을 하지 않고 기생하여 영양을 얻는 진핵세포군에 속한다. 일부 진균은 사람에게 진균증을 일으키는데 진균증의 90%는 약 12종의 균종에 의해 일어나고 그 중에 피부 사상균과 칸디다만이 사람에서 사람으로 전파된다.

④ 리케치아(rickettsia)

세균과 바이러스의 중간 크기에 속하고 세균과 흡사한 화학적 성분을 가지고 있으며, 화학요법제에 대해 감수성이 있는 점이 바이러스와 다르다. 진핵생물체의 세포에 기생하며, 감염을 일으키는 그람음성균의 일종이다. 보통 절지동물과 공생하며, 진드기, 이, 벼룩 등을 매개로 하여 감염되는 발진성 열성질환인 발진티푸스, 발진열, 록키산홍반열, 쯔쯔가무시증(양충병) 등을 일으킨다.

⑤ 원충류(protozoa)

단세포동물로서 대체로 중간숙주에 의해 전파되며, 면역이 생기는 일이 드물고 원충에 따라서는 낭포(cyst)를 만들어 적합하지 못한 조건에서도 장기간 생존이 가능하다. 말라리아, 아메바성 이질, 아프리카 수면병 등이 대표적인 질환이다.

⑥ 후생동물(metazoa)

크기와 형태가 다양하여 육안으로 볼 수 있다. 회충, 십이지장충이 이에 속한다.

⑦ 기생충(parasite)

주로 입과 피부로 인체에 침입하며, 사람의 몸에 기생충이 기생할 때는 거의 모든 부위에 걸치지만 특히 소화관에 기생하는 것이 많다. 소수는 혈액 중에도 기생하는 것이 있고(말라리아병원충, 일본주혈흡충), 간에 기생하는 것(간디스토마), 폐에 기생하는 것(폐디스토마) 등도 있다. 일반적으로 성충으로서 기생하지만, 때로는 그 유충기에 기생하는 것도 있다(선모충·위립촌충).

(2) 병원체의 병인성(pathogenesis), 병독성(virulence)과 전염력(communicability)

병인성은 감염된 숙주로 하여금 발병하게 하는 병원체의 능력이고 독성 또는 병독성은 중독한 질병을 일으키는 능력이다. 병독성은 독력(toxigenicity), 침습성(invasiveness) 및 감염을 조장하는 물질, 병원체의 양과 작용방식에 의하여 영향을 받는다. 결핵균은 병인성과 병독성이 다 낮은 반면, 홍역 바이러스는 병인성은 높으나 병독성이 낮으며, 광견병 바이러스는 병인성과 병독성이 다 높은 종류이다.

$$\text{병인성(병원성)} = \frac{\text{발병자수}}{\text{총감염자수}}$$

$$\text{병독성} = \frac{\text{중환자수} + \text{사망자}}{\text{총발병자수}}$$

2) 병원소(reservoir)

병원체가 생존하고 증식하면서, 새로운 숙주에게 전파될 수 있는 상태로 저장되어 있는 장소로 궁극적인 감염원이라 할 수 있으며, 인간병원소, 동물병원소, 토양 등이 있다. 병원체는 생체 밖에서 또는 자연 상태에서는 오랫동안 생존하거나 번식하지 못한다.

(1) 인간 병원소(human reservoir)

① 현성감염자(apparent infection)

병원체에 감염되어 자각적 또는 타각적으로 임상 증상이 있는 사람으로서 흔히 환자라고 한다. 역학적인 측면에서는 은닉환자(hidden case), 간과환자(missed case), 전구기 환자, 현성 환자 등이 있으며, 감염병관리라는 측면으로 보면, 현성 환자보다는 은닉환자나 간과환자 및 전구기 환자의 경우가 더욱 중요하며, 또한 중증환자에 비해 경증환자는 행동이 자유롭고 행동영역이 넓기 때문에 감염원으로서 의미가 크다.

② 불현성감염자(inapparent infection)

병원체에 감염되었으나 임상증상이 아주 미약하여 본인이나 타인이 환자임을 간과하기 쉬운 환자로서 행동이 자유롭고 행동영역도 제한이 없어 감염병 관리상 중요 관리 대상이 된다.

불현성감염 보균자로 분류되기도 하나 임상증상이 어느 정도 있어 건강 보균자와는 구분되어 보균자의 분류에서 독립되었다. 무증상 감염을 일으키는 질병으로는 장티푸스, 세균성 이질, 콜레라, 성홍열 등이 있다.

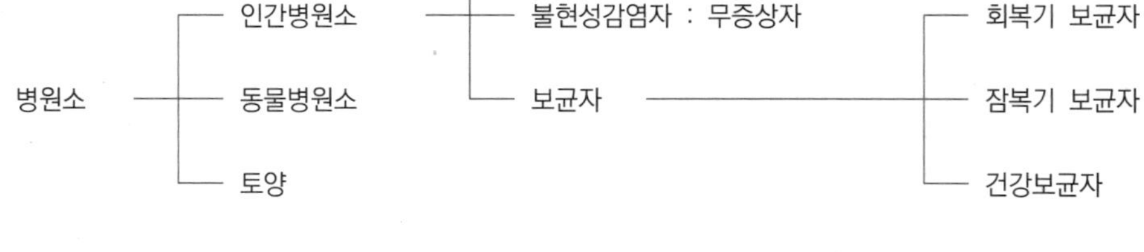

| 그림 5-1 | 병원소의 종류

③ 보균자(carrier)

자각적, 타각적으로 임상증상이 없는 병원체 보유자로서 감염원으로 작용하는 감염자를 말한다. 보균자는 환자보다도 역학적으로 더욱 중요한 병원소가 되는 경우가 많다. 왜냐하면 보균자는 자유로이 활동하기 때문에 전염시킬 수 있는 영역이 넓으며, 자타가 경계하지 않기 때문에 전파 기회가 많기 때문이다. 또한 보균자수는 일반적으로 환자수 보다 많기 때문에 보균자의 감염원으로서의 역할이 크므로 감염병 관리상 중요한 대상이다.

- 병후 보균자(회복기보균자)

 전염성 질환에 이환 되었다가 그 임상증상이 완전히 소실되었는데도 병원체를 배출하는 보균자로서 세균성이질, 디프테리아 등이 있다.

- 잠복기 보균자

 전염성 질환의 잠복기간 중에 병원체를 배출하는 감염자로서 디프테리아, 홍역, 백일해 등의 감염자가 있다.

- 건강 보균자

 감염에 의한 임상증상이 전혀 없고, 건강자와 다름없지만, 병원체를 보유하는 보균자로서 디프테리아, 폴리오, 일본뇌염 등에 감염된 보균자에서 볼 수 있다.

 그밖에 병원체가 숙주로부터 배출되는 지속기간에 따라 일시적 보균자, 영구적 보균자, 만성 보균자 등으로 구분되기도 한다.

(2) 동물 병원소(animal reservoir)

동물이 병원체를 보유하고 있다가 인간 숙주에게 전염시키는 감염원으로서 작용하는 경우로서 이런 감염병을 인수공통감염병(zoonosis)이라고 한다.

- 소 : 결핵, 탄저병(anthrax), 파상열(brucellosis), 살모넬라증(salmonellosis)
- 돼지 : 살모넬라증, 파상열, 탄저병, 일본뇌염
- 양 : 탄저, 파상열
- 개 : 광견병(rabies), 톡소플라스마증(toxoplasmosis)
- 말 : 탄저, 유행성뇌염, 살모넬라증
- 쥐 : 페스트(pest), 발진열(murine typhus), 살모넬라증, 렙토스피라증(leptospirosis), 양충병(scrup typhus)
- 고양이 : 살모넬라증, 톡소플라즈마증

(3) 토양

토양은 각종 진균류의 병원소로서 작용하는데 histoplasmosis, blatomycosis, sporotrichosis, 파상풍, 네조넬라(폰티악 열병)등이 해당된다.

3) 병원소로부터 병원체의 탈출(escape from reservoir)

병원소에서 증식한 병원체는 그 병원소를 탈출할 기회를 가져야만 감염시킬 수 있는데, 병원체의 종류 또는 숙주의 기생부위에 따라 탈출경로는 다르다.

(1) 호흡기 계통으로 탈출

호흡기 감염병이 주가 되는데, 비강, 기도, 기관지, 폐 등의 부분에서 증식한 병원체가 외호흡을 통해서 나가며, 주로 대화, 기침, 재채기를 통해 전파된다. 폐결핵, 폐렴, 백일해, 홍역, 수두, 천연두 등이 있다.

(2) 소화기 계통으로 탈출

위장관을 통한 탈출로 소화기계 감염병이나 기생충 질환일 경우 분변이나 구토물에 의해서 체외로 배출되는 경우이다. 이질, 콜레라, 장티푸스, 파라티푸스, 폴리오 등이 여기에 해당된다.

(3) 비뇨생식기 계통으로 탈출

주로 소변이나 성기 분비물에 의해 탈출한다. 성병 등이 이에 해당된다.

(4) 개방병소로 직접 탈출

신체 표면의 농양, 피부병 등의 상처부위에서 병원체가 직접 탈출하는 것을 말한다. 나병 등이 있다.

(5) 기계적 탈출

흡혈성 곤충에 의한 탈출과 주사기 등에 의한 탈출을 말하며, 발진열, 발진티푸스, 말라리아 등이 있다.

4) 전파(transmission)

병원소로부터 탈출한 병원체는 다른 숙주에게 감염을 시켜야만 성장 및 증식이 가능하다. 탈출한 병원체가 새로운 숙주에게 감염시키기까지의 전파형태는 크게 직접전파와 간접전파로 나누어진다.

(1) 직접 전파(direct transmission)

배출된 병원체가 매개체 없이 새로운 숙주에게 직접 전파되는 것으로 환자의 기침, 재채기 등에 의해서 발생하는 호흡기계 질병(감기, 결핵, 홍역 등)이나 신체적 접촉에 의해서 발생하는 질병(성병, 피부병 등)이 속한다.

기침, 재채기, 대화 시 입안에서 나오는 비말(droplet)인 경우 2m 이내는 직접전파로 간주한다.

(2) 간접 전파(indirect transmission)

배출된 병원체가 어떤 매개체를 통해 새로운 숙주에게 전파되는 경우로, 병원체가 병원소 밖에서 장기간 생존이 가능하여야 하며, 매개체가 있어야 한다.

① 비활성 매개체 전파

물, 식품, 공기, 생활용구, 완구, 수술기구 등 무생물 전파체를 말하는데, 특히 매개체가 숙주의 내부로 들어가지 않고, 병원체를 운반하는 수단으로서만 작용하는 손수건, 완구, 의복, 헌책 등은 매개물(媒介物) 또는 개달물(介達物)이라 하며, 매개물에 의한 감염병의 전파를 매개물 전염이라 한다. 식품은 이질, 장티푸스, 파라티푸스, 유행성 간염, 폴리오, 콜레라 등 소화기계 감염병의 전파체로서 식품의 관리는 감염병 관리에 있어 매우 중요하다.

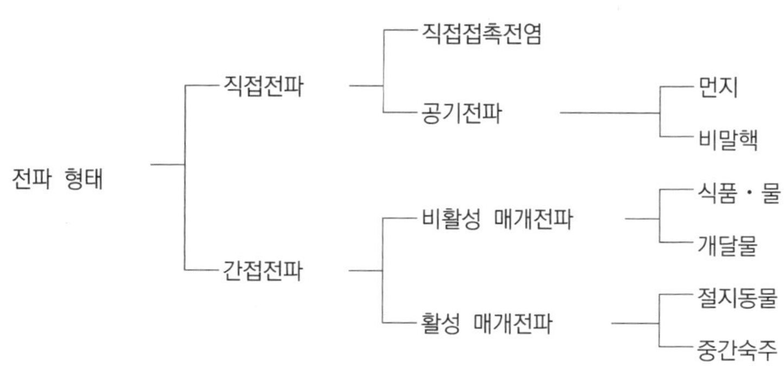

| 그림 5-2 | 병원체의 전파 형태

② 활성 매개체 전파

질병을 전파하는 매개 곤충인 파리, 모기, 벼룩 등과 같은 절지동물과 패류나 담수어와 같은 흡충류의 중간숙주 등이 있다.

(3) 공기 전파(air borne transmission)

재채기, 기침, 대화 때에 감염원인 환자의 입과 코에서 나온 비말의 수분이 증발하면, 그 미소잔류물이 공기 중에 부유하는데, 이것을 흡입함으로써 감염이 성립되는 경우를 말한다. 공기전파에는 토양이나 생활환경으로부터 나온 오염 먼지에 의해서 전파되는 경우도 있다.

병원체를 내포하고 있는 미소잔류물을 비말핵(droplet nuclei)라고 하는데, 이 비말핵이 감수성 보유자의 흡기에 의해서 폐 등에 들어가서 감염이 성립되는 전파를 비말전파 또는 포말전파라고 한다.

(4) 절지동물 전파(arthropod borne transmission)

① 기계적 전파

매개곤충의 다리나 체표에 부착되어 있는 병원체를 아무런 변화 없이 전파하는 경우로, 병원체가 곤충의 장관을 통하여 배설물로 전파되더라도 병원체가 아무런 변화 없이 전파되는 경우는 장관비호전파라고 한다.

② 생물학적 전파

매개곤충 내에서 일정 기간 발육 또는 증식하는 등 생물학적으로 변화를 거쳐 전파되는 경우를 생물학적 전파라 하는데, 특히 곤충에게도 피해를 입히는 경우는 장관감염전파라고 한다.

- 증식형 전파(propagative transmission)
  곤충 체내에서 세균, 바이러스 등이 수적으로 증식한 후 곤충이 피부 교자시 감염되는 전파하는 형태로서, 페스트는 벼룩, 뎅기열과 황열은 모기, 재귀열은 이(louse)가 전파한다.
- 발육형 전파(cyclodevelopmental transmission)
  곤충체내에서 수적 증식은 없지만, 생활환의 일부를 경과하면서 발육하여 전파하는 형태로서, 사상충증은 모기, 로아 사상충증은 흡혈성 침파리(cyrysops siacea)가 전파한다.
- 발육증식형 전파(cyclopropagative transmission)
  곤충체내에서 생활환의 일부를 거치면서 수적 증식을 하여 전파되는 형태로서, 말라리아는 모기, 수면병은 Tse-tse 파리가 전파한다.

• 배설형 전파(fecal contamination)

병원체가 곤충체내에서 증식한 후 장관을 거쳐 배설물로 배출된 것이 피부의 상처부위나 호흡기계 등으로 전파되는 형태로서 발진티푸스는 이, 발진열과 페스트는 벼룩이 전파한다.

• 경란형 전파(transovarian transmission)

곤충의 난자를 통해 다음 세대까지 전달되어 전파되는 경우로서 로키산홍반열과 재귀열은 진드기가 경란형 전파를 한다.

5) 병원체의 새로운 숙주로의 침입(entry into new host)

병원체가 새로운 숙주에 침입하는 양식은 병원체가 병원소로부터 탈출하는 경로와 대체로 같다. 소화기계 감염병은 소화기계로 탈출하여 소화기계(경구적)로 침입하고, 호흡기계 감염병은 호흡기계로 탈출하여 호흡기계로 침입한다. 그밖에 점막, 태반 및 경피침입, 곤충의 교상이나 주사기 등에 의한 기계적 침입방법 등도 탈출이나 침입로가 유사하다.

| 표 5-2 | 침입구별 감염병과 전파체

호흡기	병원체	소화기	병원체
1. 결핵	세균	1. 콜레라(Cholera)	세균
2. 나병	세균	2. 이질	세균 · 아메바
3. 두창	바이러스	3. 장티푸스	세균
4. 디프테리아	세균	4. 파라티푸스	세균
5. 성홍열	세균	5. 영아설사증	세균
6. 수막구균성 수막염	세균	6. 폴리오	바이러스
7. Influenza	바이러스	7. 전염성 간염	바이러스
8. 백일해	세균	8. 파상열(brucellosis)	세균
9. 홍역	바이러스		
10. 유행성 이하선염	바이러스		
11. 폐렴	세균		
성기점막, 피부	**병원체**	**점막, 피부**	**병원체**
1. 매독	세균	1. Trachoma	클라미디아
2. 임질	세균	2. 파상풍	세균
3. 연성하감	세균	3. Weils병	세균
4. AIDS	바이러스	4. 야토병	세균
		5. Pest	세균
		6. 발진티푸스	리켓치아
		7. 일본뇌염	바이러스

6) 숙주의 감수성

(1) 감수성(susceptibility)

숙주 체내에 병원체가 침입하였다고 해도 반드시 감염 또는 발병되는 것은 아니고 그 숙주가 감수성 상태에 있을 때, 감염 또는 발병이 일어난다. 숙주에 침입한 병원체에 대항하여 감염이나 발병을 저지할 수 없는 상태를 감수성이 있다고 한다. 가트스테인(Gottstein)은 접촉에 의해 전파되는 급성 호흡기계 감염병에 있어 감수성 보유자가 감염되어 발병하는 율이 대체적으로 일정하다고 하여 이를 감수성 지수(접촉 감염 지수, contagious index)라고 하였으며, 디 루더(De Rudder)는 두창 95%, 홍역 95%, 백일해 60~80%, 성홍열 40%, 디프테리아 10%, 폴리오 0.1%이하로 감염지수를 산출하였다.

(2) 면역(immunity)

면역이란 어떤 특정 병원체에 대한 인체의 방어작용으로 일반적으로 후천적으로 획득되는 후천적 면역과 선천적으로 지니고 있는 저항력인 선천적 면역이 있다.

① 능동면역

숙주 스스로가 면역체를 형성하여 면역력을 지니게 되는 것으로 어떤 항원(antigen)의 자극에 의해서 항체가 형성되는 것을 말한다. 항원(면역원)이란 생체 내에 들어가서 항체를 생산하는 물질로 백신(vaccine)은 생균이나 사균 모두가 항원으로 작용할 수 있는 것을 말한다. 능동면역에는 자연능동면역과 인공능동면역이 있다.

a. 자연능동면역

각종 질환에 이환된 후 형성되는 면역으로서 그 면역의 지속 기간은 질환의 종류에 따라 다르다.

b. 인공능동면역

인위적으로 항원을 체내에 투입하여 항체가 생성되도록 하는 방법으로 생균 백신, 사균 백신, 순화독소(toxoid) 등을 사용하는 예방접종으로 얻어지는 면역을 말한다.

② 수동면역

이미 면역력을 보유하고 있는 개체가 가지고 있는 항체를 혈청 또는 기타의 수단으로 다른 개체에게 주는 방법을 말한다. 수동면역은 인공능동면역에 비하여 면역효력이 빨리 나타나는 반면에 효력 지속기간이 보통 2~4주 정도로 짧은 것이 특징이다.

a. 자동수동면역

태아가 모체로부터 태반을 통해서 항체를 받거나 생후에 모유를 통해서 항체를 받는 방법을 말한다.

b. 인공수동면역

면역혈청 즉, γ-globulin이나 anti-toxin 등 인공제제를 인체에 투입하여 잠정적으로 질병에 대한 방어를 할 수 있도록 하는 것을 말한다.

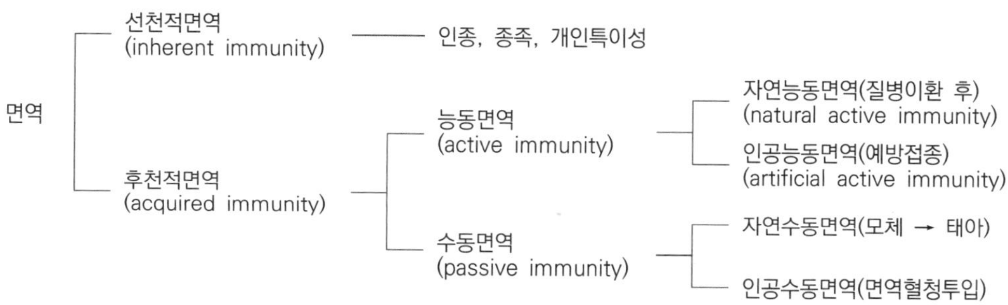

| 그림 5-3 | 면역의 종류

| 표 5-3 | 인공능동면역방법과 질병

방법별	예방할 질병
생균 vaccine(live vaccine)	두창, 탄저, 광견병, 결핵, 황열, 폴리오, 홍역
사균 vaccine(killed vaccine)	장티푸스, 파라티푸스, 콜레라, 백일해, 일본뇌염, 폴리오
순화독소(toxoid)	디프테리아, 파상풍

| 표 5-4 | 자연능동면역되는 질병

항목	질병명
1. 한 번 이환하면 두 번 이환하는 일이 드문 감염병 (영구면역이 잘 되는 종류)	두창, 홍역, 수두, 유행성 이하선염, 백일해, 성홍열, 발진티푸스, 장티푸스, 페스트, 콜레라
2. 불현성 감염에 의해서 강한 면역이 형성되는 감염병 (영구면역이 잘 되는 종류)	일본뇌염, 폴리오
3. 이환되어도 약한 면역만 형성되는 것	디프테리아, 폐렴, 인플루엔자, 수막구균성 수막염, 세균성 이질
4. 감염면역만 형성되는 것	매독, 임질, 말라리아

4. 감염병 관리대책

감염병의 생성과정은 병원체, 병원소, 병원소로부터 병원체의 탈출, 전파, 병원체의 새로운 숙주로의 침입, 숙주의 감수성 등 6개 요소의 연쇄적 작용에 의하여 이루어지며, 이들 6개의 요소들 중 어느 한 가지라도 결여되면 나머지 다른 요소들이 존재한다고 해도 감염병은 발생하지 못한다. 그러므로 감염병 관리는 감염병 생성 과정 중의 어느 요소에 대한 공격 조치를 통하여 그 요소를 제거함으로써 감염병이 발생하지 못하게 하는 것이 감염병 관리의 원칙이다.

일반적으로 전염성 질환의 예방과 관리 방법에는 전파과정의 차단, 숙주의 면역증강, 예방되지 못한 환자에 대한 조치 등 3가지로 요약할 수 있다.

1) 전파과정의 차단

(1) 병원소의 제거

동물병원소로 되어 있는 인수공통감염병(광견병, 우형결핵, 페스트, 탄저 등)은 감염된 동물을 제거함으로써 감염병의 전파를 예방할 수 있으며, 인간이 병원소인 감염병은 외과적인 수술이나 약물요법으로 환자나 보균자를 치료한다.

(2) 전염력의 감소

적당한 치료를 하면 환자가 완전히 치유되기 전부터 전염력이 감소하여 전염성 질환의 전파를 막을 수 있다. 매독환자에게 페니실린을 2~3회 주사하거나 개방성 폐결핵환자에게 항결핵제를 투여하면 완전히 치유되지 않은 상태에서도 전염력이 줄어든다.

(3) 병원소의 검역과 격리

격리는 다른 사람에게 전염시킬 우려가 있는 환자나 보균자를 그 상태가 해소 될 때까지 격리하는 환자격리와 전염성이 있는 감염병 환자와 접촉한 사람이나 유행 지역에서 들어온 사람, 기타의 경로를 통하여 감염병의 감염을 받았을 가능성이 있는 사람들에 대하여 일정 기간 동안 이동을 제한하여 격리하는 건강 격리 또는 검역(quarantine)으로 나눈다.

우리나라 검역법의 중요 내용

① 검역목적 : 감염병이 국내 또는 국외로 전염되는 것을 방지한다.
② 검역대상 : 항공기, 선박, 승무원 및 승객, 화물 및 소지품, 동식물의 위생상태, 쥐 또는 해충의 유무
③ 검역감염병 및 감시기간 : 콜레라 120시간, 페스트 144시간, 황열 144시간을 초과하여 감시할 수 없다.
④ 격리기간 : 격리기간은 검역감염병 환자는 완치되는 시기, 병원체 전염 의심자는 병원체를 배출하지 않을 때까지이다.

(4) 환경위생관리

감염병을 예방 및 관리하기 위한 가장 일차적인 노력은 환경을 관리하는 것으로 환경조건을 개선하여 전파 과정을 차단하는 것이 효과적인 감염병 관리 방법이다. 하수 및 폐기물 처리, 물의 정화, 소독, 매개충 관리, 식품 및 우유의 위생 관리 등이 그 내용이다. 병원소와 새로운 숙주 사이의 거리가 멀고 병원체가 운반되는 시간이 길수록 환경위생의 효과는 크다.

2) 숙주의 면역 증강

감염원과 전파 과정에 대한 철저한 관리를 하더라도 병원체가 숙주에 도달하였을 때 숙주의 감수성이 높을 때는 질병에 걸리게 되므로 감수성이 있는 사람에게 예방접종을 실시함으로써 저항력을 증가시키는 것은 감염병 관리상 매우 중요하다. 일반적으로 저항력 증강을 위해 영양관리, 적절한 휴식과 운동, 충분한 수면 등의 관리도 필요하다. 인위적으로 면역을 증가시키는 방법에는 능동면역과 다른 사람이나 동물이 가지고 있는 항체를 투여하여 일시적인 면역을 보유하게 하는 피동면역이 있다.

(1) 피동(수동)면역

① **특이치료혈청** : 인간 이외의 동물에 항원을 투여하여 항체를 만들게 한 동물혈청
② **초면역혈청** : 인간으로부터 얻어지는 혈청
③ **회복기혈청** : 최근에 질병에서 회복한 사람으로부터 얻어지는 혈청
④ **성인혈청** : 일반 성인으로부터 얻어지는 혈청
⑤ **양친의 전혈** : 양친 중의 한쪽으로부터 채취되는 전혈

⑥ **태반추출물** : 정상적인 산모의 태반에서 얻어지며, 태반에 있는 혈액은 출생 시 태아가 가지는 농도와 같은 정도의 항체를 보유한다.

⑦ **감마글로불린(gamma globulin)** : 사람의 혈청 중에 있는 항체는 감마글로불린이라고 불리는 혈청단백 중에 있으며, 혈액의 잔여분과 분리될 수 있고 매우 높은 항체 농도를 갖는다.

(2) 능동면역

항원(antigen)을 주어서 항체를 산출시키는 현상으로 항원은 방어력이 강하고 위험성과 부작용이 없어야 하며 그 내용으로 생균과 사균이 있다. 예방접종은 기본 접종과 추가 접종으로 구분하여 실시하는데 기본 접종으로 얻어지는 역가(titer)는 어느 시기에서 떨어지기 때문에, 이 역가를 높이기 위하여 실시되는 것이 추가 접종(booster injection)이다(표 5-5).

예방접종을 실시할 때 고려되어야 할 사항은 ① 연령에 따른 정확한 양의 접종, ② 정확한 접종 방법 사용, ③ 예방약의 저온(2~4℃) 보관, ④ 예방약 운반시 저온 보관(ice box) 이용, ⑤ 유효기간 및 금기사항 확인 후 사용 등의 주의가 필요하다.

| 표 5-5 | 개량 DTP(DTaP)의 접종 일정

구분			표준접종시기	접종간격	백신
기초 접종	3회	1차	생후 2개월	최소한 생후 6주 이후	DTaP
		2차	생후 4개월	1차접종 후 4~8주 경과 후	DTaP
		3차	생후 6개월	2차접종 후 4~8주 경과 후	DTaP
추가 접종	3회	4차	생후 15~18개월	3차접종 후 9개월 이상 경과 후	DTaP
		5차	만 4~6세		DTaP
		6차	만 11~12세	매 10년마다	Td

※ 금기사항 : ① 열이 높은 자 ② 심장, 신장, 간장질환자 ③ 알레르기 또는 경련성 환자 ④ 임신부 ⑤ 병약자
※ Td는 11~12세에 성인용 파상풍·디프테리아 혼합백신(Td)을 추가접종한다.

| 표 5-6 | 예방접종 기준표

분류	연령	접종내용
기초 접종	1주 이내	B형 간염
	4주 이내	BCG
	2개월	B형 간염, DTaP, 폴리오
	4개월	DTaP, 경구용 폴리오
	6개월	DTaP, 경구용 폴리오
	12~15개월	MMR(홍역, 유행성이하선염, 풍진)
	12~24개월	일본뇌염(1~2주 간격으로 2회)
	36개월	일본뇌염
추가 접종	15~18개월	DTaP
	4~6세	DTaP, 폴리오, MMR
	11~12세	성인용 Td(성인용 파상풍, 디프테리아 혼합백신)

* DPT = D : diphtheria(디프테리아), P : pertussis(백일해), T : tetanus(파상풍)
* MMR = M : measles(홍역), M : mumps(유행성이하선염), R : rubella(풍진)
* 예방접종 금기대상자 : 1. 열이 높은 자 2. 심장, 신장, 간장 질환자 3. 임산부 4. 알레르기 또는 경련성 환자 5. 병약자

3) 법정감염병관리

우리나라 법정감염병은 감염병의 급만성에 따라 제1군(6종), 제2군(12종), 제3군(19종), 제4군(18종), 제5군(6종) 등 5개군으로 분류하여 규정하고 있으며, 이들 감염병에 대해서는 국가나 지방자치단체가 환자의 발생신고와 의무, 예방접종실시, 방역사업 등의 규정을 두어 발생과 유행을 방지하기 위한 행정적 관리를 하고 있다.

(1) 법정감염병의 분류

| 표 5-7 | 우리나라 감염병예방법에 규정된 법정감염병 (2014년 9월 현재)

	제1군	제2군	제3군	제4군	제5군
특성	즉시 방역대책 수립	국가예방접종 사업 대상	간헐적 유행 가능성 계속 발생 감시 및 방역대책 수립	국내 새로 발생 또는 국외유입 우려	기생충 감염증 정기조사
종류	• 콜레라 • 장티푸스 • 파라티푸스 • 세균성이질 • 장출혈성대장균 감염증 • A형간염	• 디프테리아 • 백일해 • 파상풍 • 홍역 • 유행성이하선염 • 풍진 • 폴리오 • B형간염 • 일본뇌염 • 수두 • b형헤모필루스 인플루엔자 • 폐렴구균	• 말라리아 • 결핵 • 한센병 • 성홍열 • 수막구균성수막염 • 레지오넬라증 • 비브리오패혈증 • 발진티푸스 • 발진열 • 쯔쯔가무시증 • 렙토스피라증 • 브루셀라증 • 탄저 • 공수병 • 신증후군출혈열 • 인플루엔자 • 후천성면역결핍증(AIDS) • 매독 • 크로이츠펠트-야콥병(CJD) 및 변종크로이츠펠트-야콥병(vCJD)	• 페스트 • 황열 • 뎅기열 • 바이러스성출혈열(마버그열, 라싸열, 에볼라열 등) • 두창 • 보툴리눔독소증 • 중증급성호흡기증후군(SARS) • 동물인플루엔자 인체감염증 • 신종인플루엔자 • 야토병 • 큐열 • 웨스트나일열 • 신종감염병증후군 • 라임병 • 진드기매개뇌염 • 유비저 • 치쿤구니야열 • 중증열성혈소판감소증후군(SFTS)	• 회충증 • 편충증 • 요충증 • 간흡충증 • 폐흡충증 • 장흡충증
신고주기	즉시	즉시	즉시	즉시	7일이내

a. 지정감염병

제1군감염병부터 제5군감염병까지의 감염병 외에 유행 여부를 조사하기 위하여 감시활동이 필요하여 보건복지부장관이 지정하는 감염병을 말한다.

1. C형간염
2. 수족구병
3. 임질
4. 클라미디아

5. 연성하감	6. 성기단순포진
7. 첨규콘딜롬	8. 반코마이신내성황색포도알균(VRSA) 감염증
9. 반코마이신내성장알균(VRE) 감염증	10. 메티실린내성황색포도알균(MRSA) 감염증
11. 다제내성녹농균(MRPA) 감염증	12. 다제내성아시네토박터바우마니균(MRAB) 감염증
13. 카바페넴내성장내세균속균종(CRE) 감염증	14. 장관감염증
15. 급성호흡기감염증	16. 해외유입기생충감염증
17. 엔테로바이러스 감염증	

b. 세계보건기구 감시대상 감염병

세계보건기구가 국제공중보건의 비상사태에 대비하기 위하여 감시대상으로 정한 질환으로서 보건복지부장관이 고시하는 감염병을 말한다.

1. 두창	2. 폴리오	3. 신종인플루엔자
4. 중증급성호흡기증후군(SARS)	5. 콜레라	6. 폐렴형 페스트
7. 황열	8. 바이러스성출혈열	9. 웨스트나일열

c. 생물테러감염병

고의 또는 테러 등을 목적으로 이용된 병원체에 의하여 발생된 감염병 중 보건복지부장관이 고시하는 감염병을 말한다.

1. 탄저	2. 보툴리눔독소증	3. 페스트
4. 마버그열	5. 에볼라열	6. 라싸열
7. 두창	8. 야토병	

d. 성매개감염병

성 접촉을 통하여 전파되는 감염병 중 보건복지부장관이 고시하는 감염병을 말한다.

1. 매독	2. 임질	3. 클라미디아
4. 연성하감	5. 성기단순포진	6. 첨규콘딜롬

e. 인수공통감염병

동물과 사람 간에 서로 전파되는 병원체에 의하여 발생되는 감염병 중 보건복지부장관이 고시하는 감염병을 말한다.

1. 장출혈성대장균감염증	2. 일본뇌염
3. 브루셀라증	4. 탄저
5. 공수병	6. 조류인플루엔자 인체감염증

7. 중증급성호흡기증후군(SARS)
8. 변종크로이츠펠트-야콥병(vCJD)
9. 큐열
10. 결핵

f. 의료관련감염병

환자나 임산부 등이 의료행위를 적용받는 과정에서 발생한 감염병으로써 감시활동이 필요하여 보건복지부장관이 고시하는 감염병을 말한다.

1. 반코마이신내성황색포도알균(VRSA) 감염증
2. 반코마이신내성장알균(VRE) 감염증
3. 메티실린내성황색포도알균(MRSA) 감염증
4. 다제내성녹농균(MRPA) 감염증
5. 다제내성아시네토박터바우마니균(MRAB) 감염증
6. 카바페넴내성장내세균속균종(CRE) 감염증

② 감염병의 신고규정

감염병의 예방 및 관리에 관한 법률에 의하여 보고를 받은 의료기관의 장은 제1군감염병부터 제4군감염병까지의 경우에는 지체 없이, 제5군감염병 및 지정감염병의 경우에는 7일 이내에 관할 보건소장에게 신고하여야 한다. 특히 제1군감염병 감염병환자 등 또는 제1군감염병이나 그 의사증(擬似症)으로 인한 사망자가 있을 경우와 제2군감염병부터 제4군감염병까지에 해당하는 감염병 중 보건복지부령으로 정하는 감염병이 발생한 경우에는 기타 신고의무자인 세대주, 관리인, 경영자 또는 대표자는 의사나 한의사의 진단이나 검안을 요구하거나 해당 주소지를 관할하는 보건소장에게 신고하여야 한다.

육군, 해군, 공군 또는 국방부 직할 부대에 소속된 군의관은 소속 부대장에게 보고하여야 하고, 보고를 받은 소속 부대장은 관할 보건소장에게 지체 없이 신고하여야 한다.

4) 예방되지 못한 환자에 대한 조치

전파방지나 면역증강의 방법으로도 예방되지 못하고 질병이 발생하였을 때는 가능한 최소의 피해로 이를 막도록 노력해야 한다. 이를 위하여 진단시설의 제도화, 치료를 위한 의료시설의 확충, 무의지역의 해소 등 국가적, 사회적 차원의 감염병의 관리가 필요하며, 계속적인 보건교육 등이 필요하다. 또한 질병이 발생하였을 때는 조기진단과 조기치료로서 질병의 경과를 가볍게 하거나 합병증을 줄이고, 환자가 감염원으로서 작용하지 않도록 하는 2차 예방이 필요한 것이다.

제6장 급 · 만성 감염병 각론

Acute and chronic infectious

급성감염병은 발생률이 높고 유병률이 낮고, 만성감염병은 발생률이 낮고 유병률이 높은 것이 역학적 특성이다. 급성감염병을 침입계통별로 나누면, 소화기계, 호흡기계, 피부점막기계 침입 등으로 구분할 수 있으며, 전파수단으로 보면 수인성 감염병, 공기 전파 감염병, 곤충 매개 감염병 등으로 구분할 수 있다.

1. 우리나라의 법정감염병

과거 사망원인의 대부분을 차지했던 감염병은 항생제와 백신의 개발과 생활환경의 개선, 보건의식의 향상 등으로 계속 감소하는 추세였으나, 최근 과거에 사라졌던 감염병이 재등장하고 신종감염병이 발생하여 건강을 위협하고 있다. 감염병은 관리 여부에 따라 많은 사람이 피해를 보거나 보호받을 수 있으므로 전파경로와 예방법에서 국가적 차원의 관리가 필요하다고 볼 수 있다.

우리나라는 이러한 주요 감염병과 최근 발생이 증가하고 있는 감염병을 다음과 같이 법정감염병으로 지정하여 관리하고 있다. 제1종 법정 감염병은 급성 감염병으로 전파속도가 빠르고 국민 건강에 위해 정도가 커서 발생즉시 방역대책을 수립해야하는 감염병군으로 주로 환자의 격리수용이 필요하다.

제2종 법정 감염병은 급성 감염병이기는 하나 환자의 격리수용이 불필요하거나 그 효과를 감염병 관리상 크게 기대할 수 없는 군으로 예방접종을 통해 예방 또는 관리가 가능하여 국가 예방접종사업의 대상이 된다.

제3종 법정 감염병은 만성 감염병군으로서 국민보건상 사회적 비중이 큰 군이다. 검역 감염병은 평상시 우리나라에는 존재하지 않는 감염병으로 이의 유입을 막기 위하여 교통기관의 검역이 필요한 감염병군이다.

1) 2012년 전수감시 감염병 환자발생 현황

(1) 2012년도 급성감염병* 신고 환자수는 51,518명(인구 10만명당 101명)으로 2011년 58,018명(인구 10만명당 115명)에 대비 6,500명(11.2%) 감소

* 급성감염병은 결핵, 에이즈 한센병을 제외한 감염병

① 2012년에는 손씻기 등 개인위생개선의 노력과 예방접종 증가(A형간염), 지속적인 퇴치사업(말라리아) 등의 노력으로 일부 감염병이 감소된 반면, 호흡기 전파 및 국외유입 감염병이 증가

② 호흡기 감염(백일해, 유행성이하선염)의 경우 면역력이 낮은 집단에서 환자발생이 지속되고, 진단기술의 발달로 신고환자(성홍열)도 늘고 있는 추세

③ 기후변화로 인한 매개체 감염병(쯔쯔가무시증, 뎅기열)이 크게 증가하고, 국가간 교류로 국외유입 감염병은 지속적으로 증가

(2) 공중위생환경 개선으로 전통적 수인성 감염병인 콜레라, 세균성이질 등 제1군감염병은 전체 발생이 감소하고 있는 반면, 해외유입 발생은 증가

(3) 제2군감염병인 예방접종 대상 감염병은 대부분 퇴치되고 있으나, 성인연령층의 추가접종률이 낮거나 시간이 지남에 따른 면역효과 감소로 발생 지속

(4) 제3군감염병 중 말라리아는 적극적인 말라리아 퇴치사업을 통해 퇴치 전단계로 감소중이고, 기후변화 관련 감염병은 증가 추세

(5) 제4군감염병 중 해외유입에 의한 뎅기열이 지속적으로 증가하고, 라임병유비저(이상 '11년), 웨스트나일열('12년) 등 새로운 감염병이 신고됨

(6) 국외유입 감염병은 2009년까지 200명 내외로 신고되었으나 2010년 이후 매년 340여명이 신고되고 있고, 2012년에는 353명으로 전년(349명)과 비슷한 수준을 보임

① 2012년에 신고된 주요 국외유입 감염병은 "뎅기열(42%), 말라리아(15%), 세균성이질(12%), 파라티푸스(8%), 장티푸스(6%) 등" 순

② 주요 유입 국가는 "필리핀, 인도, 캄보디아, 태국, 인도네시아, 베트남, 중국 등"의 아시아 지역(전체 89%)과 "가나, 적도기니 등"의 아프리카 지역(8%)

| 표 6-1 | 법정감염병 전수감시 환자발생 신고 현황(2008~2013) (단위 : 신고 수)

질병명	2008	2009	2010	2011	2012	2013.8.31
콜레라	5	0	8	3	0	1
장티푸스	188	168	133	148	129	126
파라티푸스	44	36	55	56	58	39
세균성이질	209	180	228	171	90	90
장출혈성대장균감염증	58	62	56	71	58	46
A형감염	-	-	-	5,521	1,197	629
백일해	9	66	27	97	230	19
파상풍	16	17	14	19	17	13
홍역	2	17	114	42	3	84
유행성이하선염	4,542	6,399	6,094	6,137	7,492	8,864
풍진	30	36	43	53	28	27
B형간염 급성	-	-	-	462	303	129
산모	-	-	-	1,183	2,438	1,763
주산기	-	-	-	30	26	25
일본뇌염	6	6	26	3	20	1
수두	22,849	25,197	24,400	36,249	27,763	22,372
말라리아	1,052	1,345	1,772	838	555	318
성홍열	151	127	106	406	968	2,198
수막구균성수막염	1	3	12	7	4	4
레지오넬라증	21	24	30	28	25	16
비브리오패혈증	49	24	73	51	65	19
발진열	87	29	54	23	41	11
쯔쯔가무시증	6,057	4,995	5,671	5,151	8,604	190
렙토스피라증	100	62	66	49	28	9
브루셀라증	58	24	31	19	17	24
공수병	0	0	0	0	0	0
신증후군출혈열	375	334	473	370	364	163
매독 1기	-	-	-	690	562	355
2기	-	-	-	235	199	124
선천성	-	-	-	40	26	10
크로이츠펠트-야콥병(CJD)	-	-	-	29	45	48
한센병	7	5	6	7	5	7
뎅기열	51	59	125	72	149	180
보툴리눔독소증	0	1	0	1	0	0
큐열	19	14	13	8	10	10
웨스트나일열	-	-	-	0	1	0
신종감염병증후군	0	706,911	56,850	0	0	27
라임병	-	-	-	2	3	3

유비저	-	-	-	1	0	2
치쿤구니야열	-	-	-	0	0	1
리슈마니아증	0	0	1	-	-	-
바베시아증	0	0	0	-	-	-
크립토스포리디움증	0	0	0	-	-	-
주혈흡충증	1	0	0	-	-	-

1) 각 질병별로 규정된 신고 범위(환자, 의사환자, 병원체보유자)의 모든 보고건을 포함
2) 환자발생 보고가 없는 디프테리아, 폴리오, 발진티푸스, 탄저, 페스트, 황열, 바이러스성출혈열, 두창, 중증급성호흡기증후군(SARS), 조류인플루엔자, 인체감염증, 신종인플루엔자, 야토병, 웨스트나일열, 진드기매개뇌염은 제외
3) 라임병, 유비저 : '10년 법정감염병으로 지정됨에 따라 '10년 12.30.이후 신고, 보고된 자료
4) A형간염, B형간염, 매독, 크로이츠펠트-야콥병(CJD)은 기존 법정감염병 표본감시체계에서 법정감염병감시체계로 변경된 것으로 '10.12.30. 이후 신고 보고된 자료
5) 한센병은 신규등록자 중 신규 활동성 환자(재발환자 제외) 신고건수
6) 신종감염병증후군 : '09년, '10년은 인플루엔자 A(H1N1)pdm09로 '10년도는 9.30까지 집계된 자료임('10.10월 이후로는 인플루엔자 A(H1N1)pdm09를 계절인플루엔자에 준하여 관리), '13년은 중증열성혈소판감소증후군(SFTS) 신고건임
7) 0 : 환자발생이 없는 경우
   - : 신고・보고 대상이 아닌 경우(법정감염병으로 지정되기 이전)
   NA(Not Available) : 산출불가
8)'13년도 자료는 미확정 잠정통계로 변동 가능

| 표 6-2 | 법정감염병 사망신고 현황(2010~2012) **(단위 : 신고 수)**

구분	감염병명	2010	2011	2012
제1군	콜레라	0	0	0
	장티푸스	0	1	0
	A형간염	0	3	0
제2군	파상풍	0	2	1
	풍진	0	0	1
	일본뇌염	7	0	5
제3군	말라리아	0	2	0
	수막구균성수막염	0	2	0
	레지오넬라증	0	1	3
	비브리오패혈증	0	26	38
	쯔쯔가무시증	0	6	9
	신증후군출혈열	0	3	8
	매독(1기, 2기, 선천성)	0	1	1
	크로이츠펠트-야콥병	0	1	2

* 결핵 및 후천성면역결핍증은 별도 감시체계로 운영되어 제외함

2. 소화기계 감염병

1) 장티푸스(Typhoid fever)

장티푸스는 일종의 열병으로서 우리나라에서 가장 많이 발생하고 넓게 퍼져 있는 수인성 감염병으로 발병률이 점차 감소하는 것으로 보고되고 있으나, 과거에 비해 임상과 질병 경과가 변모되고 있으며, 항생제에 대한 내성, 합병증 및 재발 등의 문제가 야기되는 질환이다.

① **병원체** : *Salmonella typhi*

② **병원소** : 환자 및 보균자

③ **전 파** : 주로 환자나 보균자의 대·소변에 오염된 음식물이나 식수로 전파되거나 파리, 모기, 바퀴 등의 곤충매개로 전파된다.

④ **잠복기** : 1~3주이며, 감염기간은 환자의 분비물에 병원체가 존재하는 기간이다.

⑤ **감수성 및 면역성** : 감수성은 전반적으로 높고 완쾌 후에는 일반적으로 영구면역을 얻는다.

⑥ **증 상** : 증상이 전혀 없는 불현성 감염증, 미열과 피로를 동반하는 경증의 감염증 또는 고열과 독혈증을 나타내는 중증 감염증 등 다양한 임상증상을 나타낸다. 발병 초기에는 발열, 무력감, 식욕부진, 두통, 근육통 등 비 특이적 증상으로 나타난다. 체온이 점차 상승하여 1주 후에는 주로 오후에 39~40℃에 이르는 고열과 오한이 생긴다.

질환이 진행됨에 따라 관절통, 복부 불편감, 구토, 비장과 간종대, 전신홍반, 림프조직의 병변 및 설사후의 변비 등을 나타낸다. 치료를 하지 않은 경우에는 서서히 진행되어 합병증이 없다면 약 4주간 지속된다. 환자의 약 1%가 장천공, 장출혈 등의 합병증을 일으킨다.

⑦ **관리방법**

1. 환자 및 보균자를 색출하여 관리한다.
2. 환자나 보균자가 쓰던 물건들은 소독하고, 화장실에 다녀온 후 음식물을 다루기 전에는 반드시 손을 씻는다.
3. 상수를 보호하고 염소 소독하여 안전 공급을 한다.
4. 음식물은 잘 익혀서 먹고, 물은 끓여서 마시며, 조리기구 등은 소독을 철저히 한다.
5. 인분을 위생적으로 처리하고 파리를 없앤다.
6. 유행할 경우 경구용 생백신을 투여하는데, 전 국민이 예방접종을 할 필요는 없고 식품위생업소 및 집단급식소 종사자, 과거 2년간 환자 발생지역 주민, 장티푸스 유행지역 여행자 등 감염가능성이 많은 사람만 실시한다.

2) 파라티푸스(Paratyphoid fever)

급작스런 발병에 이어 계속적으로 고열, 쇠약감, 두통, 비장종대, 장미진, 설사를 동반한다.

① **병원체** : *Salmonella paratyphi A, S. paratyphi B, S. paratyphi C*
② **병원소** : 사람이 주병원소이고 드물게는 가축일 때도 있다.
③ **전파양식** : 보균자나 환자의 대·소변과 직접 또는 간접으로 접촉할 때, 환자, 보균자의 손에 의해 오염된 조개류, 우유 및 우유제품 등의 음식물에 의한다.
④ **잠복기 및 전염기** : 장염형은 1~3주이고 위장염형은 1~10일이다. 초발 증상의 발현시기부터 회복 후 수주 내지 수개월(보통 회복 후 1~2주) 기간이다.
⑤ **감수성과 저항성** : 모든 사람들이 감수성을 갖는다. 회복 후 종특이성 면역을 일부 얻게 된다.
⑥ **관리방법** : 장티푸스와 같다.

3) 콜레라(Cholera)

콜레라는 특히 동남아시아와 아프리카지역에서 유행하는 풍토병의 하나로서 우리나라는 콜레라 유행지역으로부터 입국하는 환자에 의하여 유입된다. 콜레라는 평균사망율이 약 50%이지만 노인이나 소아에서는 이보다 훨씬 높다.

① **병원체** : *Vibrio cholera*
② **병원소** : 환자
③ **전파** : 콜레라 환자의 대변과 토물에 오염된 식수를 먹었을 때, 대변 또는 파리에 의해 오염된 음식물을 섭취하였을 때, 오염된 바다에서 잡은 해산물을 섭취하였을 때 전파된다.
④ **잠복기** : 약 12시간~6일이다.
⑤ **증상** : 비브리오 콜레라균의 독소에 의하여 소장점막의 상피세포에서 수분이 무한정 분비되는 대량의 설사를 한다. 쌀뜨물 같은 설사를 24시간 내에 약 15~20리터 정도 배설한다. 따라서 심한 탈수증으로 인하여 눈이 움푹 들어가고, 갈증이 심하다. 피부는 탄력성을 잃고 혈압이 떨어져 쇼크 상태에 빠진다. 설사로 인해 알칼리성 체액이 배설되므로 산-염기 평형장애로서 산혈증을 일으킨다. 혈압이 쇼크상태에 빠지면 소변량도 점차 감소되고 급성 신부전증을 일으킨다. 보통 고열은 나지 않고, 복통이나 후중기도 별로 없다.

⑥ **감수성 및 면역성** : 감수성은 전반적으로 높으며, 완쾌 후에는 약간의 면역이 형성된다.

⑦ **관리방법**

1. 콜레라 환자가 발생하면 제 1종 법정감염병이므로 인근 보건소에 환자 발생보고를 하고, 환자는 반드시 격리치료를 해야 한다.
2. 해외여행자들이 증가하고 있으므로 우리나라에 입국하는 항공기 및 선박의 승객에 대한 검역을 강화해야 한다.
3. 유행지역으로의 해외여행 시에는 음식물은 반드시 끓여 먹고, 콜레라 예방접종을 한다.

4) 세균성 이질(Bacillary dysentery)

저개발국가의 낮은 환경위생 수준에 의해 발생하는 경우가 많지만 미국 등의 선진국에서도 크고 작은 유행이 꾸준히 발생하고 있는 실정이며, 특히 항생제의 광범위한 사용으로 인하여 전 세계적으로 항생제 내성 균주가 중요한 문제로 부각되고 있다. 우리나라의 세균성 이질은 60년대와 70년대 초의 대규모 발생 이후 그 수자가 현저히 줄어 연간 100명 미만의 발생을 보였으나, 1998년 이후 환자 발생이 폭발적으로 증가하고 있다.

① **병원체** : 혈청구에 따라 group A(*Shigella dysenteriae*), B(*S. flexineri*), C(*S. boydii*), D(*S. sonnei*)의 네 가지로 분류할 수 있으며, 감염력이 매우 높아 10~100마리의 균으로도 감염을 일으킬 수 있다.

② **병원소** : 환자

③ **전파** : 환자나 보균자의 대변에 섞여서 배출된 균이 사람의 손이나 파리, 바퀴벌레 등에 묻어서 물이나 음식물에 섞여 들어간 후 감염된다.

④ **잠복기** : 1~7일로 보통 3일 이내이고, 감염기는 급성 감염기로부터 대변에서 균이 발견되지 않는 기간 즉, 발병 후 4주 이내이다.

⑤ **증상** : 10세 이하에서 흔히 발생하며, 가족 내 2차발병률은 40% 정도로 쉽게 전파된다. 초기증상으로는 갑작스러운 발열, 복통, 구토, 설사 등이 나타나며, 심한 경우에는 헛소리, 혼수, 환각, 경련 등이 나타난다. 대장 특히 S상 결장에 염증, 출혈, 궤양 등이 발생하여 점액, 농, 혈액이 섞인 설사를 한다. 합병증으로 장천공, 급성신부전, 빈혈 등이 생기기도 한다.

⑥ **감수성 및 면역성** : 감수성은 전반적으로 소아에게 비교적 크며, 약간의 면역성이 있다. 유효한 예방접종법은 없다.

⑦ **관리방법**

1. 환자는 격리하여 치료하고 개인위생 관리를 철저히 한다.
2. 음식물은 익히고 물은 끓여서 먹는다.
3. 지역위생관리를 철저히 한다(하수도, 인분 처리, 파리, 바퀴벌레 구제 등).
4. 무증상 보균자 발견을 위해 노력한다.
5. 환자의 옷과 침구는 물과 세제를 넣어 삶아서 소독한다.

5) 폴리오(Poliomyelitis)

소아와 청년에게 주로 발생하는 급성 감염성질환으로 중추 신경계 손상으로 영구적인 마비를 일으킨다. 불현성 감염이 많고 유효한 백신의 개발로 두창에 이어 지구상에서 박멸될 제 2의 감염병으로 손꼽히고 있다.

① **병원체** : Polio virus Ⅰ,Ⅱ,Ⅲ형이 있다.

② **병원소** : 환자

③ **전파** : 사람끼리의 직접적인 접촉에 의해 감염된다.

④ **잠복기** : 보통 7일~14일

⑤ **증상** : 고열, 쇠약감, 두통, 구역과 구토, 고통스러운 근육통과 경련, 이완성 마비를 동반하거나 동반하지 않는 목과 등의 강직이다. 불현성 감염에서 비마비성 고열질환, 무균성 수막염, 마비성질환, 그리고 사망에 이르는 넓은 범위의 위중도를 가진 급성바이러스성 질환이다.

⑥ **감수성 및 면역성** : 감수성은 누구나 있으나 감염 당시 연령이 높을수록 그 빈도도 증가한다.

⑦ **관리방법**

1. 예방접종이 가장 좋은 예방책이며, 폴리오바이러스 백신(IPV)을 주사하거나 약독화된 생폴리오 바이러스 백신(OPV)을 경구로 투여하여 예방접종을 한다.
   예방접종은 생후 1개월부터 1~2개월 간격으로 3회 실시하고 추가접종은 18개월에 실시한다.
2. 병원에서 장 배설물에 한해서 격리한다.
3. 환경 소독의 목의 분비물고 대변, 오염된 물건에 필요하다.
4. 발견되지 않은 폴리오 환자들을 색출한다.

3. 호흡기계 감염병

1) 디프테리아(Diphteria)

겨울과 봄에 많이 발생하며, 생후 6개월간은 선천적인 면역성을 가지고 있으나 4세 이하 환자가 전체의 60%를 차지하는 소아성 질환으로 우리나라에서 중요한 위치를 차지하고 있다.

① **병원체** : *Corynebacterium diphtheriae*

② **병원소** : 환자 및 보균자로부터 직·간접으로 감염된다.

③ **전파** : 환자나 보균자와 직접 접촉 시 전파된다.

④ **잠복기** : 2~6일

⑤ **증상** : 일단 열이 나고 편도선과 인두 부위에 두터운 회백색의 눈곱이 끼며, 이것이 서로 융합되고 목안으로 퍼져 위막을 형성하는 것이 특징이다. 위막은 유착이 심해서 잘 떨어지지 않으며, 만약 강제로 떼어내면 그 자리에서 출혈을 일으키며 기도 입구를 막아 호흡곤란, 질식까지 유발할 수 있다.

⑥ **감수성 및 면역성** : 모체로부터 받은 면역은 생후 수개월간이며, 병이 완쾌된 후에는 일반적으로 영구면역을 얻게 되나 재발되기도 한다.

⑦ **관리방법**

1. 파상풍, 디프테리아와 함께 3종 혼합백신(D.P.T)을 사용한다.
2. 감염이 의심될 때는 항독소를 이용한다.
3. 환자와 접촉한 물건과 배설물은 소독한다.

2) 백일해(Pertussis)

소아의 감염성 질환 중에서 가장 감염력이 강한 질환 중의 하나로, 면역이 없는 경우에는 80~100%가 감염되며, 특히 5세 미만의 연령군에서 발병률이 높게 된다. 또한 연령이 어릴수록 사망률이 높아서 1세 미만아에서 가장 높다.

① **병원체** : *Bordetella pertussis*

② **병원소** : 환자

③ **전파** : 직접적인 접촉에 의해서 전파되거나 기침을 할 때 호흡기로 전파된다.

④ **잠복기** : 6~20일(평균 7일)

⑤ **증상**

a. **카타르기** : 보통 1~2주 지속되며 콧물, 결막염, 눈물, 경미한 기침, 미열 등의 가벼운 감기 증세가 나타나는데, 가장 감염력이 강한 시기이다.

b. **경해기** : 기침이 시작된 후 약 2주가 되면 특징적인 발작성 기침을 하게 된다. 즉 발작성인 짧은 호기성 기침이 연발되다가 끝에 길게 숨을 들이쉴 때 특유의 '흡'하는 소리를 들을 수 있다.

그러나 1세 미만의 영아에서는 특징적인 기침 소리가 나타나지 않는 경우가 많으며, 만약 이 기침 발작이 일어나면 얼굴이 빨개지고 눈이 충혈 되며, 기침 끝에 구토가 나오고 끈끈한 점액성 가래가 나온다. 이 증상은 약 2~4주 또는 그 이상 지속되며 무호흡, 청색증, 코피, 아래 눈꺼풀의 부종 등의 소견을 동반하기도 한다.

c. **회복기** : 기침의 정도와 횟수 및 구토가 점차 감소되어 약 1~2주 지속된다. 그러나 회복기 이후에도 상기도 감염이 생기게 되면, 발작성 기침이 다시 재발하는 경우도 있다.

⑥ **감수성 및 면역성** : 특히 5세 미만의 아동에게서 발생률이 가장 높으며, 완쾌 후 영구면역을 얻는다.

⑦ **관리방법**

1. 일단 환자를 발병 후 약 4주 간 또는 기침이 멈출 때까지 격리시킨다.
2. 방안의 습도를 높여주며, 급격한 온도 변화나 연기, 먼지 등을 피해야 한다.
3. 예방법은 다른 감염 질환과 같이 정해진 시기에 DPT 백신으로 예방 접종을 실시한다.
4. 환자와 접촉하였을 때에는 예방적으로 항생제를 투여한다.

3) 홍역(Measles)

몸 전체에 분홍색 발진을 일으키는 질병으로 '마진'이라고도 한다. 전염성이 매우 높아 신체적 접촉으로도 쉽게 전파되며, 주로 어린이들이 걸리지만 어른도 걸릴 수 있다. 산업이 발달한 국가에서는 홍역으로 사망하는 사람이 거의 없지만, 후진국에서는 영양이 부족한 많은 어린이들이 사망하는 경우가 많다.

의학적으로 홍역은 풍진과 증상이 비슷하다. 1963년 미국에서 홍역 백신을 개발했는데, 이 백신의 사용으로 일부 국가에서는 홍역이 거의 사라진 질환중 하나이다.

① **병원체** : *measles virus*

② **병원소** : 환자

③ **전파 :** 감염된 사람의 코나 목의 분비물과 직접 접촉하거나 비말에 의해 전파된다.

④ **잠복기 :** 열이 날 때까지 8~13일의 범위인데 평균 약 10일이다.

⑤ **증상 :** 감염된 지 약 10일 후부터 열, 기침, 콧물이 나고, 눈이 충혈되며, 눈물이 고이고 빛에 민감해진다. 또, 열이 41℃까지 오를 수도 있다. 가운데가 회백색인 작은 분홍색 반점이 입 안, 특히 볼의 안쪽에 생기는데 이것을 코플릭 반점이라고 한다.

첫 증상이 나타난 지 3~5일이 지나면 얼굴 가장자리의 머리카락이 난 주변에 옅은 분홍색 반점들이 나타난다. 반점은 2~3일 안에 몸 전체로 번지며, 이 발진이 발까지 번질 때쯤 되면 열이 떨어지고 콧물과 기침이 사라지며 동시에 발진도 사라지기 시작한다. 홍역으로 허약해진 사람은 폐렴과 중이염 등의 합병증이 생기기 쉽다. 홍역이 일단 시작되면 치료할 수 있는 약이 없으며 편안히 안정을 취해야 한다.

⑥ **감수성 및 면역성 :** 신생아는 모체로부터 받는 면역으로 잠시 저항력을 가지나 선천적면역은 없으며, 완쾌 후에는 영구면역을 갖는다.

⑦ **관리방법**

1. 약독화된 생백신으로 예방 접종한다.
2. 발진이 나타난 후 4일 정도는 등교를 금한다.

4) 풍진(Rubella, German measles)

① **병원체 :** Rubella Virus

② **병원소 :** 전염원은 환자이며, 인두에서 배출되는 비말이나 비말핵이 전염원이다.

③ **전파양식 :** 유행성 이하선염과 같이 비말이나 비말핵이 공기로 전파되며, 잠복기는 2~3주이다.

④ **증상 :** 홍역보다 증상이 가벼우나 전염력이 강하다. 보통은 열이 나고 목뒤의 림프절이 커지면서 발진이 생긴다. 특히, 임신 초기에 이환되면 태아에 영향을 주게 되므로 주의를 요한다.

⑤ **감수성과 저항성 :** 감수성이 높으며, 출생 후 몇 개월은 면역성이 있고, 이환 후 영구 면역을 획득하게 된다.

⑥ **관리방법**

1. 예방접종을 실시하는데 임산부에게는 예방접종을 금한다.
2. 임신초기에 이환되었을 때에는 감마글로불린을 주사한다.
3. 환자의 격리가 필요하다.

5) 유행성 이하선염(Epidemic parotitis, Mumps)

지역에 따라 볼거리로 불리는 이 감염병도 소아기에 흔히 걸리는 질환이다.

① **병원체** : *Paramyxovirus*속 유행성 이하선염 바이러스이다.

② **병원소** : 사람

③ **전파양식** : 감염된 사람의 타액과 직접 접촉이나 비말에 의해 전파된다.

④ **증상** : 발열을 동반하고 하나 이상의 타액선, 특히 이하선이 주로 침범되지만 때로는 설하선 및 상악하선에 종창과 압통이 특징적인 급성 바이러스 질환이다. 고환염이나 난소염이 발생하기도 한다.

⑤ **잠복기 및 전염기** : 잠복기는 2~3주 내외이다. 전염기간은 발병 전 48시간 동안이 가장 전염성이 높다.

⑥ **관리방법**

1. 약독화된 생백신으로 예방접종한다.
2. 이하선이 붓기 시작한 날부터 격리 관찰한다.
3. 코나 목에서 나오는 분비물로 더럽혀진 물품들을 소독한다.

6) 인플루엔자(Influenza)

급성호흡기 감염병으로 범세계적 규모의 인플루엔자 유행이 31회 있었고 20세기에도 5회의 유행이 있었다. 특히 1918년에는 전 세계적으로 유행하여 2천만명 이상이 인플루엔자로 인해 사망하였다. 유행하는 종류가 다양하고 변종이 심하며 항생제에 대한 내성도 강한 편이어서 예방이 어려운 질병이다. 특히 어린이와 노약자에게 맹위를 떨치며 사망률도 높은 편이다.

우리나라는 겨울에 주로 많이 발생하며, 전염력이 매우 강한 질환이다.

① **병원체** : influenza virus A, B, C

② **병원소** : 환자

③ **전파** : 감기와 같이 비말핵에 의해서 공기 전염된다.

④ **잠복기** : 24~72시간

⑤ **증상** : 인플루엔자의 증상은 환자가 발병 시간을 말할 수 있을 정도로 급작스럽게 시작된다. 먼저 40℃에 이르는 심한 열이 갑자기 나타나고 오한, 두통, 근육통과 쇠약감 등 전신증상이 심하게 나타난다.

이런 증상은 보통 3일 정도 계속된 다음 회복되기 시작한다. 열이 내리기 시작하면서 호흡기 증상이 나타나기 시작하는데 기침이 심하고 코가 막히며, 콧물이 나고 인후통 등을 호소하게 된다. 이런 호흡기 증상은 열이 없어지고 나서 3~4일 정도 계속되는데 때로는 기침이 2~3주정도 계속되기도 한다.

⑥ **감수성 및 면역성** : 학령기 아동에게 감수성이 높으며, 이환 후에는 유행하는 바이러스 균에 대하여 면역이 된다.

⑦ **관리방법**

1. 예방법으로는 A형과 B형이 혼합된 백신을 접종한다.
2. 유행 시 같은 형의 균이면 면역효과가 있으나 다른 유형의 균이면 면역효과를 기대하기 어렵다.

7) 결핵(Tuberculosis)

결핵은 만성 감염병으로 전 세계인구의 1/3정도가 감염되어 있으며, 대부분이 아프리카, 아시아의 개발도상 국가에서 많이 발생한다. 우리나라의 유병률은 아시아 국가 중에서도 높고, 서유럽에서는 주로 노년층에서 환자가 생겨나고 있는 것과는 달리 15~60세의 경제적으로 활동성이 강한 연령군에 70~80%의 환자가 발생하고 있다.

(1) 결핵발생 현황

① 결핵 신고 신환자율(결핵정보통합관리시스템) : 인구 10만명당 78.5명(2012년)

② 결핵 사망률(통계청) : 인구 10만명당 4.7명(2011년도)

(2) 결핵 신고 신환자

| 표 6-3 | 결핵 신고 신환자율

(단위 : 명, %)

구분		'01	'03	'05	'07	'08	'09	'10	'11	'12
전체	신환자수	34,123	30,687	35,269	34,710	34,157	35,845	36,305	39.557	39.545
	신환자율(/10^5)	73.9	64.8	72.4	68.7	66.2	68.2	67.5	72.2	78.5
폐결핵	신환자수	30,326	36,940	30,098	29,705	28,344	28,922	28,176	30,100	31,075
	신환자율(/10^5)	65.7	56.9	61.8	58.8	54.9	54.9	52.4	54.8	61.7
(도말양성)	신환자수	11,805	10,976	11,638	10,927	11,048	11,285	10,776	11,714	12,137
	신환자율(/10^5)	26.0	23.4	23.9	21.5	21.1	21.1	19.5	20.7	24.1
폐외결핵	신환자수	3,797	3,747	5,171	5,005	5,813	6,923	8,129	9,457	8,470
	신환자율(/10^5)	8.2	7.9	10.6	9.9	11.3	13.2	15.2	17.4	16.8

* 신고 신환자율 : 결핵 신고 신환자수 / 주민등록연앙인구×100,000(10^5)

(3) 결핵 사망자 추이

| 표 6-4 | 결핵 사망자

(단위 : 명, %)

연도 및 구분		'01	'03	'05	'07	'08	'09	'10	'11
전결핵	사망자수	3,218	3,329	2,893	2,376	2,323	2,292	2,365	2,364
	사망률(/10^5)	6.7	6.9	5.9	4.8	4.7	4.6	4.7	4.7
호흡기 결핵	사망자수	3,028	3,145	2,700	2,199	2,125	2,140	2,198	2,168
	사망률(/10^5)	6.3	6.5	5.5	4.5	4.3	4.3	4.4	4.3
기타 결핵	사망자수	190	184	193	177	198	152	167	186
	사망률(/10^5)	0.4	0.4	0.4	0.4	0.4	0.3	0.3	0.4

(4) 결핵의 특징

① **병원체** : *Mycobacterium tuberculosis*

② **병원소** : 환자 또는 지역에 따라 결핵에 걸린 소

③ **전파** : 비말감염, 우유로 인한 감염, 균에 의해 오염된 식기나 식품으로 전파

④ **증상** : 처음으로 결핵균이 폐에 침범하면 폐조직에 병변을 일으키는데 이를 원발소라고 한다. 이 원발소에서 결핵균이 림프관을 통하여 폐문에 있는 림프선으로 전파되어 폐문 림프절염을 일으키는데 이 원발소와 폐문 림프절염을 합쳐서 초감염결핵 혹은 초감염군이라 한다.

이러한 초기 결핵은 3~12개월이 지나 석회화되면서 자연치유 되거나 더 이상 진행되지 않은 채로 몸의 저항력이 감소될 때까지 남게 된다. 몸의 저항력이 약

화되거나 다량의 결핵균 또는 독성이 강한 결핵균이 침입한 경우에는 기관지 결핵, 기관지 확장증, 결핵성 폐렴 등을 일으키게 된다.

또 초기 결핵을 일으킨 병변이 늑막 가까운 곳에 있으면 늑막에 직접 염증을 일으켜 늑막염이 생길 수 있으며, 결핵균에 의해서 혈관이 침식되어 결핵균이 혈액 속으로 들어가게 되면 온몸으로 퍼져서 결핵성 뇌막염, 속립결핵, 신장결핵, 척추결핵을 일으킬 수도 있다. 한편 결핵균이 섞인 가래를 삼키면 장결핵, 결핵성 복막염 등을 일으킬 수가 있게 된다.

결핵은 침범된 장기에 따라 증세가 여러 가지로 나타난다. 가장 많은 것이 폐결핵인데, 그 주증세는 미열, 체중 감소, 오한 등이다. 처음에는 감기와 같은 증세가 오래 계속되다가 서서히 만성적으로 진행하기 때문에 대부분의 환자들은 정확한 발병 시기를 모를 때가 많다.

이러한 주증세 이외에 기침, 가래, 흉통, 호흡곤란, 권태감, 식욕부진 등이 나타나며, 때로는 발병이 되어 있어도 아무런 증세 없이 무자각성인 것도 많다. 폐에 큰 공동이 있어도 기침이나 가래, 전신증세 등이 없는 경우가 많으므로 정기적으로 검진을 하지 않으면 발견되지 않을 때도 있다.

기타 장기의 경우는, 늑막염일 때는 흉통, 기침, 호흡곤란, 발열 등의 자각증세가 있고, 장결핵일 때는 앞서 말한 전신증세 외에 복통, 설사, 헛배 등이 따른다. 림프선 결핵(연주창)은 전신증세가 심하지 않고 목 주위의 림프선이 비대해져서 혹같이 만져진다. 신결핵일 때는 오줌에 적혈구, 백혈구가 보이고, 심하면 고름과 같을 때도 있다. 결핵 중에서 가장 중증인 것은 결핵성 수막염과 급성 속립결핵증이다.

전자는 주로 어린이에게 많이 볼 수 있는데, 폐결핵, 늑막염에서 속발적으로 일어나며 두통, 구토, 발열, 의식혼탁, 경련, 혼수상태 등의 증세를 일으킨다. 후자는 고도의 알레르기 상태에서 특히 대량의 결핵균이 단기간에 혈액 속에 들어가 전신에 퍼졌을 때 일어나며, 증세는 패혈증과 비슷하며, 혈행성 전이를 나타내는 결핵 가운데 가장 악성에 속한다.

그러나, 어린이의 경우 결핵에 걸려도 아무 증상이 없는 경우가 대부분이며, 증상이 있는 경우라도 미열, 잦은 기침, 식욕부진, 체중감소 등과 같은 증상뿐으로 뚜렷한 증세가 없어서 감기로 오인하기 쉽다.

⑤ **감수성 및 면역성** : 감수성은 전반적이며, 도시가 농촌보다 유병률이 높고 남자가 여자보다 2배정도 높다.

⑥ **관리방법**

1. 예방대책은 인공능등면역 방법, 조기진단 및 조기치료로 병의 중증화를 예방
2. 평상시 건강을 관리하여 숙주의 저항력을 키운다.
3. 결핵관리사업은 시군구 보건소를 통하여 국가에서 가장 체계적으로 실시되고 있는 사업 중의 하나로 사업 내용은 첫째, 환자의 발견사업으로 성인의 경우 X-선 진찰로 환자를 확정하며, 객담검사로 균양성 여부를 판단한 후 등록 관리하고 있다. 둘째, 생후 4주 영아에게 BCG 예방접종을 실시하고 초등학생에게는 Tuberculin test를 실시한다.

4. 접촉 및 경피성 감염병

1) 성병(VD : Venereal disease, STD : Sexually transmitted disease)

(1) 매독(syphilis)

매독은 중추신경계, 심장혈관계 및 기타 장기나 조직 등에 침입하여 심한 병변을 일으키며, 유산, 사산의 원인이 되고 태아에게 선천성매독 병변을 준다.

① **병원체** : *Treponema pallidum*으로 나선균이다.

② **병원소** : 환자

③ **전파** : 직접적인 접촉 감염, 모체로부터 태반을 통한 선천성 매독과 수혈에 의해 감염되기도 한다.

④ **잠복기** : 10일~10주인데 통상적으로 3주이다.

⑤ **감수성** : 감수성은 전반적으로 높으며 면역의 형성은 없다.

⑥ **관리방법**

1. 감염력이 있는 환자를 관리한다.
2. 만기 매독환자를 색출한다.
3. 보건 및 성교육을 실시한다.
4. 성적 문란 행위를 단속한다.
5. 조기진단 및 조기 치료를 제공할 수 있는 기관을 상설한다.

(2) 후천성 면역결핍증(AIDS : Acquired immune-deficiency syndrome)

AIDS가 공식적으로 보고된 것은 1981년 5월 미국의 로스앤젤레스에서 5명의 남성 동성연애자들에게서 나타났고, 병원체와 전파경로 등의 규명은 미국의 질병관리센터

(Centers for Disease Control)와 프랑스의 파스퇴르연구소(Pasteur Institute)의 연구 업적이다.

AIDS란, 임파구(T세포)의 파괴로 면역에 이상(異常)을 나타내는 증상으로, 발증(發症)까지는 면역에 이상을 일으키는 기초 질환이 없으며, 면역 기능저하를 일으킬만한 약제나 방사선 치료를 받은 일이 없는 60세 이하의 사람에게서 카포시육종이나 기회감염(機會感染)이 발병하고 있는 상태라고 정의하고 있다. AIDS는 인간 면역결핍 바이러스(Human Immunodeficiency Virus, HIV)에 의한 감염병으로서, 이 HIV가 인체에 침입하면 우리 체내에서 질병을 막아주는 임파구(T세포)를 공격하여, 면역체를 만드는 B세포의 활동을 억제시키게 되어 면역결핍 상태를 일으켜 사망하게 하는 치명적인 질환이다.

AIDS 발생지를 중앙아프리카로 보는 견해가 있는데 이는 이 지역에 사는 푸른원숭이의 체액(體液) 중에서 AIDS를 일으키는 인간 면역결핍 바이러스(HIV)와 유사한 병원체가 발견되고 있다는 점이다. 즉, 푸른원숭이 체내에 들어 있던 바이러스가 어떤 경로를 통해 인체에 침입했으리라는 것이다. 이는 푸른원숭이의 체내에서는 아무런 질병도 일으키지 않던 바이러스가 인체 내에서 수십년간 생존해 오면서 변이(變異)를 일으켜 지금과 같은 무서운 병원성(病原性)을 갖게 되었으리라는 추측이다.

① **병원체** : 인간 면역결핍 바이러스(Human Immunodeficiency Virus ; HIV)

② **병원소** : 사람

③ **전파양식**

1. 성접촉시 전염 : 동성연애자들에게서 AIDS가 많이 발병하는 이유는 정상적인 성행위를 하는 여성의 질보다 그들이 사용하는 항문은 충분한 신축성을 갖지 못해 파열되기 쉽고 직장은 흡수력이 높기 때문에 쉽게 감염되기 때문이다.
2. HIV(Human Immunodeficiency Virus)에 감염된 혈액 및 혈액제품의 수혈, 감염혈액에 오염된 주사기로 정맥 주사할 때이다.
3. 감염된 어머니에서 태아, 영아로 전파된다.

④ **잠복기 및 전염기** : 잠복기는 확실하지는 않으나 6개월에서 7년 이상인 것으로 알려져 있다. 전염 기간도 알려져 있지 않으나 무증상 시기부터 기회감염이 발생될 때까지 계속될 것으로 추정되고 있다.

⑤ **증상** : 기운이 없고 극심한 피로감과 함께 식욕이 떨어지고 고열이 자주 나고 자리에 누우면 식은땀을 많이 흘린다. 일정 기간이 지나면 위의 증상들이 일시적으로 수그러짐과 동시에 대퇴부, 목, 겨드랑이 등의 임파절과 간이 붓고, 체중이 감

소되며, 원인불명의 설사 등이 나타나며, 말기에는 면역 기능저하로 호흡기 증상 및 AIDS 관련증후군과 함께 붉고 푸른 반점이 나타나는 카포시육종 등이 보인다.

⑥ **감수성과 저항성** : 감수성은 누구나 있으리라 추정되며 면역성은 없다.

⑦ **관리방법**

1. HIV/AIDS에 걸렸거나 의심되는 사람과의 성접촉을 피한다. 공혈자들을 철저히 검진하여 HIV 감염자를 가려낸다.
2. 관할 보건소에 신고한다.
3. 혈액 및 체액의 격리를 강화한다.
4. 환자의 혈액, 분비물 및 배설물에 오염된 모든 것을 철저히 소독한다.
5. 환자와 그의 배우자는 혈액, 혈장, 이식용 기관이나 조직, 인공수정을 위한 정액 등을 공여해서는 안된다.
6. 미지의 상대와의 성행위나 비정상적인 성행위는 금한다.
7. 소독되지 않은 주사기나 바늘은 절대 사용하지 않는다.

세계 HIV/AIDS 감염 현황(UNAIDS, 2012)

1. 2011년 생존 HIV 감염인 수
   ① 총 3,400만 명(3,140만 명~3,590만 명)으로 사하라 이남 아프리카가 전체의 69%를 차지
   ② 동아시아 83만 명(59만 명~120만 명)
2. 2011년 신규 HIV 감염인 수
   ① 총 250만 명(220만 명~280만 명)으로 2011년 대비 20% 감소
   ※ AIDS 감염자(환자) 현황 (단위 : 명)

구분	계	'85~'00	'06	'07	'08	'09	'10	'11	'12
총감염자	10,452	4,340	796	828	900	839	837	959	953
남자	9,408	3,856	717	759	814	759	762	877	864
여자	1,044	484	79	69	86	80	75	82	89
사망자	1,658	721	109	149	104	132	149	148	146

   ② 동아시아 8.9만 명(4.4만 명~17만 명)
3. 2011년 AIDS 관련 사망자 수
   ① 총 170만 명(150만 명~190만 명)으로 2005년 대비 24% 감소
   ② 동아시아 5.9만 명(4.1만 명~8.2만 명)

(3) 임질(Gonorrhea)

우리나라에서 진단된 성병 중 절반 이상을 차지하는 가장 흔한 질환으로 생식기를 침범하여 불임증이 될 수 있으며, 실명, 관절염, 결막염, 직장감염 등의 원인이 되기도 한다.

또한 산모가 임질 환자일 경우, 분만 시 신생아가 산도를 통해 나오는 도중에 눈에 임균이 감염되어 신생아 농루안이라는 병으로 장님이 되기도 한다.

① **병원체** : *Neisseria gonorrheae*

② **병원소** : 사람

③ **전파** : 감염된 사람의 점막에서 나온 삼출물과 접촉에 의해 전파되며, 출산시 산도를 통한 감염으로 신생아 결막염이 되기도 한다.

④ **잠복기** : 보통 2~7일

⑤ **감수성** : 모든 사람이 감수성이 있으며, 반복감염이 일어나고 면역 형성은 없다.

⑥ **관리방법**

1. 보건 및 성교육을 실시한다.
2. 성적 문란 행위를 단속한다.
3. 접촉자들을 추적, 관리한다.
4. 병변 부위에서 나온 분비물과 오염된 물건을 소독한다.

(4) 연성하감(Chancroid)

전 세계에 널리 분포되어 있지만 특히 열대, 아열대 지역의 개발도상국 항구에서의 유행은 거의 매독에 필적한다. 국소 림프절의 염증성 종대와 화농을 동반하고 감염부위에 단일 혹은 다발성, 동통성, 괴사성 궤양이 임상적 특징인 성기에 국한된 급성 세균성 감염이다. 우리나라에서의 감염자수는 1995년 자료에 의하면 전체 검진대상자의 0.02%를 점하고 있는 실정이다.

① **병원체** : *Haemophilus ducreyi*

② **병원소** : 감염된 사람

③ **전파** : 대부분은 성교에 의한 것으로 매춘 또는 불결한 성 접촉에 의해서 전파된다. 드물게 의사나 간호사의 손에 감염되거나 소아가 감염되는 경우도 있다.

④ **잠복기** : 3~5일 때로는 14일 정도이다. 점막에 상처가 있다면 24시간 정도에서 발병한다.

⑤ **감수성** : 사람에게는 누구나 감수성이 있다.

⑥ **관리방법**

1. 관리방법은 임질과 같다.
2. 치료는 설폰제가 효과적이며, 매독의 치료에 쓰이는 페니실린은 효과가 없다.
3. 국소적으로 병변을 청결하게 하는 것이 중요하고 화농성 림프절은 절개하지 않으며, 자연파열을 방지하기 위해 필요하면 주사침으로 흡인한다.

2) 간염(Hepatitis)

(1) B형 간염(Hepatitis B)

B형 간염 바이러스에 감염되어 발생되는 질환이며, 전 세계적으로 가장 흔한 감염 질환중 하나이다. 세계보건기구(WHO)는 B형 간염 질환이 전 세계적으로 사망 순위 9위를 차지하고 있고 B형 간염 바이러스 감염으로 인한 질환(만성 간염, 간경변증, 간암)으로 연간 백만 명이 사망하는 것으로 추정하고 있다.

우리나라는 B형 간염의 이환율이 선진국에 비해 월등히 높아 1995년 제3종 법정감염병으로 규정하였다.

① **병원체** : *Hepatitis B virus*

② **병원소** : 환자

③ **전파** : 다른 사람과의 접촉으로 다른 사람의 체액에 노출될 때, 성적인 접촉 또는 손상된 피부(상처 부위) 등 점막, 피부를 통하여 침입, 오염된 주사기 또는 주사 바늘을 공동 사용 시, 감염된 산모로부터 신생아로 전파되는 수직감염 등으로 전파된다.

④ **잠복기** : 45~180일이며, 평균 60~90일이다.

⑤ **감수성** : 감수성은 전반적이며, 자연 감염 후 면역력을 획득한다.

⑥ **증상** : 식욕부진, 복부불쾌감, 구역과 구토, 때로는 관절통과 발진이 황달로 진행되면서 서서히 시작된다.

임상경과는 간기능 검사로나 발견될 만큼 불현성인 것으로부터 전격적으로 급성 간조직의 괴사에 의한 치명적인 예에 이르기까지 범위가 넓고 다양하다.

⑦ 관리방법

1. B형 간염 백신으로 예방 접종한다.
2. B형 간염의 감염 위험이 큰 모든 임산부는 HBsAg검사를 한다.
3. 감염가능성이 높은 환경은 개선하고 수건이나 식기, 칫솔, 면도기 등을 각자 따로 사용한다.
4. 음주문화나 식생활습관을 개선한다.
5. 정액, 타액, 혈액으로 오염된 기구는 철저히 소독한다.
6. 혈액은행의 엄격한 기준을 강화한다.

(2) A형 간염(Hepatitis A)

A형 간염은 생활수준 및 연령과 밀접하게 관련되어 소아 연령층에 많이 발생하고 도시보다는 시골에 많고 가족 내 감염이 흔하다. 분변으로 배설된 A형 간염 바이러스에 접촉하여 감염되며, 잠복기는 B형 간염보다 짧고(2~7주) 치명률은 1%이하이다.

어려서 감염되면 황달 없이 면역만 생기는 비율이 높고, 15세가 되면 90% 이상에서 항체가 발견된다.

(3) C형 간염(Non A, Non B)

A형 및 B형 간염 바이러스와 혈청학적으로 판별되며, 전파경로는 더 다양한 것으로 추측되고 있다.

(4) Delta형 간염

델타 병원체는 독특한 내부항원인 델타항원과 B형 간염 바이러스 표면항원의 껍데기로 되어 있다. 델타항원은 독립적인 증식은 못하고 B형 바이러스와의 공동감염 된다.

3) 나병(Leprosy): Hansen 병

Hansen씨에 의해 병원체가 발견되어 한센병이라고 하며 중세 유럽에 대유행을 가져왔던 만성 감염병이다. 질병에 대한 잘못된 인식과 증상의 특성 때문에 환자는 사회적으로 격리되고 있어 올바른 인식이 필요하다.

① **병원체 :** *Mycobacterium leprae*

② **병원소 :** 사람

③ **전파양식 :** 감염병소의 배설물, 분비물 등에 오염된 물건을 통한 간접전파와 환자와의 접촉에 의한 직접전파이다.

④ **잠복기 및 전염기 :** 잠복기간은 상당히 긴 편이며 평균 4~10년이다. 약물 투여로 규칙적인 치료를 할 경우 감염력은 3개월 이내에 소실된다.

⑤ **감수성과 저항성 :** 감수성은 약한 편이다. 균의 전파력이 약해 사람에게는 긴 기간 접촉으로 전염되는 것으로 알려져 있다. 환자로부터 태어난 아기는 미감아라 하며 격리 관찰되고 평균 잠복기간을 5년으로 보고 정기검진을 한다.

⑥ **증상 :** 피부, 말초신경 그리고 비강점막(나종성 환자에서)의 만성 세균성 질환이다. 소결정, 구진, 반점 그리고 비만성 침윤이 양측으로 대칭성이며 광범위하게 나타난다. 또한 비강점막의 침윤으로 코가 주저앉아 호흡이 막히는 출혈을 유발할 수도 있으며, 눈의 홍채염과 각막염이 잘 생긴다. 피부 병변이 하나 또는 몇 개 생기는 데, 이 병변은 명확히 구분되고 무감각 하거나 감각이 쇠퇴되며 그 분포는 양측성이지만 대칭성은 아니다. 말초신경의 침범이 비교적 심하다.

⑦ **관리방법**

1. 감염성 환자를 조기에 발견하여 규칙적인 치료를 한다.
2. 효과적 다약제 치료가 가능하다.
3. 해당 보건소에 신고한다.
4. 나종형 환자는 접촉 격리를 한다.
5. 감염성 환자의 비강 분비물은 소독처리 한다.
6. 접촉자 관리를 한다.

⑧ **한센(Hansen)병(= Leprosy = 나병) 환자실태**

| 표 6-5 | 유병률

구분	'90	'95	'00	'05	'06	'07	'08	'10	'12
유병률(%) (인구1만명당)	0.56	0.47	0.39	0.08	0.05	0.04	0.01	0.01	0.01

| 표 6-6 | 한센사업대상자 거주형태

총계	재가	정착농원	수용보호
12,042명	6,959명	4,028명 (91개소)	· 1,055명: - 소록도병원(578명) - 한센시설(6개소, 477개소)

5. 동물매개 감염병

1) 광견병(Rabies) : 공수병

광견병은 제2종 법정감염병으로 일명 공수병이라고도 한다. 물을 무서워하는 질병으로 연중 어느 때나 발병할 수 있고 감염되면 사람이나 동물들은 거의 사망한다.

① **증상** : 초기에는 두통, 발열 및 부정확한 지각장애가 있다. 물린 위치에 따라 증세의 차이가 있으나 근육마비, 공수병증상, 혼수상태, 마비와 순환장애로 결국 사망한다.

② **병원체** : *Rabies virus*로 실온에서 쉽게 사멸하며 끓일 때 2분 내에, 56℃에서는 10~30분에 사멸한다.

③ **병원소** : 야생동물, 여우, 늑대, 개, 환자

④ **전파** : 감염된 동물이 물어서 전파시킨다.

⑤ **잠복기** : 잠복기는 2~6주인데 짧으면 10일, 길면 1년 이상일 수도 있다. 감염기는 개나 고양이에 있어서 발병 전 3~5일부터 발병기간 동안이다.

⑥ **감수성** : 모든 온혈동물에게 감수성이 있다.

⑦ **관리방법**

1. 개와 고양이는 모두 예방접종을 실시한다.
2. 감염동물의 도살처분, 위생적 가축취급이 필요하다.
3. 공수병이 의심되는 증세를 보이는 개나 고양이는 면역혈청접종을 하고 10일간 구금 관찰한다.
4. 타액에 더럽혀진 물건들을 소독한다.
5. 이환기 동안 호흡기계 분비물과 접촉이 없도록 격리한다.

2) 탄저(Anthrax)

탄저병은 소, 양과 같은 초식동물의 질병으로 주로 낙농업을 하는 선진국에서 가끔 발생한 예가 있으며, 감염된 동물이 많은 남아메리카, 아시아, 아프리카 등의 지역에서 풍토병으로 발생한다.

① **병원체** : *Bacillus anthracis*로 아포를 형성하므로 외계에서도 저항력이 있다.

② **병원소** : 소, 양, 산양, 말

③ **전파** : 가축은 오염사료를 통해 경구감염 되며, 사람은 양털을 깎을 때 기도감염되어 폐탄저를 유발하며, 피부나 장에 감염되는 경우도 있다.

④ **잠복기** : 약 7일이다.

⑤ **감수성** : 전반적이며, 사람은 자연면역이 안 되나 개, 고양이, 조류는 상당한 면역력이 있다.

⑥ **증상** : 침입경로에 따라 다른 증상, 즉 얼굴과 목의 피부에 건조가피, 호흡곤란, 토혈과 복통 혹은 수막염을 일으키는 질병이다. 일반적으로 가려움증, 구진, 수포화 등과 같은 증상이 나타나다가 나중에 탄저농포가 되어 2차 감염이 될 수 있다. 경우에 따라 패혈증이나 수막염과 같은 합병증이 유발되어 10~20%가 사망하게 된다.

특히 드물게 폐탄저나 장탄저로 이행될 수 있는데 폐탄저의 경우 감기와 비슷한 증세가 나타나다가 발열, 호흡곤란, 쇼크에 의해서 대부분이 사망하게 된다. 장탄저의 경우 복통, 발열, 패혈증 등을 동반하다가 결국에는 사망한다.

⑦ **관리방법**

1. 감염동물의 도살처분, 가축을 접촉하는 직업을 가진 사람의 위생적 가축취급이 필요하다.
2. 가축의 약독 생균 백신의 접종에 의한 관리 등이 필요하다.

3) 비브리오 패혈증(Vibrio)

비브리오 패혈증은 세계적으로 해안지역에서 유행한다. 우리나라에서도 여름철 서해안에서 발생하는 질병으로 발병 시 사망률이 매우 높은 편이다. 대개 6~9월경 어패류를 좋아하는 40~50대에서 발생하며, 만성 질환자나 알코올 중독자들에게는 감수성이 높아 발병률이 높다.

① **병원체** : *Vibrio vulnificus*

② **병원소** : 어패류로 바지락, 고막, 피조개, 생굴, 미더덕, 낙지 등

③ **전파** : 원발성 패혈증군은 비브리오균에 감염된 어패류를 생식할 때 전파되며, 상처감염균은 해수에 접촉하거나 어패류를 취급할 때 발생한 상처를 통해 균이 침입한다.

④ **잠복기** : 약 20시간 전후이다.

⑤ **감수성** : 감수성은 전반적이나 선행의 간 질환이 있는 사람은 패혈증을 일으킨다.

⑥ **증상** : 일반적으로 오한, 발열, 피로감, 근육통을 수반하다가 나중에는 구토, 설사 복통과 함께 피부에 홍반이나 수포성 괴사가 나타난다.

⑦ **관리방법**

1. 6~9월 더운 철에는 가능한 어패류의 생식을 금하며 100℃이상 끓이거나 0℃이하의 냉장보관을 요한다.
2. 피부외상을 가진 사람은 해수나 해산물에 접촉하지 말도록 하며 해수욕시 상처가 나지 않도록 주의를 해야 한다.

4) 에볼라(Ebola)

① **최초발견자:** 1976년 피터파이오트(런던 열대질병위생대학원 교수와 독일의 미생물학자 마르브르크 박사가 발견)

② **진원지:** 콩고의 에볼라 강에서 발견되었고 기니, 시에라리온, 라이베리아에서 환자 발생

③ **감염 Virus:** 주로 과일박쥐, 침팬지, 고릴라 등의 동물에 있는 에볼라 바이러스

④ **감염원:** 침, 땀, 혈액, 분비물 등 맨살에 닿은 피부의 미세한 상처(호흡감염은 아님). 환자가 사용한 옷, 침구, 환자의 정액과 체액접촉, 입맞춤, 성관계

⑤ **증상:** 열이 있으며 감기증상, 두통, 오한, 근육통, 인후통, 구토, 설사, 탈수, 발진

⑥ **잠복기:** 7~21일

⑦ **치사율:** 60~90%. 2013년 12월 현재 약 1만 4천명 감염, 약 3,300명 사망

⑧ **치료제:** 현재 치료제 개발중. 임상실험중인 Zmapp(미국), TKM(캐나다), 아비간(일본독감치료제) 사용

⑨ **현 치료대안:** 바이러스 활동을 떨어뜨리는 수액, 일반적인 치료, 수액, 전해질 등 사용

6. 절지동물 매개 감염병

1) 페스트(Plague)

① **병원체 :** *Yersinia pestis*, 페스트 간균

② **병원소 :** 야생쥐들이 페스트의 자연 병원소이고 육식동물들도 사람들에게 감염원이 될 수 있다.

③ **전파 :** 가장 흔한 폭로 원인은 감염된 설치류에 물리는 것이고 다른 중요 감염원은 감염된 동물의 조직을 취하거나 폐렴성 페스트를 가진 가축이나 사람에게서 나온 공기매개 비말이다.

④ **잠복기** : 보통 2~6일이며, 1차성 페스트 폐렴에서는 1~6일이다. 감염기는 벼룩에 있어 습도, 온도가 적당할 때 수개월간이다.

⑤ **감수성** : 모든 사람에게 감수성이 있으며, 발병에서 회복 후 면역도 상대적이다.

⑥ **증상** : 설치류, 특히 쥐와 쥐벼룩에 관여되는 특이한 인수공통감염병이다. 병변이 생긴 림프적은 부어오르고 염증이 생기며, 압통이 있고 곪기도 한다.

발열이 있으며, 패혈성 페스트로 진행되어 혈류를 타고 유포된다. 폐의 이차적 감염은 폐렴을 초래한다.

⑦ **관리방법**

1. 검역 강화로 환자나 보균자의 입국을 예방한다.
2. 음식물 폐기 및 저장을 철저히 한다.
3. 벼룩제거와 구서작업을 한다.
4. 환자의 발견시 해당 보건당국에 신고한다.
5. 폐렴형 페스트 환자의 경우 격리시킨다.
6. 위험하다고 인정된 자는 테트로사이클린이나 설폰아마이드를 복용하여 예방적 화학치료를 한다.

2) 유행성 출혈열(Epidemic(Korean)hemorrhagic fever)

① **병원체** : *Hantan virus, Seoul virus*

② **병원소** : 들쥐의 일종인 Apodemus agrarius

③ **전파** : 들쥐의 배설물인 오줌, 대변, 타액 등이 호흡기 계통을 통해서 감염되며, 드물게는 설치류에 직접 물려서 발병되기도 한다. 국내 들쥐의 70%를 차지하는 등줄쥐가 주로 감염원이고 도시지역의 시궁쥐, 곰쥐 등도 원인 바이러스를 보유하고 있다. 전연령 층에서 발생하나 감염원에 노출된 기회가 많은 야외에서 일하는 직업인 특히, 농부, 군인, 공사장인부, 야영자, 낚시꾼 등에서 주로 발생된다. 발생 시기는 10월~12월까지의 대유행시기와 5~6월의 소유행 시기에도 소수 발생하는데 들쥐의 번식시기가 봄, 가을 년 2회인 것과 밀접한 연관이 있다.

④ **잠복기** : 4~42일 정도로 평균 12~16일이다.

⑤ **감수성** : 유행지역에 처음 들어 온 사람에게는 전반적으로 감수성이 있으나 토착민에게는 어느 정도 면역성이 있는 것으로 알려져 있다.

⑥ **증상** : 우리나라의 경기도 북부 및 강원도 등지에서 늦봄과 늦가을에 많이 발생되는데 출혈, 혈뇨, 단백뇨 등이 있는 급성감염병이다. 6·25당시 중공군에 의해

전파되었다는 보고가 있으며 서울바이러스가 주류를 이루나 임상경과가 가볍고 한탄바이러스는 심한 임상경과를 보인다. 전신 쇠약감, 심한 두통, 근육통, 오한 및 발열이 나타나고 점상 출혈이 관찰되는 발열기, 저혈압기, 핍뇨기, 이뇨기, 회복기의 5단계를 거친다. 진단은 임상적 증상 및 증후와 혈청검사상의 항체가로 진단하게 된다. 대개는 초기에는 쇼크, 호흡부진, 뇌출혈 등으로 후반기에는 패혈증으로 사망하게 된다.

⑦ **관리방법**

1. 들쥐를 구제하고 들쥐 배설물에 접촉을 피한다.
2. 야외로 나갈 때는 긴 옷을 입고 풀밭에 눕는 일은 삼가 한다.
3. 백신은 2~3년마다 추가 접종이 필요하며, 농촌지역 주민, 군인, 동물실험종사자 등은 우선적으로 예방 백신을 맞는다.
4. 치료는 임상시기별로 보존 치료를 적절히 한다.

3) 일본뇌염(Japanese encephalitis)

일본뇌염은 뇌염매개모기에 의해 전파되는 급성바이러스성질환으로 90%이상이 불현성 감염이거나 증세가 경미하여 모르고 지나는 경우가 많으며, 다만 10%이하에서 뇌염증상을 나타낸다.

① **병원체** : 일본뇌염 바이러스로 *Flaviviruses*군에 속한다.

② **병원소** : 돼지가 주병원소이다.

③ **전파** : 감염된 돼지를 흡혈한 빨간 집모기에 물릴 때 전파되며, 8~10월에 많이 발생한다.

④ **잠복기** : 잠복기는 5~15일이다.

⑤ **감수성** : 유아기(3~15세)와 노년기에 감수성이 높고, 이환 후 면역이 형성된다.

⑥ **증상** : 경미한 환자는 고열성 두통이나 무균성 뇌막염의 형태로 흔히 발병한다. 위중한 감염은 급작스런 발병이 특징인데 고열, 두통, 뇌막 자극증세, 혼미, 지각력 상실, 혼수, 강직성 진전, 경련, 마비도 짧은 시간 진행된다. 지능저하, 언어장애, 전간, 운동장애 등 신경계 후유증이 발생한다.

⑦ **관리방법**

1. 매개 모기의 서식처를 없애고 유충을 박멸한다.
2. 잔류 살충제를 뿌려 모기를 구제하고 방충망을 설치한다.
3. 예방접종을 실시한다.

4) 말라리아(Malaria)

① **병원체** : 3일열 원충, 4일열 원충, 열대열 원충, 난형열 원충

② **병원소** : 환자

③ **전파** : 감염된 얼룩날개 모기에 물렸을 때 전파된다. 원충의 자웅생식모세포를 함유한 혈액을 모기가 흡입하면 그 안에서 원충이 성숙하게 되어 침샘을 통해 사람에게 전파된다. 오염된 주사기와 바늘, 감염된 사람의 혈액을 수혈할 때도 전파된다.

④ **잠복기** : 잠복기는 열대열 원충이 12일, 3일열 원충과 난형열 원충이 14일, 4일열 원충은 30일 정도이다. 모기에게는 감염성 생식세포가 존재하는 동안 감염성이 있고, 치료하지 않은 환자나 불충분한 치료의 경우에는 4일열 원충이 3년 이상, 3일열 원충은 1~2년간, 열대열 원충은 보통 1년 이하가 감염기이다.

⑤ **감수성** : 특정 유전소인을 가진 사람을 제외하고 누구나 감수성이 있다. 오랫동안 감염된 얼룩날개 모기에 폭로된 성인들은 저항성이 있다.

⑥ **증상** : 열대열은 발열, 오한, 발한, 두통으로 시작하여 황달, 응고불량, 쇼크, 간 및 신부전, 급성 뇌병증과 혼수 등도 진행된다.
기타 말라리아는 막연한 쇠약감에서 시작하여 오한과 급열, 두통이 구역과 함께 나타났다가 심한 발한으로 끝난다.

⑦ **관리방법**

1. 매개 모기의 서식처를 없앤다.
2. 벽 등 모기가 잘 앉는 평면에 잔류 살충제를 뿌리고 병소 지역에는 방충망과 모기장 등을 설치한다.
3. 환자의 혈액을 철저히 관리한다.

5) 쯔쯔가무시병(Scrub typhus, 양충병)

쯔쯔가무시병은 일본, 동남아시아, 호주 지역에서 많이 발생하며 우리나라는 진해, 거제 지역에서 봄, 가을에 호발하고 있다.

① **병원체** : *Rickettsia tsutsugamushi*

② **병원소** : 들쥐 및 털진드기(양충)이다.

③ **전파** : 감염된 들쥐에서 털진드기가 매개를 하여 병원체를 보유하고 있다가 사람에게 전파한다.

④ **잠복기** : 약 10일 정도이다.

⑤ **감수성** : 누구나 감수성이 있다.

⑥ **증상** : 고열, 오한, 두통 등의 감기증상이 있다가 전신 피부에 홍반이 생긴다.

⑦ **관리방법**

1. 쥐를 구제한다.
2. 야외 활동이나 작업시 주의하며, 작업 후 반드시 손, 발을 씻는다.

제7장 기생충질환 관리

Parasite disease management

1. 기생충질환의 개념

생태계에서 생물들은 서로 밀접한 관계를 지니고 생활하고 있는데, 하나의 생물이 독립해서 생활하는 경우와 다른 생물의 체표면 또는 체내에서 영양분을 섭취하며 생활하는 경우가 있다. 전자를 자유생활이라 하고 후자를 넓은 뜻에서 기생생활이라고 하는데, 거처를 제공하는 쪽을 숙주(host), 거처를 빌리는 쪽을 기주(parasite)라고 한다. 기생생활의 경우, 숙주와 기주가 서로 이익을 취하고 서로 의지하면서 생활하는 경우를 공서생활이라고 하며, 기주 쪽은 서식장소나 영양분을 제공받는 등 이익을 취하지만 숙주 쪽은 이익이나 해가 없고 서로 생리적 독립생활을 유지할 경우를 기거생활이라고 한다. 그러나 기주는 이익을 취하고 있지만 숙주는 이롭지 않거나 해를 입고 있을 경우 이를 기생생활이라고 한다.

기생생활이란 한 생물체(기생충)가 다른 생물체(숙주)에게 신진대사적으로 종속되어 있는 상태라고 정의할 수 있으므로 기생충학이란 기생충과 숙주사이의 상호관계를 연구대상으로 하는 학문이며 사람에 기생하는 기생충을 연구하는 것을 인체기생충학이라고 하며, 기생충질환이란 기생충의 이러한 생활현상에 의해 숙주에서 발생된 질병을 말한다.

기생충질환은 ① 환경불량, ② 비과학적 식생활 습관, ③ 분변의 비료화, ④ 비위생적인 일상생활, ⑤ 비위생적 영농방법 등이 주원인이 되고 있으며, 우리나라에서는 기생충질환 예방법이 제정되어 기생충질환을 예방하고 감염자를 치료하여 기생충질환을 근절시킴으로써 국민보건 향상에 이바지함을 목적으로 하고 있다.

2. 인체 기생충의 분류

1) 생물형태학적 분류

- 기생충
  - 원충류(Protozoa)
    - 근족충류(: Rhizopoda) : 이질아메바, 대장아메바, 소형아메바 등
    - 편모충류(Mastigophora) : 람블편모충, 메닐편모충, 질트리코모나스 등
    - 섬모충류(Ciliutea) : 대장발란티듐, 주육포자충
    - 포자충류(Sporozoa) : 말라리아원충, 톡소포자충 등
  - 연충류(Helminth)
    - 선충류(Namatoda) : 회충, 요충, 구충, 말레이사상충, 아나사키스 등
    - 조충류(Cestoda) : 무구조충, 유구조충, 왜소조충, 광절열두조충 등
    - 흡충류(Trematoda) : 간흡충, 폐흡충, 요꼬가와흡충 등

| 그림 7-1 | 인체 기생충의 분류

2) 기생충 매개물에 의한 분류

(1) 토양 매개성 기생충

회충, 편충, 십이지장충, 동양모양선충

(2) 물, 채소 매개성 기생충

회충, 편충, 십이지장충, 동양모양선충, 분선충, 이질아메바

(3) 어패류 매개성 기생충

간흡충, 폐흡충, 요꼬가와흡충

(4) 수육류 매개성 기생충

유구조충, 무구조충, 선모충

(5) 모기 매개성 기생충

말라리아 원충, 사상충

(6) 접촉 매개 기생충

요충, 질트리코모나스

3. 기생충 질환 각론

1) 선충류

(1) 회충증(蛔蟲症, Ascariasis)

회충은 전세계적으로 분포되어 있으며, 온난 습윤한 지방과 환경시설이 불량한 비위생적 지역에 감염률이 높고 우리나라에서는 가장 높은 감염률을 갖고 있다.

① **병원체** : 회충(*Ascaris lumbricoides*).

② **전파** : 분변으로 탈출된 회충 수정란은 일반환경에서 감염형이 되어 오염된 야채, 불결한 손, 파리의 매개에 의한 음식물의 오염으로 경구 침입을 하고 위에서 부화하여 심장, 폐포, 기관지, 식도를 거쳐 소장에 정착하며, 70~80일이면 성충이 되어 산란을 한다.

성충 암컷 1마리가 1일에 10~20만개 정도의 충란을 산란하며, 수명은 1~2년이다. 회충은 담도에 침입하는 일이 있고, 유충기에 타기관에 미입되는 경우도 있다.

③ **감염증** : 회충감염의 일반적인 증세는 권태, 미열이 있고 복통, 식욕부진, 체중감소, 오심, 구토, 변비, 설사가 있으며, 기타 신경증상으로 경련, 빈뇨, 두드러기, 불면증 등이 있을 수 있다.

④ **예방대책**

·분변의 철저한 위생처리	·청정채소의 장려
·집단구충에 의한 감염 방지	·파리구제 및 환경개선
·위생적인 식생활	·보건교육 실시

(2) 구충증(鉤蟲症 : Hook worm disease)

우리나라에서는 처음에 십이지장충만이 유행으로 밝혀져 십이지장충으로 불리어왔으나, 그 후 아메리카구충의 인체 감염과 유행이 밝혀져 십이지장충을 아메리카구충과 구분하였다.

① **병원체** : 십이지장충(*Ancylostoma duodenalae*), 아메리카구충(*Necator americanus*)

② **전파** : 충란이 체외로 분변과 함께 배출되면 24~48시간에 부화하여 간상유충이 되며, 1주일 후 감염성이 있는 사상유충이 된다. 사상유충이 피부를 통해 침입하거나 경구 침입하여 소정맥이나 림프선을 통하여 심장으로 가고 폐동맥을 거쳐 폐에 도달하며, 그 후 기도, 인두, 식도를 거쳐 소장에 도달한다. 인체에 침입하

여 5주 정도면 성충으로 성숙된다.

③ **감염증상** : 충체의 흡혈로 인한 혈액손실과 충체의 독성 물질에 의한 인체조혈기능의 저하, 토식증 등이 일어나며, 많은 사상유충이 경구적으로 침입할 경우 채독증이 발생하기도 한다.

④ **예방대책** : 회충의 경우에 준하되, 특히 경피적 침입을 하므로 인분을 사용한 밭에서 작업시 피부가 직접 흙에 닿지 않게 주의하며, 정기적으로 집단 구충한다.

(3) 요충증(蟯蟲症 : Enterobiasis)

요충의 충란은 건조한 실내에도 장기간 생존하기 때문에 침식을 함께 하는 사람 중에 한 사람이라도 감염자가 있으면 전원이 감염되는 등, 집단감염이 잘되는 기생충으로 밀집지역, 생활정도가 높은 곳에 많이 분포하며 성인보다는 소아에게 많이 감염된다.

① **병원체** : *Enterobius vermicularis*

② **전파** : 충란이 경구적으로 침입되면 소장에서 부화하고 맹장, 결장 등에 이르러 성충으로 성장 기생한다. 성충으로 성장하는 기간은 감염 후 40일 정도 걸리며, 산란기가 되면 항문주위로 기어 나와 산란하며 이때 오염된 손이나 음식물을 통하여 경구적으로 침입하게 된다.

③ **감염증상** : 항문부위, 회음부 등에 기어 나와 충란을 산란할 때 심한 소양증(Anal itching)이 있고, 긁게 되면 발적, 종창을 일으키며 2차적인 세균감염을 유발한다.

④ **예방대책** : 회충의 경우와 같으나 특히 요충은 가족이나 집단 일원에 쉽게 감염되기 때문에 집단 구충을 실시하여야 한다. 내의, 손, 침실의 청결이 필요하다.

2) 흡충류(吸蟲類 : Trematoda)

(1) 간흡충증(Clonorchiasis, Chinese liver fluke)

간디스토마는 극동지역과 동남아시아에 주로 분포하고 우리나라의 낙동강, 영산강, 금강, 한강, 만경강 등의 5대강 유역 주민이 많이 감염되며, 민물고기를 생식하는 생활습관을 가지고 있는 지역주민에게 특히 많이 감염된다.

① **병원체** : *Clonorchis sinensis*

② **병원소** : 병원소 : 감염된 사람, 돼지, 개, 고양이

③ **전파** : 간흡충의 인체 기생부위는 간의 담관이며, 성충이 충란을 산란하면 간 담도를 통하여 장관을 거쳐 분변으로 배출된다. 담수에서 충란은 제1중간숙주인 왜우렁

(bulimus)이나 쇠우렁(parafossarulus manchouicus)이에게 섭취되어 식도에서 부화하여 muracideum이 되는데 주위 조직에 침입하여 sporocyst → radia로 발육한 후 다시 유미유충(cercaria)이 된다.

유미유충은 왜우렁이를 탈출하여 수중에 돌아다니다가 제2중간 숙주인 담수어(주로 잉어과의 참붕어에 많으며, 피래미, 모래무지, 긴몰개 등)와 접촉하면 그 숙주 내에서 피낭유충(metacercaria)이 된다.

이 피낭유충이 있는 담수어를 생식하면 인체 내에서 피낭유충이 분리된 후 십이지장에서 소화액의 작용으로 탈낭하게 되며, 인체의 총담관을 거쳐서 담도의 말단부로 이행하여 기생한다. 감염은 조리기구를 통하여 다른 음식물을 거쳐 경구감염되는 2차감염이 될 수도 있다.

④ **예방대책**

- ·민물고기의 생식을 금한다.
- ·민물고기 회를 먹는 습관을 금한다.
- ·민물고기 조리 후는 조리기구를 깨끗이 씻는다.
- ·생수를 마시지 않는다.
- ·인분 관리를 철저히 한다.
- ·개, 고양이에게도 담수어 생식을 금하게 한다.

(2) 폐흡충증(Paragonimiasis, Oriental lung fluke)

우리나라의 산간지역에 많이 분포되어 있으며, 홍역에 감염된 소아에게 가재의 생즙을 먹이는 습관이 있는 지역에서 많이 유행되었다.

① **병원체** : *Paragonimus wetermani*

② **전파** : 폐흡충의 인체 기생부위는 폐장이며, 산란된 충란은 가래와 함께 기관지와 기도를 통해 외부로 배출된다. 충란은 수중에서 2~3주 부화하여 *miracidium*으로 되어 제1중간숙주인 다슬기(*Semisulcospira libertina*)에 침입하여 다슬기 내에서 sprocyst → radia → cercaria가 되어 수중으로 나와서 돌아다니다가 제2중간숙주를 생식함으로써 감염되며, 인체 내의 십이지장에서 탈낭하고 어린 충체는 장벽, 복강, 횡격막, 흉막강을 거쳐 폐에 침입하여 성충으로 발육한다.

인체 감염 후 산란하기까지 60~90일이 소요된다. 폐흡충의 숙주로는 사람 이외에 호랑이, 여우, 늑대, 개, 쥐 등이 있다.

③ **감염증상** : 페디스토마의 이소적 기생부위에 따라 폐부 페디스토마증, 복부 페디스토마증, 뇌부 페디스토마증 안와 페디스토마 등이 있다.

④ **예방대책**

·민물 게, 가재의 생식을 금한다.	·유행지역에서는 생수를 마시지 않는다.
·이환자 객담을 위생적으로 처리한다.	·이환동물의 관리 등이 필요하다.

3) 조충류(條蟲類 : Cestoda)

(1) 유구조충증(有鉤條蟲症 : 갈고리촌충, Pork tape worm)

전세계적으로 분포되어 있으나, 특히 돼지고기를 생식하는 지역주민들에게 많이 있으며, 성충감염보다는 충란섭취로 뇌, 안구, 근육, 장벽, 심장, 폐 등에 낭충증(囊蟲症 : *cysticercoisis*)감염이 많다.

① **병원체** : *Taenia solium*

② **전파** : 자웅동체이며 인체의 소장에 기생한다. 편절이 분변으로 배출되며, 충란이 유리된 오염된 풀을 중간숙주인 돼지가 먹으면, 돼지의 장에서 부화하여 유충이 되고 그 유충은 장벽, 혈류를 통하여 각 조직으로 침입하여 8~10주 후에는 성숙한 유구낭미충(*cysticercus cellulodae*)이 된다. 유구낭미충에 감염된 돼지고기를 사람이 생식하면 인체의 소장에서 8~10주 후에 성충으로 성숙되어 수태편절이 분변과 함께 탈출한다.

③ **감염증상** : 감염초기에는 별 증상이 없으나 국소에 삼출성 조직반응, 세균침윤, 섬유조직의 증가가 일어나고 석회화된다.

뇌에 침입하게 되면 뇌낭충증이 발생하여 두통, 경련, 간질 등의 증상이 일어나며, 안부에 침입하면 안부낭충증이 발생하여 안구통, 변시, 실명 등의 증상이 나타난다.

④ **예방대책**

·돼지고기를 충분히 익혀 먹는다.	·환자는 빨리 구충시킨다.
·돼지가 먹는 사료에 분변이 섞이지 않도록 한다.	

(2) 무구조충증(無鉤條蟲症 : 민촌충, Beef tape worm)

전세계적으로 분포되어 있고 유구조충 보다 감염률이 높으며, 유구조충과 혼동되어 오다가 Goeze(1782)에 의해 분리되었다.

① **병원체** : *Taenia saginata*

② **전파** : 자웅동체이며 인체의 소장에 기생한다. 분변과 함께 편절이 배출되면, 편절이 파열되고 충란이 유리된다.

충란은 풀이나 사료에 오염되어 중간숙주인 소에 섭취되며, 소의 장에서 부화되어 육구유충이 된다.

이 유충은 장벽을 관통하여 혈류, 림프를 통하여 근육이나 기타 조직에 침입하여 약 2개월 후면 무구낭미충(*cysticercus bovis*)이 된다. 낭미충에 감염된 쇠고기를 생식하면 소장 점막에 부착하여 2~3개월이면 성충으로 발육한다.

③ **감염증상** : 무구조충증은 불쾌감, 상복부 둔통, 식욕부진, 소화불량 등 소화기계 증상이 나타난다.

④ **예방대책**

- 쇠고기를 충분히 익혀서 먹는다.
- 환자는 빨리 구충시킨다.
- 소가 먹는 풀에 분변을 버리지 않도록 한다.

(3) 광절열두조충증(廣節裂頭條蟲症, 간촌충 : Fish tape worm)

세계 각지에서 많이 발견되고, 호수에 사는 담수어를 식용하는 지방에 많으며, 우리나라에서는 희귀하게 발견된다.

① **병원체** : *Diphyllobothrium latum*

② **전파** : 외계로 배출된 충란은 수중에서 coracidium으로 되어 제1중간숙주인 물벼룩(*Cyclops sp., Diaptomus sp.*)에 섭취되어 발육 2~3주 후에는 procercoid로 발육되며 이것을 제2중간숙주인 송어, 연어 등이 섭취하면 그 살 속에서 plerocercoid로 된다.

사람이 plerocercoid에 감염된 송어나 연어를 생식하면, 인체에 감염이 되는데 인체 감염 3주 후면 성충이 되어 산란한다.

③ **감염증상** : 경한 소화장애, 오심, 구토, 복통, 설사 등이 일어나고 특이한 증상은 심한 빈혈이 오는데 이것을 열두조충증 빈혈이라 한다.

④ **예방대책** : 담수어나 송어, 연어, 농어 등의 생식을 금한다.

4) 원충류(圓蟲類 : Protozoa)

(1) 이질아메바증(Amoebiasis)

우리나라 법정감염병의 기생충 질환으로 근족충류(rhizopoda)에 속하고 사람에게 이질이나 간농양 등 아메바증을 일으키는 병원성 아메바이며, 열대와 아열대에 많이 분포되어 있다.

① **병원체** : *Entamoena histolytica*

② **전파** : 분변으로 배출된 포낭형(cystic form)은 음식물, 물 등에 오염되어 경구 침입되어 회장 하부에서 탈낭하고 대장으로 하행하여 점막에 침입해서 분열 증식한다.

③ **감염증상** : 급성이질, 아급성 또는 만성이질, 간, 폐, 뇌농양과 합병증 등이 있는데, 급성 이질은 점혈변을 배설하고 심한 복통을 호소한다.

④ **예방대책**

·음료수를 끓이거나 소독하여 마신다.
·분변 처리를 위생적으로 한다.
·파리나 곤충을 구제한다.
·충란을 보유하고 있는 자의 음식조리를 금한다.
·환자의 조기발견으로 조기치료 한다.
·환경위생 관리를 철저히 한다.

(2) 질 트리코모나스(Trichomonas vaginalis)

Donne(1827)에 의해 발견되었으며, 세계 각지에 분포하고 우리 나라에서도 높은 감염률을 보이고 있다. 원충은 대부분 성생활에 의해 전파되어 일종의 제4성병이라고 부르며, 불결한 환경에서는 신생아나 유아에서도 발견되는 경우가 있다.

① **병원체** : *Trichomonas vaginalis*

② **전파** : 인체의 기생부위는 여성에서는 질부, 남성에서는 전립선, 요도, 방광에 기생한다. 원충은 여성이 감염원이고 남성은 증상이 없으며 감염 경로는 주로 성행위로 인하여 전파되며, 서양식 변기, 목욕탕, 오염된 내의 등에 의해서도 감염된다.

③ **감염증상** : 남성들은 임상적으로 아무런 자각증상도 나타나지 않으며, 여성들에게서는 질 점막의 발적, 출혈 등을 보이고 대하가 심하며, 악취, 국부소양감, 작열감이 심하고 불안감이 생긴다.

④ **예방대책**

·주로 성생활에 의해 전염되므로 불결한 성생활을 주의한다.
·의심이 가면 증상이 없는 배우자도 함께 진단을 받는다.
·오염된 변기나 내의 등이 전파의 원인이 될 수 있으므로 주의한다.
·보건교육을 실시한다.

제8장 비전염성 질환

Non-communicable disease

1. 비전염성 질환 관리

비전염성 질환은 빠르면 20대 후반부터 30대 초반에 나타나기 시작하여 연령이 증가함에 따라 점차 많이 발생하여 장기간의 의료처치와 보호를 요하는 질환을 일컫는다. 비전염성 질환 중 순환기계 질환은 고혈압, 동맥경화, 선천성, 류마티스성 및 기타 여러 가지 원인으로 심장, 혈관, 혈관이 분포된 장기·조직에 생기는 질환을 총칭하는 것으로 질병에 따라 발생연령이 다르다.

선천성 심장질환의 경우는 어린이에게 많고, 류마티스성 심장질환은 10대 이후 젊은 층에 많았으나 항생제의 발달로 최근에는 많이 줄었으며, 고혈압성 또는 동맥경화성의 뇌혈관 질환이나 관상동맥성(허혈성) 심장질환은 중년기 이후의 성인에게 많이 발생하고 있다. 특히 성인에게 많이 발생하는 고혈압성 및 동맥경화성의 만성 퇴행성 순환기계 질환은 주요 성인병이라고 부르며, 이들은 오늘날 성인의 주요 사망원인이 되고 있다. 그밖에 대사성 질환인 당뇨병과 신생물성 질환인 악성 종양도 계속 증가 추세에 있다.

1) 비전염성 질환이 국민보건상 큰 문제

① 감염병의 현저한 감소로 상대적으로 두각을 나타내기 시작하였다는 점,

② 감염병의 효과적인 관리로 사망률이 급격하게 감소하였고 따라서 국민의 평균수명이 증가하게 되어 비전염성 질환의 이환 기회가 증가되었다는 점,

③ 평균수명 연장으로 노인층의 인구가 증가하여 비전염성 질환의 절대규모가 증가하였다는 점,

④ 사회, 경제수준의 향상에 따른 생활양식의 변화로 비전염성 질환의 발생요인이 증가하게 되었다는 점 등이다.

2) 비전염성 질환의 역학적인 연구의 제한점

(1) 직접적인 원인이 존재하지 않는다

감염병은 원인균이 있으며 물리적인 환경에 의한 것은 직접적인 요인이 규명될 수 있다. 그러나 대부분의 비전염성 질환은 하나의 직접적인 원인이 되는 요인이 없고 이를 진단하기 위한 특수 진단 방법도 없다. 따라서 비전염성 질환은 대개 조기진단이 가능하지 않다.

(2) 원인이 다인적이다

비전염성 질환은 원인과 관련되어 있는 요인들이 감염병보다 훨씬 복잡하게 얽혀 있다. 이러한 요인들은 대개 환경적인 것 뿐 아니라 인체의 생물학적인 특성과도 상호관계가 있는 경우가 많다. 예를 들어 피임약과 혈전전색증(血栓栓塞症)과의 관계에서 혈액형이 관련되어 있다는 것을 들 수 있을 것이다. 또한 이러한 여러 요인들이 서로 상승효과(相乘效果)가 있을 수도 있고 또는 부가적인 효과(附加的 效果)가 있을 수도 있다. 예를 들어 흡연과 작업상 유해 물질의 노출은 방광암 발생에 부가적으로 작용하며, 석면(asbestos)에 노출된 흡연은 폐암 발생에 상승 작용을 하는 것으로 알려져 있다.

(3) 잠재기간이 길다

대부분의 비전염성 질환은 질환이 발생하기 전, 사람과 환경적인 요인이 서로 접촉하고 반응하는 상당히 긴 기간을 필요로 한다. 이 잠재기간은 어떻게 보면 감염병에서의 잠복기(潛伏期 : incubation period)에 해당되나 이보다는 대단히 길다는 점에서 차이가 난다. 원인이 되는 요소에 노출된 뒤 즉시 질병에 이환된다고 하면 그 원인이 되는 요인을 쉽게 발견해 낼 수 있지만, 일반적으로 잠재기간은 수십년의 긴 기간이 되므로 원인적인 요인을 규명하기가 대단히 어렵다.

(4) 질병발생 시점이 불분명하다

대부분의 비전염성 질환은 이환시점을 정확하게 알 수 없다. 예를 들어 당뇨병의 이환시점, 고혈압의 이환시점, 동맥경화증의 이환시점 등은 모두 불분명하며, 증상이 나타날 때는 이미 질환이 어느 정도 진행된 이후이다. 또한 뇌졸중의 발생은 장기간의 동맥경화증의 이환이나 또는 고혈압증의 이환 결과인 것이다. 따라서 역학적인 연구에서 중요시 하는 정확한 발생률을 구하는 데 있어 여러 가지 문제를 야기하게 된다.

(5) 발생요인이 질병발생과 이환경과에 다르게 영향을 미친다

역학 연구에서 또 하나의 어려운 점은 질병발생과 관련이 있는 어떤 요인이 질병의 이환경과에는 다르게 영향을 미칠 수 있다는 것이다. 예를 들어 유방암은 사회, 경제 계층으로 보아 상류에 속하는 여자들에게 많이 발생하나 상류층은 치료를 잘 받을 기회가 많기 때문에 그 경과는 상류층이 더 좋다. 따라서 유방암의 치료를 역학적인 연구를 위해 유방암의 사망률을 대상으로 하는 경우 유방암은 하류층에 더 많이 발생한다는 결론을 내리게 될지도 모른다.

3) 비전염성 질환 관련요인

비전염성 질환이 연령의 증가에 따라 발생이 증가하여 노화현상의 하나로 인식되기도 하였으나 최근 많은 연구결과 연령증가에 따라 증가하는 현상은, ① 비전염성 질환의 발생원인과 관계되는 각종 환경적 요인에 대한 노출이 연령이 증가함에 따라 계속 축적된다는 것, ② 연령의 증가로 내분비 계통에 변화가 일어난다는 것, ③ 연령의 증가에 따라 면역학적인 기전이 변하는 것 등으로 설명되고 있다. 또한 발생원인도 감염병처럼 하나의 병인에 의해 발생되는 것(일요인설)이 아니라 아래와 같은 여러 가지 요인이 복합적으로 작용하여 발생한다(다요인설).

(1) 유전적 요인

혈우병, 당뇨병, 원인불명의 본태성 고혈압 등이 유전적 요인과 관계가 있는 것으로 알려져 있다. 유전적 요인이 있는 것으로 생각되어지는 경우에는 젊은 시절부터 위험요인에 주의를 기울이는 것이 필요하다.

(2) 사회 경제적 및 정서적 요인

불안, 긴장, 초조, 걱정, 공포 등은 만성 질병을 유발하고 발생을 촉진시키며 또 이를 악화시킨다. 특히, 소화성 궤양이나 고혈압은 정신적, 신경적인 요인의 영향을 많이 받는다. 도시인에게 고혈압 환자가 많은 이유는 정신적 긴장이 큰 것이 원인이 된다. 부유층이나 상류사회 계층에서는 당뇨병, 심장병 및 유방암이 많고 빈곤층이나 하급사회 계층에서는 결핵, 장티푸스 및 위암, 자궁암이 많다. 미혼 여성에게는 유방암의 발생이 높고, 조혼, 다산, 성기 비위생 여성에게는 자궁암발생이 높다.

인종과의 관계에서는 동양인에게는 위암, 간암, 자궁암이 많고, 서양인에게는 폐암, 유방암, 대장암이 많으며, 우리나라에서는 뇌졸중으로 인한 사망률이 높으며, 암으로는 위암, 자궁암, 간암 등이 많다.

(3) 직업적 요인

미숙련공에게서 위암 및 자궁암발생이 높고 금속공, 광부, 매연공에게서 폐암이 많이 발생하며, 화학물질 취급공에게서 방광암발생이 높다. 방사선기계 취급공에게서 피부암과 백혈병의 발생이 대조군에서보다 6~8배나 높다. 중노동자에게서 고혈압 발생이 높고, 정신근로자에게서는 당뇨병이 많이 발생하며, 중석 광부에서 폐섬유화증, 규폐증이 많이 발생한다.

(4) 습관성 요인

일상 생활습관이 비전염성 질환발생에 크게 관여한다. 즉 과식, 과음, 과다 지방식, 식염 과다섭취, 자극성 있는 음식 등의 식습관과 규칙적인 운동여부는 중요한 관련 요인이다. 과식이나 과다한 지방식은 비만을 야기하고 고혈압, 당뇨병 등의 유발에 관련이 있는 것으로 알려져 있으며, 뜨거운 음식의 섭취는 식도암, 후두암과 연관성이 있는 것으로 알려져 있다. 규칙적인 운동은 비만 예방은 물론 당뇨병, 심장 질환 등의 예방에도 효과가 있는 것으로 알려져 있다.

(5) 기호성 요인

① 흡연

폐암을 비롯하여 체내 여러 기관의 암발생률이 높고, 만성 기관지염, 폐기종, 폐렴 등의 호흡기 질환뿐만 아니라 관상동맥경화증을 비롯한 순환기계통 질환을 유발시키는 중요한 요소이다. 또한 흡연은 총흡연량, 총흡연기간과 직접적으로 관련되어 있고 특히, 젊은 연령에서 흡연을 시작하면 할수록 더욱 해로운 것으로 나타났다고 조사되었다.

② 음주

만성 알코올중독자의 경우 간경화증, 간암 등의 발생이 높으며 동맥경화증, 뇌장애, 비타민결핍증 등과 관련이 크다. 마약이나 약물의 중독 등도 관련 요인으로 조사되었다.

(6) 환경적 요인

각종 공해가 우리 인류의 건강에 악영향을 미치고 있음은 사실이나 이들 중에서도 특히, 만성 질환과 관계가 있는 것은 대기오염(air pollution)이다. 오염물질 별로는 아황산가스는 만성 기관지염 및 기관지천식, 폐기종을 일으킨다. 자동차 배기가스 중에 함유되어 있는 탄화수소는 광화학 반응을 통해서 3~4 benzpyrene를 형성하여 폐암을 유발시킨다.

(7) 영양상태의 요인

영양부족이나 영양 과다가 몇 가지 만성 질환과 밀접한 관계가 있는 것으로 알려져 있다. 아이오딘 결핍은 점액수종과 갑상선 중독증을 일으켜 심장병을 초래할 수 있다. 비전염성 질환에 있어서는 영양부족보다 영양 과다가 문제가 되고 있다. Dublin 등(1949)에 의하면, 평균 체중이 25% 이상 과다한 사람은 당뇨병으로 인한 사망률이 평균 체중이나 그 이하인 사람보다 12배가 더 높으며, 뇌졸중은 3배, 신장염은 4배가 더 높다고 하였다.

4) 비전염성 질환의 예방

비전염성 질환의 예방은 감염병의 예방에 비하여 대단히 어려우며, 예방법을 알아내기도 힘들 뿐만 아니라 안다고 해도 실천하기가 매우 힘들다고 볼 수 있다. 비전염성 질환의 예방은 앞으로 가까운 시일 내에 일어나는 질병을 예방하는 것이 아니라, 앞으로 짧으면 몇 년 후, 길면 몇 십 년 후에 일어날지도 모르는 질병을 예방하기 위하여 지금부터 자기 자신의 일상생활 중의 일부로 건강한 생활양상으로 스스로 습관을 올바르게 바꾸어야 한다는 어려움이 있다. 또한 그 효과가 금방 나타나는 것이 아니어서 주변의 유혹이나 자신 내면의 갈등으로 쉽게 포기해 버릴 수도 있어 무엇보다도 본인의 확실한 각오와 신념을 필요로 한다. 따라서 건강한 생활양상으로 바꾸게 하는 보건교육이 중요하다.

비전염성 질환의 예방은 1차적 예방과 2차적 예방으로 나눌 수 있다.

(1) 1차적 예방(primary prevention)

일차적인 예방이라 함은 질병의 원인이 되는 요소들을 미리 제거하여 질병발생을 사전에 방지하는 적극적인 예방 방법을 말한다. 원인이 될 수 있는 요소들은 크게 환경적인 요인(environmental factor)과 내적인 요인(endogenous factor)의 두 가지로 나누어 생각할 수 있다.

환경적인 요인은 편의상 거대환경(macro environment)과 미세환경(micro environment)의 두 가지로 나누어 볼 수 있다. 거대환경이라 하면 인구 전체 또는 집단 전체가 영향을 받는 환경 요소들을 말하며, 미세환경은 개인의 환경 조건 등을 말한다. 그러므로 이러한 거대 또는 미세환경 조건들의 피해를 방지하여 질병의 발생을 예방하는 적극적인 방법을 1차적인 예방이라고 한다.

내적인 요인이라 함은 유전적인 요소나 내분비물의 불균형으로 생기는 질환들로서 가장 예방이 힘든 것으로 주로 그 소질이 있는 집단의 특징을 찾아내어 생활과 보건교육을 통하여 그 질환의 예방을 하도록 노력하여야 한다.

(2) 2차적 예방(secondary prevention)

현재 대부분의 비전염성 질환의 예방은 대개 이 방법에 의하여 이루어지고 있다. 즉, 조기진단(早期診斷), 조기치료가 여기에 해당하는 것으로 질병을 일찍 발견하여 치료함으로써 그 질병을 완전히 치유하거나, 경과를 늦추거나 또는 질병에 의한 사망, 불구를 가능한 적게 하는 방법을 2차적인 예방이라고 한다. 그 외에도 국민들에게 광범위한 의료의 혜택을 주어서 같은 결과를 기대한다면 이것도 또한 2차적인 예방이라 할 수 있다.

2. 주요 비전염성 질환

비전염성 질환 중 순환기계 질환이란 고혈압, 동맥경화, 선천성, 류마티스성 및 기타 여러 가지 원인으로 심장 혈관, 혈관이 분포된 장기·조직에 생기는 질환을 총칭하는 것이다. 이 계통의 질환은 질병에 따라 호발 연령이 다르다. 즉, 선천성 심장 질환은 어린이에게 많고, 류마티스성 심장 질환은 10대 이후 젊은 층에 많았으나 항생제의 발달로 최근에는 많이 줄었으며, 고혈압성 또는 동맥경화성의 뇌혈관 질환이나 관상동맥성(허혈성) 심장 질환은 중년기 이후의 성인에게 많이 발생하고 있다. 특히, 중년기 이후의 성인에게 많이 발생하는 고혈압성 및 동맥경화성의 만성·퇴행성 순환기계 질환은 주요 성인병이라 부르고 있는데, 이들은 오늘날 성인의 주요 사망원인이 되고 있다. 그 외 대사성 질환(당뇨병)과 신생물성(악성 종양) 질환도 계속 증가 추세에 있다.

1) 만성 퇴행성질환의 유병률과 사망률

(1) 주요 만성 퇴행성질환 유병률

| 표 8-1 | 만성 퇴행성질환 유병률

(2011년, 인구 10만명당)

구분	계(%)	남(%)	여(%)
고혈압	30.8	33.9	27.8
당뇨병	10.5	12.6	8.5
고콜레스테롤혈증	14.5	12.8	16.1

※ 자료원 : 국민건강영양조사 제5기 2차년도(2011), 보건복지부
※ 주 : 연간의사 진단 유병률, 고혈압, 당뇨병은 30세 이상 성인 유병률

(2) 주요 만성 퇴행성질환 사망률

| 표 8-2 | 주요 성인병 사망률

(2011년, 인구 10만명당)

악성종양	뇌혈관질환	심장질환	당뇨병	고혈압성질환
142.8	50.7	49.8	21.5	10.1

※ 자료원 : 2011 사망원인통계, 통계청(2012.9)

2) 심뇌혈관질환 종합대책 지속 추진

(1) 1차 예방 : 교육과 홍보를 강화한 질병관리 행태 개선

① 심뇌혈관질환 예방관리수칙 제정 및 보급('08년~)
② TV, 라디오 등 매체를 활용한 홍보 및 지역사회 중심 보건교육 활성화('07년~)

(2) 2차 예방 : 고혈압 · 당뇨병 등 선행질환 지속치료 지원

① 민관협력모형의 심뇌혈관질환 고위험군(고혈압 · 당뇨병) 등록관리 시범사업('13년 현재, 총 19개 기초자치단체 25개 보건소에서 운영 중)

3. 비전염성 질환 각론

1) 고혈압(Hypertension)

혈압은 심장의 박출력으로 혈액을 말초혈관까지 보내기 위한 펌프 작용이 혈관벽에 미치는 압력이다. 심장은 수축, 이완을 계속하기 때문에 수축하여 혈압을 내보낼 때의 압력을 수축기혈압 또는 최고혈압이라 하고 혈액이 심장으로 돌아올 때의 압력을 최저혈압 또는 이완기혈압이라고 한다. 혈압을 나타내는 단위는 mmHg이고 혈압을 나타낼 때에는 수축기 혈압을 먼저 쓰고 사이에 '/ '을 그은 다음에 이완기 혈압을 쓴다(예 : 120/80 mmHg).

고혈압의 중요성은 고혈압 그 자체의 문제는 물론이고 모든 만성질환, 특히 순환기계의 근원적인 원인이 되는 만성퇴행성 질환으로 가장 많이 발생되고 관리가 잘 안 된다는 것이다.

(1) 위험요인

고혈압은 크게 일차성(원발성 또는 본태성) 고혈압과 이차성(또는 속발성) 고혈압으로 나누는데, 어떤 병의 증상으로 고혈압이 나타나는 경우는 이차성 고혈압이라고 한다.

① 일차성(원발성 또는 본태성) 고혈압 (90~95%)

본태성 고혈압은 고혈압 전체의 90~95%를 차지하고 있고 여러 요인이 복합적으로 작용하여 고혈압을 유발시키는데, 가장 큰 원인은 유전적인 것으로 고혈압환자의 약 30%는 이 유전적인 체질을 지닌 사람들이다.

본태성 고혈압이 생기는 이유는 정신적 스트레스, 과다한 염분섭취, 칼륨의 섭취 부족, 당뇨병, 비만, 염분과 관련된 호르몬의 과다분비, 술·담배 등 자극성 기호식품, 혈관확장물질의 부족 등이 복합적으로 작용하여 혈압이 높아지게 되는 것이다.

| 표 8-3 | WHO가 정한 혈압의 기준

구분	수축기혈압	이완기혈압
저혈압	100mmHg 이하	60mmHg 이하
정상혈압	139mmHg 이하	89mmHg 이하
경계고혈압	140~159mmHg	90~94mmHg
고혈압	160mmHg 이상	95mmHg 이상

② 이차성 고혈압(5%)

·신장 질환 : 만성 신우신염, 급성 및 만성 사구체 신염
·내분비 질환 : 갑상선 기능항진증, 갑상선 기능저하증, 갈색종, 말단 비대증,
부갑상선 기능항진증
·신경계 질환 : 다발성 신경염
·심혈관계 질환 : 대동맥 협착
·약물복용 : 과음
·급성 스트레스

(2) 증상

고혈압은 진단하기도 쉽고 치료법도 간단하지만 아무런 증상이 없어 치료를 받지 않는 경우가 많고 치명적인 합병증을 일으키는 소위 문명병으로서 후진국보다는 선진국에서 중요한 국민보건문제 중의 하나이다. 대부분의 고혈압 환자는 혈압이 높더라도 아무런 증상이 없이 지내다가 신체검사 등에서 우연히 발견된다.

혈압이 높으면 두통 외에도 어지럼증, 심계항진, 피로 등이 나타나기도 한다. 고혈압에 의해 동맥경화가 진행되면 비출혈, 혈뇨, 어지럼증, 시야 흐림 등이 나타나며, 심부전에 의한 협심증, 호흡곤란 등의 증상이 나타나기도 한다.

혈압이 높은 상태로 오래 지나면 동맥경화로 인한 뇌졸중(뇌출혈이나 뇌경색), 협심증, 심근경색증, 말초순환장애 등이 오게 되며, 신장장애로 인한 신부전(요독증), 오랫동안 심장에 과도한 부담을 가해서 생기는 심부전 등이 오게 된다. 물론 혈압을 치료하지 않고 그대로 두면 시간이 갈수록 혈압이 높아지고, 종국에는 혈압이 심하게 높아져 높은 혈압자체로 인한 여러 가지 장애를 보이는 악성 고혈압이 되는 경우도 있다.

(3) 예방 및 관리

① 가능한 체중이 정상범위를 초과하지 않도록 한다.
② 술, 담배, 커피 및 자극성 있는 음식을 제한한다.
③ 염분섭취를 줄이고 과다한 지방질의 제한 등 균형 있는 식생활을 한다.
④ 스트레스를 적절한 방법으로 해소한다.
⑤ 건전하고 규칙적인 습관을 생활화한다.
⑥ 조기발견과 조기치료를 위하여 자각증상의 유무를 불문하고 정기적인 혈압측정을 한다.
⑦ 처방 받은 혈압강하제를 규칙적으로 복용한다.

2) 동맥경화증(Arteriosclerosis)

동맥혈관은 심장의 박동에 의해 혈액을 전신에 수송하는 역할을 하는데, 혈관의 탄력성이나 유연성이 상실되어 혈압을 견디지 못하는 상태를 동맥경화증이라고 한다.

동맥경화증의 주된 병변은 대동맥이나 중증도, 동맥혈관 내벽에 지방성 죽종, 섬유화, 석회화, 괴사 및 출혈 등인데, 즉 동맥내피의 국소적 비후, 콜레스테롤과 중성지방, 유리지방산, 인지질 같은 지질이 축적되고 동맥내강이 좁아지면서 결국에는 완전히 막히는 것이다.

(1) 위험요인

동맥경화증의 발생요인은 명확히 밝혀지진 않았으나, 콜레스테롤이 주요인자 중 하나이다. 즉, 고콜레스테롤, 트리글리세라이드, 유리지방산, 인지질 및 고칼로리 식품의 다량 섭취로 인한 고지질혈증이 가장 중요한 위험인자로 알려져 있다.

(2) 예방 및 관리

고혈압, 고지혈증, 비만증, 당뇨병 등을 철저히 치료하면서 고지방식, 고칼로리식, 흡연, 음주, 스트레스, 불안, 운동부족 등의 제반 위험요인들을 피하고 철저한 예방 관리 대책을 강구하는 것이 중요하다. 동맥경화증의 궁극적인 관리는 경화증의 발생을 평소에 미리 방지하는 일차적 예방과 이미 발생된 경화증의 진행을 억제하며 합병증을 철저히 치료한 이차적 예방에 있다.

(3) 관상동맥

① 동맥경화증의 위험요인

동맥경화증의 발생요인은 아직 명확히 밝혀지진 않았지만 특히, 식사와 관련이 있는 콜레스테롤이 주요인자 중 하나이다. 즉, 음식물에서 떨어지는 고콜레스테롤, 트리글리세라이드, 유리지방산, 인지질 및 고칼로리 등으로 인한 고지질혈증이 가장 중요한 위험인자로 알려져 있다(그림 8-1).

② 예방 및 관리

예방이 제일 좋은 관리대책이다. 치료대책은 그 진행을 억제하고 합병증이나 후유증을 방지하는데 주력하는 것이다. 즉, 고혈압, 고지혈증, 비만증, 당뇨병 등을 철저히 치료하면서 고지방식, 고칼로리식, 흡연, 음주, 스트레스, 불안, 운동부족 등의 제반 위험

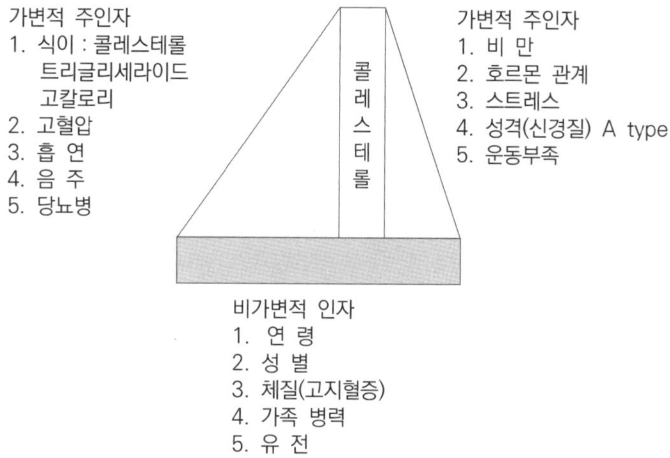

| 그림 8-1 | 동맥경화증의 위험요인들

요인들을 피하고 철저한 예방 관리 대책을 강구하는 것이다. 동맥경화증의 궁극적인 관리는 경화증의 발생을 평소에 미리 방지하는 일차적 예방과 이미 발생된 경화증의 진행을 억제하며 합병증을 철저히 치료하는 이차적 예방에 있다.

3) 관상동맥(경화)성 심장 질환(Coronary heart disease)

허혈성 심장 질환이라고도 하며 심장에 관(冠)처럼 둘러싸고 있는 관상동맥의 내강(內剛)이 좁아지면서 심근(心筋)으로 가는 혈행에 지장을 주어 심근에 빈혈현상이 초래하게 되는 것인데, 이런 경우 임상적으로는 운동 시 흉통발작을 일으키는 협심증이라 부른다. 그리고 동맥혈관의 경화증이 심하여 거의 혈행이 차단되면 그 이하 부위의 심근이 괴사되어 임상적으로는 (급성)심근경색증이 나타나는 것이다.

(1) 협심증(Angina pectoris)

심장에 혈액을 공급하는 관상동맥이 좁아지면 흉통을 느끼게 된다. 이 통증은 심근으로의 산소공급 부족에 기인한다. 관상동맥의 경화성 또는 경련성 병변으로 심근에 공급되는 혈행에 지장이 있어서 심근에 빈혈을 초래하여 나타나는 것으로 통증은 보통 환자가 운동을 하거나 스트레스를 받을 때 느껴진다. 통증의 정도는 단순한 소화불량감에서 가슴이 꽉 눌리는 느낌까지 다양하며, 협착이 심할수록 통증도 심해진다.

① 증상

a. 가슴이 쥐어짜는 듯 한 압박감이나 답답함
b. 질식할 것 같은 느낌
c. 통증이 가슴에서 팔이나 목으로 번짐
d. 저림, 무감각함, 흔히 왼팔이 무거운 물건에 눌린 듯 한 느낌
e. 소화불량과 같은 불편함

처음 협심증을 경험하는 사람들은 심장에 이상이 있음을 두려워하게 된다. 협심증은 향후 심장마비(heart attack)의 가능성에 대한 경고이다.

② 위험요인 및 예방

협심증 발생의 일차적인 위험요인은 심한 운동이다. 과식을 하거나 심리적 스트레스 역시 원인이 될 수 있으며 고혈압, 비만, 당뇨, 고콜레스테롤혈증, 흡연, 관상동맥경화증의 가족력 같은 요인이 협심증의 발생을 증가시킬 수 있다. 협심증으로 인한 불편감은 심장이 충분한 혈액을 공급받고 있지 못함을 알려주는 것이다. 휴식을 취하거나 니트로글리세린(nitroglycerin)을 혀 밑으로 투약하였을 때 협심증의 통증은 가라앉는다. 협심증을 예방할 수 있는 몇 가지 방법은 다음과 같다.

a. 금연한다. 담배의 니코틴은 동맥을 수축하여 적절한 혈액순환을 방해한다.
b. 식사는 가볍게 하고 과식은 피하는 것이 좋다.
c. 식사 후에는 휴식을 취하거나 가벼운 운동을 한다.
d. 기름진 음식은 적게 섭취하여 혈중 콜레스테롤 수치를 감소시킨다.
e. 춥고 바람이 부는 날씨에는 외출을 삼간다. 추위는 관상동맥을 수축시킨다.
f. 가능한 한 분노하거나 좌절을 느끼는 것은 피하며 감정의 큰 변화 시 주의한다.

(2) 심근경색증(Myocardial infarction)

협심증은 관상동맥이 일시적으로 좁아진 것인데 비해, 심근경색증은 관상동맥이 완전히 막혀서 심근에 혈액이 통하지 못하도록 하여 괴사가 생긴 상태를 의미한다. 협심증의 흉통은 수초내지 수분간 지속되는데 비해 심근경색증의 통증은 30분 이상 지속된다. 심근경색증이 발병하면 입원치료를 받아야 한다. 괴사한 심근이 섬유화되어 심장 기능이 회복되는데 필요한 최소한의 기간인 3개월간은 안정을 취한 후 서서히 일상생활이나 직장에 복귀하여야 한다.

회복 후에 흉통이 없고 혈압이 정상이면서 심전도 소견이 정상인 경우에는 예후가 좋다. 그러나 혈압이상, 협심증, 심부전, 부정맥 등이 있는 경우는 예후가 불량하다.

심근경색증 관리의 목적은 심부전이나 부정맥 등으로 인한 사망을 방지하고 경색의 크기를 줄이는데 있다.

4) 당뇨병(Diabetes mellitus)

당뇨란 요(尿)중에 포도당이 나온다는 데에서 그 이름이 지어졌는데 그 정의는 혈액 검사에서 포도당 농도가 공복 시 126mg/dL 이상이거나 식사 2시간 후 200mg/dL 이상일 때를 말하고, 정상인의 혈당은 공복 시 110mg/dL 미만, 식사 2시간 후 140mg/dL 미만이어야 한다.

당뇨병은 탄수화물을 섭취한 후의 혈당량이 정상보다도 더디게 떨어지는 증후군을 말하며, 췌장에서 분비되는 인슐린(insulins)량이 부족하거나, 그 이용률이 나빠서 생기는 것이다. 당뇨병은 드물게는 췌장염(pancreatis)·췌장암 등의 질병으로 췌장조직이 파괴되어 생기는 수도 있으나, 대부분의 경우(95%)는 원인이 밝혀지지 않고 있으며, 이것을 1차적 또는 본태성 당뇨병(primary or essential D. M)이라고 한다.

(1) 종류 및 원인

① 인슐린 의존형(제1형) 당뇨병(Insulin dependent diabetes mellitus ; IDDM)

인슐린 분비와 직접 관계있는 당뇨병으로 35세 이전에 발생하고 유아기에도 종종 발생한다. 췌장에서 인슐린이 전혀 만들어지지 않아 발생하므로 인슐린 투여가 필요하다.

② 인슐린 비의존형(제2형) 당뇨병(Insulin independent diabetes mellitus ; IIDM)

인슐린 비의존형 당뇨병은 췌장에서는 정상적인 양의 인슐린이 분비된다하더라도 체세포의 이용률이 저조하여 인슐린이 기능을 발휘하지 못하면 혈액에 포도당이 축적되어 고혈당이 된다. 고혈당 상태가 되면 신장은 과도한 포도당을 소변으로 배출하게 된다. 따라서 치료는 인슐린 투여와 관계없이 식이요법, 적당한 운동과 활동량, 스트레스 감소 등으로 혈액내 포도당량을 정상범위 내에서 유지하도록 도와준다.

(2) 위험 요인

① 유전적 소인이 있는 질환이므로 가족력이나 일란성 쌍생아에서 발병률이 높다.
② 후천적인 환경인자, 즉 식습관·정력소모, 의료의 질과 양, 환자의 교육수준 및 예방의학적인 대책 등에 따라 발병에 영향을 미친다.
③ 민족 간에 차이가 있을 뿐 아니라, 같은 민족에 있어서도 음식물, 생활 정도, 직업, 수명, 활동력, 비만증 등의 요인에 따라 다르다.

④ 임신과 밀접한 관련이 있어 분만경험이 많을수록 위험성은 높아진다.
⑤ 체중과다인 비만자에게 호발하여 사망률도 증가한다.
⑥ 나이가 많아질수록 증가하여 40세 이상에서 현저하다.
⑦ 스트레스와 운동부족 등도 발병원인이 된다.

(3) 증상과 합병증

당뇨병의 가장 흔하고 잘 알려진 대표적인 증상은 갈증과 다뇨증이다. 많은 사람들이 당뇨병은 소변이 많이 나오고 물을 많이 찾는 병으로 알고 있지만 그러한 경우 "더워서 물이 많이 먹히니까 소변을 자주 본다"라는 정도로 간과하는 경우가 종종 있다. 그러나 다뇨증과 갈증이 있을 때는 이미 당뇨병이 어느 정도 진행되었다고 할 수 있다. 일반적으로 다뇨, 다음, 다식이 당뇨병의 3대 증상이라고 불리지만 아래와 같이 여러 증상이 나타날 수 있다.

① 대사장애로 인해 나타나는 증상 : 다갈(목마름), 다뇨, 다식, 체중감소, 피로, 권태감
② 합병증에 의한 증상 : 시력장애, 망막증, 말초신경염, 지각장애, 당뇨성족부궤양, 피부소양증, 종기, 동맥경화증, 협심증, 고혈압, 당뇨병성 신장염 등이다. 특히 눈, 신장, 신경합병증은 당뇨병 환자에게 빈발하는 3대 합병증이다. 당뇨병 중의 가장 무서운 상태는 무증세이다. 약 20% 이상이 아무런 증세가 없거나 설혹 증세가 있어도, 느낄 수 없을 만큼 가벼워 그냥 지나치게 되는데 초기에 이와 같은 현상이 두드러진다.

(4) 예방

① 체중 조절과 식습관 조정이 필요하며 과식이나 고탄수화물, 저섬유질 식이를 피한다.
② 규칙적인 적당한 운동으로 인슐린의 효과적인 이용을 돕는다.
③ 조기발견, 조기치료를 위해 1년에 1회는 당뇨검사와 혈당검사를 한다.
④ 감염증의 예방, 신체적 건강증진, 과로의 금지, 스트레스 해소 등이 필요하다.
⑤ 임신초기에 당뇨병 검사를 받는다.
⑥ 당뇨병치료 3대 요법은 식사요법과 운동요법, 약물요법이다.

5) 악성종양(Malignant tumor, Cancer ; 암)

악성종양은 인체 내에서 비정상 세포가 생체 기능에 불필요하게 증식하여 인접 조

직을 파괴하거나 내분비적, 화학적 장애를 일으키고, 다른 부위까지 암세포가 옮겨가서 증식하는(전이 : metastasis) 능력을 가진 질환군을 말하며 악성신생물(malignant neoplasm)이라고도 한다.

(1) 암발생과 사망률

암발생률이 계속 증가 추세에 있는 이유는 ① 문명이 발달하고 산업이 분업화됨에 따라 발암물질(carcinogen)의 종류도 다양해지고 그로 인해 폭로될 기회가 많아졌기 때문이며, ② 평균수명이 연장되어 암이 발생하는 노인인구가 증가하기 때문이며, ③ 진단기술의 발전으로 발견 환자의 수가 많아졌기 때문이라고 볼 수 있다. 우리나라 암의 발생현황은 국립의료원에서 전국의 병원으로부터 암환자 등록을 받은 결과에 의하면,

① 암 발생은 남성에서는 위암, 대장암, 폐암, 간암, 전립선암, 갑상선암 순이었고, 여성에서는 갑상선암, 유방암, 대장암, 위암, 폐암, 간암 순이었다(표 8-4).

② 암사망지수는 남성에서는 폐암, 간암, 위암, 대장암, 췌장암 순이었으며, 여성에서는 폐암, 위암, 대장암, 간암, 유방암 순이었다(표 8-5).

| 표 8-4 | 우리나라 주요암 발생자수 및 연령표준화발생률(2010년)

(단위 : 명, 명/10만명)

순위	전체		남자		여자	
	암종	발생자수(연령표준화발생률)	암종	발생자수(연령표준화발생률)	암종	발생자수(연령표준화발생률)
	전체	202,053(304.8)	전체	103,014(333.6)	전체	99,039(297.0)
1	갑상선암	36,021(61.9)	위암	20,179(64.2)	갑상선암	29,790(102.8)
2	위암	30,092(43.5)	대장암	15,612(49.8)	유방암	14,208(45.4)
3	대장암	25,782(36.9)	폐암	14,650(47.2)	대장암	10,170(26.4)
4	폐암	20,711(28.4)	간암	11,818(37.1)	위암	9,913(26.7)
5	간암	15,921(22.9)	전립선암	7,848(25.3)	폐암	6,061(14.8)
6	유방암	14.277(22.9)	갑상선암	6,231(21.6)	간암	4,103(10.4)

자료 : 보건복지부 · 중앙암등록본부, 국가암등록사업 연례 보고서, 2012년

| 표 8-5 | 우리나라 주요암 사망자수 및 사망률(2011년)

(단위 : 명, 명/10만명)

순위	전체		남자		여자	
	암종	사망자수(사망률)	암종	사망자수(사망률)	암종	사망자수(사망률)
	전체	71,579(142.8)	전체	44,860(178.9)	전체	26,719(106.7)
1	폐암	15,867(31.7)	폐암	11,503(45.9)	폐암	4,364(17.4)
2	간암	10,946(21.8)	간암	8,226(32.8)	위암	3,398(13.6)
3	위암	9,719(19.4)	위암	6,321(25.2)	대장암	3,344(13.4)
4	대장암	7,721(15.4)	대장암	4,377(17.5)	간암	2,720(10.9)
5	췌장암	4,379(8.7)	췌장암	2,394(9.5)	유방암	1,999(8.0)

대장암 : 직장, 결장, 항문포함

자료 : 통계청, 「2011년 사망원인통계(2012.9)」

(2) 우리나라 주요암 5년 상대생존율(2006~2010년)

우리나라 암생존율은 2010년 현재 64.5%이며, 갑상선암 5년 생존율은 99.8%이고, 유방암 91.0%, 대장암 72.6%, 위암 67.0%, 간암 26.7% 순이었다.

| 표 8-6 | 우리나라 주요암 5년 상대생존율(2006~2010년)

발생순위	전체		남자		여자	
	암종	5년생존율	암종	5년생존율	암종	5년생존율
	전체	64.1	전체	55.4	전체	73.3
1	갑상선암	99.8	위암	67.7	갑상선암	99.7
2	위암	67.0	대장암	74.5	유방암	91.0
3	대장암	72.6	폐암	17.5	대장암	69.9
4	폐암	19.7	간암	26.7	위암	65.7
5	간암	26.7	전립선암	90.2	폐암	25.4
6	유방암	91.0	갑상선암	99.8	간암	26.8

자료 : 보건복지부 · 중앙암등록본부, 국가암등록사업 연례 보고서, 2012년

(3) 정부의 암 대책

① 국립암센터 설립 및 운영

a. 국립암센터 법인 설립(2000.3.22.)
b. 국립암센터 개원(2001.6.20.)
c. 암 연구동 설치 완료(2005년)
d. 양성자 치료기를 이용한 진료 개시(2007년)
e. 2013년 현재 부속병원(15개 진료센터, 23진료과 2부 16실(과) 2팀), 국가암관리사업본부(3부 8과 1팀), 연구소(5부 22과 2실 1종양은행 1팀)

② 국가 암정보 및 등록·통계사업

a. 국가암정보센터 운영 지원

국립암센터에 국가암정보센터를 설치·운영하도록 지원하여 국가 암정보 DB 구축하고 암정보 상담서비스를 제공하여 국민들에게 암에 관한 정확한 정보를 제공

b. 국가 암등록·통계사업 지원

중앙암등록본부와 지역암등록본부를 지정하여 운영하도록 지원하여 국가 전체 암발생률과 생존율 등 암관련 통계 자료를 정기적으로 산출·제공하여 국가암관리사업의 근거를 마련

(4) 암발생 관련요인

① 유전적, 환경적 상호작용

특별히 암이 유전적 또는 환경적 요인 어느 하나에 의해서 야기된다고 생각하는 것은 잘못된 것이다. 거의 모든 암이 유전적 감수성과 환경적 요인에 대한 노출이 복합되어 초래된다(그림 8-2).

15%	자연적 원인
5%	확정적인 유전자 요인
X% 80~X%	유전, 환경 상호작용 요인 환경적 원인

| 그림 8-2 | 암의 원인에 대한 분포

② 숙주요인

a. 유전적 요인

어떤 사람은 암에 대한 유전적 감수성이 있으며 이 감수성은 환경적 발암물질의 영향으로 인해 숙주가 유전적 질병소인을 갖게 되는 결과일 수도 있다. 예를 들어 색소성 건피증을 가진 사람은 자외선 조사의 노출에 따라 DNA의 재생이 방해를 받는 결함을 가진다. 그래서 이런 사람들은 태양광선에 노출되면서 피부암이 발생하는 경향이 있다. 유방암은 가족적 소인을 가진 암으로서 잘 알려져 있다. 즉, 유방암의 약 13%가 가족적 소인을 가지고 있다. 연구결과에 의하면 유방암 환자의 가까운 친척들은 유방암 발생 위험률이 2~3배 더 높다.

b. 면역학적 요인

면역계는 암발생에 있어 중요한 역할을 한다. 예를 들어 1차 면역결핍장애를 가진 어린이는 일반 어린이보다 특히, 임파종(lymphoma), 백혈병과 같은 암에 걸릴 확률이 더 높다. 오랫동안 면역계에 억압을 받는 사람은 암발생에 있어서 더 많은 위험이 있다. 이런 사람들은 암의 잠복기가 더 짧다.

c. 호르몬적 요인

호르몬이 인간의 암을 유발시킨다는 증거는 합성 호르몬을 체외에서 투여했을 때 생긴다는 것이 1차적인 관심이었으나, 동물실험에서 비정상적인 내인성(endogenous) 호르몬 생성 또한 발암현상에 관련될 수 있음이 지적되었다. 즉, 동물 체내에서 스스로 비정상적 호르몬이 생성되어 암을 일으킬 수 있다는 것이다.

③ 환경적 요인

암발생의 80% 이상이 환경적 요인에 의한 것이며, 이것은 개인의 생활방식과 일반적인 환경 전체를 포함한다.

a. **인구학적, 지리학적 특징** : 인구학적 특성과 지형적 특성에 따라 암발생률에 차이가 있다.

㉠ 연령 : 암의 발생률은 나이가 많아짐에 따라 증가한다.
㉡ 성별 : 여성은 20~40세에서 암의 발생률이 높으며, 남성은 60~80세에서 암의 발생률이 높다.
㉢ 지역 : 도시 · 농촌, 북부 · 남부의 지역에 따라 종양에 대한 차이를 보인다.
㉣ 집단 : 사회계층에 따라 종양의 양상이 달라진다.

b. **식이요인** : 암의 발생에 있어 식이의 정확한 기능이 완전히 이해되지 않고 있으나 다음의 식이적 특성이 암과 관련이 있는 것으로 알려져 있다.

㉠ 과다한 칼로리
㉡ 영양소의 불균형
㉢ 음식에서 자연적으로 발생되는 발암물질
㉣ 제조, 가공식품과 음료수 속에 포함된 발암물질
㉤ 광물질 또는 비타민의 부족
㉥ 식습관 : 탄 음식, 염장식품, 뜨거운 음식, 자극성 음식을 좋아하는 식습관

c. **방사선** : 방사선은 DNA와 같은 세포요소에 침입하여 세포를 손상시킨다. 방사선 노출결과로 백혈병, 갑상선암, 유방암, 폐암 등이 초래될 수 있다.

d. **바이러스** : 바이러스는 단백질막 내에 유전적 DNA 또는 RNA와 결합된 미세한 유기체이다. 바이러스는 숙주세포 염색체의 DNA 또는 RNA와 결합하여 활동함으로써 세포 속에서 하나의 영구적인 유전자가 된다. 세포가 분열될 때, 바이러스 영향을 받는 유전자도 또한 분열되고 다음 세대에 전달된다. 간암과 B형 간염 바이러스와의 관련성은 아주 높은 것으로 조사되고 있다. 바이러스 감염뿐만 아니라 숙주의 유전자형, 환경적 발암물질에의 노출 정도, 생활방식과 같은 다른 요인들이 종양 성장에 관여하는 것으로 보인다.

예) *Epstein-Barr Virus* : 버키드 임파종(Burkitt's Lymphoma), 비인두암, 호치킨스병
B형간염 바이러스 : 간세포암

e. **흡연** : 흡연은 폐암의 원인일 뿐만 아니라 구강, 후두, 식도, 방광, 신장, 췌장암 등 여러 암종과 관련성이 높다. 담배 성분 중 타르, 니코틴, 일산화탄소 등 여러 가지 물질과 관련이 있으며, 흡연량이 많고 흡연기간이 길수록 암발생 위험률이 높다.

f. **직업성 발암물질** : 직업적으로 발암물질에 장기간 노출될 때 암발생률이 증가한다.
예) 라듐취급자, 광부, 염색공 등

g. **알코올** : 알코올은 구강, 후두, 식도, 간암의 위험요인이며 흡연의 영향과 결합될 때 상승효과를 보여 위험률은 증가한다. 그 외 환경오염 물질, 약물 등이 있다.

(5) 암의 조기발견

암은 국소 질환으로 시작하여 전신으로 퍼진다. 그러므로 암세포가 원발 부위에만 국한(in situ)되어 있거나 국소를 지나 주위 조직까지 침윤되었다 하더라도 1mm에서 2cm까지의 경우에는 주위 임파절이나 전신으로 전이되는 경우는 드물다. 전이가 없는 국소암이 조기 검출되어 즉각 치료하면 완치될 수 있으므로 조기 검출은 매우 중요하다. 다음은 암을 조기발견하기 위한 10가지 경고 증상이다.

① 별다른 통증은 없으나 뚜렷한 원인이 없이 안색이 나빠지고 빈혈 증세가 나타난다 (모든 암).
② 오랫동안 위장 상태가 나쁘고 식욕이 떨어진다(위암).
③ 대하에 피가 섞인다. 부정기 출혈이나 접촉 출혈이 있다(자궁암).
④ 유방에서 계속 멍울이 만져진다(유방암).
⑤ 음식을 삼킬 때 목에 걸리는 것 같이 느껴진다(식도암).
⑥ 대변에 피가 섞인다(대장암, 직장암).
⑦ 기침이 오래 계속되고 가래에 피가 섞인다(폐암).
⑧ 목소리가 쉬어 오랫동안 낫지 않는다(후두암).
⑨ 입 속이나 피부에 낫지 않는 궤양이 있다(설암, 피부암).
⑩ 배뇨가 불편하고 소변에 피가 섞인다(방광암, 신장암, 전립선염).

부위별 암종에 따른 위험요인과 조기 증상은 〈표 8-7〉와 같다.

(6) 주요 암의 종류

① 위암(Stomach cancer)

우리나라 사람에게 가장 많이 발생하는 암이다. 초기에는 별 증상 없이 막연히 상복부가 불편하게 느껴진다. 점점 진행되면서 소화불량, 식욕부진, 피로감이 나타나고 말기에는 통증, 체중감소, 빈혈 등이 나타난다. 조기에 발견해서 위절제 수술을 하면 예후는 좋은 편이다.

② 폐암(Lung cancer)

남성에게서 폐암이 많으나 여성 흡연자의 증가에 비례하여 여성의 폐암발생률도 증가 추세에 있다. 초기 증상으로는 섬모자극으로 인해 잦은 기침이 나타나고, 후기에는 호흡곤란, 통증, 쉰 목소리 등이 나타난다. 임파나 순환계를 통해 전이가 빠른 편이다. 전이되지 않은 폐암의 경우 폐절제 수술이 효과적이다.

| 표 8-7 | 부위별 암종의 위험요인과 조기증상

암의 형태	위험요인	조기증상
위 암	가까운 친척 중 위암병력이 있을 때 훈제식품, 염장식품, 탄 음식을 많이 먹었을 때	소화불량, 식욕부진 복부 불편감
간 암	B형 간염이나 간경화증을 앓은 병력, 비소 등 중금속에 노출되었을 때	피로, 황달, 체중감소 우상복부둔통
대장암과 직장암	직장폴립 혹은 궤양성 대장염 병력이나 가족력이 있을 때	대변에 피가 섞임(잠혈) 배변습관 변화(변비, 설사)
폐 암	과도흡연, 흡연을 15세 이전에 시작한 사람, 석면관련 업무에 종사하는 흡연자	지속적인 기침(헛기침, 마른 기침), 혈담이 나올 때
자궁경부암	10대 초반에 성관계를 자주 가지거나 성상대가 많은 사람, 사회 경제적 지위가 낮은 경우, 임신 전후 간호를 잘못했을 경우	비정상 질 출혈 과다한 질 분비물
유방암	유방암 병력 혹은 가족력이 있는 사람, 35세 이상 특히 50세 이상, 불임 여성, 초산이 30세 이상 되는 여성, 고콜레스테롤혈증	덩어리가 만져짐 유두에서 분비물이 나옴
피부암	햇빛에 과다 노출, 코울타르나 역청 크레오소트를 다루는 직업인	피부병변의 변화, 잘 낫지 않는 상처
구강암	지나친 흡연과 음주하는 사람, 구강위생 상태가 나쁠 때	구강궤양
난소암	난소암 가족력이 있을 때, 50세 이상, 출산 경험이 없을 때	월경 변화 복부 이상감
전립선암	60세 이상	소변보는 데 어려움

③ 간암(Liver cancer)

간암에는 원발성 간암과 다른 기관(위장기계, 폐, 유방 등)에서 전이된 속발성 암이 있는데, 95%가 속발성 암이다. 속발성 간암의 경우 임상증상이 나타나기 전에 이미 전이(암세포가 다른 조직으로 옮겨 간 상태)가 되었기 때문에 치료가 어렵다. 초기에는 특이한 증상 없이 상복부 불편감이 있다가, 후기에는 우상복부에 덩어리가 만져지고, 복수, 황달, 체중감소, 통증이 나타난다.

④ 대장 및 직장암(Cancer of colon or rectum)

증상은 직장 출혈과 대변에 피가 섞이는 것, 배변습관의 변화 등이다. 50세 이상의 사람들에게서 배변습관의 변화가 10일 이상 지속되면 검사를 요한다. 치료는 수술과 방사선치료를 겸하거나 항암요법을 시행한다. 장절제 후 결장개구술(인공항문)을 만드는 경우도 있다.

⑤ 자궁경부암(Cervical cancer)

우리나라 여성 암 중 가장 많이 발생하는 암이다. 조기검진법(pop test)으로 조기진단하면 치료율은 높은 편이다. 초기 증상으로 질분비물이 많아지고 암이 진행되면 질출혈과 통증이 있다.

⑥ 유방암(Breast cancer)

서구에서는 유방암이 여성 암 중에서 1위이다. 최근 식생활의 변화와 모유수유 감소로 인해 우리나라에서도 유방암의 발생빈도가 증가하고 있다. 유방암은 자가검진으로 조기발견 및 조기치료가 가능하다. 그러므로 매월 한 번씩 생리가 끝나고 3~5일 사이에 정규적으로 유방을 자가검진 해보는 것이 대단히 중요하다.

유방암 자가검진

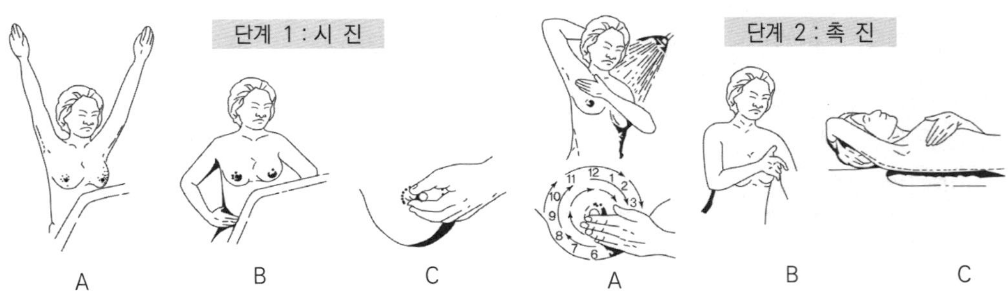

① 시진 방법
- ㉠ A, B : 거울 앞에서 팔을 머리 위로 올리거나 허리에 걸치고 유방을 살펴본다.
- ㉡ 관찰사항 : 1. 유방크기 및 모양, 2. 유두의 함몰여부, 3. 유두가 헐거나 습진의 여부, 4. 팔을 움직일 때 함몰되는 부분의 여부
- ㉢ C : 유두를 눌러 분비물을 짜본다. 혈액성 분비물이나 다른 변화가 있으면 진단을 받는다.

② 촉진 방법
- ㉠ A : 가운데 세 손가락을 이용하여 시계방향으로 유방의 전부위를 원을 그리면서 누른다.
- ㉡ B : 겨드랑이 깊숙이까지 촉진하여 임파절을 확인한다.

③ 악성 종양의 구별
- ㉠ 돌같이 단단한 덩어리와 주위 유방조직과의 경계가 불분명하다.
- ㉢ 대개 하나의 덩어리로 시작한다.
- ㉣ 일반적으로 상당히 진행될 때까지 통증을 수반하지 않는다.

⑦ 고환암(Testicle cancer)

고환암은 젊은 남자에게서 발생할 수 있는 암중의 하나로 어릴 때 잠복 고환이 있었던 남성에게서 발생하기 쉽다. 고환암의 초기 증상은 완두콩만한 덩어리가 만져지는 것으로 초기에는 통증이 없다. 자가검진으로 조기발견할 수 있고 조기치료시 완치율이 높다.

a. 목욕 후 음낭 피부가 늘어진 상태에서 실시한다.
b. 거울 앞에 서서 음낭 피부에 볼록하게 튀어나온 부분이 있는지 살펴본다.
c. 손가락으로 고환 위를 잡는다. 세 손가락으로 고환을 부드럽게 잡고 원을 그리 듯이 돌리면서 촉진한다.
d. 작은 덩어리(주로 완두콩 크기로 고환의 앞면과 측면에서 촉진된다)가 있는지 확인한다.

(7) 암의 예방

예방을 위해서는 그 원인을 명확히 알고 있어야 하나, 아직 대부분의 암의 원인이 명확히 알려져 있지 않기 때문에 암을 완전하게 예방할 수는 없다. 그러나 암의 위험인자를 피하고 정기적인 검진을 통해 암을 조기발견하여 치료하면 암을 어느 정도 치료 할 수 있다.

미국 암협회에서 발표한 암 예방지침을 살펴보면 다음과 같다.

① 채식을 늘리고 육류섭취를 줄인다. 대부분의 영양분을 식물성에서 섭취하라. 식생활을 채식으로 바꾸면 위암과 결장암과 같은 소화기계통의 암과 호흡기계통의 암과 호흡기계통의 암을 예방하는데 도움이 된다.
② 매일 최소한 30분 이상 적절한 운동을 하거나 활동을 하라. 이 같은 운동은 결장암과 직장암, 전립선암, 자궁암, 유방암, 신장암 등의 위험을 막아준다.
③ 담배를 끊고 음주를 줄이라. 담배를 피우면서 술을 마시면 구강암, 식도암, 인후암의 위험도가 높아진다.

일본 국립암센터에서 발표한 12가지 암 예방책을 살펴보면 다음과 같다.

① 균형 잡힌 영양을 섭취할 것
② 매일매일 변화 있는 식생활을 할 것
③ 과식을 피하고 지방을 적게 섭취할 것
④ 술을 적절히 마실 것
⑤ 담배는 피우지 말 것
⑥ 비타민과 섬유질이 많이 함유된 음식을 섭취할 것
⑦ 짠 음식은 적게 먹고 너무 뜨거운 것은 식혀서 먹을 것

⑧ 탄 음식을 피할 것
⑨ 곰팡이가 핀 음식을 주의할 것
⑩ 햇볕을 너무 많이 쬐지 말 것
⑪ 적절하게 운동을 할 것
⑫ 몸을 청결하게 유지할 것

대한암협회에서 발표한 암 예방 14개 수칙은 다음과 같다.

① 편식하지 말고 영양분을 골고루 균형 있게 섭취한다.
② 황록색 야채를 주로 한 과일 및 곡물 등 섬유질을 많이 섭취한다.
③ 우유와 된장국의 섭취를 권장한다.
④ 비타민 A, C, E를 적당량 섭취한다.
⑤ 이상체중을 유지하기 위하여 과식하지 말고 지방분을 적게 먹는다.
⑥ 너무 짜고 매운 음식과 너무 뜨거운 음식은 피한다.
⑦ 불에 직접 태우거나 훈제한 생선이나 고기는 피한다.
⑧ 곰팡이가 생기거나 부패한 음식은 피한다.
⑨ 술은 과음하거나 자주 마시지 않는다.
⑩ 담배는 금한다.
⑪ 태양광선, 특히 자외선에 과다하게 노출하지 않는다.
⑫ 땀이 날 정도의 상당한 운동을 하되 과로는 피한다.
⑬ 스트레스를 피하고 기쁜 마음으로 생활한다.
⑭ 목욕이나 샤워를 자주하여 몸을 청결하게 한다.

6) 뇌졸중(Cerebro vascular accident ; CVA)

뇌졸중은 뇌혈관의 순환장애가 일어나 갑자기 의식장애와 신체의 마비를 일으키는 급격한 뇌혈관병을 말한다. 우리나라에서는 이러한 증상을 중풍이라고 불러왔으나, 뇌졸중에만 해당하는 말은 아니고, 뇌혈관 질환, 사고 또는 뇌의 다른 병변까지를 포함하는 뇌혈관장애의 총칭을 말한다.

(1) 원인 및 증상

뇌졸중은 흔히 고혈압 등으로 혈관이 터져서 피가 뇌 속으로 모여 뇌조직을 압박하는 뇌출혈과 혈전이나 전색 등으로 뇌혈관이 막혀서 피가 통하지 못해 그 부위의 뇌기능을 상실하게 되는 뇌경색으로 나누어진다.

언어기능을 관장하는 뇌조직이 폐색되면 언어능력이 상실되고 운동 조정부위가 폐색되면 신체마비가 온다. 기억력 감소, 행동장애도 나타날 수 있으며, 호흡이나 체온을 조절하는 뇌조직에 이상이 오면 생명을 위협하는 상황이 된다.

(2) 치료

① 일반치료

뇌졸중 발병 직후 생명구조를 위한 구급처치

② 재활치료

불구나 무능력상태를 최소한으로 하고 후유증의 조치나 기능을 회복하기 위한 처치

③ 예방치료

뇌졸중의 재발을 막거나 억제하기 위한 처치

(3) 예방 및 관리

뇌졸중을 예방하는 직접적인 방법은 아직 없으며, 간접적인 방법으로는 고혈압을 치료하여 뇌출혈 발생을 억제하고, 동맥경화증의 가장 중요한 원인이 되는 고지혈증 등을 적절히 치료, 관리하여 뇌혈전 발생을 방지하는 것이다.

3편

보건관리

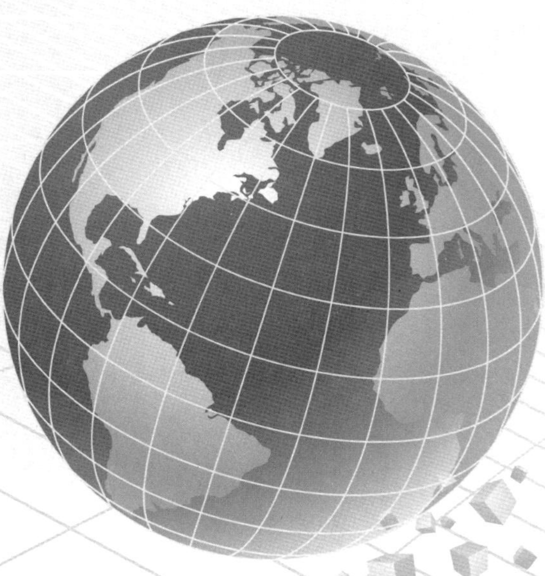

제9장 보건행정

Health Administration

1. 보건행정의 개념

1) 보건행정의 의미

공중보건의 목적을 달성하기 위하여 지역사회의 전체주민을 대상으로, 질병을 예방하고 육체적, 정신적 건강을 도모하여 전 국민의 생명을 연장하고자 공공기관의 책임하에 수행하는 조직화된 행정활동을 보건행정이라 한다. 공공단체에서는 시·도 등의 지방자치단체 외에도 공공의 목적을 달성하기 위하여 국가로부터 그 존립의 기초를 부여받은 공법상의 법인도 포함된다. 보건 분야의 공법상의 법인으로는 의료보험조합, 지방공사의료원 등을 들 수 있는데 이들 공공단체는 넓은 의미에서 국가행정조직의 일부를 구성한다고 볼 수 있다.

보건행정의 주체가 이와 같이 공공의 목적 달성과 관련이 있는 국가 내지 공공단체라는 점은 국내 대부분의 보건행정 관련 저서나 연구보고서에서 인정되고 있는 사실이며, 행정이라는 용어가 일반적으로 국가 또는 그로부터 공권력을 인정받는 단체에 의해 수행되는 행위를 의미한다는 사실과도 일치된다.

그럼에도 불구하고 이와 같은 사실을 명확히 하고자 하는 이유는 국내의 보건 분야에서 행정이라는 용어가 경영이라는 용어와 명확한 구분 없이 사용되어 개념상의 혼란이 초래되는 사례가 있기 때문이다.

다음의 보건행정의 기능과 본질적 속성에 대해서는 국내의 학자들이 대체로 공중보건과 사업화라는 관점에서 이를 파악하고자 하는 입장을 취하고 있다. 즉, 보건행정 현상을 "공중보건의 학리와 기술을 행정조직을 통하여 일반대중의 생활 속으로 도입하는 사회적 과정"으로 이해하거나, "지역사회 주민과 국민의 보건향상을 위하여 필요한 인적, 물적제도적 모든 조건을 조정하고, 사업을 효율적으로 집행하는 사회 과정, 즉 사업화 과정"이라고 주장하고 있다.

2) 보건행정의 이념적 근거

보건행정의 궁극적인 목표는, 모든 국민의 건강수준을 균등하게 향상시키는 것이라 할 수 있다. 국민소득의 증가, 의료보장제도의 도입, 그리고 이에 따른 보건의식의 확대로 오늘날 국민들의 건강에 대한 욕구는 어느 때 보다도 더욱 고조되어 가고 있으며, 사회 경제적인 조건에 관계없이 누구나 건강한 삶을 누려야 한다는 인식이 확산되어가고 있다.

건강권은 의, 식, 주 다음으로 제4의 생존권적 기본권으로 인식되고 있으며, 국가는 이 기본권의 보장을 위하여 보건의료서비스의 공급자에 대해서는 물론이고 소비자에 대해서도 각종 간섭을 가하고 있다. 보건의료 시장에 대한 국가의 간섭은 서비스의 직접공급, 규제 및 지원의 형태로 나타나고 있는데 국가에 의한 이러한 행정행위는 보건의료서비스가 갖는 사회 경제적 특성과 생존권적 기본권으로서의 건강권 개념에 근거를 두고 있다고 볼 수 있다.

(1) 보건의료의 사회, 경제적 특성

① 질병발생에 대한 예측이 불가능하다. 다른 산업의 재화나 서비스는 소비자의 수요를 예측하여 단기간에 수급을 조정할 수 있으나, 질병발생은 언제 질병에 이환될 것인지 의료수요를 예측하기가 곤란하기 때문에 국가나 지역사회는 최소한의 유휴병상을 확보하여 질병발생에 항상 대비해야 한다.

② 인간의 생명을 다루고 있기 때문에 긴급성이 요구된다.

③ 의료소비자는 보건의료서비스에 대하여 잘 모른다. 일반 재화나 서비스를 구매하고자 할 때 시장조사를 통하여 가격이 가장 저렴하고 질이 좋은 재화를 구입할 수 있는데 반하여, 보건의료서비스는 치료를 받고서도 치료가 잘 되었는지 잘못 되었는지를 알 수가 없다. 전문적인 지식과 홍보 등이 없을 뿐 아니라 정보를 얻으려고 해도 얻기 힘들고 지식을 얻었다 해도 이해하기 어렵다.

④ 보건의료서비스는 다른 산업에 비하여 외부 효과가 크다. 특히, 외부 효과는 재화나 서비스를 구매하지 못할 때 타인에게까지 영향을 미친다. 그 예로서 감염병 환자의 경우 보건의료서비스를 구매하지 못하는 의료소비자(예방접종을 하지 않은 환자)는 타인은 물론 사회 전체에 막대한 영향을 끼칠 수 있는 부정적인 외부 효과가 타 산업에 비하여 훨씬 크다.

모든 국민이 예방접종이라는 의료서비스를 제공받았을 때, 긍정적인 외부 효과가 크게 나타나지만, 환경오염으로 인한 주민의 피해는 부정적인 외부 효과로 크게 작용한다고 할 수 있다. 따라서 보건의료사업에서의 외부 효과성 문제는 개인적인 한계 편익보다 사회적 한계 편익이 더 크기 때문에 민간 부문에 맡길 경우 균등한 의료서비스를 제공할 수 없으므로 오직 국가 주도의 보건의료사업을 통해서만 실현될 수 있다.

⑤ 보건의료 인력은 일정한 교육기간과 면허증 소지자만이 의료공급 시장에 진출할 수 있다. 보건의료 시장은 공급자의 장기간 교육기간과 면허제도를 요구함으로써 인력 공급이 부족하다 하더라도 일정한 기간과 면허를 받지 않으면 보건의료서비스 제공에 참여할 수 없기 때문에 보건의료서비스의 수요와 공급의 불균형을 초래할 수밖에 없으며, 환자의 의료이용에 대한 수요 시장의 경우는 전문직종의 면허를 갖춘 의료진의 판단에 완전히 의존하기 때문에 의료의 독점 시장이 발생된다.

⑥ 보건의료서비스는 한 사람 또는 지역사회 주민에게 포괄적인 보건의료서비스를 제공하고자 할 때 다양한 전문직종의 보건의료진으로 팀을 구성한 노동집약적인 보건의료서비스로 제공할 수밖에 없는 성질을 가지고 있다.

한편, 의료소비자가 의료기관을 이용할 때 생계비 중에서 질병에 따라 예측할 수 없는 의료비 부담을 감당함으로써 소득이 감소될 수밖에 없다. 또한 예측할 수 없는 의료수요가 발생했을 때, 부족한 보건의료 인력과 시설을 대체할 수 있는 보건의료서비스의 자원은 제한적일 수밖에 없기 때문에, 확실한 건강권 확보는 자유방임적 보건의료사업보다 국가주도의 보건의료사업이 전개될 때 보장된다.

이와 같이 보건의료서비스가 지니고 있는 사회, 경제적 특성 때문에 그 수요 공급은 자유경쟁 시장의 원리에 맡기기 어렵다. 만약에 이들 고유한 특성을 무시하고 자유경쟁시장에 맡겨 놓는다고 할 때 차별적인 보건의료서비스 문제로 지역 또는 계층 간의 위화감은 심화될 수밖에 없으므로 모든 국민이 균등한 건강권을 향유할 수 있도록 국가의 적극적인 제도적 장치를 통하여 국민의 건강권을 보장해야 할 것이다.

(2) 생존권적 기본권으로서의 건강권

오늘날, 질병발생 양상이 급성 감염병에서 만성 감염병으로 전환되면서 후천성면역결핍증(AIDS), 간염과 같은 새로운 질병이 유행되고 있으며, 환경오염, 영양섭취 등의 요인에 의하여 성인병과 같은 인조병(Man made disease)이 증가하고 있다.

또한 질병의 원인이 두 가지 이상으로 다원화되었고 국민의 평균수명의 연장으로 치명률은 감소되고 이환율은 증가되어 의료수요가 증가되고 있으며, 보건의료서비스는 예방, 치료, 재활 등을 포함한 종합적이고 포괄적인 보건의료서비스를 요구하고 있는 추세이다.

생존권적 기본권으로서의 건강권 확보를 위해서는 보건의료서비스를 사회 전체의 구조적인 건강권 문제로 접근해야 하는데, 지역 간 보건의료자원의 균형적인 배분으로 보건의료서비스의 이용에 대한 접근성 제고와 환경오염, 산업재해, 농약중독 등에 대한 국가사회의 책임성 제고, 필수적인 보건의료서비스의 양과 질에 대한 계층 간의 형평성 제고가 이루어져야 한다.

(3) 보건행정의 특성

세계보건기구의 건강의 정의에서 볼 수 있는 바와 같이 건강은 신체적, 정신적, 사회적으로 완전한 상태를 말하므로, 건강을 증진하는 보건행정은 당연히 공공이익을 위한 공공성과 사회성을 갖는다. 보건행정은 공공복지와 집단적인 건강을 추구하기 때문에 이익추구에 몰두하는 사행정과 그 목적이 다르고 보건행정 행위가 사회구성원의 건강향상을 위해 이루어지므로 사회성의 성격을 띠고 있다.

보건행정이 봉사성의 특성을 갖는 이유는 그것이 본질적으로 서비스행정이기 때문이다. 국가가 사회정의에 입각하여 국민의 행복과 복지를 위해 직접 개입하여 간섭하고 봉사할 때 보건행정은 넓은 의미에서 국민에게 적극적으로 서비스하는 봉사행정의 성격을 띠게 된다.

교육성과 조장성은 보건행정이 국민의 보건향상이나 중요한 보건상의 문제를 주로 국민과 보건의료 관계요원에 대한 끊임없는 교육 과정을 통하여 해결하는 기본적 성격을 지칭하는 것이다. 국가가 가능한 한 인권을 보호하고 국민의 자유를 옹호하며, 국민의 자발적인 참여를 유도하는 방향으로 정책·사업을 수립·시행할 때 보건행정은 조장행정인 동시에 교육행정의 성격을 갖게 된다.

우두접종과 같은 예방조건의 기술은 비교적 값이 저렴하고 시설과 조작이 용이하면서도 정확한 면역효과를 얻을 수 있기 때문에 보건사업에서 많이 이용되고 있다. 보건행정은 이와 같이 자연과학적 지식과 기술의 토대 위에서 수행되는 행정이며, 따라서 과학행정인 동시에 기술행정이라 할 수 있다.

보건행정의 주된 특성을 이와 같이 공공성, 봉사성, 교육성, 과학성으로 규정하게 되면, 우리는 보건의료서비스가 공공재의 성격을 지니고 있음을 쉽게 이해할 수 있다. 따라서 공공재로서의 보건의료서비스는 지역과 계층을 초월하여 모든 국민에게 균등하게 공급될 수 있어야 하며, 이를 통하여 국민의 건강권이 형평성 있게 추구되어야 할 것이다.

(4) 보건행정의 범위

W.H.O, 미국보건협회, Emerson 교수가 규정하고 있는 보건행정범위는 다음과 같다.

| 표 9-1 | 보건행정의 범위

W.H.O.	미국보건협회(A.P.H.A)	Emerson 교수
① 보건통계의 수집과 분석 ② 보건교육 ③ 환경위생 ④ 감염병관리 ⑤ 모자보건 ⑥ 의료제공 ⑦ 보건간호	① 보건통계의 수집과 분석 ② 보건교육 ③ 환경위생 ④ 개인보건사업 ⑤ 보건시설의 운영 ⑥ 여러 사업과 자원간의 조정 ⑦ 감독과 통제	① 보건통계 ② 보건교육 ③ 환경위생 ④ 감염병관리 ⑤ 모자보건 ⑥ 보건검사사업

2. 우리나라 보건행정의 변천사

1) 삼국시대(935년 이전)

고구려시대는 왕실치료를 담당하는 시의(侍醫)가 있었다.

백제에는 내궁중에 약부(藥部)라는 관서와 의박사(醫博士), 채약사(採藥師), 주금사(呪禁師) 등의 관직이 있었다.

신라시대의 의사제도는 약전(藥典)이 의료행정기관이었고, 내공봉의사(內供奉醫師)는 시의(侍醫)였으며, 공봉의사(의관)는 약전에서 근무하였고, 그 외에 국의(國醫), 승의(僧醫) 등의 제도가 있었다. 특히, 불교가 융성함에 따라 승의(僧醫)의 활동이 컸었다.

2) 고려시대(936~1392년)

신라문화가 계승 존속되었으며, 고려 초기 성종(成宗) 때는 중앙과 서경에 의학원을 두고 지방에 의박사를 배치하여 의육(醫育)을 시도하였으며 의업관계의 과거제도까지 실시하기 시작하였다. 또한 중앙행정의 의약관청인 대의감(大醫監)과 궁내 어약을 담당하는 상약국(尚藥局)이 있었고 상식국(尚食局)에는 식의(食醫)가 배치되어 있었다. 고려 후기에는 서민의 구료사업을 담당하기 위해 제위보(濟危寶)가 있었으며, 빈민이나 어려운 사람을 위해 동서대비원(東西大悲院)이 있었던 것이 특기할 만하다.

3) 조선시대(1392~1910년)

전의감에서 일반의료행정과 의과고시를 담당하였고, 내의원에서 왕실의료를, 혜민서에서 서민의 구료사업을, 활인서에서 전염병환자의 시료 및 구호사업을 하도록 하였다. 특히 태종(太宗) 때는 대민업무를 담당하는 제생원(濟生院)을 설치하고 의녀(醫女)제도를 두어 근무토록 하였다.

고종 31년(1894년)에 갑오개혁과 더불어 서양의학적 지식이 H.N. Allen 박사에 의해 도입되었으며 1895년 내부(內部)에 위생국이 설치되어 전염병예방 사무와 의약업무를 다루도록 했으며 같은 해 종두규칙이 공포되었고, 광무 3년(1899년)에는 지방종두세칙이 공포됨으로써 공중보건적인 활동이 시작되었다.

또한 우리나라에서는 최초로 1899년에 서양의학적 지식을 교육하는 기관인 경성의학교가 설립되었으며, 초대 교장에는 한국의 Jenner로 불리는 지석영(1855~1935) 선생이 취임하였다.

4) 일제강점기(1910~1945년)

1910년 8월 29일 한일합병이 되면서 조선총독부는 중앙에 경무총감부를 설치하여 그 산하 경찰국에 경무과, 보안과, 도서과 및 위생과의 4과를 두고 각도 경찰부에도 위생과를 두어 ① 공중위생업무, ② 의사, 치과의사, 약제사 등의 면허 업무와 ③ 약품과 매약, ④ 병원, ⑤ 이발, 안마, 침구술영업, ⑥ 동물의 질병에 관한 사항 등 관리업무를 하였다.

1911년 8월에는 내부위생국을 폐지하고 모든 보건업무는 경찰국 위생과로 일원화 시킴으로써 그 당시 보건행정은 경찰행정이 담당했었다고 볼 수 있다. 특히 이 시기에 천연두, 장티푸스, 이질, 디프테리아 등 전염병에 대한 전염병 관련 법규가 제정되어 급성질환에 대한 관리가 이루어졌으며, 현대적 의료기관으로서는 서울에 총독부 의원이 있었고 지방에는 23개의 자혜의원이 설치되었다.

5) 8 · 15 광복 이후 미군정시대(1945~1948년)

1945년 8월 15일 광복이 되면서 공중보건사상이 급격히 도입되었으며 같은 해 9월 24일 미군정령 제1호로 위생국 설치에 관한 건을 공포하여 위생국을 설치하였다. 동년 10월 27일에는 미군정령 제18호에 의하여 위생국을 보건후생국으로 개편하였고 1946년 3월 29일에는 미군정령 제64호에 의하여 중앙에 11부 7처를 두었으며 이 법령에 의해 보건후생국을 보건후생부로 개칭하였는데 보건후생부에는 총무국, 법제재무국, 의무국, 간호사업국, 예방의학국, 위생국, 약무국, 치무국, 연구국, 후생국, 조사분석국, 통계국, 수의국 및 부녀국의 15개국 47개과를 설치하였다.

1947년 6월에 남한에 과도정부가 수립되면서 보건후생부의 15개국은 의무국, 약무국, 예방의학국(위생과, 보건과, 예방과, 행정과), 후생국, 조사분석국, 부녀국 및 원호국의 7개국으로 축소되었다.

6) 대한민국 정부 수립 이후(1948년~)

1948년 8월 15일 대한민국 정부가 수립되면서 보건후생부가 사회부로 개칭되었고 보건국, 노동국, 후생국, 부녀국, 주택국 등 5개국을 두었으며 보건국에는 의무과, 보건과, 약무과, 방역과, 한방과 및 간호사업과 등 6개 행정과를 두었다.

1949년 7월 29일에는 사회부의 보건국을 보건부로 독립시켜 3국(의정국, 방역국, 약정국) 11과로 발족되었고, 1955년 2월 17일에는 보건부와 사회부가 통합되어 보건사회부에는 6개국 22개과를 두었다. 1963년 8월 31일 노동국이 노동청으로 승격하였고 다시 1981년 4월 8일에 노동부로 개편되었다. 1980년에는 환경관리실을 폐지하고 환경청이 분리 신설되었으며 1989년 환경처로 승격되었다가 1995년에 환경부로 승격되었다. 한편 보건사회부는 1995년 정부조직법의 개정으로 보건복지부로 개칭되었다.

3. 보건행정조직

1) 조직의 요소와 편성원리

보건행정조직은 중앙조직이든 지방조직이든 또는 국가조직이든 공공단체조직이든 간에 공통된 조직의 요소를 갖추고 있으며, 반드시 고정적인 것은 아니지만 대체로 일정 범주에 속하는 원리에 따라 편성된다. 조직의 요소로는 목표, 과업(기술), 구성원, 구조, 환경의 다섯 가지 요소가 가장 기본적인 것으로 제시되고 있다.

목표는 각종 보건행정조직의 존립의 근거가 되는 설치목적을 구체화하여 표시한 것이고, 과업은 이들 목표를 달성하기 위하여 수행해야 될 활동들이며, 이러한 활동을 수행하기 위하여 조직의 구성원이 필요하게 된다. 보건행정조직에서의 과업은 행정업무이고, 조직구성원은 행정인이 된다.

조직의 구조는 조직이 그 목표를 효과적, 효율적으로 달성하기 위하여 과업의 분업체제를 편성한 것을 말한다. 또한 분업체제는 과업을 직무로 나누고, 그 책임성과 복잡성에 따라 구성원을 배치하며, 업무수행에 필요한 정보와 자원의 흐름을 유기적으로 편성한 것을 말한다.

이와 같이 편성된 조직은 환경 속에 존재하며, 환경적 제요소들은 조직의 과업수행에 영향을 미칠 뿐만 아니라 상황에 따라 위협요인 또는 기회요인으로 작용하게 된다. 경우에 따라서는 조직들이 환경요인들에 영향을 미쳐 자기들에게 유리한 방향으로 변화시키기도 한다.

조직이 목표와 목적을 효과적, 효율적으로 달성하려면 조직의 과업과 구성원을 과학적, 유기적이 되도록 구조화함은 물론 끊임없이 변화하는 환경 요인에 적절히 대응할 수 있도록 신축성 있게 변화시켜야 한다. 이와 관련된 조직편성의 원리로 제시된 것들을 열거하면 다음과 같다.

(1) 전문화·분업의 원리

전문화와 분업은 업무를 성질별로 나누어 조직구성원에게 가급적 동일한 업무를 분담시키는 원리를 말한다. 조직의 업무는 횡적·종적으로 분업화 될 수 있는데, 가령 횡적 분업화는 보건복지부의 보건정책국, 보건증진국, 연금보험국 등으로 수평분화되는 것이고, 종적 분업화는 행정자치부, 각 도청의 보건사회국, 시·군보건소, 보건진료소 등과 같이 수직적으로 분화되는 것을 말한다.

일반적으로 전문화의 원리를 적용할 경우에는 업무의 성격, 업무의 중복성 여부, 업무량의 적정성 등이 고려대상이 된다.

(2) 조정·통합의 원리

조정과 통합은 조직이 공동의 목표를 달성하기 위하여 하위체제 간에 노력을 통일시키는 기능을 말한다. 조정과 통합을 구분한다면, 조정은 수단적 의미를, 통합은 결과적 의미를 갖는 것으로 생각할 수 있다. 조정·통합은 전문화·분업의 결과로 필요하게 되는 것이다.

조직이 조정·통합을 기하게 할 수 있는 기전 내지 방법으로는 계층제, 위원회, 표준화, 계획제도, 매트릭스조직, 담당조직 설치 또는 담당자의 임명 등 여러 가지가 제시되고 있으며, 보건행정조직에서도 이러한 방법이 도입되어 활용되고 있다.

(3) 계층제의 원리

계층제란, 권한과 책임의 정도에 따라 직무를 등급화 함으로써 상하계층 간에 직무상의 지휘·감독 관계를 형성하는 것을 말한다. 분업이 직무의 성질에 따라 업무를 분담하는 것인데 비하여 계층화는 권한과 책임에 따라 직무를 등급화 하는 점이 다르다.

또한 계층제는 신분상의 등급화가 아니고 직무상의 등급화라는 점이 특색이며, 다음에 설명할 통솔의 범위와 밀접한 관련을 갖는 것으로서 이에 반비례하는 관계를 갖게 된다. 계층제는 기본적으로 조직의 목표와 과업을 보다 능률적으로 달성하고 수행하게 하기 위한 조직편성의 원리라 할 수 있다.

(4) 통솔범위의 원리

통솔의 범위란, 한 사람의 상급자가 몇 사람의 하급자를 직접 감독하게 하는 것이 적절한가를 의미하는 것으로서 계층제의 원리로부터 파생된 개념이다.

일반적으로 상급관리자가 하급관리자를 통솔할 수 있는 범위는 6명이고, 상위직에서는 4~8명, 하위직에서는 8~15명이 적당하다는 견해가 지배적이지만, 통솔범위의 적정 인원수는 조직의 사정에 따라 신축성 있게 고려되어야 하므로 직무의 성질이나 시간적·공간적·인적 요인들을 충분히 고려해야 할 것이다.

(5) 명령통일의 원리

조직의 공동목표와 질서유지를 위하여 한 사람의 하위자는 오직 한 사람의 상급관리자로부터 지시나 명령을 받고 보고해야 한다는 원리이다. 그러나 너무 지나치게 명령통일의 원리를 강조하게 되면 전문가의 영향력이 감소되고 업무지연을 초래하는 단점이 있는데 비하여, 명령통일의 원리를 적용함으로써 얻을 수 있는 이점은 책임의 소재와 함께 명령과 보고의 대상이 명백하다는 점이다. 따라서 명령통일의 원리는 가급적 이 원리를 적용해서 조직을 편성하면 좋다는 규범적인 성격을 띠고 있는 것에 불과하다고 볼 수 있다. 이러한 예로서 병원조직의 매트릭스조직을 들 수 있는데 이 조직에서는 병동이나 외래에서는 지휘계통이 다른 여러 부서 내지 직종이 혼재하고 있으므로 명령의 통일을 기하기 위하여 팀장을 임명하고 오직 팀장을 통해서만 통일된 명령이 나가도록 편성하고 있다.

(6) 스탭조직의 원리

스탭조직의 원리는 상위관리자의 관리능력을 보완하고 전문적인 감독을 촉진하기 위하여 조직을 따로 구성함으로써 라인조직과 구별함으로써 대규모의 계층별 조직에서 명령계통에 혼란이 일어나지 않게 하는 것이다. 스탭조직은 자료수집과 연구 및 계획 등의 업무를 수행함으로써 상급자를 돕는 조직이라 할 수 있으며, 업무 추진 과정에서

라인조직의 권한과 책임을 침해하지 않아야 한다. 스탭조직은 라인조직으로부터 분리되어 최고행정권자의 직속으로 설치되어 특별히 위임된 권한을 가지는 수가 있으나, 이때는 명백히 이에 관련된 모든 사람에게 권한이 이양되었음을 주지시키고 분명히 시간적으로나 그 범위가 제한되어 있음을 명시해야 한다.

(7) 책임과 권한의 원리

조직구성원들이 직무를 분담함에 있어 각 직무 사이의 상호 관계를 명확히 해야 한다는 원리로서, 직무의 분담에 관한 책임과 직무를 수행하는 데 필요한 일정한 권한이 다함께 부여되어야 한다는 것을 의미한다. 권한은 책임과 분리될 수 없으며 이들 간에는 동등한 관계가 설립된다. 여기에서 권한은 결정권, 명령권, 행정권을 의미하며, 책임은 업무수행 방법 및 집행결과에 대한 책임을 말한다. 조직편성에 있어서 책임의 부여는 권한의 위임과 동시에 이루어져야 한다.

이상의 원리는 모두 행정관리기술적인 원리들이며, 이러한 원리 외에도 지방자치 등의 정치적인 요인과 행정인 자신들의 의지, 주관, 이해관계 등이 중요한 기준으로 참작되어야 한다. 또한 이들 원리들은 검증과정을 충분히 거치지 아니한 것들로서 과학적인 성격을 지닌 것이라고 보기 어려우므로 전술한 정치적 측면 및 행정인의 측면과 함께 조직편성에 있어서 일단의 참고적 지침(Guideline)으로 활용하는 것이 바람직하다.

2) 보건행정의 관리과정

관리(Management)란 미리 정해진 조직의 목표달성을 성취하고자 인적, 물적 자원을 활용하여 일련의 합리적인 협동을 하는 과정을 말하는 것으로 일반적인 관리과정은 Gulick가 말한 POSDCoRB나 POAC(기획, 조직, 실시, 통제)의 절차 등을 들 수 있다.

P : Planning(기획)
O : Organization(조직)
S : Staffing(인사)
D : Directing(지휘)
Co : Coordinating(조정)
R : Reporting(보고)
B : Budgeting(예산)

(1) 기획(Planning)

기획이란 행동을 하기 전에 무엇을 어떻게 해야 하는지를 결정하는 것이며 미래를 예측하는 것이라고 정의할 수 있는데 보건기획은 과정을 말하며 보건계획이란 기획을 한 결과이다. 기획과정에는 내적이나 외적 환경에 대한 가정인 전제를 세우며, 정보를 수집 분석하며 예측을 하고, 목표를 설정 또는 재설정하고, 구체적 행동계획을 전개하는 과정을 거치게 된다. 보건계획관계자들이 만들어 낸 사업계획부문의 중요한 술어들을 보면,

① PPBS(Planning-Programming-Budgeting-Systems)

PPBS(계획-사업-예산-체계)는 미국방성에서 만들어 1965년에 모든 행정부서에 적용하도록 했으며 설정된 사업목표를 달성하기 위해 자원배정을 능률적으로 하기 위한 계획방법으로 이 방법의 핵심은 자원배정 결정상 주요방법들이 가지는 의의, 경비, 이익 등의 정보를 발전시켜 제공하는 데 있다.

② OR(Operation Research)

OR(운영연구)은 제2차 세계대전 당시 군사작전상의 문제를 해결하기 위해 많은 과학자들이 고안한 것이며, 이것은 해당 환경 아래서 살아있는 생물체와 같이 체계·사업·봉사·집행·운영 등의 전부 또는 일부를 조사 연구하는 것이라 할 수 있다. S. Anderson은 OR의 주요 단계를 다음과 같이 정리하였다.

a. 목적 규정 등의 현안 문제 파악
b. 문제에 관련된 자료수집
c. 연구대상의 체계를 잘 나타낼 수 있는 가정과 수학적 모형을 만들기 위한 자료의 분석
d. 모형으로부터 해결책 유도
e. 적절한 해결대책의 선택
f. 대책의 적합성 여부 시험 검토
g. 해결책을 집행할 수 있는 건의안 작성
h. 체계분석(System Analysis) : 체계분석은 1차적으로 PPBS나 OR절차의 1단계로서 정책결정자에게 각종사업의 경비와 그 가치에 관하여 정확하고 신뢰할 만한 정보를 제공하고 정책결정수립과정의 향상에 목표를 두고 있다.

④ PERT(Programming-Evaluation and Review Technique)

사업평가 및 검열기술은 사업의 실천단계를 계획할 때에 가장 유용하며 수행하고자 하는 또는 수행하고 있는 사업을 평가하고 분석하여 수정 보완하는 일련의 기법으로서 사업관리의 계획과정과 통제과정을 유기적으로 결합시켜 주는 기법이다.

(2) 조직(Organization)

조직이란 2인 이상이 공동목적을 효율적으로 달성하기 위하여 기능과 책임의 분배에 의한 요원의 배치를 의미하며 조직의 과정은 본질적으로 요원이 관련되므로 각 개

인에 대하여 고려하지 않을 수 없지만 가능한 한 최소한으로 줄여야 할 것이다. 조직의 일반적 원칙에는,

① 조정의 원칙(Principle of coordination)

조정이란 조직운영의 중요한 요소로서 조직원의 집단노력을 질서정연하게 배정하여 공동목표 달성을 위한 행동통일의 수단이며, 과정이다.

② 목적의 원칙(Principle of objective)

모든 사업은 명확한 목적아래 세밀한 계획이 필요하므로 그 조직이 갖는 장기적인 목적과 하부조직이 갖는 단기적 목적이 명확하게 설정되어야 할 것이다.

③ 분업의 원칙(Principle of the division of work)

조직원 개인이나 하부조직에 업무 내용을 분담시키는 것으로 어떤 의미에서는 분업의 원칙이란 ㉠ 전문화, ㉡ 기능화, ㉢ 동질화의 뜻을 지니게 된다.

④ 명령통일의 원칙(Principle of the unity of command)

조직상의 모든 명령은 한사람의 상관에 의해서 내려져야 하며, 이중으로 명령체계가 이루어져서는 안된다는 원칙이다.

그렇지 않으면 책임의 소재가 불분명해질 수 있으며, 부하의 통솔이 어려워질 수 있고, 자기 신분이나 지위에 대하여 안정감을 잃을 수 있다.

⑤ 계층화의 원칙(Principle of hierarchy)

조직을 등급화 하여 계층 간의 명령이나 복종관계를 확실히 하여 명령이 말단 하부조직까지 확실하게 전달될 수 있도록 계층 간의 체계를 확립하고 권한을 하부조직에 위임함으로써 업무를 능률적으로 수행할 수 있게 한다.

⑥ 일치의 원칙(Principle of correspondence)

권한과 책임은 일치되어 권한 없이 책임만 진다든지 책임은 없고 권한만 남용할 수 있도록 조직되어서는 안된다는 원칙이다.

⑦ 통솔범위의 원칙(Principle of the span of control)

조직에 있어서 통솔범위는 반드시 일정한 것이 아니며 피감독자의 능력, 업무의 성질, 근무장소의 분산도 등을 고려하여 정해져야 하는데, 일반적으로 상부 관리층에서는 1명의 장 밑에 4~8명, 하부의 감독 층에서는 8~15명이 적당하다고 하겠으나, Davis씨는 행정감독(고위감독)에서는 4~5명, 일선감독(하부감독)에서는 18~26명이 적당하다고 하였다.

(3) 인사(Staffing)

행정관리의 중추적 기능으로서 인사행정의 전문화, 인사행정기관의 독립, 직원근무평정의 과학화 및 제도적 장치가 잘 되어야 한다.

(4) 지휘(Directing)

명령체계의 일원화이며 상의하달식과 일정목표의 효과적 실현을 위한 집단행동의 전체를 통솔하는 것을 말한다. 지휘기능에도 지도와 동기부여 두 가지가 있으며 지휘기능의 원만한 수행을 위해 원활한 의사소통이 이루어져야 한다.

(5) 조정(Co-ordination)

공동목표달성을 위해 회의, 토의 등을 통하여 행동 통일을 가져오도록 집단적인 노력을 하게 하는 행정활동이 조정이다.

(6) 보고(Reporting)

사업활동이 효율적으로 관리되도록 하기 위해 보고내용은 성실하고 솔직한 보고가 되도록 하고 또한 보고과정에서 변질되지 않도록 관리되어야 한다.

(7) 예산(Budgeting)

사업수행의 원동력으로서 예산의 적정한 계획과 확보 및 효율적 관리는 사업의 성패와 밀접한 관련이 있다.

3) 중앙보건행정조직

(1) 중앙보건행정조직

보건사업은 정부책임하에 수행하는 경우와 지방자치단체의 책임하에 수행하는 경우로 나누는데, 중앙보건행정의 주무관청은 보건복지부이며 그 외청으로 노동부와 환경부가 있다. 보건사업을 중앙정부 책임하에 수행하는 이유는,

첫째, 전염병 관리처럼 지역단위로는 불가능하거나 의미가 없는 것이 있으며
둘째, 정부 각 부처 간의 조직이나 기술인력의 협력 없이는 불가능한 보건사업이 있다.
셋째, 보건사업의 중첩을 피하고
넷째, 법적규제만으로는 불가능한 보건사업들이 있기 때문이다. 그러나 중앙정부 주도의 보건사업은 지역사회 특성에 맞는 사업을 전개할 수 없다는 것이 가장 큰 단점이다.

보건복지부는 정부조직법에 따른 국민보건의 향상과 사회복지증진을 위한 정부의 중앙보건행정조직이다. 2010년에는 보건복지가족부를 보건복지부로 개편하여 현재는 ① 기획조정실, ② 보건의료정책실, ③ 사회복지정책실, ④ 인구정책실, ⑤ 건강보험정책국, ⑥ 건강정책국, ⑦ 보건산업정책국, ⑧ 장애인정책국, ⑨ 연금정책국 등 4실 5국을 두고 있다.

보건복지부 소속기관의 주요역할은 보건복지부장관 소속하에 질병관리본부, 국립보건연구원, 국립정신병원, 국립소록도병원, 국립재활원, 국립결핵병원 및 국립망향의동산관리소, 오송생명과학단지지원센터를 두고 있으며, 장관의 소관 사무를 분장하기 위하여 국립검역소를 두고 있다.

국립의료원은 의료의 질적 수준과 의료기술의 향상을 위한 조사연구 및 의료요원의 훈련, 환자의 영양에 관한 사항 등의 업무를 주관하고 있으며, 국립소록도병원은 한센병환자의 수용보호, 진료 및 재활정책을 위한 한센병에 과한 연구업무를 추진하고 있다. 또한, 국립결핵병원은 결핵환자의 구호 및 요양에 관한 사항을 관장하기 위하여 마산, 목포에 국립결핵병원을 운영하고 있다.

질병관리본부는 국민보건향상을 위한 보건요원의 훈련, 감염병 및 특수질환의 연구, 조사, 평가 및 보건관련 국가시험업무를 주관하고 있으며, 국립검역소는 감염병의 국내 침입 및 국외전파의 방지에 관한 보건복지부장관의 사무를 분장하기 위하여 서울, 부산, 인천, 제주 등 전국의 주요 공항 및 항구에 13개 검역소를 설치 운영하고 있다. 유관단체로는 대한의사협회, 대한약사회, 대한적십자사, 대한노인회, 국민건강보험공단, 국민연금관리공단, 한국보건사회연구원 등 39개 단체가 있다.

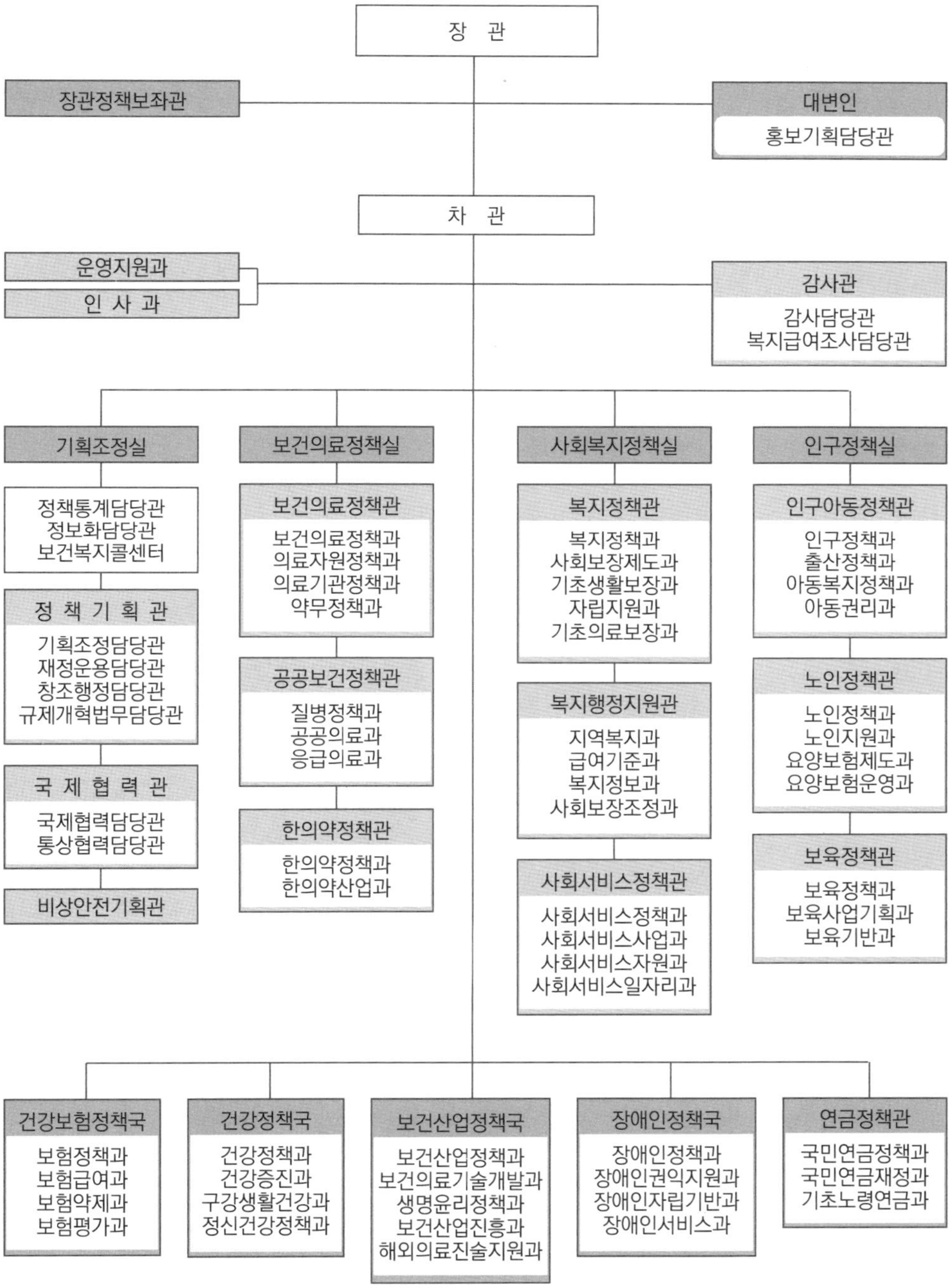

| 그림 9-1 | **보건복지부직제(2014년 1월 현재)**

| 표 9-2 | 지방자치단체 행정구역 현황(2013.1.1)

시·도	구분	시·군·구				읍·면·동				국토면적[1)] (km)	인구 (천명)
		계	시	군	구	계	읍	면	동		
계		227	74	84	69	3,487	216	1,198	2,073	100,267	50,948
특별시·광역시	서울	25			25	423			423	605	10,195
	부산	16		1	15	214	2	3	209	770	3,538
	대구	8		1	7	139	3	6	130	884	2,506
	인천	10		2	8	146	1	19	126	1,041	2,844
	광주	5			5	94			94	501	1,469
	대전	5			5	77			77	540	1,525
	울산	5		1	4	56	4	8	44	1,060	1,147
특별자치시	세종	-				11	1	9	1	465	113
도	경기	31	27	4	(20)	547	32	109	406	10,171	12,093
	강원	18	7	11		193	24	95	74	16,874	1,539
	충북	12	3	9	(2)	153	15	87	51	7,406	1,566
	충남	15	8	7	(2)	205	24	137	44	8,204	2,029
	전북	14	6	8	(2)	241	14	145	82	8,067	1,873
	전남	22	5	17		296	33	196	67	12,267	1,910
	경북	23	10	13	(2)	331	36	202	93	19,029	2,698
	경남	18	8	10	(5)	318	20	177	121	10,535	3,319
특별자치도	제주	-			(2)	43	7	5	31	1,849	584

주 1) ( )는 제주특별자치도 행정시 2개, 자치구가 아닌 구 33개, 인구는 주민등록인구

자료 : 안전행정부, 「지방자치단체 행정구역 및 인구현황」

| 표 9-3 | 설립형태별 공공보건의료기관(2012.12월 기준)

(단위 : 개소)

설립형태	근거법령	소관부처	의료기관
국립 (31)	보건복지부와 그 소속기관 직제	복지부	국립재활원(1) 국립정신병원(5) 국립결핵병원(2) 국립소록도병원(1)
	경찰청과 그 소속기관 직제	안행부	국립경찰병원(1)
	법무부와 그 소속기관 직제	법무부	국립법무병원(1)
	국방부와 그 소속기관 직제	국방부	군병원(20)
특수법인 (79)	지방의료원설립및운영에관한법률	복지부	지방위료원(34) 지방의료원 분원(2)
	국립중앙의료원의설립및운영에관한 법률	복지부	국립중앙의료원(1)
	암관리법	복지부	국립암센터(1)
	대한적십자조직법	복지부	적십자병원(6)
	산업재해보상보험법	노동부	산재의료원(10)
	한국보훈복지의료공단법	보훈처	보훈병원(5)
	서울대학교(치과)병원설치법 국립대학교병원 설치법 국립대학치과병원설치법	교육부	서울대병원(2) 서울대치과병원(1) 국립대학병원(12) 국립대학치과병원(2)
	방사선 및 방사성동위원소 이용진흥법	미래부	원자력병원(2)
	국민건강보험법	복지부	국민건강보험공단 일산병원(1)
시도립 (90)	시·도 조례	안행부	시도립병원(90)
공공보건기관 '12.12월	지역보건법	안행부 (복지부)	보건소(254 보건의료원 포함) 보건지소(1,315)
	농어촌 등 보건의료를 위한 특별 조치법	안행부 (복지부)	보건진료소(1,895)

| 표 9-4 | 보건소 등의 의료인력 현황(2012.12월)

(단위 : 명)

구분	계	의사	치과의사	한의사	간호사	약사	의료기사	간호조무사	보건진료원
계	14,816	2,348	592	957	3,956	160	3,077	1,860	1,866
보건소	8,247	984	291	333	3,183	158	2,432	866	
보건지소	4,703	1,364	301	624	773	2	645	994	
보건진료소	1,866								1,866

| 표 9-5 | 공중보건배치 현황(2013.6월)

(단위 : 명)

구분	계	의사	치과의사	한의사
총계	3,881	2,414	485	982
보건(지)소	3,207	1,838	457	912
국공립병원	280	226	1	53
병원선 · 이동진료반	28	14	7	7
국가보건기관	95	82	4	9
보건단체 · 복지시설	33	32	0	1
교정시설등	69	53	16	0
응급의료지정병원등	169	169	0	0

4. 국제보건

1) 국제보건의 개요

국제보건학(International health)은 국가 간의 보건의료 협력에 관한 내용과 개발도상국에 관한 보건의료 문제를 연구하는 학문이다. 보건 문제에 관한 최초의 국제회의는 1851년 파리에서 개최된 제 1회 국제보건회의 때이며, 감염병 예방대책을 주요 의제로 하여 12개국이 참가하였으며, 137개조의 국제보건조약을 체결하였다. 이 국제회의는 그 후 5~10년 간격으로 개최되었다.

그 후 제1차 세계대전 후 국제연맹이 성립되어 연맹이사회의 자문기관으로서 보건위원회가 만들어졌으며, 이 위원회는 12개국의 대표로서 구성되었지만, 제2차 세계대전의 발발로 국제연맹의 기능은 정지되었고 보건기구의 활동도 사실상 중단되었다.

제2차 세계대전 후, 국제연합(UN)이 조직되었으며, 그 산하에 보건전문기구의 하나로써 세계보건기구(WHO)가 설립되었다.

세계보건기구의 조직 및 활동을 정하기 위한 WHO 헌장이 1946년 뉴욕에서 개최된 국제보건회의에서 채택되었으며, 1948년에 국제연합 가입국가 중 116개국의 찬성으로 비로소 효력을 발생하게 되었는데, 이날이 1948년 4월 7일로서 이날을 기념하기 위해 '세계보건의 날'이 정해졌다.

오늘날, 보건의료 분야의 국제협력이 점차 중요시되고 있어 선진국과의 국제보건의료의 교류가 증가하고 있으며, 개발도상국에 우리의 보건의료를 지원해 주는 경우도 점차 증대되고 있다.

세계보건기구는 기술적 자문과 최신 정보 및 자료제공은 물론 각종 장·단기 보건사업에 관한 여러 가지 전략과 지침을 마련하여 각 회원국에 전달하여 주고 있고, 각 회원국은 이러한 WHO의 전략과 지침에 의거 자국의 특성에 맞는 보건사업을 개발 추진하고 있다.

2) 세계보건기구(World Health Organization : WHO)

(1) 목적 및 임무

헌장 제2조에 규정된 WHO의 목적 및 임무는 다음과 같다.

① 국제보건사업상의 지도·협조기관(Directing and coordinating authority)으로 활동한다.

② 국제연합과 그 전문기관, 각 국 정부의 보건기관, 전문기관, 기타 적당하다고 인

정되는 기관들과의 협력을 설정 유지한다.

③ 보건사업의 강화(Strengthening health services)를 위하여 각 국 정부를 지원한다.

④ 적절한 기술자원을 하고, 비상시에 정부가 요구하거나 수락한 것에 대하여 필요한 원조를 한다.

⑤ UN의 요구에 의하여 신탁통치 지역주민들과 같은 특수집단에게 보건사업과 시설상의 대비 또는 지원을 한다.

⑥ 과학적 및 통계적 사업을 포함해서 요구되는 행정적 및 기술적인 사업을 설정하고 유지한다.

⑦ 감염병, 풍토병, 기타 질병을 박멸시키기 위한 사업을 촉진 개발한다.

⑧ 필요한 다른 전문기관과의 협조를 통해 사고, 상해방지 또는 영아, 주택, 위생, 오락, 경제조건, 노동조건, 기타 환경위생 분야의 개발을 조장한다.

⑨ 보건증진에 공헌하는 전문 과학 단체와 협조하고 보건 조사를 추진한다.

⑩ 모자보건 복지를 증진시키고 정신보건 분야, 특히 인간관계의 조화를 활성화한다.

⑪ 보건의료 및 관계 전문 분야의 교육훈련을 개선하고, 병원사업과 사회보장사업을 포함한 예방·치료의 행정적 및 사회적 기술을 연구한다.

⑫ 보건 분야의 정보협의 및 지원에 대비하고 여론 개발을 지원한다.

⑬ 필요에 따라 질병, 상해 및 보건상의 국제적 전문술어를 제정 또는 개정하고 진료 방법을 표준화한다.

⑭ 식품, 생물학적 제제, 약품, 기타 유사제품의 국제기준을 제정, 개정, 개발한다.

⑮ 기타 WHO의 목적달성에 필요한 모든 활동을 한다.

그 주요기능을 보면 ① 국제적인 보건사업의 지휘 및 조정, ② 회원국에 대한 기술지원 및 자료 공급, ③ 전문가 파견에 의한 기술자문 활동 등이라 할 수 있으며, 각국마다 자기 스스로 보건적 문제를 해결할 수 있는 능력을 갖도록 지원하는 노력도 하고 있다.

이상의 기능을 달성하기 위해 헌장 제2조에 WHO의 임무가 규정되어 있다. 이의 주요 임무는, ① 국제보건사업의 지도 조정, ② 요청에 응해 각국 정부의 기술원조 및 긴급원조, ③ 감염병 및 기타 질병의 박멸, ④ 영양, 노동, 환경위생상태의 개선, ⑤ 국제보건조약·규칙의 제안과 수행, ⑥ 모자위생사업, ⑦ 정신위생사업, ⑧ 보건 분야의 연구 촉진, ⑨ 국제질병사인분류의 작성 및 개정, ⑩ 진단 방법의 표준화, ⑪ 식품, 생물제제의 국제기준의 발전, 향상 등을 한다.

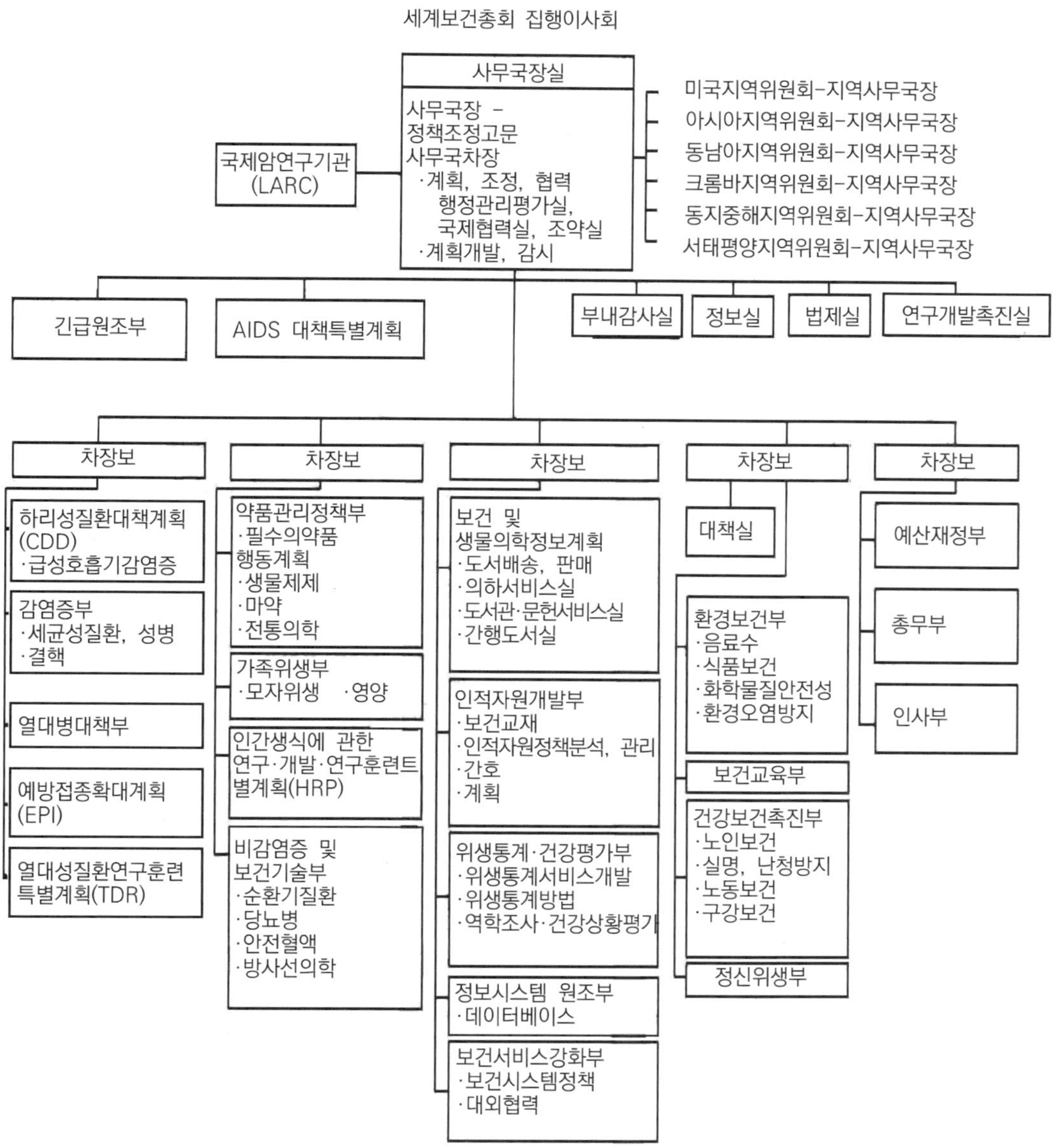

| 그림 9-2 | 세계보건기구(WHO) 본부조직도

2) 조직

(1) 가맹국

2013년 7월말 현재 WHO의 가맹국수는 193개국이다. 한국은 1949년 8월 17일에 65번째 회원국으로 정식 가입하였으며, 북한은 1973년 5월 19일에 138번째로 가입하였다.

(2) 총회

WHO의 내부기관은 세계보건총회, 집행이사회 및 사무국으로 이루어져 있다(그림 9-2). 세계보건총회는 가맹국의 대표로서 구성되며, 최고 의사결정기구이며, 매년 1회(보통 5월) 개최된다. 여기서 WHO의 주요 정책이 결정되며, 사업계획, 예산의 승인 등을 한다.

집행이사회는 31개 이사국에서 임명된 31인의 이사로 구성되며, 총회에서 결정된 정책을 실시하며, 총회에 대한 조언, 제안을 행하는 집행기관으로서, 매년 2회(보통 1월과 5월) 개최된다. 이사국의 임기는 3년으로서 3분의 1인 10개국이 매년 총회에서 바뀐다.

(3) 사무국

본부 사무국은 제네바에 두고, 6개의 지역사무국이 있는데, ① 아프리카 지역사무소는 브라자빌, ② 미주는 워싱턴, ③ 동남아시아는 뉴델리, ④ 유럽 지역은 코펜하겐, ⑤ 동지중해 지역은 알렉산드리아, ⑥ 서태평양 지역은 마닐라에 지역사무소를 두고 있다. 사무국은 전문직원과 사무직원으로 구성되었으며, 본부 사무총장, 지역 사무총장이 여러 사무를 관장한다. 총회의 임명을 받은 본부 사무총장(임기 5년)은 집행이사회의 권한 하에 총회, 이사회, 각종 위원회의 사무를 담당하고, 사업보고, 예산안을 작성하여 이사회에 제출하는 등의 업무를 수행한다. WHO의 지역사무소 소재지는 〈그림 9-3〉과 같으며, 한국은 서태평양 지역에 속해 있으며 북한은 동남아시아 지역에 속해 있다.

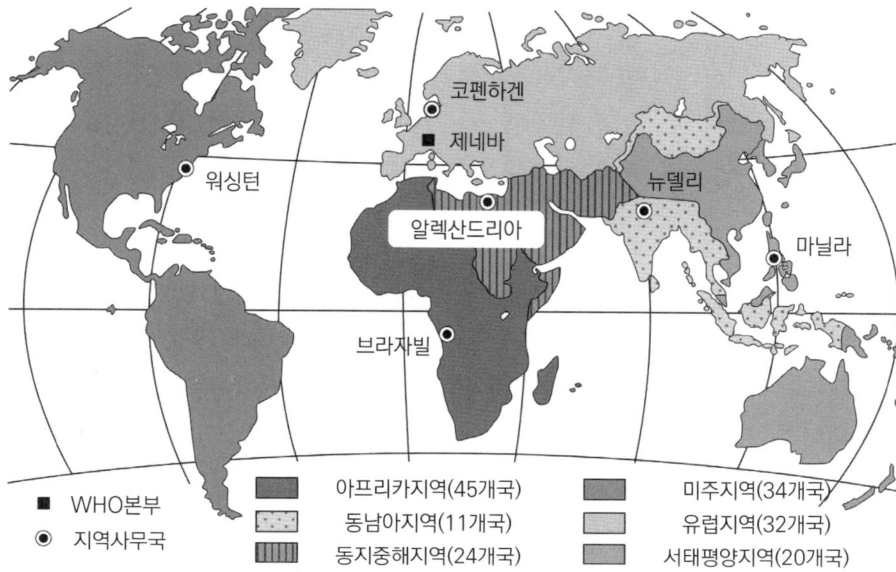

| 그림 9-3 | WHO의 지역과 WHO/RO:지역사무국

① 예산

WHO의 예산은 가맹국의 부담금을 재원으로 하는 일반예산과 각국 정부, 각종 단체, 개인 등의 기부에 의한 예산 외 자금으로 이루어진다. 사업계획 예산은 사무국장이 작성하고, 집행이사회의 심의를 거쳐 총회에서 승인을 받는다.

WHO의 분담금은 해당국의 국민소득과 인구를 기초로 하여 정한다. 분담률의 상한률은 25%, 하한률은 0.01%이다.

② 활동

20세기 문명사회에도 아직 빈곤, 아사, 물부족, 질병, 무지가 남아 있어 세계 인구의 절반 이상이 적절한 보건의료의 혜택을 못 받고 있는 실정이다. WHO는 창설이후 헌장에 규정된 목적과 임무를 달성하기 위해 감염병 대책, 위생통계, 기준작성, 의약품 공급, 기술협력, 연구개발 등의 보건 분야의 광범위한 활동을 실시하고 있다.

감염증 대책에서 특기할 만한 일은 1967년 당시 세계적으로 400만명의 사망자가 보고된 천연두가 1980년에 근절되었다는 공식발표를 하였으며, 이는 WHO의 계획사업이 성공한 경우의 하나이다. 또한 1978년 소련의 알마아타에서 개최된 회의에서 정해진 '2000년까지 모든 국민에게 건강을' 이란 목표 하에, 일차보건의료(primary health care ; PHC)의 개념으로 행동계획에 착수하여 훌륭한 성과를 이루었다.

③ 유엔아동긴급기금(UNICEF)

UNICEF는 1946년 UN총회 직속기구로 설립되었으며, WHO와 긴밀한 관계를 유지하면서, 주로 아동의 보건 및 복지향상을 위한 원조사업, 아동의 권리보호와 개발도상국에 대한 보건사업지원 등에 기여해 오고 있다.

④ 기타

이 외에도 식량농업기구(FAO), 국제노동기구(ILO), 유엔개발계획(UNDP), 국제연합교육과학문화기구(UNESCO), 유엔인구활동기금(UNFPA), 경제협력개발기구(OECD), 유엔마약류통제계획(UNDCP), 국제가족계획연맹(IPPF) 등이 주요한 보건복지분야와 연관한 국제기구로서 인류의 건강, 복지 등 보건에 관한 일부 기능을 하고 있다.

제10장 보건의료
Health and medical treatment

1. 보건의료체계

1) 보건의료체계의 개념 및 정의

보건의료체계는 보건의료서비스, 보건조직(기구), 보건기획의 3가지 변수를 내용으로 정의될 수 있으며, 여기서 보건의료서비스는 병·의원, 보건기관, 조산소 등 보건의료서비스를 제공하는 제도를 총칭하므로 인력과 시설의 양과 질, 배분상태, 물리적인 접근도 등을 포함한다. 보건의료서비스는 다시 보건의료서비스 자원과 이용으로 구분된다. 보건조직은 보건자원이 생산되고 분배되는 과정을 총칭하는 것이며, 보건기획은 보건자원의 배분과 통제뿐만 아니라 총괄적인 조정 및 미래지향적 개발을 포괄한다.

그러므로, 보건의료체계란 한 국가나 사회가 그 구성원의 건강수준을 향상시키기 위하여 마련한 보건의료사업에 관한 제반 법률과 제도를 총칭한다. 즉, 보건의료서비스의 수요와 공급에 관련되는 요인들 간의 구조적, 기능적 체계를 총칭하여 보건의료체계라고 부르고 있다. 이것은 사회구성원의 건강을 보호하고, 증진하기 위하여 사회적 기능과 보건의료자원을 적절하게 배분하는 하나의 체계를 의미한다.

보건의료체계라는 용어는 보건의료자원의 기능분화와 대형화, 보건의료관계 학문, 시스템공학과 경영과학이 발달함에 따라 비교적 최근에 나타난 개념이고 건강에 대한 사회적 책임이 증가하기 시작하면서 국민의 건강증진을 위하여 국가나 사회가 지니고 있는 자원과 기능을 배분하기 시작하면서 성장되어온 개념이다. 이처럼 보건의료서비스의 생산과 소비, 분배에 관련되는 제반 사회적 조치를 총칭하는 국가 보건의료체계의 개념은 금세기 이후의 일이다.

2) 국가보건체계의 구성요소

보건체계는 주민의 신념, 과학, 상업적 요인, 그리고 기타 다른 사회적 힘에 의해 영향을 받으며, 수세기에 걸쳐 항상 체계적 계획이나 어떤 사건도 없이 서서히 이루어져 왔으며, 건강상태에 영향을 줄 수 있는 모든 사회적·환경적 요인들을 고려한다면, 우리는 보건체계와 많은 다른 체계(농업, 산업, 교육 등) 간에 밀접한 관계가 있음을 발견하게 된다.

이와 같이 보건체계는 지역사회 자체뿐만 아니라 주민의 건강에 연합된 영향을 미치는 부문(sectoral)과 부문간(intersectoral)의 양면, 또는 많은 상호 관련된 구성 부문들이 상호 연계하여 같이 지속적인 의사소통과 노력을 통해 이룩될 수 있다. 국가보건체계(national health system)를 기술하거나 분석하는 데는 어떠한 관점에서 보느냐에 따라 다양한 방법이 있는데, 그 윤곽은 체계의 기본 목적과 가치에 의해 필연적으로 영향을 받게 된다.

가장 중요한 요소적 차원에서 어느 나라의 보건체계의 구조적, 기능적 상관성을 다음에 제시하는 〈그림 10-1〉의 모델에 따라서 분석할 수 있다. 이 보건체계의 간략화된 모델은 5가지 주요 구성요소가 있으며, 이들 요소들은 직·간접으로 상호 관련되어 있다. 보건체계의 5가지 주요 구성요소는 다음과 같다.

① 보건자원의 개발(Development of health resources).
② 자원의 조직화(Organized arrangement of resources).
③ 보건의료서비스의 공급(Delivery of health care).
④ 경제적 지원(Economic support).
⑤ 관리(Management).

〈그림 10-1〉의 밑 부분의 이들 5개 주요 요소 주위의 점선 안은 보건체계 하부 구조의 영역을 의미한다. 〈그림 10-1〉의 상단에 표시된 대로, 건강에 대한 영향은 환경에 의해 야기되거나 또는 주민의 생태학적 성질에 의해 일어나게 된다. 그림의 중간에 제시된 건강증진, 질병의 예방 및 치료, 재활 그리고 중한 장애인, 불치 환자에 대한 의료를 위한 보건체계의 활동(업무)은 주민에게 직접 제공되는 서비스이지만, 어떤 보건활동은 주민이 살고 있는 환경에 또한 직접 영향을 미친다.

이러한 제반 활동들은 보건체계 하부구조에서 화살표로 그 영향을 미치는 관계를 표시하고 있다. 보건체계는 자원의 개발과 배분의 결과로서 그 기능을 발휘할 수 있으며, 할당되어질 수 있는 총 자원은 새로운 투자와 현재의 경비 지출에 대한 예산의 한계가 있게 된다.

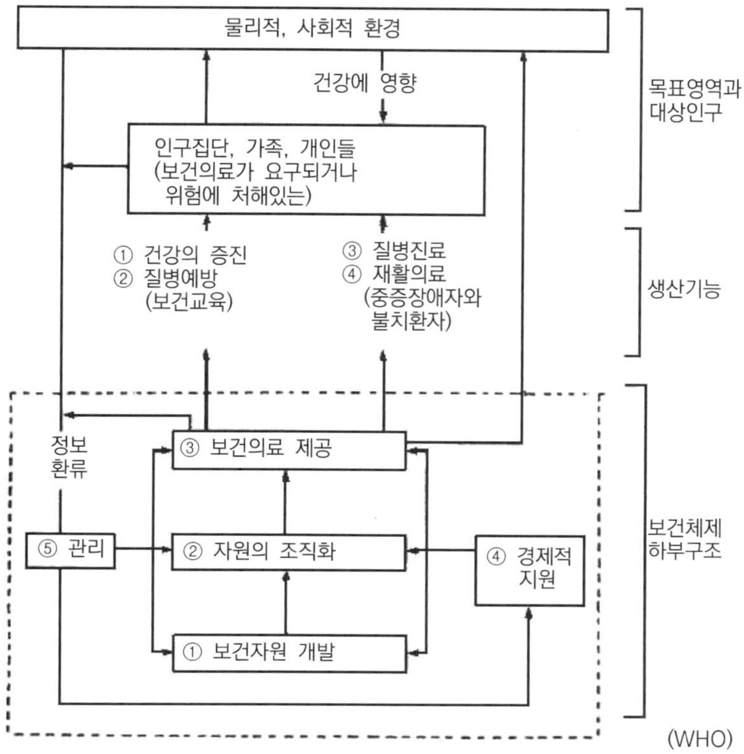

| 그림 10-1 | 국가보건체계 모형 : 그 구조와 기능적 연관성

모든 사회에서 보건서비스의 수요는 가용자원을 능가하므로 보건체계가 성취하고자 기대하는 목표나 목적을 위한 우선순위가 세워져야 한다. 보건활동의 결과는 평가되어질 것이며, 그 정보는 관리에 환류될 것이다. 이러한 정보는 보건체계의 기능화(보건의료서비스 생산의 양, 분배 그리고 질)와 효과(이들 서비스 활동들이 주민에게 영향을 주는 효과)의 양자 모두에게 관련된다.

이러한 환류기전을 통하여 관리는 그 조절 기능을 수행한다. 만일 한 보건체계가 어느 한 특정한 목표, 예를 들어 모든 사람의 건강 목표를 달성하기 위해 재편성되려면, 〈그림 10-2〉에서 제시하는 모델과 같이 그 보건체계의 하부구조 주요 5개 구성요소를 구체적으로 분석할 필요가 있다. 〈그림 10-2〉의 모형은 국가보건체계 하부구조를 이루는 5개 주요 구성요소들의 각각의 세부요소들을 제시하고 있다.

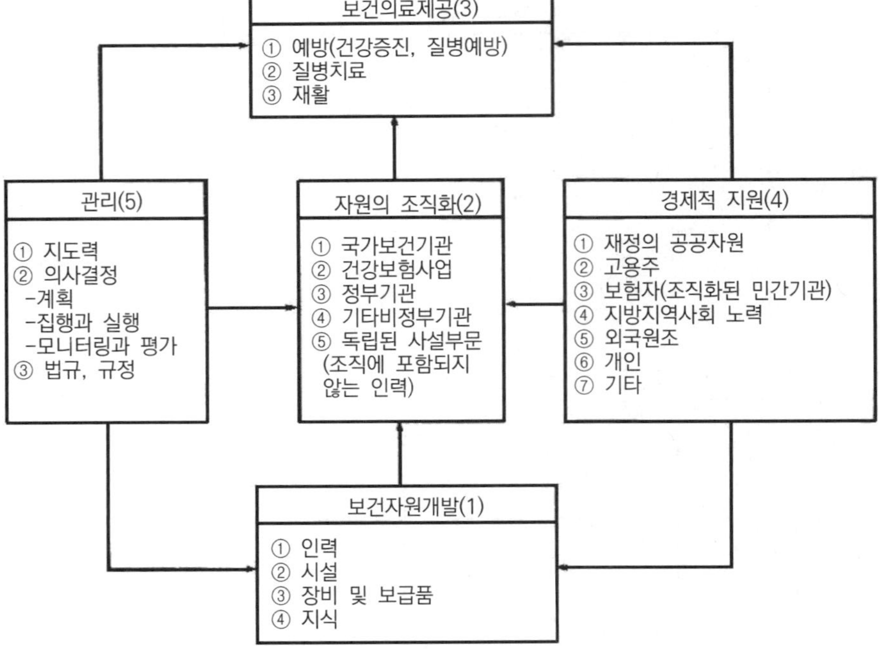

| 그림 10-2 | 국가보건체계 하부구조의 주요 구성요소

(1) 보건자원 개발

보건체계의 운영에 있어서 초기단계는 보건의료를 제공하기 위하여, 그리고 그 보건체계의 기능을 수행하기 위하여 인적, 물적 자원의 개발이 포함된다. 자원의 다양한 형태가 요구되며, 이들 자원의 개발은 다양한 실행을 동반한다. 보건자원은 4개 기본범주로 분류하는데, 인력, 시설, 장비와 보급품, 지식이며, 자원에 자금(Financing or money)이 포함되지 않은 것은 자금은 사회적 교환의 기본 매개물로서 보건체계의 부분이 되는 어떤 자원이나 서비스 속에 가치의 비특이성 도구로서 전환되어 있기 때문이다.

특히, 보건자원 개발에 있어 지식의 경우, 보건지식은 물론 건강과 질병에 관한 지식으로서 질병진료와 예방, 재활, 건강증진에 관한 과학적인 지식을 말한다. 이를 위해 생의학적인 연구, 정보자료 제공, 외국으로부터 새로운 지식의 도입 등이 필요하게 된다. 최근에는 보건체계의 개선을 위해 사회의학적 연구가 크게 대두되면서 행동지향적인 연구(Action oriented research)가 시범사업 등을 통해 이루어져 그 결과를 새로운 프로그램이나 제도개선에 응용하고 있다.

(2) 보건자원의 조직화

보건체계의 다양한 자원이 보건활동으로 전환되고, 기능을 적절히 발휘하기 위하여서는 어떤 유형의 사회적 조직이 요구된다. 조직화된 배분은 보건자원을 상호 효과적으로 관계를 유지하는데 필수적이며, 또한 개별 환자나 지역사회 집단이 보건의료제공 메커니즘을 통하여 보건자원에 접촉하기 위해 필요하다.

이러한 조직화된 장치나 상관성의 구성 정도는 국가보건체계의 다양한 유형에 따라 상이하다. 어느 국가보건체계에서 이러한 장치나 상관성은 정부나 정부 외의 다양한 계층에서 실행을 통하여 여러 면으로 개선될 수 있다.

보건자원의 주요 집단화 또는 조직화된 배열은 5개 범주로 구분하며, 이를 다시 크게 2개로 구분하면, 공공보건기관과 민간보건기관으로 구분할 수 있다. 공공부문은 앞의 5개 범주 중 다시 국가보건기관, 공공보건보험사업, 그 외의 정부기관 등이 여기에 포함되며, 민간 부문은 남은 2가지, 즉 자발적인 비정부 기관(협회, 적십자사, 자선기관 등)이나 독립된 민간 부문으로 조직에 포함되지 않은 인력 또는 완전 고용이 아니고 시간제 고용(Part time employment) 인력을 포함한다.

(3) 보건의료서비스 제공

다양한 보건의료서비스는 다양한 과정을 통하여 제공되는데, 상이한 나라나 또는 한 나라에서도 지역에 따라 이러한 과정은 크게 다를 수 있다. 보건의료 제공은 서비스의 목적에 따라 건강증진, 예방, 치료, 재활 그리고 심한 장애인과 불치 환자의 사회의학적 의료 등 5가지로 분류할 수 있으며, 예방적 차원에서 1차, 2차, 3차예방사업으로 다음과 같이 구분하기도 한다.

① 건강증진	1차예방사업
② 질병예방활동(예방접종)	1차예방사업
③ 조기진단, 조기치료	2차예방사업
④ 재활	3차예방사업
⑤ 악화방지 및 사회복귀	3차예방사업

(4) 국가보건체계를 위한 재정지원

한 국가에서는 보건체계 속에서 그 요구를 충족시키는 자금을 조달하는 과정이 필요하게 되지만 의(衣)나 식(食)과는 달리 치료적 보건의료의 요구는 개인별로 예측할 수 없는 것이며, 많은 가치 있는 예방서비스에 대한 요구도 인식되지 못하기 쉽다.

더욱이 주민의 다양한 계층에서 보건서비스에 대한 지불능력이 그들의 소득수준에 상응되기 때문에 모든 국가보건체계는 자유시장경제 운영 외에 경제적 지원의 어떤 확실한 메커니즘을 수립하여 왔다. 이러한 경제적 지원의 방법은 여러 면으로 분류될 수 있지만 WHO의 분류는 다음과 같다.

① 공공

정부 각 계층(보건복지부를 비롯하여 기타 부처, 보건보험사업).

② 고용주

산업 그리고 농업기관.

③ 조직화된 자생적 기관

자선, 임의보험.

④ 지방 지역사회 노력

지방정부의 공공재원분담 및 보상서비스.

⑤ 외국 원조

종교적 자선사업, 국가적 지원, 유엔기관지원.

⑥ 사설 기구

개별부담.

⑦ 기타 가용자원

기부금, 컨트리클럽.

(5) 국가보건체계의 관리

국가보건체계의 관리는 그 나라 정치, 경제체제에 따라 자본주의 시장경제체제냐 사회주의 또는 공산주의체제냐, 중앙집권적이냐 아니면 지방분권적이냐에 따라 크게 다르다. 국가보건체계의 관리에 대한 WHO의 3가지 주요 견해는 다음과 같다.

① 지도자상(Leadership)

경영자는 행정적으로 민주화되어 있어야 한다.

② 의사결정(Decision-making)

각 단계별 의사결정 과정에서 주민이나 구성요원의 참여 잘 이루어지고 있으며, 의사결정이 상향식(bottom-up)으로 이루어져야 한다.

③ 법규 및 규정(Regulation)

주민의 자유 보장과 규제가 시대에 따라 융통성 있게 잘 조정되어 운영되어야 한다.

2. 일차보건의료

1) 일차보건의료의 기본 개념

일차보건의료란, 필수적 보건의료(Essential health care)로서 실질적이며, 과학적인 면에서도 합당하고, 사회적으로도 받아들일 수 있는 방법과 이에 바탕을 두어서 지역사회 주민의 적극적 참여 하에 개개인이나 가족단위 등 모두가 쉽게 이용할 수 있는 방법이어야 하고, 재정 면에서도 그 국가나 지역사회가 부담 가능한 방법이라야 한다.

일차보건의료는 국가 보건의료체제의 중추적 기능과 핵심이 되어야 하며, 지역사회의 전체 개발정책의 일환으로 유지되어야 한다.

일차보건의료는 국가 보건의료의 체계적 활동이, 국민이 살고 일하는 고장의 최말단 지역에까지 도달하게 하여 개인 또는 가족단위 더 나아가 지역사회와 최초로 접촉하는 기점으로서 전체 보건의료를 연속적인 과정으로 볼 때 첫 부분을 구성하는 가장 중요한 요소이다.

일차보건의료는 지역사회의 최첨단인 마을단위의 건강 보호에 주목표를 둔 것으로서 치료뿐만 아니라 예방, 환경위생, 나아가서 신체적·정신적 안녕을 가져오는 건강은 물론 생활의 질적 향상을 도모하는 온갖 활동이 포함된다.

일차보건의료의 기본 전략

- ·다각적인 접근(Multi-sectoral approach).
- ·지역사회 참여(Community involvement).
- ·균형 잡힌 분배(Equitable distribution).
- ·적절한 기술(Appropriate technology).

이러한 기본 개념은 각 나라마다 실제 적응함에 있어서는 그 나라 나름대로의 사회, 경제, 문화 및 보건의료의 현 실정에 따라 구체적인 면에서 약간씩 다를 수가 있다. 병의 치료와 예방을 기능적으로 분리하여 치료 기능은 민간 부문에서, 예방은 공공 부문에서 분리 담당하는 보건의료 활동의 이원화체제 하에서 2차 진료(병원 기능) 및 3차 진료(종합병원 기능)에 대응하는 의료 기능의 개념이며, 현대의료 즉, 총괄적인 의료 개념 하에서는 일차보건의료 기능 중에 포함되는 기능이라고 말할 수 있다.

2) 우리나라에서의 일차보건의료 개념

우리나라에서는 알마아타(Alma-Ata)선언에 앞서 1977년 9월에 개최된 한국 보건개발원 세미나에서 우리나라에서의 일차보건의료의 개념을 다음과 같이 설정한 바 있다.

① 전 국민을 대상으로 하는 전체 보건의료 전달체계의 하부 기초 보건의료 단위 및 기능이다.
② 일정 지역사회(가정, 부락, 행정리 포함) 내에서 보건의료 요원과 주민의 적극적인 참여로 이루어지는 보건의료 활동이다.
③ 일차보건의료 활동은 지역사회의 자주적인 활동과 공공보건의료기관의 활동으로 구성된다.
④ 일차보건의료 활동은 지역사회의 기본적 보건의료 욕구를 충족시켜야 하므로 전체 보건의료 스펙트럼에서 예방 측에 더욱 치중한다.
⑤ 일차보건의료 활동은 각종 보건의료 요원(의사, 간호사, 기타 보건요원)의 협동과 부락의 자조요원의 협동으로 이루어지며, 각 요원은 치료, 예방 및 기타 기능이 부여된다.
⑥ 일차보건의료 활동은 전체 지역사회개발계획의 일부로서 이루어짐이 바람직하다.
여기에서 말하는 보건의료(Health care)란 치료, 예방, 재활 및 건강증진을 포함하는 총괄적 의료를 말한다.

3) 일차보건의료의 필수사업 내용

Alma-Ata 국제회의에서 채택된 Alma-Ata선언문에서는 일차보건의료의 사업내용이 8가지였으나, 추후 1가지가 추가되어 9가지로 분류하고 있다.

치료라는 말은 의사의 기능에 한정해서 사용하는 고정적인 개념 때문에, 비의사의 의료인이 1차 진료요원으로 등용되었을 때 갖가지 문제가 발생되었고, 의료법 위반이라는 극한적 상황으로까지 발전되었다. 무의면에 대한 개념이 무의사면에서 무의료지역으로 변천하고 있는 것은, 의료가 의사만에 의해서가 아닌, 무의료인 및 보건의료에 관여하는 전문직 또는 비전문직종이 모두 참여해서 보건이 이루어진다는 개념적 변화에도 관계가 된다.

① 보건교육 : 널리 퍼져 가는 보건 문제 인식과 예방 방법.
② 적절한 식생활 및 영양개선.
③ 안전한 식수공급, 기본적 환경위생 및 적당한 주거생활.
④ 모자보건사업(가족계획 포함).
⑤ 예방접종관리.
⑥ 지방풍토병 예방 및 관리.
⑦ 질병의 조기진료.
⑧ 필수의약품 공급.
⑨ 심신장애자의 사회의학적 의료(추가 내용).

건강의 결정요소가 복합적이고, 따라서 건강 문제가 복잡화되기 때문에 그 해결에 있어 다변적 접근법이 시도되어야 한다. 진료와 의료에 대한 개념이 보다 포괄적인 성격을 띠어야 함은 복잡화되어 가는 시대적 요구이기도 하다.

일차보건의료의 요구는 건강보건에 관련된 가장 기본적인 것으로 구성되기 때문에 삼각형의 개념 모형을 적용한다면, 그 삼각형의 저변을 차지한다고 표현할 수 있다. 1차 진료 요구를 저변으로 하는 주민들의 건강 요구는 차차로 발전될 수 있어 피라미드형을 형성한다고 할 수 있다(그림 10-3).

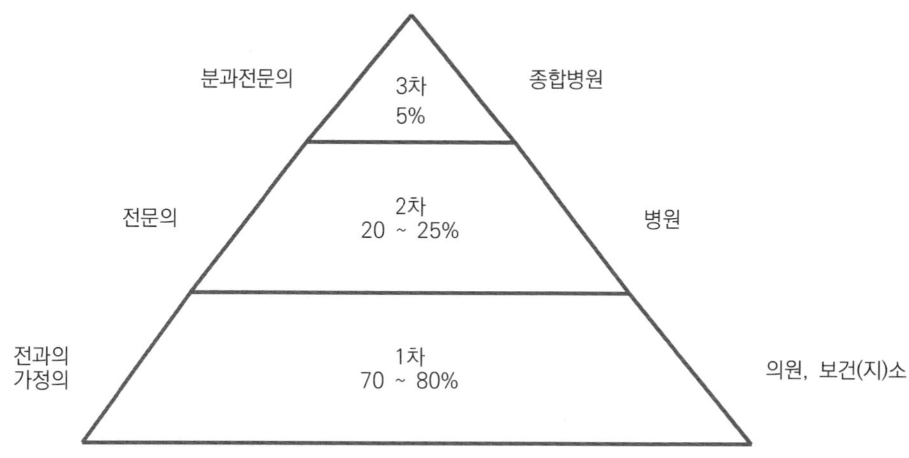

| 그림 10-3 | 의료서비스 수준별 인력 및 시설 구조

이 피라미드 형태의 건강 요구 모형에서 암시하는 것은, 기본 건강 요구에 가까울수록 요구 범위나 요구량이 크다는 것과 상대적으로 2차, 3차로 올라갈수록 요구량이 감소된다는 것이다. 이 건강 요구를 충족시키는데 필요한 사업과 그 사업을 집행해 나가는 인력들이 기술수준에 따라 잘 혼합되어야 한다.

일차보건의료는 포괄적 지역사회 보건진료의 가장 필수적 건강요구를 충족시키기 위하여 필요한 사업이며, 보건진료제도에 주민건강 문제해결을 위하여 최초로 접하는 관문 역할을 하여(제도상) 예방과 진료기술(기술상)을 적용함으로써 건강보호를 위하여 1차적으로 관여하게 되며, 또한 지역사회에서 건강한 일상생활을 영위하는 데 근본적으로 필요한 지식과 기술의 제공, 예방과 치료 요구가 혼합되고 중복되는 수준에서 진료 봉사의 제공과 건강상태의 스크리닝, 2차 진료 요구가 있는 환자의 전문 시설에 대한 의뢰 등이다.

일차보건의료는 지역사회 보건의료라는 포괄적 개념 배경이 필수적이기 때문에, 일차보건의료 개념을 실제 사업에 적용하는데 있어서의 기본 전략은 지역사회 참여와 개인이 중심이 된 지역사회 개발사업의 일환으로 또는 통합된 부분으로 추진되어야 한다.

3. 의료 및 사회보장

1) 의료보장의 개념

사회보장론에서 흔히 언급되는 비버리지(Beveridge)보고서에서는 '사회보장이란 실업, 질병 혹은 재해에 의하여 수입이 중단된 경우에 대처하기 위해서, 또는 노령에 의한 퇴직이나 본인 이외의 사망에 의한 부양의 상실에 대비하기 위해서, 또는 출생, 사망, 결혼 등과 관련된 특별한 지출을 감당하기 위한 소득보장을 의미한다'라고 정의를 내리고 있어 역시 사회보장의 일반론 속에서 의료보장이 언급되고 있다. 질병으로 인한 수입의 중단이나 질병치료를 위한 치료비 지출은 생활의 위협이 될 뿐 아니라, 질병으로 건강이 허약해질 때 건전한 경제생활이 어려워지는 측면이 있다. 따라서 의료보장은 의료비보장과 경제보장으로서의 소득보장을 포괄해야 한다는 주장이 있는가 하면, 질병치료에서 한 단계 더 나아가 질병을 예방하고 건강을 증진시키는 광의적 의미에서의 건강보장이라는 개념도 있다. 그러나 사회적 위험으로 인한 소득상실에 대비한다는 소득보장의 개념과 의료보장의 개념에는 차이가 있음을 유의할 필요가 있겠다.

의료를 사회적으로 보장하는 방법은 표 10-1과 같이 세 가지 방법이 있다.

| 표 10-1 | 재원별 의료보장의 세 가지 방법

구분	조세		보험료
	국세	지방세	
명 칭	NHS	의료보장	NHI
관리방식	중앙정부관리	지방정부관리	조합 또는 공안관리
적용범위	전국민	전국민	전국민 또는 근로자
병원소유	병원은 중앙정부 소유	병원은 지방정부 소유	공공 및 민간 병원공존
의료서비스	포괄적 서비스	포괄적 서비스	치료중심 또는 포괄적
사회보험과의 관계	현금급여를 위한 별도 사회보험조직을 갖기도 함. 본인 부담의 일부는 사회보험에서 맡기도 함.		현금급여와 의료급여 동시취급
국 가	영국, 뉴질랜드 이탈리아, 스페인	스웨덴, 덴마크 핀란드, 캐나다	독일, 프랑스 일본, 네덜란드

주 : 1. 지방세로 재원을 조달하고 있는 국가는 단순히 의료보장이라는 용어만 사용하고 있으나 캐나다는 NHI라는 용어를 사용함. 그러나 사회보험방식과는 별개 모형임.
2. 이탈리아는 NHS형 국가이나 의료보장 재원을 국가 일반재정으로 모두 충당할 수 없어 사회보험료의 일부를 찬조시켜 충당함.
3. NHI에서 의료서비스를 보험자가 직접 제공하는 남미 국가의 보험업무는 현금급여에 치중되어 있고, 적용대상자는 근로자를 중심으로 하고 있으며, 단일관리체계 모형을 주로 유지함.

첫째 : 모든 국민에게 원칙적으로 필요한 의료를 무료로 제공하는 것으로 국가가 일반재정으로 사회서비스로서 직접 제공하는 방법이다. 이러한 제도를 국민보건서비스(National Health Services ; NHS)제도라 하며, 이러한 방법을 택하고 있는 대표적인 국가로는 영국, 뉴질랜드 등을 들 수 있다. 이 방법은 질병치료 뿐만 아니라 보건교육, 예방, 재활에 이르기까지 건강에 관련되는 모든 서비스를 포괄적으로 제공함으로써(Comprehensive services) 건강보장에 유의한다는 특징을 지니고 있다. 이 방법은 재원이 국가의 일반재정에서 조달되기 때문에 별도의 의료보장기구는 없고 모든 국민을 보건부에서 단일 관리하고 있다. 그리고 의료기관은 국가의 직접 관리 하에 두고 있다. 이 방법을 택한 국가는 질병으로 인한 소득 중단에 대비하는 현금급여의 소득보장을 국민보건서비스에서 제외시켜 별도의 사회보험제도에서 다루고 있다.

둘째 : 의료보장의 기본적인 방법은 첫 번째와 같으나 재원을 국가의 일반재정으로 조달하지 아니하고 지방세로 조달하며, 모든 의료기관을 지방정부의 소유로 하는 방식이다. 이 방법에 있어서도 서비스는 보건교육, 예방, 치료, 재활에 이르기까지 포괄적

으로 제공하는 특징을 갖고 있다. 이 방법 역시 재원을 주로 지방세에 의하여 조달하기 때문에(국가에 따라 중앙정부 보조금이 일부 있음) 별도의 의료보장기구는 없고 지방정부의 보건국에서 의료보장 업무를 관장하고 있다. 이 방법을 택한 국가 역시 질병으로 인한 소득중단에 대비하는 현금급여의 소득보장은 별도의 사회보험기구에서 다루고 있다. 이 방법을 택한 전형적인 국가는 스웨덴, 덴마크, 핀란드, 캐나다가 있다. 이 방법이 지방세라는 조세로 재원을 조달함에도 불구하고 해당 국가들이 NHS라 부르지 않는 것은 의료보장을 지방정부 책임으로 하는 소위 분권화체계(Decentralized System)로 되어 중앙정부가 장악하는 국가체계(Nationalized System)와 구분되기 때문이다.

셋째 : 질병이 발생했을 때 치료비를 부담하고 질병으로 일을 못한 데 대한 소득상실을 보험방식을 통해 공동 부담하는 방법으로 국민의료보험(National Health Insurance ; NHI)제도가 있다. 이 방법은 보험료를 부담하기 어려운 계층에 대해서는 국가의 일반재정에 의해 사회부조방식으로 별도로 의료를 보장한다. 이러한 방법을 택한 대표적인 국가는 독일, 프랑스, 일본, 우리나라 등인데, 우리나라는 질병에 따른 소득상실을 보상하는 현금급여는 실시하지 않고 있다. 이 방법에서는 서비스가 치료 중심으로 제공되어 왔으나, 1942년 영국에서 비버리지 보고서가 발표된 이후, 점차 포괄적 서비스로 옮겨가고 있으나 나라에 따라 치료 중심 서비스로 한정하는 경우가 많다. 이 방법이 전형적인 의료보험방식이며, 의료부조나 의료보호가 가미되어 보험료 부담능력이 어려운 계층을 보호하고 있다. 그리고 의료기관에 대해서는 국가의 직접 관리보다는 보험조직과의 계약 등의 방법으로 관리되고 있다.

이 방법은 보험료를 부과·징수하기 위한 보험조직을 갖추어야 하는데, 보험료의 형평부과를 위해 소득 행태, 소득 노출도, 의료이용 행태가 유사한 집단끼리 조합이나 금고를 조직하여 보험업무를 관리한다. 그러나 남미국가들은 주로 근로자층에 한정하여 보험방식을 사용하고 있으며, 의료기관을 보험조직에서 직접 관장하는 특이한 방법으로 의료서비스를 제공하고, 보험기구에서는 주로 소득보장의 현금급여중심의 보험관리를 하는데, 광산 노동자, 철도 노동자, 선원 등을 제외한 일반근로자는 단일조직으로 관리하기도 한다.

실제로 국가에 따라서는 여러 가지 방법을 혼용하고 있어 세계의 모든 나라를 이 세 가지 방법으로 모두 설명하기는 어렵다.

2) 사회보장의 기능

(1) 최저생활의 보장 기능

사회보장이 보장하는 생활수준은 최저생활이며, 이것은 생리적 한계에 있어서 생활뿐만 아니라 사회적 한계에 있어서 최저생활(National minimum)을 의미한다. 이러한 최저생활의 보장을 사회보장이 책임짐으로써 모든 국민이 인간으로서의 존엄을 보장받는 기본 조건을 충족시키게 된다.

(2) 위험분산을 통한 국민연대 기능

사회보장에 있어서 특히, 사회보험은 개개인의 생활상의 위험을 보험료의 공동 갹출과 공동 사용이라는 위험분산 기능을 통해 공동 대처함으로써 피보험자간의 연대감을 불러일으킨다.

(3) 소득재분배 기능

사회보장제도는 여러 가지 상이한 소득계층간 소득을 재분배 또는 이전시키는 장치로서의 기능을 한다. 사회보장에서 생활보호 즉, 공적부조는 국가의 부담에 의해서 빈곤층에 일정액이 지급되고 그 재원으로서의 세금은 대부분 고소득층이 부담하고, 빈곤층은 갹출 없이 급여를 받을 수 있기 때문에 분배 관계에 큰 변화가 나타난다. 무갹출 연금, 사회복지, 보건서비스 등과 같이 국세를 재원으로 하는 사회보장은 국세가 누진세를 전제로 하는 한 저소득계층에게 유리한 분배체계가 형성된다.

사회보장에 있어서 소득재분배는 그것이 하나의 개별 경제주체 내에서 행하여지는가, 혹은 다수의 개별 경제주체 간에 행하여지는가에 따라 시간적 소득분배와 사회적 소득분배로 나누어진다.

시간적 소득재분배는 어떤 개인의 소득이 시기에 따라 많거나 적거나 혹은 전혀 없거나 할 경우가 있는가 하면, 지출에 있어서도 기간에 따라서 차이가 있게 되는데, 이러한 소득 내지 지출을 평준화하여 전 생애를 통해 구매력을 합리적으로 배분하는 기능을 의미한다. 적금식 연금보험이 그 예가 되고 있다.

사회적 소득재분배는 다시 수직적 재분배와 수평적 재분배로 나눌 수 있다. 수평적 소득재분배는 동일한 소득계층의 소득재분배로서 건강한 사람으로부터 병을 앓는 환자에게 소득이 이전한다든지 또는 기존 개발지역으로부터 저개발 지역으로 지역 간 소득 이전이 발생하는 것을 예시할 수 있다. 의료보험의 재분배 기능은 수평적 소득재분배가 가장 좋은 예가 된다. 한편, 수직적 소득재분배는 상이한 소득계층간의 소득재분배로서 임금에 비례한 갹출을 하면서 필요에 따른 현금급여를 취하는 사회보험의 경우에는 고소득계층과 저소득계층 간에 소득재분배 효과가 나타나게 된다.

3) 사회보장의 분류

(1) 사회보험(社會保險)

사회보험은 사회보장제도의 가장 큰 주류를 형성하는 것으로서 일반적으로 사회보험은 사회정책을 위한 보험으로서 국가가 사회정책을 수행하기 위하여 보험의 원리와 방식을 도입하여 소득보장과 의료보장을 꾀하기 위하여 만든 사회경제 제도라고 할 수 있다.

구체적으로 살펴보면 사회보험은 국민을 대상으로 질병·사망·노령·실업 기타 신체장애 등으로 인하여 활동능력의 상실과 소득의 감소가 발생하였을 때에 보험방식에 의하여 그것을 보장하는 제도라고 할 수 있다.

사회보험은 일반적으로 생활능력이 있는 임금근로자를 대상으로 하여 개인이 취업상태에 있을 때 근로자, 정부, 사용자가 일정액을 불입하였다가 실업·노령·질병·재해 등이 발생하였을 때 위험에 대처하는 방법이다. 사회보험은 근로자, 사용자 및 정부에 의한 기여금에 기초하기 때문에 노동력이 있는 사람을 대상으로 능력주의에 근거를 두고 있다. 보험료의 불입은 수혜자격 요건이다.

일반적으로 사회보험이 확대되어 가면 공공부조의 필요성은 점차 감소한다. 이러한 사회보험은 1883년 Bismarck에 의해 실시된 질병보험이 그 효시이다.

(2) 공공부조(公共扶助)

공공부조는 사회부조라고도 하며 국가 및 지방자치단체의 책임하에 생활유지 능력이 없거나 생활이 어려운 국민의 최저생활을 보장하고 자립을 지원하는 제도이다. 여기에는 의료급여, 각종 구호기금(원호사업·재해구조 등), 생계 취로사업(생활보호) 등이 있다.

공공부조는 국민의 생존권을 보장하기 위하여 국고에서 국가가 주체가 되어 빈곤한 국민들의 최저생활을 보장하는 것이다. 즉, 국가책임 하에 도움을 필요로 하는 사람들에게 무기여(Noncontributory) 급부를 제공하는 제도이다. 사회보험과 더불어 사회보장제도의 2대 지주이며 공적인 구빈사업이다.

| 표 10-2 | 사회보험, 공공부조, 사회복지 서비스의 비교

구분	사회보험	공공부조	사회복지 서비스
주체	정부, 보험자	정부(중앙·지방)	사회복지법인
대상	전국민	빈민	요보호자
내용	연금보험·산재보험 건강보험·가족수당	생계보호·의료급여 자활보호·교육보호 고용보호·해산보호	수용보호·아동복지 노인복지·장애인복지 부녀복지·청소년복지
재원	기여·갹출금(보험료)	일반조세	재정보조금·헌금

(3) 공공서비스

일정지역 내에 있는 모든 사람을 대상으로 국가나 사회가 직접적인 서비스를 하는 것으로서 아동복지·모자보호·노인복지·장애인복지·교정사업·상담사업·지역사회사업 등과 같이 사회복지 서비스와 전염병 관리, 급수 등 보건의료서비스가 있다.

사회복지 서비스의 대상은 정상적인 일상생활수준에서 탈락, 낙오되었거나 또는 그럴 가능성이 있는 불특정 개인이나 가족이다. 따라서 사회복지 서비스의 목적은 대상자에게 정상적인 일반생활 상태로 회복·보존하도록 도와주는 것이다. 사회복지 서비스의 원칙은 ① 통합화의 원칙, ② 제도화의 원칙, ③ 전문화의 원칙, ④ 선별화의 원칙 등이다.

우리나라에서는 사회복지 서비스를 제공하기 위한 제도를 갖추고 있다. 부녀자의 보호를 위해 모자복지제도가 시행되고 있다. 아동복지법, 노인복지법, 장애인복지법 등이 제정되어 시행되고 있을 뿐만 아니라, 노인과 장애인의 경제활동을 지원하기 위해 노인과 장애인 고용촉진제도가 마련되어 있다.

4) 사회보장 적용 현황

(1) 2012년 말 의료보장 인구 5,117만 명

① 건강보험 적용인구 4,966만 명

② 의료급여수급권자 151만 명(의료보장 인구의 2.9%)

| 표 10-3 | 사회보장 적용 인구

(단위 : 천 명, 세대, %)

구분		2008년	2009년	2010년	2011년	2012년
의료보장		50,001	50,291	50,581	50,909	51,169
건강보험		48,160	48,614	48,907	49,299	49,662
직장	소계	30,417	31,413	32,384	33,257	34,106
	가입자	11,617	12,146	12,764	13,397	13,991
	피부양자	18,800	19,267	19,620	19,860	20,115
	부양률(명)	1.62	1.59	1.54	1.48	1.44
지역	가입자	17,743	17,201	16,523	16,043	15,556
	세대수	8,058	8,111	7,940	7,902	7,835
	부양률(명)	1.20	1.12	1.08	1.03	0.99
의료급여		1,841	1,677	1,674	1,609	1,507
사업장(개소)		901,643	958,899	1,009,961	1,068,188	1,150,437

주 : 연도말 기준

(2) 건강보험 적용인구 중 직장 적용인구 비율은 68.7%

① 직장 적용인구 3,411만 명, 지역 적용인구 1,556만 명

② 1인당 평균 부양가족(세대원) 수는 직장 지역 모두 감소추세

· 직장 1.44명, 지역 0.99명으로 전년 말 대비 각각 0.04명 감소

③ 사업장수는 1,150 천개소로 전년 말 1,068 천개소와 비교하여 7.7% 증가

5) 건강보험의 급여(Benefit)

(1) 급여의 종류

건강보험의 급여는 현물급여(Service benefit)와 현금급여(Cash benefit)의 두 가지로 나눌 수 있다. 먼저 현금급여란, 질병으로 인하여 근무를 못할 경우 근로자는 임금을 받을 수 없게 되어 생계에 어려움이 있다. 이를 방지하기 위해서 평소 받는 임금의 일정률(예 : 독일은 6주까지는 사업주 전액부담, 7주 이후는 기본임금의 80%, 프랑

스는 기준임금 일액의 50% 등)을 의료보험에서 지급하는 것을 말한다.

현물급여란, 피보험자 또는 피부양자가 의료기관에서 진료나 치료를 받는 의료서비스를 대상으로 하는 것을 말한다. 건강보험이 다른 사회보험과 여러 가지 측면에서 차이가 있는 것은 바로 현물급여를 하기 때문에 의료기관의 위치, 의료기관에 대한 진료비 지불 방법, 의료의 남용방지 등의 제반 문제가 따르기 때문이다.

건강보험제도가 처음 등장한 이래 2차 세계대전이 끝나기 이전까지는 사실상 의료보장에서 주관심은 현물급여가 아니고 현금급여였다. 왜냐하면, 2차 세계대전이 끝나기 이전까지는 세계의 의료수준이 그렇게 높지 않아, 진단에는 청진기 이외는 특별한 기기나 장비가 필요 없었고, 치료도 간단한 수술이나 투약으로 충분하였기 때문에 치료비가 높을 수 없었다. 이때까지만 해도 큰 문제는 질병으로 인하여 일을 못했을 때 발생되는 소득의 중단이며, 따라서 의료보험은 현금급여 중심이 될 수밖에 없었다.

2차 대전 이후 과학기술의 급격한 발달에 힘입어 의료기술도 크게 발달하여 새로운 의료장비가 개발되고, 외과기술이 발달하여 진단이나 치료에 막대한 비용이 들어감에 따라 오늘날에 이르러서는 현금급여보다 의료비 부담이 더욱 큰 문제로 대두되었다. 이에 각국의 의료보장에 있어서 중심이 되는 과제는 현물급여로서의 의료서비스를 어떻게 값싸고 편리하게 피보험자나 피부양자에게 전달하느냐 하는 문제에 놓였다.

우리나라는 보험급여로 서비스급여에 해당하는 요양급여(진찰, 약제 또는 치료재료의 지급, 처치, 수술, 기타의 치료, 의료 시설에의 수용, 간호, 이송)와 분만급여를 하고 있고, 현금급여로 요양비나 분만비를 지급하고 있으나, 우리나라에서 지급하는 요양비는 출장 등의 사정으로 부득이하게 지정기관이 아닌 곳에서 치료를 받을 경우에 현금으로 보상하고, 분만비 역시 부득이하게 가정에서 분만한 경우에 현금으로 보상하는 것으로서 엄격한 의미에서 현금급여라 하기는 어렵다.

(2) 현물급여와 최소보장 원칙

의료보장의 급여가 주로 현물급여로 됨에 따라 사회보장의 기본 원리 중 가장 핵심적인 요소가 되는 최소보장 원칙(National minimum)을 의료보장에 적용하기 어렵다는 문제가 있다. 만약 의료보장이 현금급여 중심이면 급여 수준을 평소 임금의 60% 혹은 70%로 하든지 최저임금액의 85% 수준 등으로 행하면 간단하겠지만, 현물급여인 의료서비스를 대상으로 그 수준을 정하기는 매우 어려운 점이 있다.

만약 현물급여 중심인데 최소보장 원칙을 적용하여 입원서비스나 병원서비스를 제외시키고 외래서비스나 의원서비스만 급여대상으로 한다면 그 정도의 부담은 굳이 사회보험제도를 도입하지 않아도 각자가 필요시 자기 주머니에서 직접 의료비용을 지불해도 전혀 가계에 타격이 없다. 그런데도 이 정도의 서비스를 위해 사회보험제도를 운영하고자 한다면 공연히 관리비만 낭비하는 격이 된다. 따라서 의료보험은 최소보장의 원칙보다도 오히려 보건교육, 예방, 재활을 포함하는 포괄적 서비스로 국민의 건강을 보장하는 적정급여수준이 보다 중요하다.

(3) 현물급여와 의료서비스의 공공화

현물로 의료서비스를 제공함에 있어서 직접적으로 정부나 사회보장기구가 의료기관을 통제하여 서비스를 제공하는 경우, 의료서비스의 공공화 문제는 제기되지 않는다. 즉, 정부나 사회보장기구에 의한 의료기관 장악이 가장 확실한 의료의 공공화이기 때문이다.

그러나 사회보험방식 하에 간접적으로 서비스를 제공할 경우 첫째, 의료기관에 의한 의료서비스의 과다공급 문제가 제기되어 의료비 부담의 가중이 문제로 제기된다. 둘째, 의료기관이 인구가 밀집되어 있는 대도시 지역에만 집중되어 있어 중소도시나 농어촌지역 주민들의 접근성 문제가 야기된다. 따라서 이러한 문제를 해결하기 위해서는 의료의 공공화 문제가 제기된다.

사회보험 하의 간접서비스 제공방식을 택한 국가들에 있어서 의료의 공공화는 주로 세 가지 방법으로 접근되고 있다. 첫째는 의료기관에 대한 진료비 지불제도를 행위별수가제도에서 방문당수가제(외래), 일당수가제(입원), 포괄수가제(DRG 포함), 총액계약제 등으로 전환시켜 의료기관이 영리적 개념에서 벗어나도록 유도하는 방법이다. 둘째는 행위별수가제 하에서는 행위별수가를 사전 공시하고 이의 준수여부를 심사하는 진료비심사제도를 채택하는 방법이다. 이때 설정되는 행위별수가는 일종의 최고 가격으로 통제가격의 하나가 된다. 셋째는 의료기관을 요양취급기관으로 강제 지정하고 소위 전달체계 등을 실시하여 환자들의 의료이용 패턴에 대해서도 제한을 가하는 방법이다.

6) 건강보험과 진료비 지불제도

(1) 병원에 대한 진료비 지불방법

① 행위별수가제(Fee-for-services)

의료행위 하나하나에 대해 사전에 수가를 고시해 두고, 의료인이 행한 서비스 내용에 따라 진료비 총액을 지불하는 방법이다. 즉, 동일한 질병이라도 의료인에 따라 처치 방법 즉, 의료행위 내용이 다를 수 있으며, 이 경우 행위별로 고시되어 있는 수가를 진료행위 내용대로 합산하여 병원은 보험조합이나 정부에 청구하고, 청구를 받은 보험조합이나 정부는 그 행위의 타당성이나 수가적용의 타당성을 심사한 후 해당 병원에 진료비를 지불하는 방법이다. 행위별수가제로 진료비를 지불받는 병원이라도 Closed system 하의 병원에서는 병원근무 의사에 대해서는 봉급제로 보수를 지불하게 된다. 그러나 Open staff system의 병원은 의사에 대해서는 역시 행위별수가제로 보수가 별도로 보험자에 대해 지불된다. 행위별수가제도는 의료보험 하에서 가장 전형적인 방법으로 우리나라에서 채택되고 있다. 이 방법은 환자가 원하는 서비스를 충분히 제공받을 수 있는 이점이 있으며, 진료행위가 타당했다면 모든 진료행위에 대해 비용을 보상받는 관계로 의료의 발전을 기할 수 있는 이점이 있다. 그러나 제3자 지불제도 하에서 의료수요자의 수요 남용이 발생하는 현실에서 이 방법을 채택할 경우, 의료제공자 역시 과잉진료의 요인이 있어 의료비 증가를 부채질하는 문제가 제기된다. 즉, 모든 진료행위에 대해 각각 보상을 받기 때문에 제3자 지불제도 하에서 의료제공자는 환자에게 무시해도 좋을 만큼의 한계편익만 있어도 서비스를 제공하기 때문에 과잉진료로 인한 의료비 증가의 요인이 있다. 따라서 의료보장제도라는 제3자 지불제도가 도입되고 나면 많은 나라에서는 의료 남용과 과잉진료를 방지하기 위해 진료비 지불제도를 행위별수가제도에서 다른 제도로 바꾸기 위해 여러 가지 방안을 강구하려고 한다.

② 총액예산제(Budget rationing)

환자의 진료실적과는 무관하게 일정 기간 동안의 병원예산을 정부나 보험조합이 사전에 책정해 주는 방식으로 영국이나 캐나다 등에서 실시되고 있다. 이 제도는 병원을 진료권별로 균형 잡히게 설립한 후 그 지역 내의 병원수요와 국민들의 의료비 부담을 감안하여 1년간 예산을 사전 책정해 주고, 병원은 그 예산으로 지역 내 주민들의 병원서비스에 대한 모든 책임을 지게 된다. 그리고 주민들은 병원을 이용하고자 할 경우, 반드시 지역 내 1차의료기관을 거쳐야만 병원서비스가 가능하다. 그런데, 병원에 할당되는 예산은 항상 여유가 있는 것이 아니라 부족하거나 늘 빠듯하며, 주민이 원하는 서비스를 모두 제공해 주기에는 한계가 있다. 따라서 다소 필요도가 떨어지는 환자에게는 서비스의 제공이 제한되는 등의 기능을 총액예산제로 하고 있다. 이러한 기능으로 인해 총액예산제는 의료배급제라고 부르기도 한다.

이 제도의 장점은 보험자나 정부가 의료비를 통제하고자 하는 목표를 설정하고, 제한된 예산을 병원에 배정한다면 의료비의 통제가 가능해진다는 점이다. 단점으로는 예산배정이 항상 부족하거나 빠듯하여 충분한 서비스가 주민에게 제공되기 어려워지고, 환자의 적체가 심하거나 의료의 수준향상이 제한된다는 점이다.

③ 일당진료비(Charge per day or per diem payment)

일당진료비 방식은 병원진료비 지불방식으로서 가장 보편적인 방식이라 하겠다. 이 제도는 문자 그대로 입원 1일당 비용을 사전에 정해서 입원 시 서비스 내용이 무엇이든 구분하지 않고 입원 일수에 일당진료비를 곱하여 지불해 주는 제도로 대체로 다음의 세 가지 방식이 사용된다.

첫째, 의사의 보수를 포함한 전체 비용을 포괄하는 방식으로 질병의 종류나 전문 분야 등을 구분하지 않고 모든 입원 환자에게 동일한 1일당 진료비를 부과하는 제도로서 독일의 병원진료비 상환에 사용되고 있다.

둘째, 의사의 진료서비스에 대한 보수를 제외한 병원 전체 비용을 포괄하는 방식으로 역시 전문 분야나 질병 종류에 구분 없이 적용되는 방법이다. 1983년 이전 미국의 Medicare제도에서 채택되었던 방식으로 미국은 소위 Open staff system에 의해 병원에는 의사가 상근하는 것이 아니라 병원 밖에서 개업하고 있으면서 병원과는 계약에 의해 환자를 입원시켜 진료를 하고 있기 때문에 의사에 대한 진료비는 일당진료비에서 분리시켜 지불할 수밖에 없는 것이다.

셋째, 의사의 보수를 포함한 전체 비용을 포괄하여 일당진료비를 산정하되 진료 전문과별 또는 특별진료서비스에 대해 차별수가를 적용하는 방식으로서 1984년 이전 프랑스에서 채택되었던 방식이다.

④ 포괄수가 방법(Case payment system)

질병별로 단일수가를 적용하는 방식으로서 미국의 Medicare에서 1983년 이후 적용한 DRGs(Diagnosis Related Groups) 방식이 대표적인 것이다. 이 방법에서는 의사에 의해 병명이 진단되면 그에 따라 사전에 고시된 수가가 적용되는 것으로서 서비스의 행위량과는 무관해진다. 따라서 이 제도의 장점은 서비스 행위량과는 무관하게 병명에 따라 진료비가 지불되기 때문에 의사들에 의한 과잉진료 행위를 없앨 수 있어, 의료비 증가를 억제시킬 수 있는 수단의 하나가 된다. 반면에 이 제도는 의사들로 하여금 과소서비스 내지는 최소서비스에 그치도록 하여 서비스의 질이나 환자의 만족도에서 많은 문제를 제기시킬 단점이 있다.

(2) 의원에 대한 진료비 지불방법

① 행위별수가제(Fee-for-services)

이 방법은 병원의 지불방법에서 설명된 바와 같다. 우리나라나 일본에서 실시되고 있는 것으로 매우 고전적인 방법이다.

② 인두제(Capitation)

의료인에 대한 보수지불체계에서 인두제라 하면 문자 그대로 의료인이 맡고 있는 일정 지역의 주민 수에 일정 금액을 곱하여 이에 상응하는 보수를 의료인 측에 지급하는 것이다. 인두불제는 기본적으로 비교적 단순한 일차보건의료에 적용하게 된다. 따라서 1차, 2차, 3차로 분류되는 의료전달체계의 확립이 선행되어야 한다. 즉, 어떤 환자든지 전문적인 진료를 받기 이전에 GP(General practitioner) 또는 가정의(Family Dr. 또는 Home Dr.)의 1차진료 후에 후송의뢰가 필요한 경우에만 전문의(Specialist)의 진료를 받을 수 있다. 순수한 인두불제도에서는 1차진료의 또는 가정의한테 등록된 주민 수 또는 가족 수에 따라 보수가 지불되므로 의사들은 가능한 많은 환자들을 특히, 시간과 노력과 치료비용이 적게 드는 환자들을 맡고자 하게 된다. 그러나 한 개업의가 등록받을 환자(주민)수는 당국에 의해 제한받게 되고 이 등록받을 수 있는 환자(주민)수를 제한함으로써 개업의들의 지리적 분포를 잘 조정할 수 있다. 또 균점의료를 위하여 농어촌에 근무하는 의사에게 각종 특별수당 등의 동기를 주어 개업의들이 벽・오지에 자발적으로 개업하게 하고 있다.

이 제도는 영국과 이탈리아의 NHS 제도에서 볼 수 있고, 우리나라도 1950년대 시골에서 동네에 한의사가 있으면 가족들이 1년 내내 한 사람의 한의사를 찾고 진료비는 가을에 추수가 끝나 벼를 몇 가마니 주는 식으로 처리하여 인두제의 어떤 원형을 볼 수 있다.

이 제도의 장점은 환자진료에 관계없이 등록된 주민 수에 따라 보수가 지불되기 때문에 의사가 높은 수익을 올리려면 자기의 관할주민이 1년 내내 질병에 걸리지 않고 건강하게 지내는 것이 최선이다. 따라서 의사는 주민들에 대한 보건교육, 공중보건, 환경위생 문제에까지 신경을 쓰게 된다는 점이다. 반면에 단점은 환자진료에 깊이 있는 노력을 기울이기 보다는 쉽게 2차병원으로 후송하든가, 진료수준의 개선을 위한 경제적 유인책이 없어 의학기술의 발달이 늦어질 수 있다는 점이다.

③ 포괄수가제

이 방법 역시 병원의 진료비 지불제도에서 설명된 바와 같으나 의원급에서 포괄수가를 사용하는 나라는 현재 없으며, 다만 미국의 Medicare제도에서 이 방법의 채택을 연구하고 있는 것으로 알려졌다.

④ 총액계약제(Collective payment based on negotiation)

이 제도는 행위별수가제와 인두제를 혼합한 제도로써 독일에서 채택되고 있다. 독일의 진료비 총액계약제는 보험자 측과 의사단체(보험의협회) 간에 인두방식 또는 건수

방식으로 1년간의 진료비 총액을 추계 협의 후, 그 총액을 개산불로 지급한다. 보험의 협회는 이후 나름대로의 의사보수평가기준표(진료행위별수가표와 유사함)에 의하여 각각의 개업보험의에게 그 총액 진료비를 배분한다.

독일이 취하고 있는 이 제도의 장점은 일단 보험자와 의사단체 간에 계약 및 진료비 총액의 개산불 지급이 끝나면 과잉진료니 과잉청구니 하는 시시비비가 줄어든다는 데에 있다.

단위지역내 연간 진료비 총액은 그 지역내 의사 수에 의하여 결정되는 것이 아니라 주로 그 지역내 인구수에 의하여 결정되므로, 지역간 의사수의 편중 문제도 의사들의 자율적 의사결정으로 조정될 수 있다.

a. 급여내용

㉠ 시설급여 : 요양시설에 장기간 입소하여 신체활동 지원 등 내용

㉡ 재가급여 : 가정을 방문하여 신체활동, 가사활동, 목욕, 간호 등 제공, 주야간보호 및 단기보호기관, 복지용구 구입 또는 대여

㉢ 특별현금급여 : 도서벽지지역에 가족요양비 지급

b. 장기요양기관(요양시설 및 재가시설의 지정 또는 신고)

㉠ 시설급여 시설(노인복지법상 시설) 및 재가급여 시설(장기요양보험법상 시설·인력기준 적용) → 시·군·구청장의 지정 또는 신고

㉡ 장기요양요원 : 요양보호사, 간호사 등

7) 건강보험 급여비 지출현황

2012년 건강보험 진료비 지출은 47조 8천억 정도로 전년대비 3.46% 증가하였으며, 보험급여비는 37조 3,341억 원이었다.

| 표 10-4 | 장기요양기관 현황(2013.6월 기준)

종 류	시 설	시설수(개소)	입소 정원(명)
합 계		23,955	132,990
시설급여		4,475	132,990
재가급여	소계	19,480	-
	방문요양서비스	8,536	-
	주야간보호서비스	1,369	-
	단기보호서비스	370	-
	방문목욕서비스	7,072	-
	방문간호서비스	606	-
	복지용구서비스	1,527	-

• "계"는 서비스별 제공기관의 단순 합(한 시설에서 여러 서비스 제공)

| 표 10-5 | 건강보험 진료실적 추이

구 분		2008년	2009년	2010년	2011년	2012년
총진료비(억원)		348,690	393,390	436,281	462,379	478,392
전년대비증감		7.66%	12.82%	10.90%	6.00%	3.46%
의료기관	진료비(억원)	253,254	286,415	321,426	341,410	360,439
	전년대비증감	7.78%	13.09%	12.22%	6.22%	5.57%
	연간 1인당이용횟수(일)	16.83	17.98	18.57	18.82	19.21
	내원일당진료비(원)	31,358	32,898	35,507	36,914	37,916
약국	약제비(억원)	95,436	106,974	114,855	120,969	117,953
	전년대비증감	7.32%	12.09%	7.37%	5.32%	△2.49%
	연간 1인당 약제비(원)	198,820	220,946	235,383	246,211	238,311
	내원일당약제비(원)	22,479	23,468	24,685	25,534	24,171
	연간 1인당 처방일(일)	8.84	9.41	9.54	9.64	9.86

주 : 건강보험진료비는 공단부담금과 본인부담금 합계이며 비급여인 선택진료료, 병실료차액 등 제외 지급기준임. 반올림관계로 합계와 내용의 합이 다를 수 있음.

(1) 국민의료비 증가율

국민의료비 증가는 매년 가파른 증가를 보이고 있으며, 국민 1인당 의료비는 183만원(2011)으로 GDP 대비 7.4%를 보이고 있다.

| 표 10-6 | 국민의료비 증가율

연도	국민의료비 (조원)	전년대비 증가율(%)		GDP 대비 국민의료비 비율(%)	1인당 국민의료비 (천원)
		명목	실질[1)]		
'80	1.4	34.1	7.8	3.6	37
'85	3.0	12.7	8.2	3.5	74
'90	7.4	20.6	9.2	3.9	173
'95	15.3	14.5	6.6	3.7	340
'00	26.1	11.2	10.1	4.3	555
'05	48.7	12.9	12.2	5.6	1,011
'06	55.5	13.9	14.0	6.1	1,146
'07	62.3	12.3	10.0	6.4	1,281
'08	67.6	8.6	5.5	6.6	1,381
'09	75.6	11.9	8.2	7.1	1,538
'10	85.5	13.1	9.2	7.3	1,731
'11	91.2	6.6	4.7	7.4	1,831

4. 보건의료자원

우리나라 의료관련기관은 2012년 12월 현재 총 496,094이며, 관련의료보건인은 다음과 같다.

| 표 10-7 | 의료기관별 활동인력 현황(2012.12월)

(단위 : 명)

구분	계	종합병원	병원	의원	조산원	약국	보건기관
합계	496,094	134,181	101,847	217,209	50	28,144	14,663
의사	86,761	36,566	13,211	34,955	-	-	2,029
치과의사	21,888	1,209	2,085	18,094	-	-	500
한의사	17,353	17	2,561	13,925	-	-	850
조산사	1,153	522	246	189	40	-	156
간호사	120,491	64,968	35,008	15,295	2	-	5,218
간호조무사	121,758	9,588	23,682	85,570	8	0	2,910
임상병리사	17,114	7,080	3,083	6,190	-	-	761
방사선사	17,715	6,215	4,134	6,879	-	-	487
물리치료사	25,475	2,502	9,273	13,223	-	-	477
작업치료사	3,594	698	2,785	105	-	-	6
치과기공사	2,408	131	387	1,887	-	-	3
치과위생사	24,570	675	2,444	20,265	-	-	1,186
의무기록사	3,254	1,278	1,371	583	-	5	17
약사	32,560	2,732	1,577	49	-	28,139	63

※ 보건기관 : 보건소, 보건지소, 보건의료원, 보건진료소

제11장 인구와 보건
Population and public health

1. 인구의 개념

인구(Population)란, "일정 시기에 일정한 지역에 생존하는 인간의 집단"을 의미하며, 인간의 집단을 생물학적 및 혈연적으로 유전공동체로 본 것이 인종이고, 법적 견지에서 국제공동체로 본 것이 국민이다. 어원상 라틴어의 population(민중)에 기원을 두고 있으며 인구와 유사한 말에는 여러 가지 용어가 있다. 이에 대하여 인구는 인간집단이 시간과 공간과 결부되어 있는 시·공공동체로 본 것이다. 인구를 대상으로 하는 학문이 인구학이며, 엄밀한 의미에서 인구학(Population study)과 인구분석학(Demography)으로 나눈다.

인구학은 한 지역사회의 인구에 대한 정태적(靜態的) 및 동태적(動態的) 특성을 규명하는 학문이고, 인구분석학은 인구의 구성과 크기의 변화를 수학적 및 통계학적 방법에 따라 분석하고 평가하는 학문이다. 인구는 출생, 사망, 이동의 3요소에 의하여 변하며, 이들 3요소를 인구변수(Components of population variables)라 한다.

인구론은 인구학 또는 인구분석학에서 다루는 인구이론이다.

1) 맬더스주의(Malthusism)

맬더스(Malthus)의 초기 이론은 "인간의 생존에는 식량이 필수조건이며, 남녀간의 성의 욕정은 인간의 본능으로서 계속해서 지속될 것이다"라는 두 가지 전제하에 인구는 기하급수적으로 증가하는 데 반해 식량은 산술급수적으로 증가하여 인구 압력이 크게 작용할 것이며, 결국 식량부족이나 기근, 질병 및 전쟁 등의 인구 문제가 발생될 것이라는 것이었다.

1862년의 후기 이론은 인구는 첫째, 생존수단(식량)에 의해 필연적으로 제한되어지며, 둘째, 인구는 매우 강력한 어떤 억제요인이 없는 한, 생존수단이 있는 한 변함없이 증가할 것이고, 셋째, 이러한 강력한 인구 압력을 저지하고 생존수단의 수준에 영향을 미치는 인구억제책으로서 예방적 억제책과 적극적 억제책을 제시하였다.

예방적 억제책(Preventive check)으로는 만혼(여자가 30세 이후에 결혼)과 금욕 같은 도덕적 절제 방법을 제시하였다. 맬더스는 적극적 억제정책(Positive check)인 피임법을 사용하는 것을 종교적 이유로 반대하였다.

2) 신맬더스주의(Neo-malthusism)

신맬더스주의는 맬더스의 인구론을 지지하면서 피임 방법을 수용하는 주의이며, 학자로는 프랜시스 플래이스(Francis Place, 1771~1854)가 있다. 맬더스는 인구증가의 예방적 억제책으로 만혼, 금욕 등을 제시하였는데, 이는 현실적으로 실행되기 어렵기 때문에 그 후 많은 사람이 이를 비판하면서 인구억제정책으로 피임법을 중시하고 이를 적극적으로 권장하였다.

3) 적정인구론(Optimum population theory)

적정인구의 개념은 플라톤 등에 의해 처음 제시되었고 케넨(E. Cannan, 1861~1935)에 의해 처음으로 이론화되어서 1920년대와 1930년대에 많은 주목을 받았다. 적정인구 이론은 인구와 자원과의 관련성에 근거한 이론으로서 그 나라의 사회, 경제적인 여건 하에 국민 개개인이 최대의 생산성을 유지하여 최고의 삶의 질을 유지할 수 있는 인구를 적정인구라 하였다. 즉, 그 나라의 1인당 소득이나 생산성이 최대가 될 수 있는 인구규모를 적정인구라 하는 것이다.

4) 안정인구론(Stable population theory)

현대 인구통계학 이론으로서 1925년 미국의 로트카(Alfred J. Lotka)가 발표한 이론이다. 이 이론은 인구 이동이 없는 폐쇄인구(Closed population)에서 어느 지역의 인구의 성별, 연령별사망률, 출생률이 변하지 않고 오랫동안 지속되면 인구구조는 변하지 않고 일정한 인구를 유지하는 안정인구가 된다는 것이다.

2. 인구의 구조

1) 인구조사

인구조사는 인구정태조사와 인구동태조사가 있다.

(1) 인구정태(State of population)

일정 시점에 일정 지역의 인구의 크기, 자연적 구조(성별, 연령별), 사회적 구조(국적별, 가족관계별), 경제적 구조(직업별, 산업별)에 관한 조사이다.

(2) 인구동태(Movement of population)

어느 기간에 인구의 변동요인, 즉 출생, 사망, 전입, 전출 등에 관한 조사를 말한다.

(3) 국세조사(National census)

근대적 의미의 국세조사를 최초로 실시한 국가는 1790년 미국이라 할 수 있으며, 우리나라에서는 고조선시대부터 호구조사가 있었던 것으로 알려졌으나 호구조사가 제도화된 것은 삼국시대 이후인 것으로 보이고, 근대적 의미의 국세조사는 1925년 간이 국세조사가 처음이었으며, 현재는 매 5년마다 실시하고 있다.

국세조사 방법은 현재 인구조사와 상주 인구조사 방법이 있으며, 인구조사의 기준은 1년 중 중앙 일인 7월 1일 자정을 기하여 조사하는 연앙인구를 사용하고 있으며, 연앙일이 아닌 다른 날에 조사한 경우는 조사일을 표시하도록 되어 있다.

2) 인구의 구조형

인구구조 중에서 성별 및 연령별 인구구조를 기본 인구구조라고 한다. 인구구조를 표시할 때는 가로축에 수량을 표시하고 세로축에 연령을 표시하며, 남자의 수량 표시는 왼쪽에, 여자의 수량 표시는 오른쪽에 한다.

(1) 피라미드형(Pyramid type)

높은 출산력과 사망력을 지닌 인구가 증가하는 구조로서 후진국형이다. 인구증가형, 발전형(Progressive form)이라 하며, 0~14세 인구가 50세 이상 인구의 2배 이상일 경우이다.

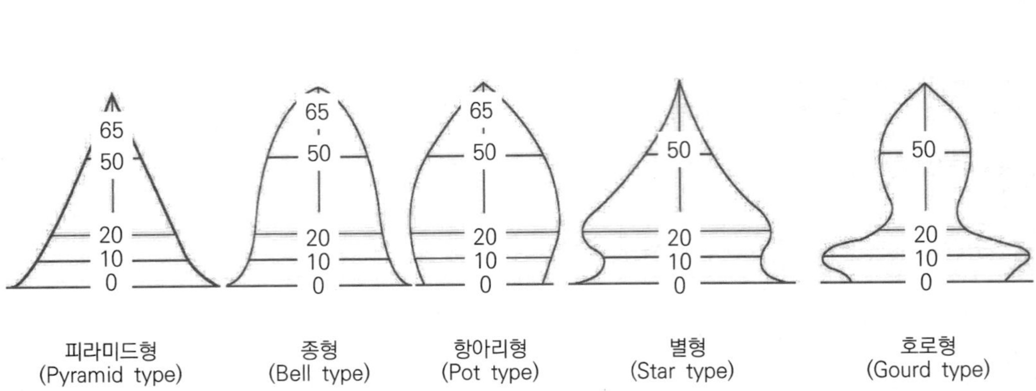

| 그림 11-1 | 5가지 인구형

(2) 종형(Bell type)

저출생률과 저사망률로 인구증가가 정지되는 인구정지형(Stationary form)으로 선진국형이다. 14세 이하의 인구가 50세 이상의 인구의 2배 정도이다.

(3) 항아리형(Pot type)

출생률이 사망률보다 낮아 인구가 감소하는 형(Regressive form)이다. 14세 이하의 인구가 50세 이상의 인구의 2배 이하이다.

(4) 별형(Star type)

인구 특히, 생산연령층의 인구가 많이 모여들고 있는 도시인구의 정형으로 유입형(Accessive form)이다. 이 유입형의 특징은 15~49세 인구가 전인구의 50%를 넘는다.

(5) 호로형(Gourd type)

생산연령층의 인구가 많이 유출되어 있는 농촌인구의 정형으로 유출형(Recessive form)이며 기타형(Guitar type)이라고도 한다. 도시형과는 반대로 15~49세 인구가 전인구의 50% 미만이다.

3. 인구지표

1) 인구구조 지표

(1) 성비(Sex ratio)

성별 구성비를 표시한 방법을 성비라 하며, 이는 여자 100에 대한 남자 인구비로 표시한다. 일반적으로 출생시 성비는 여아 100에 대하여 남아는 105 전후지만 영아 사망률은 여아보다 남아가 많아서 30세 전후가 되면 남녀성비가 비슷하게 되며, 노년기에 가면 남자의 사망률이 높아져서 노년인구는 여자가 많아지는 경향이 있는데, 우리나라는 40세 이후부터 많아진다. 최근 남아선호사상으로 인한 인위적인 성별의 선택으로 출생시 성비의 균형이 극심히 기울어 큰 사회인구 문제로 대두되고 있다.

(2) 연령구성비

연령별 인구구성은 1세 미만의 영아인구, 1~14세까지의 소년인구, 15~64세까지의 생산인구, 65세 이후의 노년인구로 분류할 수 있으며, 소년인구를 유아인구・학령기전・학령기로 세분하기도 하며, 생산인구는 청년인구・중년인구・장년인구로 구분하기도 한다.

일반적으로 15~64세 인구를 생산층인구라고 하며, 0~14세 인구와 65세 이상의 인구를 비생산층인구라고 한다. 우리나라의 연령별 인구구성은 1980년 0~14세 인구가 34.0%, 15~64세 인구가 62.2%, 65세 이상 인구가 3.8%를 보였는데, 2010년 통계청 조사에 의하면 0~14세 인구는 16.14%로 감소하였고, 65세 이상 인구의 비중은 11.04%로 증가하였다.

인구구성에 있어 사회, 경제적으로 의미가 있는 지표로서 부양비(Dependency ratio)가 있다. 부양비는 생산능력을 가진 인구(15~64세)에 대한 생산능력이 없는 유년인구(0~14세)와 노년인구(65세 이상)의 비를 의미한다(표 11-1).

$$\text{부양비} = \frac{\text{14세 이하의 인구수} + \text{65세 이상의 인구수(비생산층인구)}}{\text{15\textasciitilde64세 인구수(생산층인구)}} \times 100$$

$$\text{노령화지수} = \frac{\text{65세 이상 인구(노년인구)}}{\text{14세 이하 인구(유년인구)}} \times 100$$

| 표 11-1 | 부양비 및 노령화 지수(1975~2060)

(단위 : %)

구분	0~14세 인구구성비	15~64세 인구구성비	65세이상 인구구성비	총부양비	유년부양비	노년부양비	노령화지수
'75	38.60	58.00	3.50	72.5	66.6	6.0	8.9
'80	34.00	62.20	3.80	60.7	54.6	6.1	11.2
'85	30.20	65.60	4.30	52.5	46.0	6.5	14.2
'90	25.60	69.30	5.10	44.3	36.9	7.4	20.0
'95	23.40	70.70	5.90	41.4	33.0	8.3	25.2
'00	21.10	71.70	7.20	39.5	29.4	10.1	34.3
'05	19.20	71.70	9.10	39.4	26.8	12.6	47.3
'10	16.14	72.82	11.04	37.3	22.2	15.2	68.4
'15	13.91	73.01	13.09	37.0	19.0	17.9	94.1
'20	13.20	71.09	15.72	40.7	18.6	22.1	119.1
'25	12.97	67.16	19.88	48.9	19.3	29.6	153.3
'30	12.61	63.06	24.33	58.6	20.0	38.6	193.0
'35	12.04	59.53	28.43	68.0	20.2	47.8	236.1
'40	11.19	56.51	32.30	77.0	19.8	57.2	288.6
'45	10.38	54.55	35.07	83.3	19.0	64.3	337.8
'50	9.94	52.67	37.39	89.8	18.9	71.0	376.1
'55	9.96	51.64	38.40	93.7	19.3	74.4	385.6
'60	10.18	49.74	40.09	101.0	20.5	80.6	394.0

자료 : 통계청, 「장래인구추계 결과(2011.12)」

| 표 11-2 | OECD 국가의 부양비 및 노령화 지수

국가	인구(%)				총부양비(%)			노령화 지수(%) (2015)
	(2015)	0~14	15~64	65+	(2015)	유년	노년	
한국	100.0	13.9	73.0	13.1	37	19	18	94.1
이스라엘	100.0	27.3	61.1	11.6	64	45	19	42.5
일본	100.0	13.0	60.7	26.3	65	21	43	202.0
터키	100.0	24.5	68.8	6.8	45	36	10	27.6
캐나다	100.0	16.2	67.8	16.0	48	24	24	98.6
멕시코	100.0	27.2	65.8	7.0	52	41	11	25.9
미국	100.0	20.1	65.4	14.5	53	31	22	72.2
칠레	100.0	20.6	68.9	10.6	45	30	15	51.3
오스트리아	100.0	13.9	67.2	18.8	49	21	28	135.1
벨기에	100.0	17.0	64.3	18.7	55	26	29	109.6
덴마크	100.0	17.3	64.0	18.6	56	27	29	107.7
에스토니아	100.0	16.7	65.4	17.9	53	26	27	106.7
핀란드	100.0	16.5	63.1	20.3	58	26	32	122.8
프랑스	100.0	18.3	63.0	18.6	59	29	30	101.8
독일	100.0	13.0	65.5	21.5	53	20	33	165.0
그리스	100.0	14.9	65.6	19.5	52	23	30	131.1
헝가리	100.0	14.9	67.6	17.5	48	22	26	117.6
아이슬란드	100.0	20.6	66.1	13.3	51	31	20	64.3
아일랜드	100.0	21.7	65.3	13.0	53	33	20	60.0
이탈리아	100.0	14.1	64.1	21.7	56	22	34	154.0
룩셈부르크	100.0	17.2	68.5	14.3	46	25	21	83.9
네덜란드	100.0	17.0	65.2	17.8	53	26	27	105.0
노르웨이	100.0	18.3	64.9	16.8	54	28	26	92.0
폴란드	100.0	15.0	69.8	15.2	43	21	22	101.6
포르투갈	100.0	14.4	66.2	19.4	51	22	29	134.5
슬로바키아	100.0	15.1	71.5	13.4	40	21	19	89.2
스페인	100.0	15.6	66.4	18.0	50	23	27	115.7
스위스	100.0	14.7	66.7	18.6	50	22	28	126.3
영국	100.0	17.3	64.7	18.0	55	27	28	103.7
오스트레일리아	100.0	19.1	65.9	15.0	52	29	23	78.7
뉴질랜드	100.0	20.2	65.2	14.6	53	31	22	72.3

자료 : 통계청, 「2012 국제통계연감(2012.9)」

2) 사망력 지표

(1) 보통사망률

보통사망률(Crude death rate ; CDR)은 인구 1,000명당 1년간의 발생 사망수로 표시하는 비율이다.

$$\text{보통사망률} = \frac{\text{그 연도의 총사망수}}{\text{어떤 연도의 연앙 인구}} \times 1{,}000$$

(2) 연령별 특수사망률

연령별 특수사망률(Age-specific death rate ; ASDR)은 1년간 어떤 연령의 인구 1,000명당 발생한 사망수를 표시하는 비율이다(그림 11-2).

$$\text{연령별사망률} = \frac{\text{그 해의 같은 연령의 1년간 사망수}}{\text{어떤 연도의 한 연령의 연앙 인구}} \times 1{,}000$$

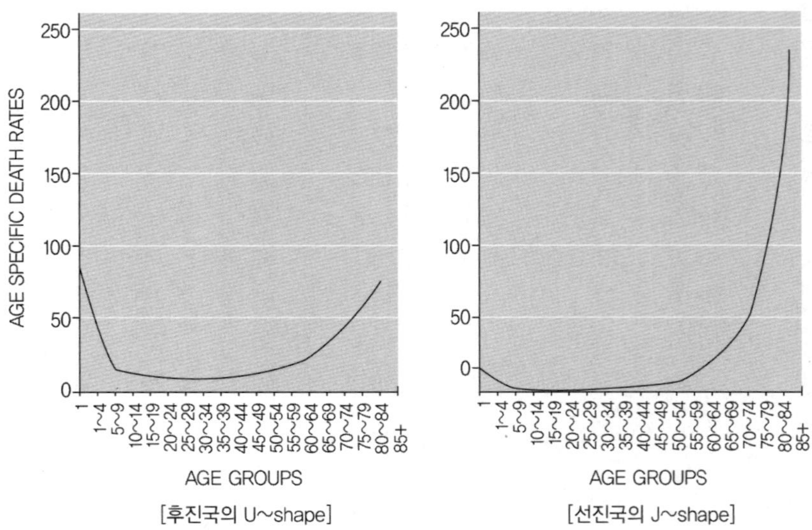

| 그림 11-2 | 선진국과 후진국의 연령별 사망률 비교

(3) 영아사망률

영아사망률(Infant mortality rate ; IMR)은 국가사회나 지역사회 보건수준을 나타내는 대표적인 지표로서 가치가 큰데 출생아 1,000명당 생후 1년 미만의 아이의 사망수를 표시하는 비율이다.

$$\text{영아사망률} = \frac{\text{연간영아사망수}}{\text{연간출생아수}} \times 1{,}000$$

3) 출산력 지표

(1) 보통출생률(Crude birth rate)

보통출생률(crude birth rate)은 어느 지역의 1년간 출생수(사산은 제외)를 그 지역의 연앙인구로 나누어 1000을 곱한 것이다.

(2) 합계출생률(Total fertility rate)

가임여성(1-49세 연령)의 여자가 출산한 총 정상 출생아 수이다.

4) 인구이동 지표

전출인구 이동은 인구 1,000명당 1년간의 전출 인구수이다. 전입인구 이동률은 인구 1,000명당 1년간 전입한 인구수이다.

인구의 크기는 출생과 사망의 차이에 의한 자연증가(Natural increase)와 유입과 유출의 차이에 의한 사회증가(Social increase)에 의해 결정되며 한 나라의 인구성장은 자연적 성장과 사회적 성장 모두를 의미한다.

4. 인구증가

1) 자연증가(Natural increase)

① 보통자연증가율(Crude natural increase rate) : (연간출생 - 연간사망) ÷ 인구 × 1,000 또는 보통출생률 - 보통사망률

② 인구증가지수 또는 동태지수(Vital index) : 출생수와 사망수의 비, 또는 보통출생률과 보통사망률의 비

③ 재생산율(Reproduction rate) : 재생산이란 여자가 일생동안 낳는 여자아이의 평균수이며, 어머니의 사망률을 무시하는 재생산율을 총재생산율이라 하고, 사망을 고려하는 경우에는 순재생산율이라 한다. 순재생산율이 1.0이라면 인구의 증감이 없고 1.0 이하이면 인구의 감소를, 1.0 이상이면 인구의 증가를 뜻한다.

2) 사회증가(Social increase)

① 사회증가 = 유입수 - 유출수(전입인구 - 전출인구)

② 인구증가 = 자연증가 + 사회증가

③ 인구증가율 = $\frac{\text{자연증가} + \text{사회증가}}{\text{인구}} \times 1,000$

④ 연간인구증가율 = $\frac{\text{연말인구} - \text{연초인구}}{\text{연초인구}} \times 100$

5. 인구성장론(Notestein과 Thompson의 분류)

인구의 성장과 감퇴는 출생과 사망, 전입과 전출에 의해서 결정되는데, 인구는 몇 가지 단계를 거쳐 변천하는 것으로 알려지고 있다.

1) 인구성장의 유형

(1) 1단계(잠재적 성장단계 ; 고출생, 고사망)

산업혁명 이전의 시기로 공업화되지 못한 국가에서 볼 수 있는 인구증가가 예견되는 단계이다(多産多死型).

(2) 2단계(과도기적 성장단계 ; 고출생, 저사망)

경제발전과 생활수준 향상으로 인해 사망률은 감소되지만 출생률은 그대로 지속되어(多産小死型) 인구가 급속하게 증가하는 단계이다.

(3) 3단계(인구감소 단계 ; 저출생, 저사망)

출생률이 감소하여 인구가 현상유지되거나 감소하는(小産小死型) 인구안정단계를 말한다(그림 11-3).

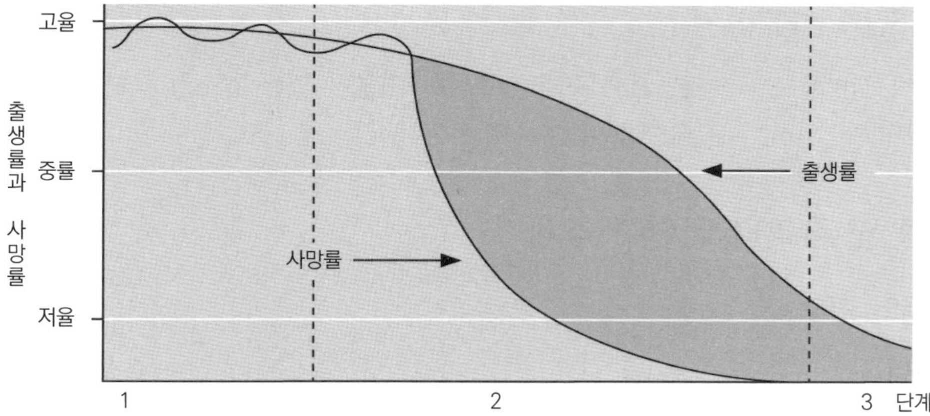

| 그림 11-3 | **인구학적 이행**

2) 인구성장 5단계(C. P. Blacker의 분류)

(1) 제1단계(고위 정지기)

고출생률과 고사망률인 인구정지형으로 중부 아프리카 지역의 국가들과 같은 후진국들에서 볼 수 있으며, 앞으로 인구증가의 잠재력을 가지고 있는 나라의 인구 형태

(2) 제2단계(초기 확장기)

저사망률에 고출생률인 인구증가형으로 당분간 인구증가가 계속되는 경제개발 초기 국가들의 인구 형태, 일본과 한국을 제외한 아시아의 여러국가가 이에 속한다.

(3) 제3단계(후기 확장기)

저사망률에 저출생률의 경향을 나타내는 인구성장둔화형으로 산업의 발달과 핵가족화 경향이 있는 국가들의 인구 형태이며, 한국, 남아프리카, 중앙아메리카 등이 이에 속한다.

(4) 제4단계(저위 정지기)

사망률과 출생률이 최저에 달하는 나라들로 인구증가 정지형 국가들로 이탈리아, 중동, 구소련 등의 인구 형태

(5) 제 5단계(감퇴기)

출생률이 사망률보다 낮아져서 인구가 감소하는 경향이 있는 감소형 국가로서 북유럽, 북아메리카, 일본, 뉴질랜드 등이 여기에 속한다.

6. 세계 및 우리나라 인구 추세

1) 세계의 인구

기원 1년에는 2억 5천만명이던 인구가 1650년이 지나 5억명이 되었다. 또한 1650년에서 200년이 지난 기원 1850년에는 인구가 5억에서 11억으로 두배 이상 증가되었고, 그 후 80년이 지난 1930년에는 20억 인구로, 그 후부터 겨우 45년만인 1975년에 가서 또다시 두배인 40억 인구가 되었다. 기원 후 인구의 배가연수를 살펴 보면 대략 〈표 11-3〉과 같다.

| 표 11-3 | 1,000년 동안 세계 인구의 지역적 분포변화

(단위 : 백만)

지 역	1000	1600	1800	1900	1960	2000
	(%)	(%)	(%)	(%)	(%)	(%)
아시아와 대양주	165(60)	279(57)	599(66)	921(57)	1,701(56)	3,580(59)
유럽(소련포함)	47(17)	102(21)	192(21)	423(26)	638(21)	826(13)
아프리카	50(18)	90(19)	90(10)	120(8)	273(9)	851(14)
아메리카	13(5)	15(3)	25(3)	144(9)	425(14)	863(14)
전 세 계	275(100)	906(100)	906(100)	1,608(100)	3,037(100)	6,120(100)

| 표 11-4 | 세계인구의 추정치와 인구배가년수

연 도	인구(단위 : 억)	2배가 되는데 소요되는 연수(년)	연평균자연증가율(%)
1	2.5	1650	0.04
1650	5	200	0.35
1850	11	80	0.9
1930	20	45	1.6
1975	40	35	2.0
2025	80	-	-

인구배가년수(n)= $\frac{70}{r}$ (연평균 인구증가율 < %)

2) 우리나라의 인구

1960년부터 1990년 최근까지 우리나라의 총인구는 계속 증가하여 왔으나 인구성장률은 빠르게 감소되어 왔다. 1990년 인구성장률은 0.93%로 같은 해의 개발도상국 2.08%와 세계 평균 1.71%보다 상당히 낮은 비율이다. 2000년대 이후에는 선진국 수준으로(0.46%) 떨어질 것으로 보이며, 앞으로 약 20년 이후에는 마이너스(-) 성장률을 기록할 것으로 보인다. 따라서 앞으로의 우리나라 인구 문제는 단순히 인구증가의 문제가 아니라 평균수명의 상승에 따른 인구의 노령화 문제와 인구의 질적 문제라고 할 수 있다.

| 표 11-5 | 인구구조 변동 추계

(단위 : 만명)

구분	1980	2005	2020	2030	2060
총인구	3,812	4,814	5,144	5,216	4,396
생산가능인구	2,372	3,453	3,656	3,289	2,187
노인인구	146	437	808	1,269	1,762
유소년인구	1,295	924	679	658	447

자료 : 통계청, 「전국장래인구추계」 2011

| 표 11-6 | 출산율 현황

(단위 : 가임여성 1명당 명, 천명)

구분	'90	'00	'01	'02	'03	'04	'05	'06	'07	'08	'09	'10	'11	'12
합계 출산율	1.59	1.47	1.30	1.17	1.18	1.15	1.08	1.12	1.25	1.19	1.15	1.23	1.24	1.30
출생아수	650	635	555	492	491	473	435	448	493	466	445	470	471	484.6

자료 : 통계청, 「2012년 출생통계(확정)」(2013.8)

| 표 11-7 | OECD 주요 국가의 합계출산율

(단위 : 가임여성 1명당 명)

구분	한국	일본	미국	영국	프랑스	독일	이탈리아
2001	1.30	1.33	2.03	1.63	1.88	1.35	1.25
2002	1.17	1.32	2.01	1.64	1.86	1.34	1.27
2003	1.18	1.29	2.04	1.71	1.87	1.34	1.29
2004	1.15	1.29	2.05	1.77	1.90	1.36	1.33
2005	1.08	1.26	2.05	1.79	1.92	1.34	1.32
2006	1.12	1.32	2.10	1.84	1.98	1.33	1.35
2007	1.25	1.34	2.12	1.90	1.96	1.37	1.38
2008	1.19	1.37	2.09	1.96	2.00	1.38	1.41
2009	1.15	1.37	2.01	1.94	1.99	1.38	1.41
2010	1.23	1.39	1.93	1.98	1.99	1.39	1.41

자료 : OECD Factbook, Total Fertility Rate(2012)

7. 인구증가의 문제점

인구증가와 관련된 문제는 환경오염, 자연자원의 고갈, 에너지 문제, 식량 문제 등 수없이 많다. 이러한 점을 요약해서 3P(Population(인구), Poverty(빈곤), Pollution(오염))와 3M(complex 즉, Malnutrition(영양부족), Morbidity(질병이환), Mortality(사망))으로 설명하기도 한다. 또한 인구의 질적 문제로 인구 역도태 현상, 열악한 유전, 사회계층 등의 질적 불균형 문제를 들 수 있다.

1) 모성보건의 문제

인구증가가 높은 사회는 일반적으로 모성사망률이 높아진다. 대체로 어린 나이에 출산을 시작하므로 10대에 초산을 하는 여자들이 많아 아직 신체적으로 미성숙된 10대의 산모는 사망률이 높으며, 또한 산모와 태아의 건강도 좋지 않게 된다.

2) 보건의료 시설의 문제

인구가 증가할 경우 보다 많은 보건의료 시설이 필요하나 이를 충당할 수 있는 재원확보가 용이하지 않으므로 보건의료 시설이 과거보다 더욱 부족하게 된다.

3) 도시화의 문제

인구의 도시집중으로 도시의 인구밀도는 더욱 높아지게 된다. 따라서 급격한 도시화가 진행되어 주택난, 교통란, 상하수도 시설 미비뿐 아니라 전염병균이 전파 가능성도 높고 각종 범죄가 발생할 가능성이 높게 된다.

4) 영양상태의 문제

가구의 소득은 한정되어 있는데 가구원의 수가 늘어나 식생활의 어려움으로 가족들이 영양실조에 걸릴 가능성이 많아 국민들의 영양상태가 나빠질 수 있다.

5) 환경오염 문제

인구증가로 이들이 배출하는 많은 오염물질은 자연생태계를 파괴하여 환경오염이 문제된다. 인구증가와 산업발달, 자동차, 발전소, 공장 등이 늘어나, 대기오염, 수질오염 등으로 궁극적으로 자연생태계가 파괴되어 인간의 건강을 해치게 될 것이다.

8. 인구정책

우리나라의 주요한 인구정책 수행 내용은 인구조정정책과 인구대응정책이 있다(그림 11-4). 인구조정정책이 인구정책의 거의 전부를 이루고 있으며, 인구조정정책에 있어서는 양적조정정책과 질적 조정정책으로 나누어 볼 수 있다.

양적 조정정책은 사망률과 출생률의 저하에 관심을 두고 질적 조정정책은 인구의 성별, 연령별 구조 등의 불균형을 결혼 및 출산을 통하여 이루려는 우생학적 정책과 결부되어 있다.

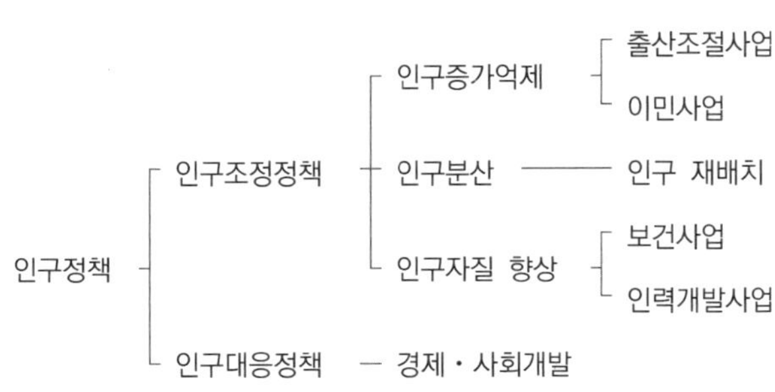

| 그림 11-4 | 인구정책의 구분

제12장 가족계획

Family planning

1. 가족계획의 개념

1) 가족계획의 정의 및 목적

가족계획(Family planning)이란, 한 가정에서 가장 알맞은 수의 자녀를 계획적으로 출산함으로써 가족 전원이 건강하고 명랑한 환경 속에서 행복한 가정생활을 영위하는 것을 의미한다. 즉, "가지고 싶은 수만큼의 자녀를 낳고 싶을 때 낳도록 하자"는 것이다.

따라서, 가족계획이 지향하는 목적은 첫째, 불임증 부부에 대하여는 임신을 도모하며, 둘째, 임신이 가능한 부부에 대하여는 미리 계획을 세워, 낳고 싶을 때 낳게 하는 데 있으므로 부부의 개별 사정이나 생활능력 등을 고려하여, 이에 알맞도록 ① 초산연령, ② 자녀수, ③ 출산간격, ④ 단산연령 등을 결정하고, 셋째, 출산한 자녀에 대해서는 건전한 국민생활을 영위하도록 하는 데 있다. 그러므로 가족계획의 목표는 인구조절 이외에 보건적인 필요성이나 인권 향상을 위한 목표를 위해 설정되어야 한다.

2) 여성과 남성의 성생리

(1) 남성 생식기

남성 생식기계의 역할은 정자의 생산과 공급이다. 남성의 생식기관은 사춘기에 완전히 발달하며 외생식기(음낭, 음경, 고환)와 내생식기(전립선과 정자를 모아두는 몇개의 기관)로 이루어져 있다.

고환은 음낭속 좌우 1개씩 있으며 성세포인 정자(Sperm)와 남성 호르몬인 테스토스테론(Testosteron)을 생성하는 2가지 기능이 있다. 정자는 성적으로 성숙되면 하루에 7천만개~1억여개가 생성되며 길이는 0.05mm이고 초속 0.06mm로 이동하는 운동성이 있다. 생식된 정자는 부고환, 정관을 통해 운반되어 정낭에 보관되며, 정낭에서는 정액의 일부인 정낭액을 분비한다. 전립선은 밤알과 같은 형태로서 방광에 가까운 요도를 싸고 있으며, 밀크와 같은 액체를 분비하는데 정낭액과 혼합되어 정액이 된다(그림 12-1).

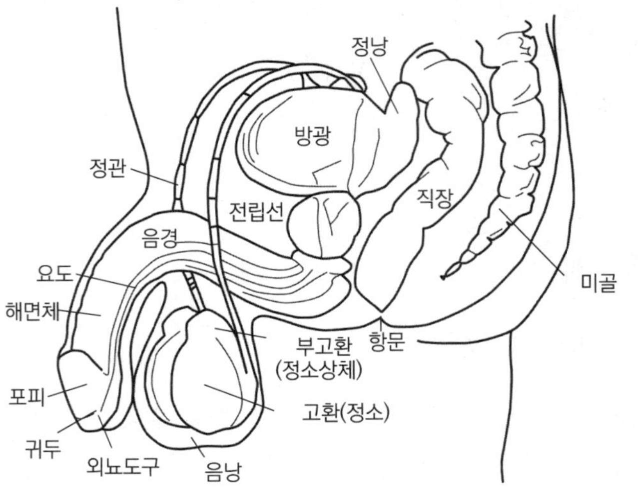

| 그림 12-1 | 남성의 생식기

2) 여성 생식기

여성 생식기의 기능은 ① 난자를 생산하는 기능, ② 정자를 받아들여 수정란을 통과시키는 기능, ③ 태아를 기르는 기능이며, 여성의 생식기는 외부에서 보이는 외생식기(외음부)와 체내의 내생식기로 분류할 수 있는데, 생식과 관련된 중요한 역할을 하는 것은 대부분 내생식기이다. 외생식기에는 외음, 음순, 질전정이 있다. 질전정에는 바토라인선(Bartholin gland)이 있어 점액을 분비하고 전방에는 음핵(陰核)이 있다. 질전정과 선(腺)의 경계를 이루는 연약한 막을 처녀막(Hymen)이라고 하며, 그 형태는 개인차가 있으며, 처음 성교시 파열된다. 내성기는 질, 자궁, 난소로 되어 있다.

(1) 질(Vagina)

외음부에서 자궁까지 통하는 길이 8~9cm 정도의 신축성이 강하고 탄력성이 있는 근육관이다. 질은 자궁의 분비물과 월경을 밖으로 내보내는 배설관이며, 분만시에는 태아가 모체 밖으로 나오는 산도의 역할을 한다. 질내는 항상 습하며 산성(pH 4~5)으로 유지되어 병균이 침입하지 못하도록 살균효과를 나타낸다.

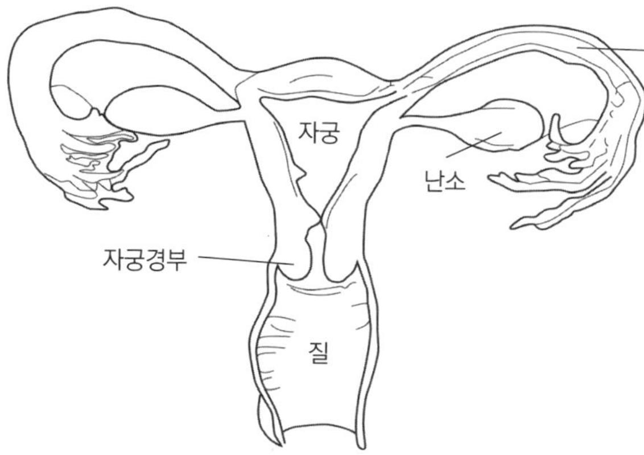

| 그림 12-2 | 여성의 내생식기

(2) 자궁(Uterus)

서양 배 모양을 한 두꺼운 근육벽으로 된 속이 빈 장기이다. 수정란이 체외에서 능히 생활할 수 있도록 하기 위해 태아를 기르는 역할을 하여 체내의 보육기라 할 수 있다.

(3) 난소(Ovary)

자궁의 좌우로 한 개씩 부착되어 있는 타원형의 기관으로서 남성의 고환과 같은 기관이다. 난소의 주요 기능은 원시난포를 성숙시켜 성숙난자를 배란하는 작용과 호르몬을 생산한다.

(4) 난관(Fallopian tube)

난관은 자궁의 좌우에 붙어 있는 가늘고 긴 관으로서 길이는 약 12 cm 정도의 깊고 굴곡된 관이다. 난관의 말단 부분은 나팔 모양으로 넓혀져 열려 있으며(팽대부) 그 끝은 손가락 모양으로 갈라져 있다(난관체). 난관의 기능은 수정란을 자궁강으로 수송하는 역할을 한다(그림 12-2).

3) 여성의 생리

(1) 배란(Ovulation)

난소에서 난자를 배출하는 현상으로서, 난소 내에서는 태생기부터 직경 18~20μm 정도의 원시난포가 약 80만개 이상이 존재한다. 원시난포가 성장함에 따라서 성숙난포가 된다.

(2) 자궁의 주기적 변화

① 증식기

자궁내막이 점점 두껍게 증식되는 시기이다. 이 시기는 월경이 끝난 직후부터 배란이 되기까지인데 월경이 시작된 후 5~14일까지이다.

② 분비기

자궁내막이 최고로 두꺼워져 혈관도 많아지고 자궁분비막이 커져서 분비 기능이 시작된다. 즉, 이때에 임신이 되면 태아를 보살필 수 있는 준비가 완료된 셈이다.

③ 월경기

이 시기는 월경출혈기간이다. 임신이 안되면 두꺼워졌던 자궁내막에 빈혈이 생기며 탈락하여 출혈하게 된다. 출혈기간은 3~5일간, 출혈량은 30~50㏄에 불과하다. 그러나 실제로는 자궁내막의 점액이 혼합되므로 실제 출혈량은 그 이상으로 보인다. 월경주기는 25~32일까지는 정상 범위이다(그림 12-3).

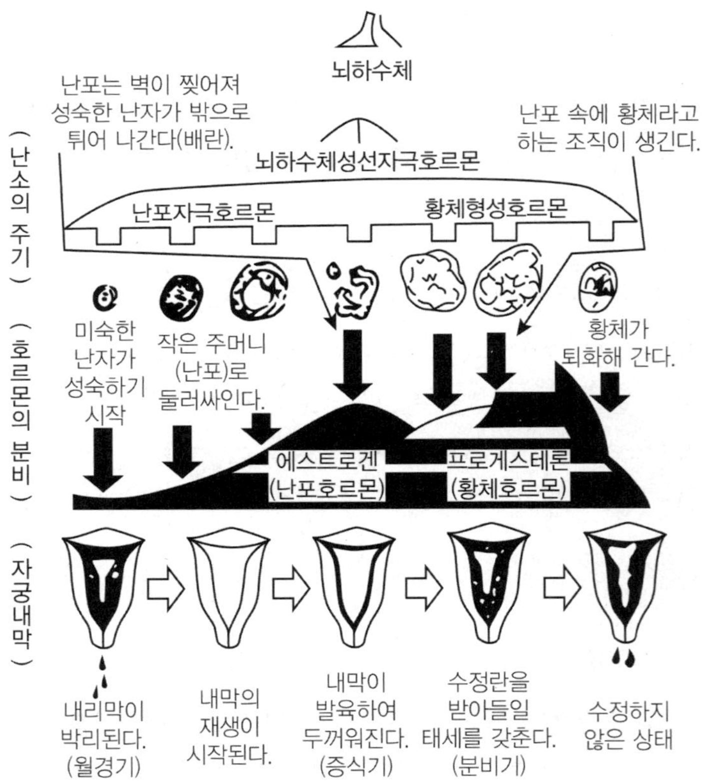

| 그림 12-3 | 여성의 생리

(3) 임신성립 단계

① 정자와 난자의 생성

남성은 정자(精子)를 우선 생산할 수 있어야 한다. 정자는 남자의 고환에서 생산되는데, 1일 생산수는 7,000만에서 1억개 정도이며, 난자(卵子)는 월경주기에 따라 난소에서 단 한개씩 성숙하여 배란된다.

② 정자와 난자의 이동

난소에서 생성된 난자는 난관으로 들어가고 정자는 여성의 질내에 사정이 되면 정자는 스스로 운동할 수 있는 능력이 있어, 자궁을 통해 난관 팽대부로 이동하게 된다.

③ 수정

정자가 난자 속으로 들어가 수정이 이루어지며 난자는 배출 후 약 12~24시간 생존 가능하고, 정자는 약 48시간 생존할 수 있어 수정 가능 시간은 약 24~72시간에 해당된다.

④ 수정란의 이동 및 착상

수정란은 스스로 운동을 못하고 난관의 섬모운동에 의해서 자궁내로 들어가게 되며, 수정 8~10일 후에 자궁내막에 부착하게 된다. 이러한 현상을 수정란의 착상(Implantation)이라고 한다. 이때에 자궁내막은 분비기에 있게 되며 혈관도 많고, 영양상태가 좋은 상태에 놓여 있게 된다. 수정란이 착상된 날로부터 계산하면 257일, 최종 월경일(Last menstruation period ; LMP)의 첫날부터 계산하면 평균 280일 동안 임신이 지속된다.

2. 가족계획 방법

1) 가족계획 내용

(1) 초산연령과 단산연령

초산연령은 25세 이전이 바람직하며 그 이유는,

① 초산이 늦을수록 난산, 기형아 분만, 고위험임신 및 사망의 빈도가 높아진다.

② 불임증을 조기발견하여 조기대책이 가능하다.

③ 자녀수와 터울조절이 더 쉽다.

단산연령은 36세 이전이 바람직하며 그 이유는,

① 36세 이후에는 자궁암이나 자궁근종으로 불임증이 될 경향이 높다.

② 자녀 양육의 임무는 비생산 연령이 되기전에 마칠 수 있다.
③ 노산으로 인한 난산, 기형아 분만 등의 위험을 줄일 수 있다.

(2) 출산간격과 자녀수

출산 간격은 2~5년 사이가 바람직하며 출산 간격이 짧을 수록 미숙아 분만율이 높고 태아 및 영・유아사망률도 높다. 자녀수는 부모의 건강, 경제능력, 가정환경 등을 고려하여 적정 자녀수를 정하는 것이 좋고, 일반적으로 1~2명의 자녀가 바람직하다.

(3) 임신섭생

임신기간 동안 산모의 정신적, 신체적 건강이 태아에게 많은 영향을 미치며, 불구아, 기형아, 저능아 출산 원인은 유전적인 요인 뿐만 아니라 임신 중의 부주의나 질병에 의한 원인도 비중이 크다.

2) 피임 방법

(1) 일시적 피임법

일시적 피임법으로는 남성용으로 콘돔과 성교중절법이 있고, 여성용으로는 먹는 피임약, 자궁내 장치, 월경주기 이용법, 다이아프램, 자궁경관 캡 피임법, 질세척법 등이 있다(그림 12-4).

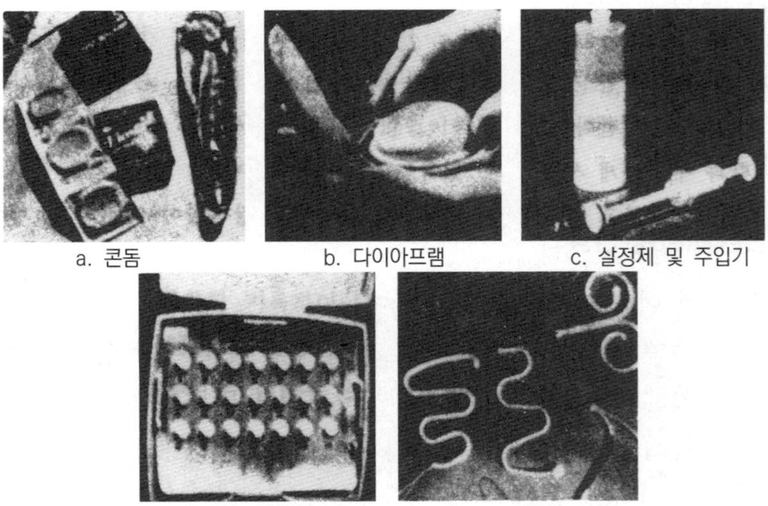

a. 콘돔 b. 다이아프램 c. 살정제 및 주입기
d. 먹는 피임약 e. 루프

| 그림 12-4 | 각종 피임기구 및 약품

① 콘돔(Condom)

1876년 수태조절을 위한 방법으로 보급되기 전에는 성병예방의 목적을 위해 사용되었다. 거의 완전하게 피임이 된다고 알려져 있으나, 파손된 콘돔 사용시나 사용상 부주의로 실패할 우려가 있다.

a. 장점

· 피임이 간편하고 비용이 싸다.
· 인체에 해가 없다.
· 성병예방에 효과적이다.
· 피임의 확실성을 눈으로 볼 수 있다.

b. 단점

· 다소 성감이 둔해질 수 있다.
· 접촉감이 부족하다.
· 장기사용 시 외상으로 인한 질염을 일으킬 수 있다.

② 성교중절법

남성이 사정 직전상태에 이르렀을 때 음경을 질밖으로 빼내어 외부에서 사정하는 방법으로 정자의 질내 삽입을 방지하는 것으로 일명 질외사정법이라고도 한다.

a. 장점

· 특별한 피임도구가 필요 없다.

b. 단점

· 남자의 강한 자제력이 요구되므로 정신적 부담이 크다.
· 여자에게는 드물게 불감증을 초래할 수 있다.

③ 먹는 피임약(Oral pill)

먹는 피임약의 기본 원리는 난소에서의 배란 작용을 억제하는 것이다. 이외에도 자궁내막에 변화를 일으켜 설사 수정이 되었다 하더라도 착상을 방해하며 경관 점액에도 변화가 일어나 정자의 운동을 억제하므로 자궁내로의 정자의 이동을 방해한다. 먹는 피임약을 방법대로 복용하면 임신의 가능성이 거의 없는 성공률이 높은 피임법이다.

a. 장점

· 피임효과가 우수하다.

· 월경주기가 조절된다.
· 성생활과 무관하게 사용할 수 있다.
· 월경량이 감소하고 월경통이 없어지며, 월경전 긴장증상이 감소하고, 자궁체암이나 난소암의 발생 가능성이 적어지며, 류머티스성 관절염이 경감되는 부수적인 이점도 있다.

b. 단점

· 다소 부작용을 호소하는 경우가 있다. 부작용은 소화기장애(오심, 구토, 소화불량), 자궁부정출혈, 월경과다 및 월경감소, 무월경, 유방동통, 체중의 증가 및 감소이다.

c. 금기증

· 자궁, 난소 및 질의 암, 유방암, 급성 및 만성 간질환, 혈전 및 혈색증의 병력, 당뇨병, 고혈압, 우울증 등이다.

④ 자궁내 장치(Intra-uterine contraceptive device ; I.U.D.)

특별히 제조된 피임용 기구(루프)를 자궁 내에 삽입하여 피임하는 방법으로 가장 많이 사용되는 방법 중의 하나이다. 이 장치를 삽입하면 더 이상 피임에 신경쓸 필요가 없어 간편하고 경제적이다. 루프를 자궁 내에 삽입하면 자궁속 환경을 변화시켜 수정된 난자의 착상을 방지하고 정자의 운동성을 저하시키는 것으로 알려져 있다.

a. 장점

· 1회 삽입에 장기간 피임이 가능하다.
· 성생활에 무관하다.
· 간편하고 경제적이다.

b. 단점

· 부작용은 심하지는 않아 I.U.D. 자체의 제거로 해결될 수 있으며, 부정자궁출혈, 대하, 동통, 골반장기 감염, 자궁천공 등이다.

⑤ 월경주기 이용법

월경주기 이용법이란, 월경의 주기에 따라 수태가 가능한 시기, 즉 배란이 일어나는 일정한 날짜의 전후일을 피해서 성교하는 방법이다. 충분한 의지를 가지고 배란기를 정확하게 예측할 수 있는 사람에게 효과적이다.

a. 장점

· 자연 피임 방법이므로 약물이나 기구를 사용할 필요가 없다.

b. 단점

· 자신의 월경력을 정확히 기록하여야 하므로 이 방법을 사용하기까지의 정성과 시간이 필요하다. 월경주기가 매우 짧거나 월경주기가 불규칙할 경우 안전기가 짧아 이용가치가 적다. 수태 가능기에 성생활을 할 경우 다른 방법을 이용해야 하는 불편함이 있다.

⑥ 기초 체온법

월경주기 중 보통 체온이 낮은 시기와 높은 시기로 구분되며, 기초 체온곡선상 저온기에서 고온기로 이행되는 시기가 배란기이며, 이 체온곡선을 이용하여 피임하는 방법이다.

a. 장점

· 성교 시 준비물이 필요 없으므로 자연스러운 방법이다.

b. 단점

· 원리를 잘 이해하지 못하면 실패율이 높고, 월경주기가 불규칙한 경우 사용하기가 어렵다. 그리고 매일 심신이 안정된 상태에서 체온을 측정하기는 힘들고 정확히 측정한다 하더라도 저온기와 고온기의 구별이 어려운 경우가 있으며 고온기로 이행되기 전까지는 안심할 수 없는 점 등 여러 가지 단점이 있다.

⑦ 살정자 피임법

화학적인 피임제로 발포성 정제, 좌약, 젤리, 크림 등의 형태로 사용하고 있으며, 질내에 사출된 정자의 생활력과 운동력을 화학적 작용으로 약화시켜 자궁경관내로 진입하는 것을 방지한다.

⑧ 질세척법

세척에 의한 피임효과는 자궁내에 사정된 정자를 액체로 자궁경관 밖으로 씻어 버리는 효과와 산으로 정자를 사멸시키는 효과가 있다. 세척으로는 1.5~2.0% 붕산수, 2.0~3.0% 초산수 및 1.0% 백반수를 이용하거나 따뜻한 물로 세척할 수 있다.

(2) 영구적 피임법

① 정관결찰술(Vasectomy)

남성의 정관부위를 절단 결찰하여 고환에서 만든 정자의 통로를 폐쇄시키는 방법이다. 국소마취로 하는 조작이 간단하고 안전한 수술이다. 수술 후에는 정자는 생성되지만 배출되지 못하므로 그대로 재흡수된다.

② 난관결찰술(Tubal-ligation)

여성에게 시행하는 영구피임법으로 복강경 난관 불임술과 미니 난관수술이 있다.

a. 복강경 난관 불임술(Laparoscopic tubal sterilization)

배꼽 바로 밑에 1cm 이내로 피부만 절개하고 복강경이라는 특수한 기구를 넣어 난관의 일부를 폐쇄시킴으로써 정자와 난자가 결합하는 것을 방지하는 수술이다.

b. 미니 난관수술

미니랩 혹은 타이니랩이라고도 하는데 이 수술은 2~2.5cm 정도 절개하고 난관이 노출되게끔 하여 결찰하고 절개부위를 봉합하는 수술이다. 단시간 내에 시술할 수 있고 수술 후 2~3시간 안정을 취하고 귀가할 수 있으며, 흉터가 적고 노출되지 않아 미용상 좋다(그림 12-5).

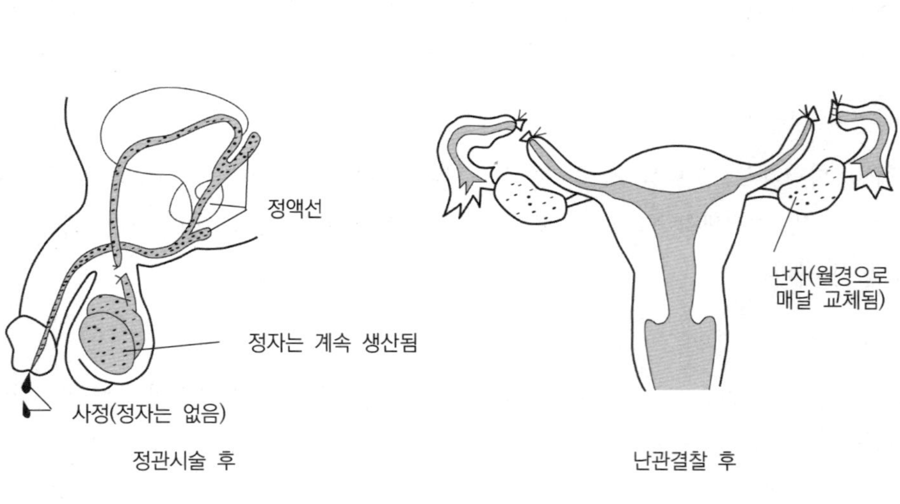

| 그림 12-5 | 정관결찰 및 난관결찰

3. 불임증(Infertility)과 대책

불임증(Infertility)이란, 1년 이상 정상적인 부부생활을 하여도 임신이 되지 않는 경우를 말한다. 불임증은 1차성과 2차성으로 분류하며, 1차성 불임증이란 한번도 임신을 못한 경우이며 2차성이란 한번 이상 임신한 후 불임증이 생긴 것이다. 결혼한 부부의 10~20%에서 불임증을 볼 수 있으며 그 원인도 다양하다.

남성 불임증의 원인으로는 정자수(精子數)의 부족, 정자형태의 이상, 정액량(精液量)의 부족과 성장의 이상, 수정관 폐쇄, 음경의 발기불능 등을 들 수 있다. 정자 및 정액의 이상을 초래하는 요인으로는 정체(停滯)고환, 유행성 이하선염(流行性耳下腺炎)에 의한 정자생성 불능, 임질균 감염으로 인한 수정관 폐쇄, 호르몬 결핍, 체온상승, 스트레스 등을 들 수 있다.

여성 불임증의 원인으로는 난소 기능의 부전으로 성숙란을 생성하지 못하거나 자궁이 기형인 경우, 질내 환경(膣內環境)이 정자가 생존하기에 부적합한 경우 등을 들 수 있다.

전문가와의 상담으로 불임증의 원인을 찾아내어 치료를 받으면 불임증 환자중 1/3~1/2은 임신이 가능해진다. 최근 인공수정법도 많이 이용되고 있으며, 불임증 또한 조기발견, 조기치료가 매우 중요하다.

제13장 보건교육
Health education

1. 보건교육의 개념

인간은 보다 나은 미래의 생활을 추구하려고 교육을 해왔으며, 이는 기본적인 인간의 욕구이다. 보건교육(Health education)은 보건(Health)과 교육(Education)이란 두 낱말이 합성하여 된 복합어이지만 교육보다는 보건에 강조점이 있다. 왜냐하면, 여기에서 '교육'은 보건교육의 형식과 방법에 관한 부문을 말하고 있는 반면에, '보건'은 보건교육의 목표와 방법을 말해주고 있기 때문이다. '보건을 교육한다'라는 말 그대로 인간이 건강을 유지하도록 하는 방향으로 변화시켜 주는 것을 보건교육이라고 할 수 있다.

사람은 누구나 건강을 유지하고 증진시키려는 데 노력을 기울이며, 건강에 대한 욕구는 어떤 한 개인 뿐 아니라 가정, 지역사회, 국가 등 인간집단이라면 다같이 가지고 있다. 이러한 욕구를 충족시키기 위하여 우리는 건강에 대한 여러 가지 프로그램을 갖게 되는데 이런 활동을 건강관리라 하며, 철저한 건강관리를 위해서는 보건교육이 필요하다.

보건교육은 '위생강좌'나 '위기만을 강조하는 교육'이 아니라, 개인의 매일 학습 과정의 일부분이어야 하며, 사람들에게 무엇을 생각할 것인지를 말하지 말고 어떻게 생각해야 하는지를 보여주는 것이다. 보건교육의 철학은 태도가 정형화되어 강요되거나, 통합될 수 없으며, 인간가치의 기본적인 이해와 인식을 바탕으로 한 개인의 변화로부터 나와야 한다는 것을 전제로 한다.

1) 보건교육의 정의

보건교육은 현재보다 더 나은 육체적, 정신적인 건강을 유지하고 나아가서는 사회적인 안녕을 유지하기 위한 미래지향적인 방법이라고 할 수 있다. 보건교육이란 세계보건기구(WHO)가 규정한 건강의 의미를 교육적 활동을 통해서 실현해 가고자 하는 건강생활에 관한 교육활동이라 할 수 있다.

미국의 학교보건교육용어제정위원회(A Joint Committee on Terminology in School Health Education)는 "보건교육이란, 개인이나 집단의 건강과 관계되는 지식, 태도, 행동에 영향을 미칠 목적으로 학습경험을 베풀어주는 과정"이라 정의하였다.

또한 미국 미네소타대학(University of Minnesota) 보건교육 교수였던 그라우트(Ruth Grout)는 "보건교육이란, 우리들이 알고 있는 건강에 관한 지식을 교육 수단을 통해서 개인 또는 지역사회의 바람직한 행동으로 바꾸어 놓는 것을 말한다"라고 하였다.

2) 보건교육의 목적

보건교육이 공중보건학상 차지하는 위치는 무엇보다도 중요하다. 보건교육은 잘못되어 있는 지식(knowledge), 태도(attitude) 및 행동(behavior) 등에 영향을 주어, 이를 올바른 양상으로 바꾸어 놓는데 목적이 있다. 지역사회 주민이 갖는 관심이나 요구가 각각 다르기 때문에 지역사회 구성원 각자가 스스로 건강을 유지, 개선 및 향상하도록 함으로써 전 지역사회 주민의 보건수준 향상에 기여하도록 하는데 그 목적이 있다.

보건교육의 최종 목표는 자신의 건강은 자신이 지켜야 한다는 긍정적인 태도를 갖는 것이다. 다시 말해, 자신의 건강을 지킴과 동시에 자신이 속한 지역사회가 발전하는데 건강이 바로 중요한 재산이며 목표임을 인식하게 하고 나아가 지역사회의 건강은 구성원들 스스로의 노력으로 해결할 수 있는 능력을 갖추도록 하는데 있다. 이는 건강에 관한 자기 책임, 자주성, 협동성, 연대의식 등을 말한다.

3) 보건교육의 범위

보건교육의 내용이나 방법, 활동들을 규명하는 것은 매우 어려운 일이며, 그 견해가 다양하다. 그러나 그 공통부분을 요약해 보면 다음과 같다.

| 표 13-1 | 보건교육의 범위

	학교보건	산업보건	지역사회 보건	환자(병원)
대 상	학 생 교직원 학부모	근로자 임직원 근로자 가 족	보건인력 공공조직 민간조직 주민(위험집단 우선환자)	전문인력 환 자 환자가족
내 용	교과과정 내 (정규교육) 수시교육 (행사, 보건서비스)	안전교육 건강교육 (공공개선) 산재예방	지역사회 건강 개인 집단 지역사회 조직(인력개발)	처방순응교육 가족교육 재활교육 등

(1) 건강 문제의 분석연구

개인, 집단의 건강에 영향을 미치는 영향요인, 건강문제의 지역별·개인별 분포, 건강 문제의 해결 방법에 대한 연구와 분석.

(2) 홍보

건강과 관련된 문제에 대한 주의를 환기시키기 위해서 게시판에 표어를 내건다거나 TV나 라디오를 통한 짧은 삽입 방송 실시.

(3) 출판 및 홍보물 발행

홍보에서 제시된 내용에 대한 해결 방법을 많은 사람이 구체적으로 알게 하는 과정.

(4) 교육

직접 대상자를 대하고 그들이 가진 잘못된 건강에 관련된 지식, 태도, 습성을 변화시켜 목표한 학습이 일어나도록 하는 과정.

(5) 동기부여

새로이 알게 된 지식이나 건강습성을 행동화하도록 지원.

2. 보건교육 프로그램계획

보건교육 프로그램을 선정 시, 개인, 집단, 지역 등에 따라 배경이 다르고 문제도 다를 수 있기 때문에 일률적이고 판에 박힌 듯한 내용을 주의해야 하며, 신체적, 사회적, 심리학적 그리고 영적인 잠재력에 이르기까지 모든 가능과 능력을 적절히 활용해야 한다.

그린(Green, 1980) 등에 의하면, 보건교육 프로그램의 3대 기본 구성요소라 하면 일단 프로그램계획, 프로그램의 내용 구축과 평가를 들 수 있다. 특히, 프로그램계획에 들어가기 전에 다음과 같은 교육철학이 토대가 되어야 한다고 강조했다.

① 교육은 인간의 삶에 대한 준비를 포함해야 한다.
② 교육과정 발전, 프로젝트의 성공은 그 프로젝트에 포함되는 사람들의 숫자와 그들의 다양한 배경과 관련이 있다.
③ 교과과정은 계획되고 교육적인 경험으로 구성한다.

④ 교과과정은 지역사회의 가치체계를 반영해야 한다.

⑤ 교육의 진전은 서서히 이루어진다.

인간의 태도나 행동을 변화시키려면 상당한 동기가 작용해야 하는데, 이때 동기는 외적인 자극이 아니라 행동의 내적인 역량과 관련되어진 구조를 말한다. 학습자가 자발적으로 그들 스스로 바라는 방향으로 변화를 성취하도록 하는 것이다.

따라서 보건교육을 담당하게 될 사람들은 보건교육 대상자(학생, 지역 사회주민, 환자 등)들이 갖고 있는 기본 욕구가 무엇이며, 또는 문제점이 무엇인가를 정확하게 파악하는 것이 중요하다.

여기서 요구도 평가(need assessment)는 현존하는 건강의 상태와 문제점 사이에 얼마만큼의 차이가 나는지 알아내기 위한 과정이므로 최우선적으로 필요하다.

3. 보건교육 방법과 전략

보건교육자들은 교육 방법의 선택기준을 명백히 할 필요가 있다. 또한 대상 집단과 그들의 건강 문제에 관련되는 독특한 형태의 프로그램에 가장 알맞은 보건교육 방법을 계획할 수 있도록 준비를 갖추어야 한다. 몇몇 보건교육자들은 계속해서 강의법만 선호한다든지, 집단토의, 시청각 방법에 의지한다든지, 보건교육을 대중매체의 선전과 같게 생각하는 경향이 있다.

그러나 어떤 것도 특정한 교육적 상황에 한정되어질 필요는 없다. 각각은 여러 가지 방법과 상황에 적합하게 적용되어야 한다. 많은 연구가들이 다양한 교육 방법들의 상대적 견해에 관해 다루었다. 보건교육가는 이처럼 자유자재로 사용할 수 있는 광범위한 교육 방법을 가지고 있어야 하며(강의, 집단토의, 역할극, 대중매체, 지역사회의 조직), 효과적인 프로그램을 계획하는 데 있어서 가장 바람직하게 실행할 수 있는 접근방법을 배합 또는 선택하여야 한다.

1) 의사소통에 의한 방법(Communication methods)

강의, 토론, 개인상담 또는 개인교수와 매체기법(대중매체, 시청각 자료, 교육용 TV 프로그램, 프로그램 학습매체)이 포함된다.

(1) 강의(Lecture)

강의는 세상에서 가장 오래된 형식적인 교수 방법의 하나이며, 이것은 아마도 사용하기에 가장 쉬운 것 중의 하나이지만 가장 숙달되기 어려운 것이기도 하다. 강의는 언어 메시지를 통해 정보를 전달하고, 학습자의 견해에 영향을 미치고 사상을 북돋우며(생각하도록 자극하며), 비판적 사고를 발달시킨다.

학습자들은 대개 수동적이며, 일반적으로 그들의 지식을 교사나 다른 학생들과 함께 나누지 않는다. 강의 방법은 종종 질문-대답으로 사용된다.

(2) 개인교수(Individual instruction)

개인교수는 지역사회 보건교육에서 보편적으로 사용되는 방법으로서 가장 개인화된 형태이며, 대상집단의 개인차가 클 때 사용될 수 있다. 개인교수는 교육자의 입장에서 보면 비효율적이나 학습자의 측면에서는 효과적이다.

(3) 대중매체(Mass media)

보건교육자들은 대중매체, 시청각 자료, 교육용 TV프로그램, 프로그램 학습매체를 이용하는 방법이다. 그들은 서로 마주 보고 의사소통을 하지 않는다는 점에서 우리가 이전에 토의한 다른 방법들과 다르다. 대신 소책자, TV, 라디오, 도표, 포스터, 교수기재 등을 통해서 전달된다.

보편적인 전파매체는 라디오와 TV이고 보편적인 인쇄매체는 잡지, 신문 그리고 광고 게시판 등이다.

2) 훈련에 의한 방법(Training methods)

능력을 개발시키는 것으로, 시뮬레이션과 게임, 탐구학습, 소집단 토의, 모델링 그리고 행동수정이 포함된다.

(1) 프로그램화된 학습(Programmed learning)

프로그램화된 학습이라는 용어는 연속되는 체제에서 프로그램화할 수 있는 교수기재, 프로그램화된 테스트 그리고 컴퓨터에 의한 학습 등을 의미한다. 슬라이드 필름, OHP 그리고 프로그램 CD에 의해서 보완된다.

최근의 프로그램화된 학습은 컴퓨터의 광범위한 보급으로 인해 학교환경에서도 자주 사용되고 있다.

(2) TV 교육방송(Educational television)

TV 교육방송은 자기 스스로 방송의 지침에 따라 학습하는 프로그램으로서 프로그램화된 학습과 같으며, 전체 학급을 위해 이용된다는 점에서는 서로 다르다고 볼 수 있다. 프로그램 학습의 예와 같이 교육방송은 학교 또는 지역사회 환경보건 교육가들에게 넓게 이용되지는 않는다.

(3) 건강기술발달(Skill development)

건강행위를 위한 기술습득은 이행-적응된 교육 방법이 강조된 특별한 정신운동의 발달이다. 부모가 자식에게 올바르게 칫솔질하는 법, 영양소의 과다한 손실을 피하여 음식을 요리하는 법 등의 영양교육은 건강행위를 위한 기술습득의 예이다.

(4) 시뮬레이션과 게임(Simulation and game)

실물이나 실제상황이 가장 좋은 보조자료가 되나 실물은 보조자료로 쓰고자 할 때 야기되는 여러 가지 단점이 있다. 보조자료의 모형이나 실물과 똑같이 만든 가상상황 등을 시뮬레이션이라고 하는데, 실제 생활환경의 모델을 가상하여 학습에 도움을 주고자 사용되는 실험적인 방법이다.

게임, 극화, 사회극, 사례연구, 그리고 컴퓨터화 된 모델의 유형을 택할 수 있다. 연구는 제한되어 있으나 학습자가 이용 시 넓은 범위에 적용할 수 있고, 감정이입 기술의 향상을 위한 풍부한 기회를 준다. 예를 들면, 신생아 목욕법이나 루프 삽입법 등을 들 수 있다.

(5) 탐구학습(Inquiry learning)

질의학습 방법으로 학생들의 생각과 가정을 형식화하고, 그리고 테스트하는 데 용기를 갖도록 도와준다. 학생의 동기유발, 인식기술의 발전, 분석, 조직, 그리고 평가, 비판적 시각을 기르게 된다.

3) 조직적 방법(Organizational methods)

(1) 지역사회 개발(Community development)

사회조직자는 주로 문제를 해결하는 데 도움을 주는 자와 프로그램 개선의 조정자로서의 역할을 한다. 지역사회 발전 접근은 주로 지역사회 조직 방법을 이용하는데, 보건교육자와 지역사회 발전을 도모하는 자는 전통적으로 영양교육강화, 가정기술, 보건소의 발전과 조정, 자원봉사자의 보건계획조직, 지방생활의 전면적인 개선 등 넓은 서비스 프로그램의 일부분의 역할을 한다.

(2) 사회운동(Social action)

불리한 입장에 있는 집단이 자원의 재분배를 요구하기 위하여 조직한 지역사회 조직의 일부 형태이다. 사회운동은 경제불매운동, 파업이 일반화되어 있는 것과 같은 책략과 맥을 같이 한다.

보건교육자는 이들 사회운동이 때로는 그들의 철학, 기술 요구들로부터 벗어나 너무 급진적이므로, 이 방법보다는 다른 지역사회의 조직접근법을 사용하기도 한다.

(3) 사회계획과 조직적 발달 (Social planning and organizational development)

지역사회 조직 전략의 원리로 사회계획은 전문가들이 이성적 숙고를 통해 사회 문제를 해결하는 과정이고, 변화는 전문가들에 의해 통제된다. 사회계획은 도시계획자, 복지사업 상담가, 지역사회 건강계획자, 정책을 만드는 정책자들과 높은 수준의 행정가에 의해 사용되는 방법이다. 문제해결 접근법과 유사한 조기발전은 조직 내에서 계획되어진 변화를 이행하는 것이다.

4. 보건교육의 평가

1) 자료에 대한 평가

(1) 경비

원재의 가격, 제작에 대한 일체의 비용, 조작에 필요한 경비(급여, 여비, 임차료 등).

(2) 자료의 질과 내용

매체로서 사용될 자재는 제작되기 전에 전문가들에 의해 검토되어야 하며, 안이 작성된 후에도 그 효과가 평가되어야 한다. 즉, 내용이 육하원칙에 따라 사용목적에 적합한가를 평가하여야 한다.

(3) 자료의 효과

효과에 대하여 작성된 안은 사전조사를 통해 이해가 되지 않는 대목, 혼동하기 쉬운 대목 등을 지적 받아서 수정하도록 한다.

2) 활동에 대한 평가

논제, 활동 방법, 직원 또는 타 기관과의 협력 등에 대한 평가를 말한다. 즉, 한 가지 사업은 여러 개의 활동단위로 구성되며, 각 활동단위는 그 범위와 문제, 방법 및 협동의 면에서 평가되어야 한다.

① 범위에 대하여 참여하거나 참여한 집단, 지역적인 범위, 보건교육 활동조직의 기존여부와 그 업적, 사업이 계속될 원인 등을 조사하고 평가한다.

② 문제에 대해 어떤 문제가 고려되었으며, 그 문제는 주민 자신들에 의하여 선택되었는가, 선택된 문제는 대중의 요구에 일치되는 것인가 또는 특정한 문제에 부합되는 것인가, 보건교육은 그 문제를 해결하는 데 기여할 수 있는가, 활동의 주요 목적이 개인 또는 공중보건의 중요한 부분을 포함하고 있는가, 활동이 관계기관과 단체의 유기적인 협조로 이루어지고 있는가를 평가한다.

③ 방법에 대하여 여러 가지 전달매체 및 교육 방법이 고르게, 그리고 충분히 이용되었는가, 개인적으로 또는 단체로서 주민들의 욕구와 흥미에 기인되는 동기를 발견하고 그들로 하여금 실천할 수 있도록 동기를 이용하고 있는가를 평가한다.

④ 협조 관계는 관련 요원들이 서로 협조하고 있는가, 보건교육요원 전원의 협동으로 기획되고 있는가, 보건교육의 활동이 요원 전원의 협동으로 기획되고 있는가, 사업이 다른 관계기관 또는 단체의 사업과 잘 조정되어 있는가를 평가한다.

3) 결과에 대한 평가

사업량, 프로그램의 질, 행동의 변화, 습관의 변화, 건강상태의 변화 등을 들 수 있는데 보건교육의 평가가 사람의 태도와 습관을 변화하는 데 중요한 뜻을 두고 있으므로 심리적인 요인이 사람의 행동을 유발시키는 데 어떤 작용을 하느냐에 관하여 더 많이 알려져야 한다.

(1) 사업량

양에 대하여 참여한 인원수 등 기타 수로서 헤아릴 수 있는 유형의 결과를 알아본다.

(2) 프로그램의 질

질에 대하여 전문가의 감정, 여론조사, 가가호호 조사, 언론에 관한 것을 알아본다.

(3) 교육 전 후 지식, 태도, 행동(KAP)의 변화

4) 효율성에 대한 평가

사업의 효율성(Effectiveness)이 어느 정도인지 파악하는 것이다.

$$효율성 = \frac{산출(outcome)}{투입(input)}$$

5. 보건교육사 탄생

1) 보건교육의 의의와 정의

보건교육은 세계보건기구가 1978년부터 계속 주창해 온 1차보건의료의 필수적 서비스 가운데 가장 중요한 서비스로서 단순한 보건지식의 전달이 아닌 행태를 변화시키는 일이므로, 전문적인 보건교육 수행능력을 갖춘 보건교육 전문인력의 역할이 강조되어 왔다.

Simonds(1976)는 "보건교육사는 항상 개인과 지역사회 보건문제를 고려하면서 일반대중을 교육시키고 보건분야에서 다른 훈련에 의해서 효과적으로 이루어진 기능을 보장하는 것이다"로 정의하였다. 보건교육사의 정의는 학자에 따라 약간씩 다르지만 의미는 거의 같다.

세계적인 동향은 1997년 인도네시아 자카르타에서 개최된 제4차 건강증진 국제회의에서 슬로건인 "새 시대를 위한 새 역군들-건강증진을 21세기로 끌어들이는 자"에서 볼 수 있듯이 다가올 21세기 건강증진시대를 준비하기 위한 전문 인력양성을 촉구하고 있다. 이에 부응한 우리나라는 보건교육사를 국가자격증화 하여 다른 여러 나라를 선도하고 있다.

전문적으로 훈련된 보건교육사 자격자는 보건교육 프로그램을 계획하고 지도하며 평가하는 유일한 기능을 가지며, 그 목적은 사람들이 건강한 생활을 받아들이고 유지하도록 격려하며 유효한 보건사업과 서비스를 현명하게 사용하고 받아들일 수 있도록 개인과 집단이 그들 자신이 결정하게 하여 그들의 건강상태와 환경을 증진시키도록 하는 데 있다.

2) 미국의 보건교육사

미국의 경우 보건교육사는 health science educator, certified health education specialist, public (community) health educator, 그리고 school health educator 등으로 분류하고 있으며, 군 보건소 조직에 보건교육사가 임명되어

보건교육에 대한 전반적인 계획을 수립하고 관내에서 보건요원들이 원활한 보건교육을 수행하고 평가할 수 있도록 지도하며 도와주고 있다.

미국은 20세기 중엽에도 공공보건의료기관에 많은 보건교육사(Health educator)들이 활동하고 있었다. 1970년대에 주정부에서 중・고등학교에 근무하는 보건교육사의 자격을 인정하였다. 1978년 Maryland의 Bethesda에서 정부지원으로 보건교육사의 교육과정과 실무상의 공통점 및 차이점에 대한 워크샵을 개최하여 보건교육 전문가 자격심사제도 도입을 위한 단계적 접근목표를 수립하여 추진하였다.

미국은 1982년 가을에 보건교육사 양성교육을 위한 국가회의가 개최되었고, 보건교육사 훈련기관에 도움을 주고자 교과과정 모델개발이 시작되었다. 1985년에 보건교육사 자격을 위한 능력본위 교과과정 개발지침과 계획이 완성되었고, 1982년에 기존의 모든 보건교육사 양성 교육기간의 교과과정 운영 실태를 조사하였고, 1985년에 이에 대한 교과과정 안내서가 출간되었다.

1988년에 보건교육 자격심사제도 위원회가 구성되어, 1990년부터 보건교육전문가(CHES : certified health eduation specialist)를 인정하는 시험을 실시하여 첫해에 644명을 배출하였으며, 그 후 매년 시험을 통해 인력을 배출하여 오고 있으며, 2007년 현재 2만 여명의 보건교육 전문가가 배출되었다. 미국은 현재 비의사인 보건학 석사 소지자가 주로 보건교육사로 활동하고 있다.

보건교육 전문인력 자격에는, 첫째, 인정(Certification)제도로서 위에서 기술한 바와 같이 보건교육자격심사제도위원회에서 매년 실시하는 시험을 통한 자격 인정이 있으며, 둘째는, 신임(Accreditation)제도로써, 대학원에서 보건교육을 전공한 졸업생에게 공중보건교육협의회(CEPH : Council on Education for Public Health)에서 신임장을 부여하며, 학부에서 보건교육을 전공한 학생에게는 보건교육 증진을 위한 학회 및 공중보건교육협회(SOPHE : Society for Public Health Education)에서 신임장을 부여한다. 이 위원회에서 자격을 받은 후 매 5년마다 보수교육을 실시하여 재인증을 부여한다.

보건교육사는 보건교육 프로그램을 계획, 지도, 평가하는 유일한 기능을 가지며, 초중・고등학교, 보건당국, 병원, 사기업, 보험조합, 보건유지기구, 대학, 자원보건단체, 보건소, 중앙 및 지방단체, 그리고 보건관련 단체 등 보건서비스 책임이 있는 부서에서 종사할 수 있다.

세계보건기구(WHO)에서도 1948년 제네바 본부에 보건교육부서를 설치하고 보건교육사 수명이 배치되어 활동하고 있다. WHO 6개 지역사무소에도 보건교육전문가

(HES)를 임용배치하고 있으며 이들은 주로 미국보건대학원 출신으로 보건교육사 자격을 획득한 자이다.

| 표 13-2 | 전문보건교육사(CHES) 7대 책임 및 능력(미국)

보건교육사 7대 임무(책임)	능력
1) 보건교육을 위한 개인과 지역사회의 요구도 조사 (Assess Individual and Community Needs for Health Education)	· 보건관련 데이터 검색 및 수집, 교육에 필요한 결과 도출 · 학습에 영향을 미치는 요인 결정 · 보건교육 수행을 방해 또는 장려하는 요인 규정
2) 보건교육 전략, 중재, 프로그램기획 (Plan Health Education Strategies, Interventions, and Programs)	· 프로그램 기획개발과 인력과 조직 참여 · 지역사회 조직체계와 데이터 분석 간의 조정 · 평가가능 프로그램 목표설정, 전략, 중재방법개발, 선택 · 수행에 영향을 미치는 영향요인 사정
3) 보건교육 전략, 중재, 프로그램 수행 (Implement Health Education Strategies, Interventions, and Programs)	· 실행 계획 착수 · 전략, 중재, 프로그램 구현을 위한 다양한 기술 활용 · 연수 프로그램 수행
4) 보건교육과 관련된 평가와 연구수행 (Conduct Evaluation and Research Related to Health Education)	· 평가와 연구를 위한 계획과 평가 과정 고찰 · 데이터 수집을 위한 조사도구 개발, 도출된 결과 해석 · 향후 보건 관련 사업들을 위한 고찰과 제언
5) 보건교육 전략, 중재, 프로그램 관리/행정 (Administer Health Education Strategies, Interventions, Programs)	· 조직적 리더십 개발 · 물적(재정적), 및 인적 지원 확보와 관리 · 프로그램을 위한 수락과 지지 확충
6) 보건교육 정보원으로서의 활동 (Serve as a Health Education Resource Person)	· 보건 관련 정보 자원들의 활용 · 보건정보제공을 위한 자료선정과 요청에 대한 응답 · 자문적 리더십 수립
7) 보건교육을 위한 지원 및 의사소통 (Communicate and Advocate for Health and Health Education)	· 보건교육에 대한 현재와 장래의 요구도 사정과 반응 · 다양한 의사소통 방법과 기술 선택 · 보건교육 전문성 향상을 위한 개인적, 집단적 노력 · 건강증진과 관련된 건강정책에 영향
최근 3개항 추가 8) 보건교육방법론 적용 9) 보건교육행정 10) 보건교육전문성 향상이 추가됨	

출처 : 김명, 고승덕, 김혜경, 학교보건교육의 이해와 적용, 동문사, 2007
남철현, 보건교육사의 자질, 국제학술대회, 보건교육, 건강증진학회, 삼육대, 2009

3) 우리나라 보건교육사의 탄생

보건교육사 교육과정은 1998년 12월 롯데호텔에서 한국보건교육학회 회장단 임시 모임(남철현 회장, 김명 부회장, 고승덕 학술부장)을 갖고 보건교육사 양성을 위한 교육과정을 개발하여 1999년 여름방학에 이화여대에서 실시하기로 합의하였다. 이듬해 1999년 3월부터 한국보건교육건강증진학회(회장:남철현)와 전국보건관리학교육협의회(회장:이규식)가 교육과정을 공동개발하였고, 관련 과목을 전공 교수들에게 원고를 집필의뢰 하였다. 1999년 8월 이화여대에서 한국보건교육건강증진학회가 주관, 교육하고, 전국보건관리학교육협의회가 적극 협조하여 보건교육사 교육과정을 처음으로 시작하였다. 이 과정을 이수하고 평가에 합격한 50명에게 상기 두 단체장의 공동명의로 보건교육사 2급 자격증을 발부하였다, 2001년 1월부터 한국보건교육협의회(회장:남철현, 부회장 이규식, 김명)가 창립되어 보건교육사 교육과정을 주관하게 되었고 자격증은 동 협의회와 대한보건협회가 공동명의로 보건교육사 2급 자격증을 발부하였다. 2007년 5월부터 한국보건교육협의회가 대한보건협회 부설기관으로 설립된 보건교육원으로 탈바꿈하여 2008년 6월까지 약 2,600명의 2급자격자를 계속 양성하였다.

한편 대한간호협회가 방송통신대학과 공동으로 약 760명, 국제절제협회가 약 240명의 보건교육사 2급 자격자를 배출하였다. 이들은 현재 보건당국·국공립 의료기관·보건소·관련 민간보건의료단체·대학원 등에서 활약하고 있으며, 보건의료관련학과 재학생과 졸업생들도 다수 있다.

보건교육사 교육과 제도 확립을 위하여 창립된 한국보건교육협의회는 동년 2월 보건교육사 자격제도 도입을 위한 공식적인 단계로서 관련 정부당국인 보건복지부에 공식적으로 회의를 요청을 하였고 보건복지부에서 관련자 회의(오대규 국장, 박용주 과장, 남철현 교수, 김명 교수)를 했다. 그러나 보건복지부에서 원칙은 동의하지만 여러 가지 환경여건으로 정부에서 추진하는 것은 쉽지 않고 시작한다 해도 긴 여정이 된다는 응답을 받았다.

이에 국회보건복지위원회의 간사 이원형 의원과 면담 후 보건교육사 국가자격증화에 적극지원을 약속 받았고 박남수 보좌관이 적극적으로 협조하였다. 2003년 4월 국회의원회관 소회의실에서 보건복지위 소속 의원과 (의원 불참시 보좌관 참석) 관련 당국자인 오대규 국장, 남철현 회장, 정문희 한양대교수 등이 참석한 회의에서 발표와 토론을 하였다.

보건복지위원회 김성순 의원 등 31명 국회의원의 동의를 얻어 이원형 의원이 발의한 보건교육사 국가자격증화 관련 법안은 국민건강증진법 개정을 통하여 2003년 9월

29일 국회를 통과하여 법률 제6983호로 공포되었다. 그리고 동법 시행령(대통령령 제21228호)은 2008년 12월 31일 공포되었다.

4) 보건교육사 양성제도

(1) 보건교육사의 필요성

① 건강에 대한 국민의 관심이 높아가고 각종 암, 고혈압, 당뇨 등 만성퇴행성 질환으로 인한 의료비가 증대하면서 만성질환의 예방과 관리를 통한 삶의 질 향상과 경제적 부담 감소가 국가 보건정책의 중요한 과제로 대두되었다.

- 생물학적 단일병인에 의한 전염성 질환보다는 인구의 고령화, 생활습관의 변화, 공업화 및 도시화로 인한 환경오염 등으로 만성퇴행성 질환이 크게 증가하고 있음
- 만성퇴행성 질환을 예방하기 위해서는 흡연, 음주, 운동, 식생활 등 건강생활습관의 개선이 필요하며, 개인의 건강행위 실천수준을 향상시키기 위해서는 구체적인 보건교육사업이 강화되어야 하고 이에 따른 전문보건교육인력이 필요함

② 보건교육은 세계보건기구(WHO)가 1978년부터 계속 주창해온 일차보건의료의 필수적 서비스 가운데 가장 중요한 서비스로서 단순한 보건지식의 전달이 아닌 건강과 관련된 행태를 변화시키는 일이므로 전문적인 보건교육 수행능력을 갖춘 전문인력의 역할이 강조되었다.

- 우리나라는 국민건강 확보를 위하여 1995년도에 국민건강증진법을 제정하여 보건교육사업을 강화하고 있으나 인력, 예산 등의 제약으로 여전히 활성화가 미흡한 실정임
- 특히, 실제 현장에서 보건교육에 참여하고 있는 인력들에게 보건교육 전문가가 갖추어야 할 지식과 전문성을 함양할 수 있는 교육 및 훈련기회가 매우 제한적으로 제공되고 있어 보건교육사업이 효율적으로 이루어지는데 장애가 됨

③ 건강증진사업을 성공적으로 추진하고 그 성과를 높이려면 주민들의 보건에 대한 의식행태 수준을 높여 건강생활을 습관화하도록 해야 하며, 이를 위해서는 보다 체계적이고 효율적인 보건교육사업을 계획, 수행, 평가할 수 있는 보건교육 전문인력, 즉 보건교육사 자격을 갖춘 인력이 양성되어 보건소, 산업장, 의료기관, 학교, 민간 보건단체 등에 배치 활용되어야 한다.

- 선진국에서 보건교육 전문인력을 양성하여 보건교육사업을 활성화하고 있는 것과 달리 우리나라는 그동안 의사, 약사, 간호사 등 질병치료를 담당하는 인력에 의존하여 체계적인 보건교육이 이루어지지 못하였음
- 보건사업을 질병치료 중심에서 질병예방 및 건강증진 중심으로 전환하는 데는 우선적으로 보건교육 수행능력을 갖춘 전문인력인 보건교육사의 양성이 필요함
- 여러 보건문제를 고려할 때 우리나라의 경우 보건교육사의 활동이 필수적임에도 불구하고 법령과 시행령은 공포되었으나 보건복지부에서 시행규칙이 현재 만들어지고 있다.
- 2008년 현재 한국은 일본보다 평균수명이 4년, 건강수명은 7.5년 뒤떨어져 있음

(2) 보건교육사 역할과 활동 영역

① 주요 역할

보건교육사는 일반인들이 건강한 생활을 실천 유지하도록 격려하고, 그들이 건강을 향상시킬 수 있도록 생활양식의 변화를 도와주고 개인과 집단의 건강을 유지 증진하기 위해서 필요한 보건교육 프로그램을 계획, 실행, 평가하는 역할을 담당한다. 주요 역할은 다음과 같다.

- 보건정보 수집, 분석 및 평가(지역사회진단으로 보건교육 요구도 조사 및 결과)
- 보건교육사업의 기획과 프로그램 작성
- 보건교육 프로그램 실행(관련보건의료기관과 협조)
- 보건교육방법 및 매체와 자료 개발
- 보건교육서비스 연계 및 조정
- 산업장에서 근로자에 대한 보건교육 및 건강정보제공
- 보건의료기관에서 일반 환자 보건교육
- 학교보건교육의 실시와 지원(직접교육 또는 보건교사와 협조, 지원)
- 노인요양보호 서비스와 방문보건사업에서 건강교육 및 상담
- 민간보건의료단체(건강보험, 건강관련단체, 사회보건복지단체 등)에서 건강상담

② 보건교육사의 자질

- 원만한 대인관계
- 의사소통-경청, 주의집중, 분명한 언어사용
- 단정한 태도, 밝은 표정
- 편견제거
- 평가참여
- 친절한 태도
- 감정변화가 적어야 한다.
- 흥미와 열의
- 대상자의 참여유도

③ 보건교육사의 활동 영역

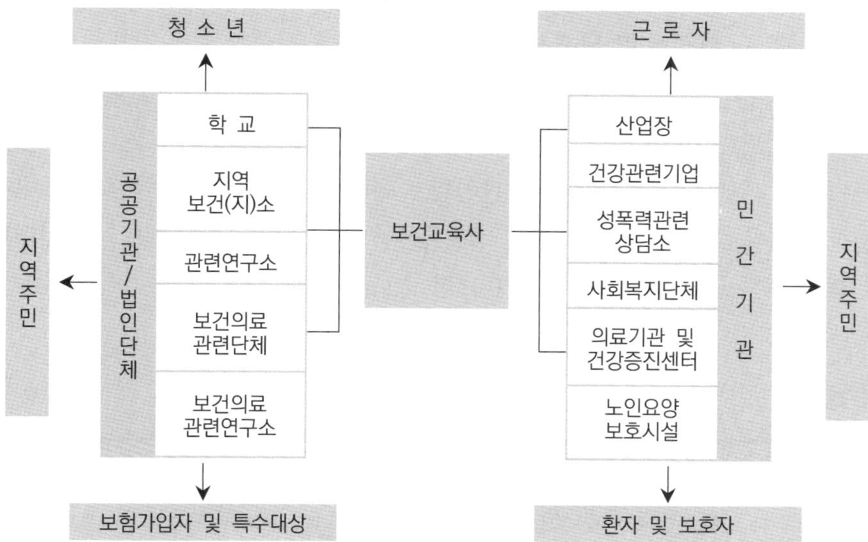

| 그림 13-1 | **보건교육사의 활동 영역**

④ 국민건강증진사업 인력

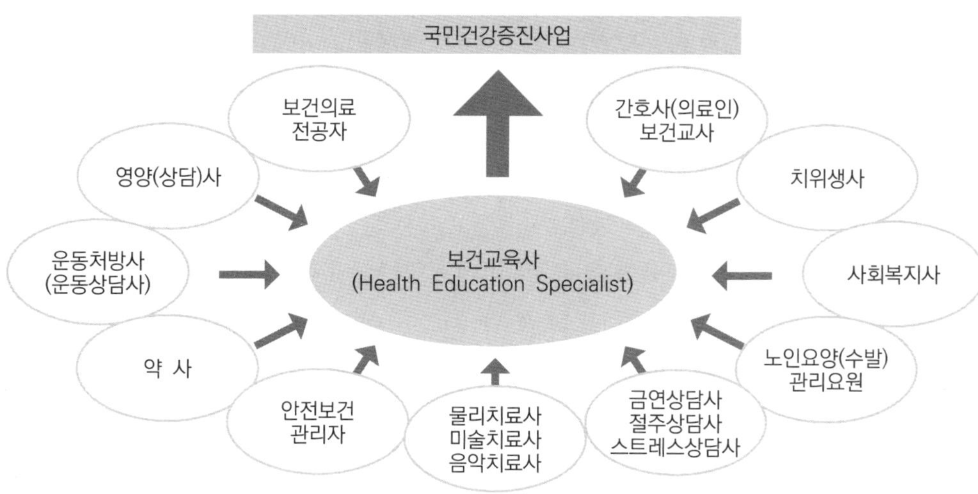

| 그림 13-2 | **국민건강증진사업 인력**

자료 : 남철현, 보건교육사 양성방안, 국회보건복지위원회 발표자료, 2003

(3) 보건교육사 응시자격기준과 시험과목

보건교육사 제도는 국민건강증진법에 명시된 지역사회 장(setting)별 보건교육 및 건강증진사업 추진 활성화를 위해서 2010년 3월부터 시행하는 보건계열 최초의 국가자격 제도로서 자격증 취득자들은 정부 및 민간단체의 보건교육과 건강증진사업 전문인력으로 활동한다.

이 자료의 보건교육사 자격취득과 관련된 응시자격, 이수과목, 시험과목 내용은 국민건강증진법(법률 제6983호, 2003년 9월 29일 공포, 2009년 1월 1일 시행) 및 같은 법 시행령(대통령령 제21228호, 2008년 12월 31일 공포, 2009년 1월 1일 시행)에 의거한다.

① 자격기준

구 분	응 시 자 격
보건교육사 1급	1. 보건교육사 2급 자격을 취득한 자로서 시험일 현재 보건복지부장관이 정하여 고시하는 보건교육 업무에 3년 이상 종사한 자 2.「고등교육법」에 따른 대학원 또는 동등 이상의 교육과정에서 보건복지부령으로 정하는 보건교육 관련 교과목을 이수하고 석사나 박사학위를 취득한 자로서 시험일 현재 보건복지부장관이 정하여 고시하는 보건교육 업무에 2년 이상 종사한 자
보건교육사 2급	「고등교육법」 제2조에 따른 학교 또는 이와 동등 이상의 교육과정에서 보건복지부령으로 정하는 보건교육 관련 교과목을 이수하고 전문학사 학위 이상을 취득한 자
보건교육사 3급	1. 2009년 1월 1일 이전에 보건복지부장관이 정하여 고시하는 민간단체의 보건교육사 양성과정을 이수한 자(2013년부터 삭제됨) 2. 「고등교육법」 제2조에 따른 학교 또는 이와 동등 이상의 교육과정에서 보건복지부령으로 정하는 보건교육 관련 교과목 중 필수과목 5과목 이상, 선택과목 2과목 이상을 이수하고 전문학사 학위 이상을 취득한 자

② 이수과목

교육부가 인정하는 고등교육기관 또는 이에 준하는 교육과정을 통하여 다음의 필수와 선택과목 총 13과목을 이수하도록 한다. 교과목의 명칭이 동일하지 아니하더라도 보건복지부장관 또는 보건복지부장관이 정하여 고시하는 보건교육 관련 법인·단체가 교과의 내용이 동일한지 여부를 심사하여 동일하다고 인정하는 경우에는 동일 교과목으로 본다.

구 분	과 목 명	최소 이수과목 및 학점
필수 과목	보건교육학, 보건학, 보건프로그램 개발 및 평가, 보건교육방법론, 보건교육실습, 조사방법론, 보건사업관리, 보건의사소통, 보건의료법규	총 9과목 및 총 22학점 이수
선택 과목	해부생리, 보건통계, 보건정보, 인간발달론, 사회심리학, 보건윤리, 환경보건, 역학, 질병관리, 안전교육, 생식보건, 재활보건, 식품위생, 정신보건, 보건영양, 건강과 운동, 구강보건, 아동보건, 노인보건, 학교보건, 산업보건, 지역사회보건	총 4과목 및 총 10학점 이수

③ **시험과목**

a. 보건교육사 국가자격시험은 2010년 3월 27일 최초 시행됨

b. 필기시험이며, 시험합격자는 각 과목 4할 이상, 전 과목 총점의 6할 이상을 득점한 자

구 분	시 험 과 목
보건교육사 1급	보건프로그램 개발 및 평가, 보건교육방법론, 보건사업관리
보건교육사 2급	보건교육학, 보건학, 보건프로그램 개발 및 평가, 보건교육방법론, 조사방법론, 보건사업관리, 보건의사소통, 보건의료법규
보건교육사 3급	보건교육학, 보건학, 보건프로그램 개발 및 평가, 보건의료법규

(4) 태도변화는 사업 전과 실시 후의 변화도 조사

입법의 태도, 지역사회활동 조직에 있어서의 태도와 그 이용도, 사업에 대한 대중의 지지와 참여, 여러 가지 보건봉사의 증가, 보건단체에 있어서의 증가된 관심, 보건관서와의 협조 증가, 개인 또는 단체로서 대중으로서 보건사업을 막연히 반대하는 태도의 감소.

(5) 습관의 변화

의료 시설이용의 증가, 각종 모임에 참가 증가, 의료, 건강상담에의 수적 증가, 예방접종률의 증가, 구강상담 또는 진료수의 증가, 임신부 조기상담건수의 증가, 병원에서 또는 조산사에 의한 출산율의 증가, 감염병 또는 다른 질병의 보고율 증가, 보건 문헌의 발행부수 증가, 위생시설의 설치, 요식업소의 위생상태 개선과 위생적인 행동규범의 준수.

(6) 보건상태의 변화

어린이의 성장, 이병률, 사망률, 장애인의 수, 보건개선, 영양상태, 사고율의 감소, 기타 등.

4) 효율성에 대한 평가

사업의 효율성(effectiveness)이 어느 정도인지 파악하는 것이다.

$$\text{효율성} = \frac{\text{산출(outcome)}}{\text{투입(input)}}$$

제14장 학교보건교육

School health

1. 학교보건관리

학교보건관리는 학생들이 주 대상이지만 교직원의 건강관리도 포함된다. 보건관리의 문제는 아동들을 직접 대상으로 하는 영역과 이들 각각의 건강에 여러 가지 영향을 준다고 생각하는 각종 환경인자의 안전관리도 포함하고 있다.

1) 학생들의 보건관리

(1) 건강진단과 상담

학교보건관리의 최초의 문제로는 역시 의무교육제 학교의 취학에 즈음해서 그 예정자의 장래 학습에 대한 신체적, 정신적 준비 조건의 가부를 검토하기 위하여 취학 시 건강진단을 행하지 않더라도 필요에 따라서 여러 가지 배치를 취한다. 또 입학 후에는 정기 건강진단을 행하고 매년 건강상황의 추적을 시도하고, 그간에 문제가 발생한 경우에는 적절한 지시, 지도를 행한다. 더욱이 감염병 발생의 경우, 필요에 따라서 임시 건강진단을 실시하고 유행, 만연을 방지하는 것에 노력하도록 한다. 또한 교직원에 대해서도 결핵 건강진단을 정기적으로 엄격하게 행하여야 한다.

위의 건강진단의 결과, 필요하다고 인정된 아동과 학생 및 교직원 등에 건강의 문제점이 있는 사람에 대해서는 매주 정기적으로 학교의사에게 건강상담을 하고 수시로 적당한 지시를 받도록 한다.

(2) 학교 생활관리

학급 편성, 시간 비율 편성, 학교 행사, 예습, 복습, 숙제 등의 가정학습 등 학교생활에 관하여 아동, 학생 및 교직원의 건강에 영향을 미치는 문제에 관해서 관리한다. 또한 수업시간 중의 교사에 의한 건강관찰에 따라서 아동, 학생들의 일상생활에 건강상황을 근거로 하는 것도 가능하며, 또 교우 관계에 대해서도 정신 위생적으로 면밀히 관찰하고, 그 관찰의 결과에 따라 학생 생활관리가 행해진다.

(3) 질병관리

학교와 관계가 많은 감염병에 대해서 예방접종, 아동, 학생들의 출석 정지, 학교의 임시 휴교 등의 조치에 의해 그 예방 및 만연 방지책을 검토 실시한다. 또 이들 감염병과 구별해서 만성 질환자, 허약자, 시력, 청력 등의 신체장애인에 대해서는 수업의 제한, 조정 등 필요에 따라 각기 특수한 건강관리가 행해진다.

2) 학교 환경 및 안전관리

환경조건이 개체의 항상성 유지 능력의 한계를 넘어 위압감을 주는 것이 될 때 그곳에는 건강파괴가 일어난다. 또 건강파괴까지는 되지 않았더라도 그러한 환경조건에서 건강을 유지하기 위해서는 신체적, 정신적으로 무리를 가져오며, 그로 인해 일상생활의 능률은 저하된다.

학교 환경 및 안전에 있어서도 같은 형태가 성립되고, 위생학적으로 부적당한 조건하에서는 아동, 학생들의 심신의 정상적인 발육, 건강의 보호와 유지 및 증진은 불가능하게 되고, 동시에 학습 능률의 저하를 초래하는 일이 있으므로 학교 보건관리의 중요한 요소로서 학교 환경과 안전에 대해 아래와 같은 제반 문제가 취급되어진다.

① 교지, 교사

학교의 위치, 교지의 넓이, 교사(校舍)의 크기, 구조 등은 학교 환경의 기본을 이루는 것이다.

② 교구, 시설

학교의 교육용구, 운동 시설, 급식 시설, 양호실 등 제반시설의 정비는 일상 학교생활에 있어서 아동, 학생들 및 교직원의 건강과 안전에 직접 영향을 미치는 것이고, 이들의 위생적 관리는 매우 중요하다.

③ 환경 조정 설비

교실, 복도 등의 교사 내부 각 부분의 채광, 조명, 난방, 환기 등의 설비가 위생학적으로 적정한 것인지, 더욱이 그런 것이 유효하게 이용되는 것인지에 따라 가장 좋은 학습능률과 건강상태가 만들어진다.

| 표 14-1 | 주간의 적정조명

교실, 실험실, 사무실, 도서실, 흑판면	300Lux
미술실, 재봉실, 제도실, 타자실	600Lux
체육실, 휴게실, 대합실, 수영장, 강당	240Lux
계단, 화장실	120Lux
복도	60Lux

④ 급배수, 오물처리

소화기계 감염병, 식중독 예방상 급배수, 오물처리는 더욱 중요한 것이고 특히, 간이수도를 사용하는 경우는 엄중한 관리를 요한다.

⑤ 청소, 미화

교정, 교사 내부를 청소하고 항상 청결하게 보존하고, 더욱이 화단 등을 설치해서 미화를 꾀하는 것은 학습피로를 회복하고 정신보건상 유익하다.

2. 학교보건교육의 범위

학교의 보건교육은 아동, 학생들에 대한 건강을 보호, 유지, 증진을 도모하기 위한 교육적 수단이다. 우리나라 학교에 있어서 보건교육은 초등학교부터 대학에 이르기까지 체육과, 건강교육과, 이과, 가정과 등의 각 교과에 있어서 계통적 지식 내용의 교수를 중심으로 하는 것과 학교 생활 전체에 대해서 생활학습으로 그 실천 활동의 훈련을 주로 하는 것 등의 양면을 가지고 있다.

학교보건 프로그램은 보건교육, 보건학습 혹은 보건교육 프로그램이라고도 말한다. 각 영역의 중요한 내용은 다음과 같다.

1) 건강한 학교 생활(학교 환경위생)

학교 환경위생 : 채광, 환기, 난방, 의자, 급수, 교사의 관리, 안전시설 등.

교수위생 : 교사와 학생의 관계, 시간표, 휴식과 운동시간, 숙제 등.

2) 건강서비스

평가 : 건강관찰, 건강진단, 검사측정 등.

치료 : 치료할 수 있는 결함의 교정, 사후의 조치 등.

예방적 조치 : 구급처치, 예방접종, 감염병 예방, 시력의 보호, 정신위생 등.

3) 보건교육(학습)

직접 학습 : 주의 깊게 계획되어 일정한 코스에 따라, 일정한 시간에 할당되는 학습.

간접 학습 : 학교에 있어서의 모든 기회, 모든 경험이 보조학습으로서 이용되는 것.

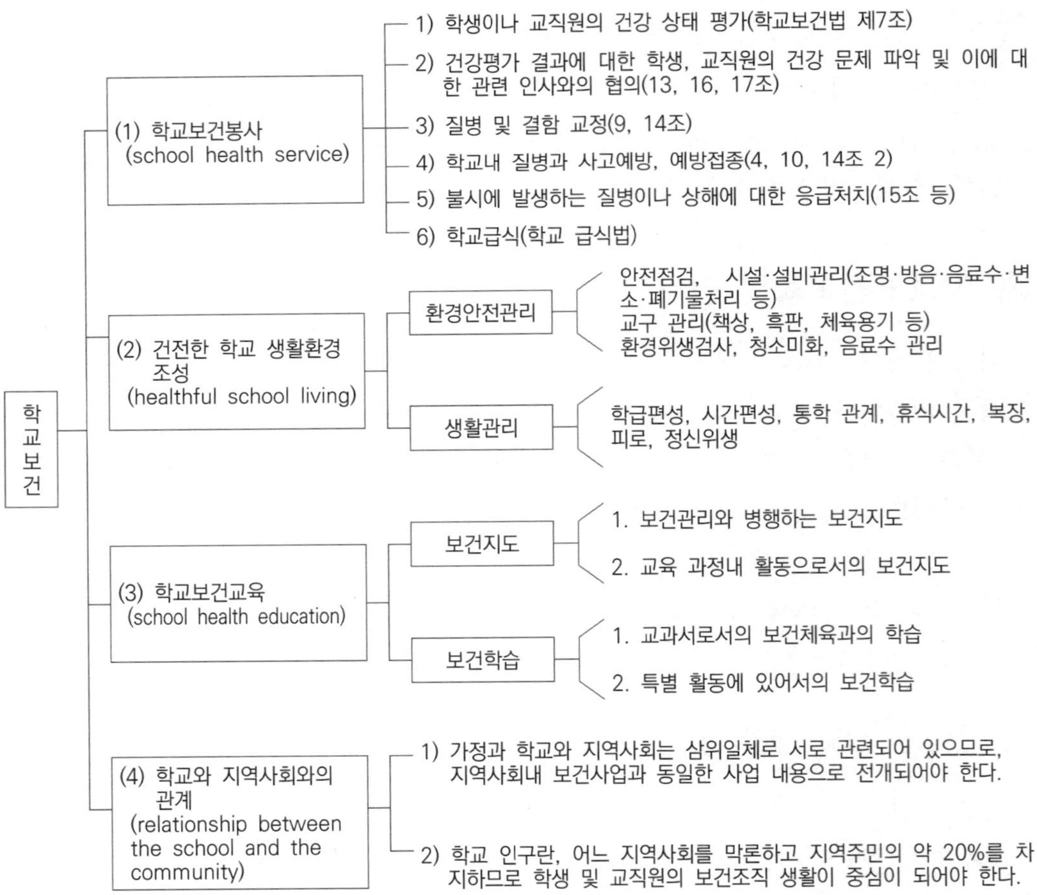

| 그림 14-1 | 학교보건의 범위

학교보건에 있어서 보건학습의 커리큘럼을 작성하려면 우선적으로 필요한 자료가 선행되어야 하며, 그 자료는 ① 학생의 건강기록의 분석결과, ② 학생의 관찰결과, ③ 지식, 태도, 습관의 테스트 결과, ④ 학부모, 교사, 학생과의 상담결과, ⑤ 학생의 취미, 관심의 결과, ⑥ 문헌의 연구결과, ⑦ 지역사회의 건강에 대한 연구결과 등이다.

3. 학교보건교육 학습내용

1) 초등학교에 있어서의 보건학습 내용

초등학교 보건학습은 주로 체육과 관련해서 담임선생님에 의해 실시되고 있으며, 향후의 보건학습은 타 과목과 동등하게 취급하여 올바르게 교육시킴으로서 어렸을 때부터 건강에 관한 건전한 습관을 형성하여야 한다. 이에 따른 기본적인 보건학습 영역은 다음과 같으며, 인체구조와 기능, 학교폭력도 학습시킨다.

① 일상생활과 건강 ② 질병예방과 관리 ③ 약물오남용 및 흡연, 음주 예방
④ 성과 건강 ⑤ 정신건강 ⑥ 사고예방과 응급처치
⑦ 사회와 건강

2) 중등학교의 보건학습 내용

중학교나 고등학교에서는 보건학습을 하나의 코스로 설정하여 독립 과목으로서 지도하는 것이 바람직하며, 보건교사로 하여금 보건학습을 담당하여 건강에 대한 건전한 태도를 육성 지도하여야 할 것이다. 중학교와 고등학교에서 지도하여야 할 보건학습 분야는 기본적으로 초등학교의 교과내용과 같으나 좀 더 깊은 내용을 담고 있다.

① 일상생활과 건강(개인위생) ② 질병예방과 관리
③ 약물오남용 및 흡연, 음주 예방 ④ 성과 건강
⑤ 정신건강 ⑥ 사고예방과 응급처치
⑦ 사회와 건강

이외에 인체의 성장 발달과 기능, 영양과 음식, 가정생활, 학교폭력, 재해와 안전교육도 포함된다.

3) 대학의 보건학습 내용

대학은 올바른 시민으로서의 기본적 조건이 되는 건강한 시민, 건강한 지역사회를 만들 수 있는 시민의 육성을 목적으로 하는 영역을 일반교육에 채택해야 한다. 그러므

로 보건과학을 반드시 대학교육에 포함하여야 한다. 대학교의 보건학습 내용은

① 개인의 건강증진(건강의 보호와 증진, 대학생의 일반적인 건강 문제)
② 정서적, 사회적 건강(개인적 적응, 집단생활에 대한 적응, 가족생활을 위한 준비)
③ 보건계획(건강정보와 보건제품 등에 대한 올바른 평가, 의료서비스의 선택, 의료 예산, 국가적, 국제적 보건조직의 기능에 대한 이해, 건강에 관계되는 직업) 등으로 작성하는 것이 바람직하다.

4. 학교보건교육의 방법

① 보건교육에 흥미를 갖게 한다.
② 학생들의 부담을 덜어주기 위하여 어려운 전문용어는 피하고 알기 쉬운 말과 용어로서 건강교육의 흥미를 갖게 하도록 한다.
③ 보건교육은 어려운 생리, 해부 등 응용과학이 포함되어 학생들이 이해하기 어려워 어려운 이론이나 공식은 피한다.
④ 건강교육은 학생의 신체발달과 정신건강상태에 적응하여 점진적으로 전개해야 된다.
⑤ 건강교육은 관련 교재나 협력할 사람들이 많기 때문에 여러 가지 조건을 잘 살펴서 학교 전체의 합리적인 계획을 세운다.
⑥ 일상 경험에 입각하여 가급적이면 적절한 예를 들어 이해를 쉽게 한다.
⑦ 왕성한 학습의욕을 환기시기 위하여 끊임없이 학생에 대해서 새로운 질문이나 문제를 제기하고 테스트나 조사과제를 주어 연구를 촉구해야 한다.
⑧ 교육 실시후 교육의 효과에 대한 평가를 통해서 다음 계획과 준비를 마련 한다.
⑨ 보건과 의학 및 안전에 관한 최신의 지식과 기술을 습득 활용토록 한다.
⑩ 손 씻기 등 보건위생 지식, 교통, 재해안전, 스포츠 안전 등에 관한 절차와 버릇을 가르치고, 오물처리, 식사예절의 지도훈련을 생활화한다.

5. 적절한 평가와 테스트

교육 실시의 전제로서 기본적인 실태조사가 필요한 것과 같이, 교육의 효과에 대해서도 적절한 평가가 필요하다. 그리고, 그 평가를 통해서 다음의 계획과 준비가 마련되어야 한다. 평가의 방법으로서는 조사, 판정, 검사 등 여러 가지가 있으나 건강교육의 목표가 학생의 건강을 지키는 데 있으므로 그 결과로서, ① 건강의 보존, ② 체력 증진, ③ 태도 개선, ④ 발육 촉진, ⑤ 지식 개발, ⑥ 결함의 조정, ⑦ 기술의 수련 등

에 대해서도 향상, 진보의 정도를 가급적 객관적인 방법으로 검토한다.

그 밖에도 학생의 흥미의 방향과 대소, 또 학생의 새로운 희망과 요구 등에 대해서도 조사를 한다. 평가나 테스트를 하면 학생 자신에게도 예상외의 자극과 격려를 줄 수 있다는 것을 특히 주의해야 한다.

6. 학교폭력의 문제와 대책

1) 학교폭력 문제

학교폭력은 현행 학교 교사나 학부모의 지도범위를 넘어서서 심각한 사회문제로 발전하고 있다. 학교 밖의 폭력은 금품갈취나 폭력 조직과의 세력 다툼 등으로 보여 지는 심각성이 큰데 반해, 학교 내의 폭력은 안면이 있는 선배나 동급생 또는 중퇴자나 이들이 포함된 조직에게서 지속적으로 일어나고 있기 때문에 학교 밖 폭력보다 실질적으로 더욱 큰 심각성을 지니고 있다. 청소년기의 학교폭력 경험은 인성발달에 지장을 초래하여 올바른 가치관형성을 저해한다. 학교폭력은 학생에게 가해지는 위험 또는 실제 행동으로 폭행, 싸움, 패싸움, 따돌림, 금품갈취, 협박 등이 포함되어 자신보다 신체적, 심리적으로 약한 위치에 있는 학생들에게 개인적 특성이나, 좌절감, 그리고 학교내외의 사회적 요인들에 의하여 유발되는 범죄의 특성을 가진 행위라고 할 수 있다.

학교폭력의 대표적인 현상인 '왕따' 및 '집단따돌림·괴롭힘'과 같은 용어는 학생들뿐만 아니라 정부와 매스컴을 통해서도 공식적으로 사용되고 있는 만큼 단순히 학교 혹은 청소년 계층에만 국한된 문제가 아니기에 더욱 심각한 사회문제로 인식되고 있다. 학교폭력에 노출된 경우에 여러 정신병리 현상이 나타나는데 불안, 우울, 불면, 정신병적 증상 등 또한, 피해학생들은 공포, 불안 불신감, 인지능력의 장애, 인격변화가 초래 되어 기억, 학습, 학교생활에 심각한 악영향이 있다고 조사되었다. 이는 주요 우울증으로 진단할 수 있는 경우도 있으며 정신 분열증과 유사한 상태에 이르기도 한다.

2) 대책

1) 위험인자를 지닌 아동 또는 청소년에 대한 주의관찰
2) 조기발견과 조기치료
3) 학생교사 간 대화 활성화
4) 또래 간의 집단토의 활성화

5) 학생들 스트레스 해소책 강화
6) 공격성의 건강한 표현방법의 강화
7) 부모자녀 간 대화 활성화(현대가정의 변화)
8) 교사의 역할 강화
9) 부모선생님과의 대화 활성화
10) 인성교육의 활성화, 가정・학교・사회 공생의 강조
11) 대중매체의 폭력성 표현의 자제

7. WHO 건강증진 학교

1) WHO 건강증진 학교의 개념

건강증진 학교는 학교조직의 모든 요원들이 학생들에게 그들의 건강을 유지하고 향상시키는 통합된 긍정적인 경험과 조성들을 제공하기 위해 함께 일하는 장소이다. 이것은 보건에 관한 정규적・비정규적 교과과정, 안전하고 건강한 학교 환경의 조성, 적절한 보건서비스의 제공과 건강을 향상시키기 위해 노력하고 있는 가족과 더 넓은 지역사회를 참여시키는 것을 포함한다.

2) 건강증진 학교의 장점

(1) 건강의 신체적・정신적・환경적 분야 간의 상호관련성을 내표하는 전체적인 모델을 이용한다.
(2) 자녀들과 함께 건강기술과 지식개발에 참여하도록 장려하고 가족을 포함시킨다.
(3) 어린이의 건강에 기여하고 있는 물리적 환경(교실, 위생, 신선한 음료수, 운동장)의 중요성을 언급한다.
(4) 학생들의 긍정적인 학습 환경과 건전한 교우관계와 강화된 정서적 안녕을 지원하는 학교의 사회적 특성의 중요성을 인식한다.
(5) 학교 아동에 흔한 특수한 건강문제를 다룰 부분적인 보건서비스와 학교를 연결한다(기생충 감염, 시력과 청력 문제, 말라리아, 정신・사회적인 스트레스).
(6) 평생 지속될 건강과 관련된 기술과 지식을 개발하기 위한 정규 교과과정을 능동적인 학생 참여에 초점을 둔다.
(7) 지역사회에 있는 소녀와 여성들의 건강 잠재능력을 증가시키는 보건과 교육에서 균등성을 강화한다.

(8) 학교와 지역사회가 학교 학생들과 가족들, 그리고 지역사회 주민들에게 유익하도록 건강 솔선권을 조정할 수 있도록 한다.

3) 건강증진 학교의 영역 및 요소

(1) 학교 보건정책

① 학교는 건강식품에 관한 시책을 마련한다.
② 학교는 모든 활동에서 금연과 알코올, 그리고 금지된 향정신성 물질을 엄금한다.
③ 학교는 여학생과 남학생이 동등하게 학교 자원을 이용할 수 있도록 보장함으로써 균등원칙을 지지한다.
④ 학교는 투약배분과 관련된 부분은 공식적 절차를 거치도록 한다.
⑤ 학교는 응급처치에 관한 정책과 프로그램을 마련한다.
⑥ 해당되는 학교는 장내 기생충과 다른 기생충 관리에 관한 정책을 마련한다.

(2) 학교의 물리적 환경

① 학교는 지역사회를 위한 안전한 환경을 제공한다.
② 적절한 위생과 안전한 음료수를 제공한다.
③ 지속할 수 있는 환경을 지원하는 실천행위를 지지한다.
④ 학생들은 학교시설물을 보호하도록 격려한다.
⑤ 학교는 물리적 조건을 보장함으로써 학습을 향상시키려고 최선을 다한다.

(3) 학교의 사회적 환경

① 학교 특성은 학생과 교직원들의 정신적 건강과 사회적 요구를 지원하는 것이다.
② 학교는 학생들의 출석과 참여를 고무시키는 관심, 신뢰와 친근한 환경을 창조한다.
③ 학교는 동료관계에서, 특히 불이익을 당하는 학생들에게 적절한 지원을 제공한다.
④ 학교는 모든 학생들에게 가치 있고, 인정받는 충분하고 포괄적인 환경을 제공한다.
⑤ 학교는 부모들의 교육적 요구가 학생들의 안녕에 영향을 미칠 수 있는지 유의한다.

(4) 지역사회와의 관계

① 학교생활에 가족과 지역사회의 참여는 촉진되어야 한다.
② 학교는 속해 있는 지역사회와 연관되어 활성화된다.

(5) 개인 건강기술

① 교과과정은 일관성 있고 전체적인 방법으로 건강문제에 접근한다.
② 교과의 건강관련내용은 학생들의 이론적 이해와 실제 적용하는 방법을 향상시킬 수 있도록 고안된다.
③ 교사는 건강증진 학교에 중요한 참여자로서 그 역할을 위해 적절한 준비를 한다.
④ 다른 중요한 후원자들은 건강증진 학교와 연관된 기술을 획득하는 기회를 갖는다.

(6) 보건서비스

① 지방과 국가적 요구를 대변하는 기본적인 보건서비스는 학생과 직원들에게 유용하도록 한다.
② 지역보건서비스는 학교 건강 프로그램에 기여한다.
③ 보건서비스는 교사훈련에 기여한다.

제15장 보건영양
Public health nutrition

1. 보건영양의 개념

1) 보건영양학의 정의

WHO에 의한 영양(Nutrition)의 정의는 "생명체가 생명을 유지하고 성장, 발육하기 위해서 외부로부터 여러 가지 음식물을 섭취하여 건강한 체조직을 구성하고 에너지를 발생시켜 생명현상을 유지하는 과정이다"라고 하였다.

영양학의 영역은 크게 음식물을 중심으로 연구하는 식품과학과 인간중심으로 연구하는 영양과학으로 구분할 수 있으며, 영양과학은 다시 기초영양학, 임상영양학, 보건영양학(지역사회영양학)으로 나눌 수 있다.

보건영양학이란 공중영양의 원리로서 지역사회 주민의 건강향상을 위하여 음식물과 인간과의 관계를 연구하는 학문으로 식생활의 결함을 개선하고 영양부족이나 과다 등으로 인한 질환이 없도록 예방하는 학문이다.

2) 국민영양관리의 중요성

국민의 건강은 음식물의 위생적 조건에 따라서 영향을 받지만 음식물의 영양적 조건에 따라서도 영향을 받게 되는데, 국민영양관리는 국력 향상 및 경제적 발전의 원동력이 되는 가장 중요한 요소로서

① 국민이 체력 향상과 건강유지, ② 근로자의 작업능력 향상 및 정신적 안정과 작업의욕의 고취로 생산성을 향상시킬 수 있으며, ③ 질병이환율의 감소 및 결핍증 예방과 사망률을 감소시키는 등의 목적을 실현하기 위해 매우 중요하다.

국민영양사업의 목표는 다음과 같다.

국민영양사업의 목표

① 임신부의 영양실조 예방과 그 출생아의 위험 감소
② 조산아 출생의 예방과 조산아의 정신적, 신체적 발육 부전의 예방
③ 과다 체중과 과소 체중의 감소
④ 노인층의 영양실조로 인한 쇠약의 예방
⑤ 전연령층의 치아우식증의 예방
⑥ 영양과 관련된 성인 만성 질환의 예방

2. 영양과 영양소

영양소란 생물의 성장과 생활을 계속 영위할 수 있도록 하는 물질로서 그 종류와 체내에서의 기능에 따라 크게 열량소, 구성소, 조절소로 구분한다.

① 열량소 : 활동에 필요한 에너지를 공급하여 주고 몸을 따뜻하게 유지시켜 주는 영양소이며, 탄수화물(4kcal/g), 단백질(4kcal/g), 지방(9kcal/g) 등으로 구성되어 있다.

② 구성소 : 필요한 물질을 재합성하고 조직을 구성하며, 소모된 물질을 보충하는 영양소이며, 단백질, 지질, 무기질 등이 있다.

③ 조절소 : 생리기능과 대사를 조절하는 물질이며 인체가 항상 정상상태를 유지할 수 있도록 도와주는 작용을 하는 영양소로, 단백질, 각종 비타민, 무기질 등이 있다.

1) 탄수화물(Carbohydrate)

탄수화물은 동·식물의 체조직을 구성하는 기초성분으로서 뿐만 아니라 생체 에너지의 저장물로 중요한 역할을 담당하고 있다. 탄수화물은 식품 중에 함량이 높고 비교적 싼값으로 구할 수 있으며, 주식으로 이용되므로 에너지 공급원의 55%~65%를 탄수화물에서 섭취하고 있다.

탄수화물은 단백질 흡수를 감소시켜주는 기능을 하며, 특히, 중추신경계를 움직이는 에너지원은 탄수화물이며, 탄수화물이 분해되어서 나온 포도당은 신경조직이 제 기능을 유지하는 데 필수적이다. 당질의 포도당은 야채, 과일에 많이 들어 있으며, 혈액 중에 약 0.1% 함유되어 있고 잉여의 포도당은 글리코겐으로 저장된다.

탄소, 수소, 산소 등의 원소로 구성되어 있고 매 탄소마다 한 분자의 물을 포함하고 있어 일반식 $C_n(H_2O)_n$으로 표시되므로 탄수화물 또는 함수탄소라고 한다. 또한 탄수화물 1개의 분자가 몇 개의 단당류로 구성되었느냐에 따라 단당류·이당류·다당류로 구분된다.

포도당, 과당, 갈락토오스 등은 단당류에 속하며, 흔히 설탕이라고 하는 쉬크로오스와 젖당은 이당류이고, 녹말이나 섬유소는 다당류에 속한다. 이당류이나 다당류는 동물의 소화기관에서 소화효소에 의하여 단당류로 가수분해된 후 흡수된다.

2) 지방(Lipid)

지방은 글리세롤과 고급 지방산과의 에스테르 화합물로 상온에서 고형을 이루는 것을 특히 유지라 하며, 액상인 기름과 구별하지만 본질적인 차이는 없다. 모노 및 디글리세라이드, 트리글리세라이드, 인지질, 세레브로시드, 스테롤, 테르펜, 지방알코올, 지방산, 지용성비타민 등이 여기에 포함된다.

지질은 피부와 모발에 광택을 주고 유연하게 하며 건조를 막아주는 작용을 하고 체내에서 지방산과 글리세린으로 분해되어 흡수된 후 지방조직을 보충하거나 에너지를 공급하며, 지용성비타민의 흡수를 돕고 신체의 체온을 유지하며 체내장기를 보호하는 기능을 한다.

지방산은 다종다양하며, 지방의 종류도 매우 많으나, 성질은 모두 비슷하다. 동물성 지방과 식물성 지방으로 분류되는데, 동물성 지방은 동물체 피하의 지방조직이나 장기의 표면에 축적되고, 식물성 지방은 주로 종자에 축적되어 있다. 식물성 지방은 리놀레산·리놀렌산 같은 불포화지방산을 많이 함유하고 있으며, 공기 속의 산소에 의해서 산화되어 불쾌한 냄새나 맛이 나는데, 이를 산패라고 한다. 생물체내에서는 리파아제라고 하는 효소에 의해서 글리세롤과 지방산으로 가수분해된 다음 흡수되는데, 지방은 그대로 직접 장관에서 흡수되는 경우도 많다. 흡수된 지방은 일단 간이나 피하의 결합조직, 장간막, 근육사이 등에 축적되고, 그 후 필요에 따라 분해되어 에너지원이 된다.

발생 에너지는 9.45kcal/g 정도로 높으며, 탄수화물의 2배의 열량을 공급한다. 지질은 체내 여러 주요한 기능을 유지하는 데 반드시 필요한 물질이지만 부족할 경우 영양실조, 지방성 비타민 흡수 부족이나 과잉섭취로 인한 동맥경화증, 지방간, 비만, 심혈관질환의 원인이 된다.

3) 단백질(Protein)

단백질은 인체구성을 위한 영양소로서 생명현상의 유지에 중요한 기능을 한다. 골격을 제외한 거의 모든 조직세포는 단백질로 이루어져 있으며, 근육, 내장기관, 피부 및 모발이나 손발톱 등 모든 생체기능에 관여하는 필수영양소이다.

생명체의 일반적 대사와 기능을 조절하는 효소, 호르몬 및 항체의 주요성분이며, 생명활동에 필요한 모든 에너지를 공급하는데 1g당 4kcal의 에너지를 공급한다. 모든 세포의 세포막, 핵, 미토콘드리아 등 세포 내의 각종 구조물은 단백질과 지질로 구성되어 있으며, 세포의 원형질도 다량의 각종 단백질을 함유하고 있다.

단백질을 구성하는 아미노산은 약 20여종이 있는데, 신체에서 합성되지 않고 음식으로 섭취해야하는 아미노산을 필수아미노산이라고 하고 루신, 이소루이신, 리신, 메치오닌, 시스틴, 페닐알라닌, 티로신, 트레오닌, 트립토판, 발린 등이 포함된다.

단백질섭취가 부족한 경우 발육저지, 부종, 빈혈, 지방간, 면역력 감소 등의 증상이 나타나며, 어린이들에게 많이 나타나는 카시오커(Kwashiokor)가 전형적인 단백질 결핍증이고 에너지와 단백질이 모두 결핍된 마라스머스(marasmus) 등이 있다.

4) 비타민(Vitamin)

식품에 극히 소량 존재하면서 고등동물의 성장과 생명의 유지에 필수적인 물질로 고등동물의 체내에서 전혀 합성되지 않거나 필요한 만큼 합성되지 못하여 식품으로부터 반드시 섭취해야 한다.

비타민은 소량으로 신체기능을 조절한다는 점에서 호르몬과 유사하나 호르몬은 신체의 내분비기관에서 합성되는 반면, 비타민은 외부로부터 섭취해야 한다.

식품의 유기물질인 탄수화물·지방·단백질과는 달리 비타민은 에너지를 생성하지 못하며, 화학구조나 체내기능에 있어서도 매우 다르다. 또 아이오딘이나 구리와 같은 미량원소들은 식품에 극히 소량 존재하면서 신체의 정상적인 기능을 유지시키는 데 필요하다는 점에서는 비타민과 유사하나 무기물질이라는 점에서는 비타민과 다르다.

| 표 15-1 | 비타민의 작용과 결핍증

	종류	작용	결핍증	함유식품
지용성비타민	비타민 A (Retinol)	정상성장, 발달촉진 : 골격, 치아형성, 상피조직(epithelial tisue), 세포유지, 눈(망막)의 건강유지, 어두움의 적응	피부점막의 각질화, 야맹증(nyctotalopia), 눈부심(xerophthalmia), 각막연화증(keratomalacia)	간, 난황, 전지분유, 마아가린, 호박, 녹황색채소(당근, 시금치, 열무, 상추), 고구마, 김
	비타민 D (Calciferol)	정상성장 발달관여 : 골격, 치아 칼슘과 인의 흡수와 대사관계. 과잉시:고칼슘혈증(hypercalcemia)	영유아 : 구루병(rickets) 성인 : 골연화증(osteomalacis)	비타민 D 강화우유, 간, 난황, 참치
	비타민 E (Tocopherols)	강한 항산화제(antioxidant) : 비타민 A 의 흡수 촉진, 용혈(hemolysis) 시 적혈구 보호	영유아 : 대적혈구성 빈혈(macrocytic anemia)로 적혈구 생존기간 감소 신생아 : 용혈성빈혈(hymolytic anemia)	콩, 옥수수, 녹색야채, 난황, 호도, 식용유
	비타민 K (Menadione)	혈액응고 기전에 관여하는 Prothrombin합성, 혈액의 정상적인 응고	혈액응고 시간 지연	간, 토마토, 녹색야채, 양상추
수용성비타민	비타민 B_1 (Thiamin)	정상식용상태, 소화기능유지, 탄수화물 대사반응 작용	각기병(beriberi), 식용감퇴, 변비, 소화불량, 다발성 신경염(polyneuritis)	돼지고기, 간, 곡류(보리, 현미), 감자, 호두
	비타민 B_2 (Riboflavin)	단백질 에너지 대사관여, 구강, 코, 귀의 열상방지	지루성 피부염, 구내염(stomatitis), 설염, 수명(photophobia), 각막충혈증(comeal vascularization), 저항력저하	우유, 녹색야채, 곡류, 빵, 계란, 소란, 탈지분유
	Niacin (nicotinic acid)	탄수화물, 아미노산대사관여, 지방합성, 조직호흡에 작용, 펠라그라(pellagra), 신경염(neuritis)예방	피부염(dermatitis), 설사(diarhea), 치매(dementia), 구매염(stomatitis), 설염(glossitis)	육류, 간, 생선(고등어, 멸치), 계란, 땅콩, 곡류
	비타민 B6 (Pyridoxine)	필수지방산으로부터 불포화 지방산의 합성과 분해의 조효소 작용, 혈색소 감소성 빈혈 (hypochromic anemia)의 예방, 지루성 피부염(seborrheic dermatitis)의 예방	홍반성 부종(acrosynia), 피부결체조직 부종, 경련, 근육약화, 말초신경염	돼지고기, 난황, 우유, 보리, 옥수수
	Pantothenic acid	당질, 지방, 단백질 대사관여	피부각화(cornification) 피부낙설(desquamation) 탈모증(alopecia)	계란, 간, 쇠고기, 탈지유, 고구마
	Biotin	지방산과 아미노산의 합성 분해 작용		간, 땅콩, 난황, 토마토, 바나나, 딸기
	Folic Acid	핵산의 합성, 지방대사, 적혈구의 정상성장 관여	악성빈혈(pernicious anemia)	녹색야채, 간, 곡류
	비타민 B_{12} (Cyanocobalamin)	핵산, 핵단백의 합성, 적혈구 형성 : 조혈기능	대사성 산혈증(metabolic acidosis), 핵산 합성장애, 대적혈구성 빈혈(macrocytic anemia)	간, 신장, 우유, 육류, 계란
	비타민 C (Ascorbic acid)	아미노산 대사, 철 흡수를 도움, 치아·골격형성 관여, 모세혈관 벽의 보호, 교원질(collagen) 합성 관여, 스테로이드(steroid)	괴혈병(scurvy), 빈혈, 감염병에 대한 저항력감소	과일(귤, 딸기, 양배추, 파인애플, 토마토, 레몬) 야채(풋고추, 시금치, 열무, 미나리, 양배추)

5) 무기질(Minerals)

무기질은 인체 내에서 에너지원은 되지 않으나 신체의 구성과 일부 신체기능을 조절하는 데 필수적 요소이다. 식품이나 생물체에 들어 있는 원소 가운데 탄소·수소·산소·질소를 제외한 다른 원소를 통틀어 무기질이라 하며, 이것은 유기물질이 연소하면 남게 되므로 회분(ash)이라고도 한다.

자연계에 존재하는 많은 무기질 가운데 영양학적으로 인체에 필요한 것은 약 20여 종이 된다고 알려졌다.

무기질 중 체내에 가장 많은 것은 칼슘과 인으로서 이들은 골격과 치아의 주성분이다. 또 칼슘은 혈액응고과정에 필수적인 물질이며, 인은 핵산과 세포막을 구성하는 인지질의 성분이 되고 몇몇 효소나 조효소의 구성성분으로서 탄수화물 산화에 관여한다.

소금은 나트륨과 염소가 결합된 화합물로서 칼륨과 함께 체내 수분과 산, 염기 균형을 유지하고 삼투압을 조절한다. 염소는 염산으로서 위액의 구성성분이다.

| 표 15-2 | 무기질의 작용과 결핍증

종 류	작 용	결핍증	함유식품
칼슘 (Calcium)	99%가 골격, 치아구성, 혈액응고 관여, 심근 수축력, 장에서 흡수시 vit D 필요	골다공증(osteoporosis), 구루병(rickets)	탈지분유, 우유, 치즈, 멸치, 참깨, 뱅어포, 사골, 새우젓, 강남콩, 호두, 양배추
인 (Phosphorus)	Ca, Mg과 결합, 골격, 치아형성, 체액의 산-염기 균형유지, 열량 대사 관여, 당질흡수를 도움	부갑상선 기능 감퇴 (hypoparathyroidism)	치즈, 난황, 콩류, 간, 노두
철 (Iron)	70%가 혈색소(hemoglobin)의 구성, 근육의 헤모글로빈, (myoglobin) 흡수시 비타민 C 필요	철결핍성 빈혈 (iron-deficiency anemia) ; 영아, 학령전 아동, 임산부	간, 육류, 난황, 굴, 팥, 복숭아, 살구
마그네슘 (Magnesium)	60%가 골격, 치아 구성, 효소생산, 신경의 자극 전달, 근육 수축작용	경련, 언어장애	호두, 고기, 우유, 녹색야채, 콩류, 코코아
소듐 (Sodium)	세포외액 구성, 체액의 삼투압조절, 근육수축, 과량 섭취시 고혈압	소화액의 분비저하	우유, 계란, 해조류, 생선
포다슘 (Potassium)	97% 세포내액 구성, 단백질 합성관여	근육의 흥분성 저하, 신장장애, 당뇨성 산성증 (diabetic acidosis)	
아이오딘 (Iodine)	에너지 대사시 필요한 갑상선 호르몬의 성분인 티록신(thyroxine)형성	지방형성 갑상선종 (endemic goiter)	해초, 생선, 간유, 새우, 조개, 굴
플루오린 (Fluorine)	치아 골격형성 : 칼슘염 충치예방 : 범랑질 보호 과잉 : 반상치(mottled teeth)	충치(dental caries)	

철분은 적혈구의 혈색소를 구성하며, 아이오딘은 갑상선 호르몬인 티로신의 성분으로서 각각 중요한 생리기능을 담당한다. 이 밖에 황, 구리, 플루오린, 아연, 셀렌, 망가니즈, 몰리브덴, 코발트, 크롬 등이 우리 몸에 필요한 성분으로 알려져 있으나, 보통 균형 잡힌 식사를 하고 칼슘, 철분, 아이오딘을 충분히 섭취하면 나머지는 결핍되는 경우가 거의 없다.

3. 질병예방을 위한 식생활

영양은 식생활을 통해서 얻어지므로 건강을 증진하며 질병을 예방하는 수단이다. 또한 질병으로부터 신체건강을 회복시키는 중요한 요소로 작용한다. 이러한 영양소는 인간의 건강을 유지시키기 위해 필요한 열량과 영양성분들이 적절하게 조절되도록 섭취되는 것이 중요하다.

1) 식사방식에 의한 식생활 개선

① 음식은 잘 씹어서 먹는다.
② 과음, 과식을 피한다.
③ 식사는 규칙적으로 한다.
④ 음식물을 고르게 섭취한다.
⑤ 너무 뜨거운 음식을 성급하게 먹지 않는다.
⑥ 일식, 양식, 중국식 등 다양한 형태의 음식을 먹는다.

2) 영양섭취에 의한 식생활 개선

① 에너지는 자신의 신체와 활동량을 고려하여 섭취하고 표준체중을 유지한다.
② 단백질을 충분히 섭취하고 동물성단백질을 전체 섭취량의 10~20%정도로 한다.
③ 지방은 총 에너지의 20~25%를 섭취한다.
④ 탄수화물은 총 에너지의 55~60%가 바람직하며 전분과 섬유질을 많이 섭취한다.
⑤ 나트륨은 식염으로 환산하여 10g이상을 금한다.
⑥ 칼륨을 충분히 섭취한다.
⑦ 미네랄과 비타민을 충분히 섭취한다.

3) 식품섭취에 의한 식생활 개선

① 1일 30종류 이상의 식품을 섭취한다.
② 1일 1회 콩제품 및 어패류를 섭취한다.

③ 녹황색채소를 반드시 섭취한다.
④ 우유 및 유제품을 많이 먹도록 한다.
⑤ 기름은 식물성을 이용한다.
⑥ 설탕, 염분 등을 과잉섭취하지 않는다.
⑦ 알코올 및 카페인 음료를 절제한다.
⑧ 음식은 되도록 싱겁게 먹고 향신료를 이용하여 맛을 연구한다.

4) 한국인의 영양섭취량

| 표 15-3 | 한국인의 영양소별 1일 섭취량 추이

구 분		2008	2009	2010	2011	2012
		평균 (표준오차)	평균 (표준오차)	평균 (표준오차)	평균 (표준오차)	평균 (표준오차)
에너지(kcal)		1,867.5(14.6)	1,883.4(12.8)	2,065.8(17.0)	2,033.0(16.9)	1,999.6(19.1)
단백질(g)		66.7(0.6)	67.6(0.6)	74.6(0.7)	73.9(0.8)	72.9(0.8)
지방(g)		39.3(0.5)	40.5(0.5)	46.4(0.6)	46.2(0.6)	46.6(0.7)
탄수화물(g)		297.7(2.2)	298.8(2.0)	320.9(2.5)	316.6(2.2)	309.4(2.7)
조섬유(g)		6.7(0.1)	6.7(0.1)	6.9(0.1)	6.7(0.1)	6.8(0.1)
칼슘(mg)		488.5(5.8)	491.9(4.9)	525.4(5.6)	518.0(6.1)	503.0(8.0)
인(mg)		1,116.7(9.2)	1,124.4(7.9)	1,207.3(9.8)	1,185.6(9.7)	1,158.9(11.8)
나트륨(mg)		4,607.6(47.4)	4,617.5(42.4)	4,784.9(53.4)	4,752.1(60.4)	4,545.7(65.3)
칼륨(mg)		2,830.2(28.6)	2,832.7(24.7)	2,977.4(30.2)	2,918.6(28.4)	2,891.3(37.6)
철(mg)		13.3(0.2)	13.4(0.2)	14.5(0.2)	14.4(0.2)	14.3(0.2)
비타민A(μgRE)		770.8(16.2)	766.4(14.8)	794.7(19.9)	812.2(21.7)	856.2(30.8)
티아민(mg)		1.24(0.01)	1.26(0.01)	1.40(0.01)	1.37(0.01)	1.37(0.02)
리보플라빈(mg)		1.16(0.01)	1.20(0.01)	1.30(0.01)	1.29(0.01)	1.30(0.02)
나이아신(mg)		15.1(0.2)	15.4(0.1)	17.1(0.2)	17.1(0.2)	16.9(0.2)
비타민C(mg)		99.7(1.9)	100.2(1.8)	104.7(2.1)	103.5(1.9)	104.2(2.4)
급원별 에너지 섭취분율 (%)	단백질	14.6(0.1)	14.6(0.1)	14.7(0.1)	14.7(0.1)	14.7(0.1)
	지방	18.6(0.1)	19.0(0.1)	19.7(0.2)	20.0(0.2)	20.4(0.2)
	탄수화물	66.8(0.2)	66.4(0.2)	65.7(0.2)	65.3(0.2)	64.9(0.2)

1) 2005년 추계인구로 연령표준화
2) 단백질급원 에너지섭취분율 :{(단백질 섭취량)×4}의 {(단백질 섭취량)×4+(지방 섭취량)×9+(탄수화물 섭취량)×4}에 대한 분율
지방 및 탄수화물급원 에너지섭취분율 :단백질급원 에너지섭취분율과 같은 정의에 의해 산출

[출처] 보건복지부 / 2012 국민건강통계, 2013

4. 영양상태 판정

인간의 영양상태는 적절한 영양상태, 영양부족상태 및 영양 과잉상태로 나눌 수 있으며, 영양상태의 판정은 주관적인 판단과 객관적 판단으로 나누어 볼 수 있다.

1) 주관적 판정법

의사의 시진이나 촉진으로 판정하는 방법으로 많은 경험에 의해서 빈혈, 구각염, 각화증, 부종, 건반사 소실, 감상선의 변화 등 임상증상으로 판정하는 방법이다. 식욕, 통변, 수면 피로도, 내구력, 저항력, 권태감, 정신상태 등을 살펴본다.

2) 객관적 판정법

(1) 신체계측에 의한 판정법

신체의 형태와 구조가 실제의 체력과 일치하여야 하며, 또 잠재성 체력을 갖고 있을 때 평가가 타당하다. 신장, 체중, 흉위, 앉은키 등의 신체계측치를 기준치와 비교하여 판정하거나 이들의 조합으로 계측한다.

영유아기로부터 학령전반기까지는 “Kaup 지수”가 사용되는데, 22 이상은 비만, 15 이하는 마른 아이로 판정하며, 학령기 이후의 소아에게는 “Rohrer 지수“가 사용되는데, 160 이상은 비만, 110 미만은 마른 아이로 판정한다. 성인의 비만증 판정에는 ”Broca 지수”가 이용되거나 피하지방층의 두께를 이용하는 방법이 있다.

① $\text{Kaup지수} = \dfrac{\text{체중}}{(\text{신장})^2} \times 10^4$

② $\text{Rohrer지수} = \dfrac{\text{체중}}{(\text{신장})^3} \times 10^7$

③ $\text{Vervaek지수} = \dfrac{\text{체중} + \text{흉위}}{\text{신장}} \times 10^2$

④ $\text{비만도(obesity index, \%)} = \dfrac{\text{실측체중} - \text{표준체중}}{\text{표준체중}} \times 10^2$

⑤ 표준체중(Broca) = (신장 cm - 100) × 0.9

(2) 이화학적 검사에 의한 판정법

영양상태와 질병상태의 판정을 위해서 생화학적 검사 방법이 많이 쓰이는데, 혈액비중의 측정, 헤모글로빈 미량검사 등으로 단백질이나 철분의 영양상태를 판정하는 등 혈액검사, 소변검사, 미량정량검사와 간이정량법이 발전됨에 따라서 임상검사나 집단검사에 응용되고 있다.

3) 간접적 판정법

영양상태 판정에 있어서는 영양상태에 따라 영향을 받을 수 있는 ① 영아 또는 1~4세 등 특정연령의 사망률, ② 특정감염병의 이환율, ③ 식품의 섭취종류나 양을 알아보는 식이섭취 평가 등을 통해서 간접적으로 판정할 수도 있다.

5. 영양장애 원인 및 예방

1) 영양장애의 원인

(1) 체중감소

에너지 결핍증일 때 가장 뚜렷한 변화는 체중이 감소되는 것이다.

음식섭취의 감소가 가장 큰 원인이고 이는 주로 내장의 폐쇄(식도, 위의 협착, 압박종괴, 암)로 인한 것이다. 에너지 소비의 증가의 원인은 과도한 운동, 갑상선 기능 항진증 등이 있다.

흡수된 에너지가 소실되는 경우는 당뇨병, 장 흡수 장애증, 만성 췌장염, 방사선 과폭, 만성장염, 담도 폐쇄 등이 있다. 간혹 백혈병이나 림프선종 등으로 인해 식욕 감퇴 없이 체중의 감소를 보이기도 한다.

일반적으로 잘 알려진 체중감소의 원인으로 청·장년층에서는 당뇨병, 갑상선기능항진증, 거식증, 전신감염(결핵, AIDS, 기생충감염)이 있고 고령층에서는 암질환, 정서적 문제(노인성치매, 우울증) 등이 주원인이다.

악성빈혈, 만성설사를 유발하는 질환, 고칼슘 혈증(암, 부갑상선기능항진증), 요독증 등에서도 체중감소를 보인다. 이러한 체중감소는 전신질환의 증상으로 나타나므로 계속적인 검사와 관찰을 필요로 한다.

(2) 식욕부진

식욕이란 음식물을 섭취하고자 하는 욕구이며, 공복감과 밀접한 관계에 있으며, 정신적 요소와 주관적 요소가 강하고 개인차가 심하다. 식욕부진이란 이런 음식물에 대한 생리적 욕구가 감소 내지 소실된 상태이며, 소화기 질환에 국한되지 않는다.

위장관 및 간질환, 심부전, 요독증, 내분비질환, 결핵 등 만성감염, 약물·알코올중독, 정신질환 등이 원인이 될 수 있다.

(3) 단백질-에너지 영양실조

하나 또는 그 이상의 영양소를 부족하게 섭취했거나, 또는 충분한 양의 영양소를 섭취하였어도 어떤 원인으로 인해 체내에서 흡수가 제대로 이루어지지 않아서 영양이 저하된 상태이다. 영양실조가 진행되면 영양결핍증으로 이행되는데, 영양실조는 섭취하는 식품의 양적 또는 질적 부족뿐만 아니라, 위병·악성궤양 등의 신체기능 장애, 좋지 않은 식생활 습관, 식품의 조리·가공·보존의 불합리, 불량한 환경위생, 영양지식의 빈곤 등이 원인인 경우가 많다.

영양소(특히 단백질)의 부족은 체중감소, 피로, 쇠약, 무기력, 의욕상실, 정신기능저하, 두통 등 일반적인 증세로 시작하여 빈혈, 저혈압, 체온저하, 맥박저하, 부종, 구순구각염, 피부염, 피하출혈, 야맹증, 변비, 설사 등 부족한 영양소의 종류에 따라 심각한 영양실조 증세로 발전한다.

(4) 비만증

섭취하는 에너지 보다 소비하는 에너지가 더 적으면 잉여 에너지는 지방의 형태로 전환되어 체지방의 형태로 체내에 축적되는데, 이 체지방이 일정한도를 넘은 상태를 비만이라 한다.

비만증은 몸에 지방질이 많아져서 지나치게 뚱뚱해지며, 운동장애나 기능장애를 일으키는 증세로서 지방과다증이라고도 한다. 조절성 비만증과 대사성 비만증이 있는데, 조절성 비만증의 원인으로는 내분비 기능장애, 약물 부작용 등이 있으며, 대사성 비만증의 원인으로는 과잉섭취, 유전적 체질, 잘못된 식사패턴, 운동부족 등이 원인이다.

2) 영양장애의 예방

(1) 영양교육

① 일반교육

보통 학교에서의 교육과 성인을 대상으로 이루어지는 것으로 신문, 라디오, TV, 잡지 등의 매체를 통해서 일반 교육이 이루어진다.

② 모성교육

모든 어머니는 영유아의 영양(모자보건사업)과 가족 전체의 영양(가정학, 영양학)을 책임지고 있으므로 중요성이 날로 더해 가고 있으며, 특히, 개발도상국가에서는 더욱 강조되고 있다.

③ 지역사회교육

기존의 교육제도에 적용시키는 것으로 지역의 환경에 따라서 농사법, 식품생산과정 및 유통 등을 위시한 위생교육, 건강교육, 사회복지 등이 포함된다.

④ 전문가의 양성

영양사업의 발전과 더불어 영양장애를 예방하기 위한 전문가의 양성은 영양교육에 있어 매우 중요한 일이다.

(2) 농업의 개선

비경작지를 개간하여 농작물을 재배함으로써 농산물을 증대시키고, 농사법의 개량으로 농산물을 증대시키며, 화공학적 방법으로 영양소를 강화시키는 방법 등을 통해 충분한 농산물의 생산과 공급을 도모하여 일차적으로 영양장애를 예방할 수 있도록 한다.

(3) 영양지원

영양지원(Nutrition support)은 선진국에서 흔히 실시되는 사회복지 프로그램으로 식품보조(Food subsidy), 식품강화(Food enrichment), 후생식품(Welfare food), 학교급식(School lunch), 산업식품(Industrial canteen) 등이 이에 속한다.

(4) 정부의 역할

모든 인류는 질적으로나 양적으로 충분한 식품을 섭취할 수 있는 권리를 갖는다는 세계인권선언이 1948년 공포되었으며, 1945년에 FAO가 UN의 특수기관으로 등장하였다. 식량정책에 대한 각 나라 정부의 책임은 FAO/WHO에서 행정 당국, 대학, 연구기관 등의 연구를 통해서 보고되었으며, 계속 고조되고 있는 추세이다.

6. 국민영양

1) 국민영양의 중요성

최근 국민소득 증가와 생활수준의 향상으로 국민의 건강에 대한 관심이 증대하고 있어 국민영양사업은 국민의 건강개선과 건강한 생활을 유지하고 개발하기 위한 국민보건 서비스의 일환으로 중요시되고 있다.

2) 국민영양의 실태

보건의식의 향상으로 건강과 영양에 대한 관심이 증가하고 있고 과거에 비해 영양부족보다는 영양과잉의 상태에 있는 경우가 많고 곡류와 채식 위주의 식사에서 서구식의 육류나 인스턴트 음식의 소비가 증가하고 있다.

3) 영양권장량(Recommended dietary allowance)

영양권장량이란 전국민 개개인이 건강을 유지하기 위하여 필요한 1일 에너지 섭취량 및 영양소에 관하여 연령별, 성별 및 임신수유부위별로 책정한 것이다. 지역주민의 영양섭취상태를 평가하고 식량생산과 공급계획 및 국민식생활 개선의 기초자료로 이용된다.

4) 국민 영양의 문제점과 개선책

(1) 국민영양의 문제점

① 경제발전과 생활수준의 향상으로 식생활형태도 꾸준히 발전해 왔으나 아직도 소득수준, 계층별 및 지역간의 영양불균형과 부족현상이 심각하다.
② 국민영양 개선을 위한 행정체계의 기초자료 및 전문인력이 부족하다.
③ 정부와 국민의 영양에 대한 인식이 부족하다.
④ 국민영양과 자질 향상을 위한 조기 영양관리 및 지도 기능이 미약하다.

(2) 개선책

국민영양정책의 기본 방향을 ① 국민체위의 전반적 향상, ② 취약계층과 집단급식소의 영양관리 수준의 향상, ③ 영양 부족에 기인한 질병 이환율과 사망률 저하, ④ 영양개선을 위한 홍보 및 조사연구에 두고 있으며, 국민영양 개선책은 다음과 같다.

① 제도개선을 통하여 국민영양 개선사업의 활성화에 주력한다.

② 지역사회 영양교육사업을 개발하고 일선보건소에서 지역주민의 영양관리 교육, 홍보 및 상담 기능 등으로 국민영양사업에 적극 참여토록 한다.

③ 성장기 아동의 만성적인 영양장애에 대해서 모자보건과 영양교육을 강화하고 학교급식 제도를 범국가적인 면에서 적극 실시, 권장토록 한다.

④ 영양상태면에서 지역별·계층별의 심한 격차는 소득수준의 차이와 식품의 저장, 분배 유통구조도 문제가 되므로 이를 해소하는 근본적인 시책이 강구되어야 한다.

⑤ 영양상태 파악이나 이를 위한 식량공급, 소비 등에 관한 정확한 판단을 위해 각종 영양정보와 관리체계를 구축하여야 한다.

⑥ 영양문제 개선에 있어서 보건복지부를 비롯한 관련 정부 각 부처의 적극적인 관심과 기타 연구기관과 협력하여 다각적인 면에서 개선책을 강구하여야 한다.

| 표 15-4 | 한국인의 영양섭취기준

연령	탄수화물(g)		지방(g)		단백질(g)		식이섬유(g)		비타민A(μg RE)		비타민D(μg)	
	권장섭취량	충분섭취량	권장섭취량	충분섭취량	권장섭취량	충분섭취량	권장섭취량	충분섭취량	권장섭취량	충분섭취량	권장섭취량	충분섭취량
영아 0~5(개월)		55		25		9.5				300		5
6~11		90		25	13.5					400		5
유아 1~2(세)					15			10	300			5
3~5					20			15	300			5
남자 6~8(세)					25			20	400			5
9~11					35			20	550			5
12~14					50			25	700			5
15~18					55			25	850			5
19~29					55			25	750			5
30~49					55			25	750			5
50~64					50			25	700			10
65~74					50			25	700			10
75 이상					50			25	700			10
여자 6~8(세)					25			15	400			5
9~11					35			15	500			5
12~14					45			20	650			5
15~18					45			20	600			5
19~29					50			20	650			5
30~49					45			20	650			5
50~64					45			20	600			10
65~74					45			20	600			10
75이상					45			20	600			10
임신부					+0/+15/+30			+5	+70			+5
수유부					+25			+5	+490			+5

연령	비타민E (mg α-TE)		비타민K (μg)		비타민C (mg)		티아민 (mg)		리보플라민 (mg)		니아신 (mg NE)		비타민B_6 (mg)		엽산 (μg DFE)	
	권장섭취량	충분섭취량	권장섭취량	충분섭취량	권장섭취량	충분섭취량	권장섭취량	충분섭취량	권장섭취량	충분섭취량	권장섭취량	충분섭취량	권장섭취량	충분섭취량	권장섭취량	충분섭취량
영아 0~5(개월)		3		4		35		0.2		0.3		2		0.1		65
6~11		4		7		45		0.3		0.4		3		0.3		80
유아 1~2(세)		5		25	40		0.5		0.6		6		0.6		150	
3~5		6		30	40		0.5		0.7		7		0.7		180	
남자 6~8(세)		8		45	60		0.7		0.9		9		0.9		220	
9~11		9		55	70		0.9		1.1		11		1.1		300	
12~14		10		70	100		1.1		1.5		15		1.5		400	
15~18		12		80	110		1.3		1.7		17		1.5		400	
19~29		12		75	100		1.2		1.5		16		1.5		400	
30~49		12		75	100		1.2		1.5		16		1.5		400	
50~64		12		75	100		1.2		1.5		16		1.5		400	
65~74		12		75	100		1.2		1.5		16		1.5		400	
75 이상		12		75	100		1.2		1.5		16		1.5		400	
여자 6~8(세)		7		45	60		0.7		0.7		9		0.9		220	
9~11		8		55	80		0.9		0.9		11		1.1		300	
12~14		9		65	100		1.1		1.2		14		1.4		400	
15~18		10		65	100		1.0		1.2		14		1.4		400	
19~29		10		65	100		1.1		1.2		14		1.4		400	
30~49		10		65	100		1.1		1.2		14		1.4		400	
50~64		10		65	100		1.1		1.2		14		1.4		400	
65~74		10		65	100		1.1		1.2		14		1.4		400	
75이상		10		65	100		1.1		1.2		14		1.4		400	
임신부		+0		+0	+10		+0.4		+0.4		+4		+0.8		+200	
수유부		+3		+0	+35		+0.4		+0.4		+5		+0.8		+150	

연 령	비타민B_{12} (μg)		판토텐산 (mg)		비오틴 (μg)		칼슘 (mg)		인 (mg)		나트륨 (g)		염소 (g)		칼륨 (g)	
	권장섭취량	충분섭취량	권장섭취량	충분섭취량	권장섭취량	충분섭취량	권장섭취량	충분섭취량	권장섭취량	충분섭취량	권장섭취량	충분섭취량	권장섭취량	충분섭취량	권장섭취량	충분섭취량
영아 0~5(개월)		0.3		1.7		5		200		100		0.12		0.18		0.4
6~11		0.5		1.8		7		300		300		0.37		0.56		0.7
유아 1~2(세)	0.9			2		9	500		500			0.7		1.1		1.7
3~5	1.1			3		11	600		500			0.9		1.4		2.3
남자 6~8(세)	1.3			3		15	700		700			1.2		1.8		2.8
9~11	1.7			4		20	800		1,000			1.3		2.0		3.2
12~14	2.3			5		25	1,000		1,000			1.5		2.3		3.5
15~18	2.7			6		30	900		1,000			1.5		2.3		3.5
19~29	2.4			5		30	750		700			1.5		2.3		3.5
30~49	2.4			5		30	750		700			1.5		2.3		3.5
50~64	2.4			5		30	700		700			1.4		2.1		3.5
65~74	2.4			5		30	700		700			1.2		1.9		3.5
75 이상	2.4			5		30	700		700			1.1		1.6		3.5
여자 6~8(세)	1.5			3		15	700		600			1.2		1.8		2.8
9~11	1.9			4		20	800		900			1.3		2.0		3.2
12~14	2.4			5		25	900		900			1.5		2.3		3.5
15~18	2.4			6		30	800		800			1.5		2.3		3.5
19~29	2.4			5		30	650		700			1.5		2.3		3.5
30~49	2.4			5		30	650		700			1.5		2.3		3.5
50~64	2.4			5		30	700		700			1.4		2.1		3.5
65~74	2.4			5		30	700		700			1.2		1.9		3.5
75이상	2.4			5		30	700		700			1.1		1.6		3.5
임신부	+0.2			+1		+0	+280		+0			+0		+0		+0
수유부	+0.4			+2		+5	+370		+0			+0		+0		+0.4

연 령	마그네슘 (mg)		철 (mg)		아연 (mg)		구리 (μg)		불소 (mg)		망간 (mg)		아이오딘 (μg)		셀레늄 (μg)	
	권장섭취량	충분섭취량	권장섭취량	충분섭취량	권장섭취량	충분섭취량	권장섭취량	충분섭취량	권장섭취량	충분섭취량	권장섭취량	충분섭취량	권장섭취량	충분섭취량	권장섭취량	충분섭취량
영아 0~5(개월)		30		0.3		1.7		230		0.01		0.01		130		8.5
6~11		55	6		2.8			300		0.5		0.8		170		11
유아 1~2(세)	75		6		3		290			0.6		1.4	80		20	
3~5	100		7		4		330			0.8		2.0	90		25	
남자 6~8(세)	150		8		5		430			1.0		2.5	100		30	
9~11	210		11		8		570			2.0		3.0	110		40	
12~14	300		14		8		740			2.5		4.0	130		50	
15~18	400		15		10		870			3.0		4.0	130		60	
19~29	340		10		10		800			3.5		4.0	150		55	
30~49	350		10		9		800			3.0		4.0	150		55	
50~64	350		9		9		800			3.0		4.0	150		55	
65~74	350		9		9		800			3.0		4.0	150		55	
75 이상	350		9		9		800			3.0		4.0	150		55	
여자 6~8(세)	150		8		5		430			1.0		2.5	100		30	
9~11	210		10		7		570			2.0		3.0	110		40	
12~14	290		13		7		740			2.5		3.5	130		50	
15~18	340		17		9		870			2.5		3.5	130		60	
19~29	280		14		8		800			3.0		3.5	150		55	
30~49	280		14		8		800			2.5		3.5	150		55	
50~64	280		8		8		800			2.5		3.5	150		55	
65~74	280		8		7		800			2.5		3.5	150		55	
75이상	280		8		7		800			2.5		3.5	150		55	
임신부	+40		+10		+2.5		+130			+0		+0	+90		+4	
수유부	+0		+0		+5.0		+450			+0		+0	+180		+10	

[출처] 한국영양학회/ 한국인 영양섭취기준 위원회, 2010

제16장 모자보건
Maternal and child health care

1. 모자보건의 개념

1) 모자보건의 정의 및 대상

한 개인의 성장·발육 및 건강의 향후 특성을 결정하는 요인이 모체 및 영·유아시기의 건강에 따라 크게 좌우되고 있음은 여러 연구에서 입증되었다. 따라서 국민 건강의 육성은 그 기초를 모자보건에 두어야 하며, 모성보건 및 영·유아보건 수준이 그 나라와 지역 사회의 보건 수준을 나타내며, 국민 보건 현황뿐만 아니라 일반 문화 상태와도 깊은 관련을 맺고 있다.

모성의 생명과 건강을 보호하고 건전한 자녀의 출생과 양육을 도모함으로써 국민의 건강 향상에 기여하게 함을 목적으로 하고 있는 모자보건은 안전한 임신으로부터 정상분만, 원만한 산욕회복을 통하여 모체의 건강과 생명을 유지하고 태아의 건강은 물론 출생하는 신생아로부터 성장기를 거처 사춘기에 이르기까지의 어린이들의 건강을 관리함으로써 건강하고 명랑한 복지사회 건설의 기반을 이루는데 그 의의를 두고 있다.

1986년에 개정된 우리나라의 모자보건법 제1조에 의하면 모자보건은 "모성의 생명과 건강을 보호하고 건전한 자녀의 출산과 양육을 도모함으로써 국민 보건 향상에 기여함을 목적으로 한다."라고 규정하고 있다. 미국사회보장법 중 공중보건에서는 정부의 모자보건사업의 정의를 "모성 및 영·유아 사망률을 감소시키고 모성과 어린이의 보건을 증진하기 위하여 의료관리, 입원을 포함한 교육, 예방, 진단 및 치료에 관한 대책과 이와 관련된 기술 개발 및 개선, 모자보건 관리 대책을 위하여 종사하는 요원의 훈련 및 위와 관련된 필요와 행정 지원이다"라고 하였다.

세계 보건기구 모자보건 전문분과위원회(1952)의 정의에 의하면 "모성보건이란 모성의 건강 유지와 유아에 대한 기술을 터득하여 정상분만과 정상적 자녀를 갖도록 하며 예측 가능한 사고나 질환, 기형을 예방하는 사업이다" 라고 하였다. 모자보건은 모성보건(Maternal health)과 영·유아보건(Infant and child health)으로 나누며 보건 문제에 있어서 모성보건과 영유아보건은 서로 분리될 수 없는 관계를 갖는다.

모자보건 사업이란 모성과 어린이들에게 전문적인 의료 및 보건봉사로서 신체적, 정신적, 사회적 건강을 유지하며 나아가 이것을 증진시키기 위하여 실시되는 조직적이고 지속적인 봉사를 말한다. 세계보건기구 모자보건 전문분과위원회(1952)에 위한 모자보건의 목표는 다음과 같다.

첫째, 모든 임산부들로 하여금 건강을 유지·증진케 하고 영유아보건에 대한 지식을 습득하도록 하며 정상분만 및 건강한 어린이를 출산하도록 한다.

둘째, 모든 어린이들로 하여금 가정내의 건전한 환경에서 사랑과 보호를 받으며 성장하게 하고 적당한 영양과 건강지도 및 효과적인 의료봉사를 제공해주며 생활태도를 길러준다.

모자보건의 대상은 임신, 출산, 육아를 담당하는 모성집단과 출생, 성장, 발달이라는 일련의 성숙과정을 거치는 어린이 집단을 대상으로 건강상태와 상관없이 아동복지를 위한 보건사업에 이르기까지 전부를 포함하여 사업의 대상으로 한다.

2) 모자보건사업의 중요성

모성을 통해 출생되는 어린이 건강의 자질은 모성건강과 불가분의 관계에 있으며 이 두 집단 인구를 대상으로 한 보건사업의 중요성을 살펴보면 다음과 같다.

(1) 생물학적인 이유(biological reason)

임신과 출산 과정 중 모자라는 생물학적 인체 변화가 심하여 신체적, 심리적으로 많은 부담을 갖게 되어 건강관리를 소홀히 하면, 건강의 위협을 받게 되며, 피해를 입을 수 있고 영구적인 후유증을 남길 수도 있으므로 의학적으로 각별히 보호받아야 한다.

(2) 인구학적인 이유(demographic reason)

모자보건사업의 협의의 대상은 15세에서 49세의 여성과 1세에서 14세 사이의 어린이가 해당되며, 이들이 세계인구에서 차지하는 비중이 크기 때문이다(선진국 ; 48%, 개발도상국 ; 64%).

| 표 16-1 | WHO 전문위원회의 모자보건사업 우선순위

우선순위	목 표	내 용
제1차	생존	영양 보건교육 자녀의 수 및 터울 조절 환경위생 및 안전 음료수 제공 직업모성을 위한 탁아사업
제2차	건강의 유지	주택 및 위생 예방접종 안전분만 혜택 선별적인 건강검진 일차 보건의료봉사
제3차	생활의 질 개선	질병의 진단 및 환자후송 학교보건사업 탁아사업 가족보건 봉사 위탁양육 봉사
제4차	특수 봉사	심신장애인에 대한 특수 봉사 및 교육
제5차	완전한 보건봉사의 체계	재활사업 작업요법

(3) 정치-경제적인 이유(political-economical reason)

높은 출산력으로 인구증가가 경제성장보다 높을 때, 국민소득의 저하, 환경오염, 자연고갈, 주택 및 식량난, 실업자 증가 등으로 인구의 질적 수준이 저하되어 빈곤을 초래하고 빈곤은 사회적 불안을 초래함으로써 나아가 정치적 불안을 초래하기 때문이다.

(4) 사회학적 이유(sociologica reason)

인간은 자신의 삶은 물론이고 다음 세대를 위해 노력하고 있으며, 당대의 업적이 다음 세대에 계승되어 더욱 발전되기를 바란다. 그러기 위해서는 후세들의 자질이 좋아야 하므로 영유아의 건강은 사회발전의 필수요건이기 때문이다.

3) 모자보건의 지표

모자보건사업의 수행결과를 평가할 수 있는 지표로서 모성사망률과 주산기 및 영·유아기 사망률이 있다. 특히 모성 및 영·유아사망률은 한 나라의 모자보건수준 외에도 국가 사회의 개발수준을 나타내는 대표적인 척도로 사용되고 있다.

(1) 모성사망

WHO의 정의에 의하면 모성사망은 “임신 중 혹은 분만 후 42일 이내의 임부 혹은 산모의 사망”을 말한다. 모자보건 수준을 나타내는 모성측의 제1의 지표로서 모성 사망률(Maternal mortality rate)이 가장 광범위하게 이용되고 있다.

모성사망의 주요 발생원인은 임신중독증, 출산전후의 출혈, 자궁외 임신, 산욕열 등이고 영양상태, 출산력 조절, 산전관리와 분만 및 산후관리 등과 밀접한 관계가 있다.

$$\text{모성사망률} = \frac{\text{그 연도의 임신, 분만 산욕과 관련된 사망수}}{\text{어떤 연도의 출생수}} \times 10{,}000 \ (\text{혹은 } 100{,}000)$$

(2) 주산기 및 영·유아기사망

① 주산기 사망

출산 직후의 신생아는 모체의 임신과 분만시의 영향을 강하게 받는다. 따라서 조기 신생아사망과 임신 후기의 사산과는 공통의 원인이라고 볼 수 있다. 임신 후기, 즉 임신 만 28주 이후의 사산과 출생 직후, 즉 생후 1주 미만에 신생아사망을 합한 것을 주산기 사망이라고 하여 모자보건의 주요한 지표로 삼고 있다.

$$\text{주산기 사망률} = \frac{\text{연간 임신 만 28주 이후의 사산수 + 생후1주 미만의 사망수}}{\text{어떤 연도의 정상 출생수 + 태아사망후기}} \times 1{,}000$$

② 신생아사망

모체로부터의 생물학적·사회적 영향은 영·유아기 중에서도 출생 직후가 가장 크며 생후 생존기간이 적으면 적을수록 환경에 대한 적응력이 약하다. 동기에 임신, 분만으로부터 받은 영향도 직접 또는 간접적이며 선천적 원인에 의한 사망이 많다. 생후 4주미만의 사망을 신생아 사망이라 하며 생후 1주만의 조기 신생아 사망은 선천적 요인에 의한 사망이 많고 사망률이 높다.

$$\text{신생아사망률} = \frac{\text{생후 28일 미만의 사망수}}{\text{연간 출생아수}} \times 1{,}000$$

$$\text{조기 신생아 사망률} = \frac{\text{생후 7일 미만 사망수}}{\text{연간 출생아수}} \times 1{,}000$$

③ 영아사망

영아사망률은 어떤 연도 중 정상 출생수 1,000명에 대한 1년 미만의 영아사망수이다. 건강수준이 향상되면 영아사망률이 제일 먼저 감소하므로 국민보건 상태의 대표적인 측정지표로 사용된다.

$$\text{영아사망률} = \frac{\text{생후1년 미만의 영아사망수}}{\text{연간 출생아수}} \times 1{,}000$$

$$\alpha\text{-index} = \frac{\text{영아 사망률(수)}}{\text{신생아 사망률(수)}}$$

④ 유아사망

유아는 만 1세로부터 초등학교 취학연령인 만 6세가 되기 직전까지의 아동을 말하지만 유아사망은 사망통계에서는 연령구분의 편의상 생후 1년 이상 5년 미만에 사망하는 유아수를 그 해의 유아(1~4세)인구로 나누어서 인구 100,000명당으로 계산한다.

$$\text{유아사망} = \frac{\text{연간유아(1\textasciitilde4세)사망수}}{\text{그 해의 유아(1\textasciitilde4세)인구}} \times 100{,}000$$

2. 모성보건관리

모성이란 넓은 의미로는 제 2차 성징이 나타나는 가임기로부터 폐경기에 이르는 여성(15~49세)을 말하며 좁은 의미로는 임신·분만·수유기의 여성을 말한다. 모성보건은 산전관리, 분만관리, 산후관리, 수유관리로 구분할 수 있다.

1) 임신중의 보건관리

(1) 영양관리

임부는 태아와 자신의 건강 및 수유를 위해서 적절한 음식을 섭취하는 것이 중요하다. 특히 칼슘, 철분, 인, 비타민 등이 많이 함유되어 있는 음식을 먹고 편식을 금하며, 짜고 매운 자극이 심한 음식을 금하는 것이 좋다.

칼슘이 부족하면 어머니의 치아나 뼈에 이상을 초래할 수 있으며, 모체의 영양결핍은 태아의 영양결핍을 초래하게 된다. 영양부족일 경우 유산, 사산, 신생아 사망과 태아기능 부전증의 비율이 높아진다. 임신전과 임신시 1일 필요 영양소는 15장의 〈표 15-4〉와 같다.

(2) 신체관리

① 목욕은 자주 하되 열탕이나 해수욕을 삼가는 것이 좋으며, 몸을 청결히 하지 않으면, 유선염, 방광염, 신우염 등이 발생할 수 있으며, 목욕을 자주 하면 피부가 튼튼해지고 혈액순환이 잘 되며, 신진대사도 원활해진다.

② 유방관리를 위해 특히, 임신 4개월부터는 유두를 온수로 닦은 후, 크림, 올리브유 등을 바르고 가볍게 마사지하는 것이 좋으며, 알코올로 소독하는 일이 없도록 해야 한다.

(3) 일상생활관리

① 의복은 냉하지 않도록 하여야 하며, 내복은 자주 갈아입고, 너무 끼는 것을 입지 않도록 한다.

② 임신 중에는 심한 운동이나 여행을 금하되, 특히 임신 3개월 전과 8개월 이후는 여행을 금하며, 모체의 건강관리에 필요한 가벼운 운동을 해야 한다.

③ 밤에는 8시간 이상 수면을 취하고 낮에도 자주 휴식하는 것이 좋다.

④ 배변은 1일 1회 정도하고 변비가 되는 일이 없도록 한다.

⑤ 술, 담배를 금하는 것이 좋다.

⑥ 임신 초 6주와 8개월 이후부터 산욕기까지는 성생활을 금한다.

⑦ 분만 전후 1개월은 심한 일을 금하고, 자주 휴식하는 것이 좋다.

⑧ 임신 중에는 정신적으로 안정을 취하고 희망을 갖고 명랑한 생활을 해야한다.

(4) 약물관리

임신 중 약을 복용할 때는 반드시 의사의 지시에 의하되 수면제, 진통제, 호르몬 제제 등의 복용은 금해야 한다.

2) 모성사망(임산부사망)

모성사망원인의 대부분은 예방 가능하거나 조기발견에 의한 처치로 감소시킬 수 있는 것이므로 임신 중에 의료기관을 정기적으로 방문하여 임신 중에 발생할 수 있는 이상 또는 부작용을 조기에 발견하여 모성과 태아의 건강을 보호하고자 하는 산전관리는 대단히 중요한 의미를 지닌다.

정기적인 산전관리를 통하여 산모는 육체적·정신적인 건강을 유지하고, 임신중의 부작용을 최소화시키고 분만의 불안과 태아의 건강에 대한 불안을 감소시킬 수 있다. 태아의 측면에서는 저 체중아·사산·신생아 사망 등의 발생을 감소시키고 신생아의 건강유지를 위하여 필요하다.

모성사망이란 임신, 분만, 산욕에 관계되는 질병 또는 임신 합병증 때문에 일어나는 모성사망에 국한되며, 임신 중 각종 감염병, 중독사, 익사 등 사고에 의한 사망은 포함되지 않는다.

모성사망은 직접 모성사망과 간접 모성사망으로 구분하기도 하는데 직접적 모성사망 원인은 고혈압성 질환(임신중독증, 자간증), 출혈성 질환, 자궁외 임신(유산), 감염증(패혈증, 산욕열)등이며 간접적 원인은 주로 심장 질환, 악성종양, 신장 질환 등의 약화에 의한 사망이다.

3) 모성보건지도

모성의 건강유지와 건전한 생활양식은 미혼 때부터 일관성 있게 유지되어야 하며, 결혼전에 결핵, 성병, 기타 임신에 영향을 줄 수 있는 질병은 치료되어야 하고 임신, 분만, 산욕, 육아 등의 교육과 진도가 이루어져야 한다.

(1) 성교육과 혼전지도

① 성교육

근래에는 성장발육이 빠르고 성적으로도 매우 조숙하기 때문에 성교육의 필요성이 더욱 커졌으며, 학교, 가정, 사회의 협력으로 어린 시기부터 자연스럽게 올바른 성지식을 길러 주고 결혼과 더불어 어머니가 되는데 대한 건전한 사고를 길러 주어야 한다.

② 혼전지도

악성열성유전현상과 우생결혼에 관한 지도가 이루어져야 하며, 혼전에 당사자간에 건강진단서 교환 등 건강한 결혼이 이루어지도록 장려할 필요가 있다.

4) 주기적 검진

(1) 임부의 일반적 특성과 병력

진찰을 받게 되면 반드시 기록하거나 알아두어야 할 내용 등이 있으므로, 미리 알아두면 진찰시에 도움이 되도록 한다.

① 인적 사항 및 가정환경 : 임부의 주소, 성명, 연령, 교육수준, 직업, 그리고 남편의 직업, 교육수준 등으로 가정환경과 생활수준을 파악한다.

② 마지막 월경 시작 월일 : 최종 월경이 있었던 달에서 3월을 빼거나 9월을 더하여 분만 예정월을 확인하고, 최종 월경이 있었던 날에 7일을 더하여 분만예정일을 확인한다.
③ 산과력 : 과거 임신 중에 합병증이 있었거나 출산시 어떤 좋지않은 결과가 있었던 경우에는 다시 반복될 가능성이 있기 때문에 산과력을 정확하게 파악해 두는 것이 임신의 위험도 예측에 도움이 된다. 과거 임신 횟수, 유산, 사산, 조산의 경험, 산후 출혈 및 감염증상, 임신중독증과 같은 합병증, 제왕절개술에 의한 분만 등을 알아둔다.
④ 기왕력 : 과거에 앓았거나 현재 앓고 있는 병, 특히 심장병, 고혈압, 신장병, 갑상선 기능 이상, 당뇨병, 결핵 등과 같은 임신으로 악화되거나 태아에 악영향을 미치는 질환이 있는지를 알아본다.
⑤ 가족 병력 : 가족 가운데 선천성 기형, 유전성 질환, 당뇨병, 고혈압, 결핵, 간염, 매독 등이 있는지 알아본다.
⑥ 직업력 : X-선을 포함한 방사능이나 유해물질에 노출될 수 있는 직장에 근무했거나 현재 근무 중인지 알아본다.
⑦ 식사 : 식사의 양과 질 그리고 규칙성을 알아본다.
⑧ 약물 복용 : 현재 복용 중인 약물과 임신초기에 복용한 약물을 알아본다.
⑨ 습관 : 흡연, 음주, 습관성 약물을 복용하는지 알아본다.

(2) 신체검진

① 키와 몸무게를 측정하고 임신전 몸무게를 알아둔다.
② 혈압, 맥박수, 호흡수, 체온을 측정한다.
③ 구강 및 인두, 갑상선, 심장, 폐, 유방, 복부, 중추신경계, 골격, 사지, 직장검사를 한다.
④ 내진 : 자궁 크기, 골반 형태 및 구조물의 이상유무를 검사한다.

(3) 임상검사

① 혈액 검사 : 혈액형 및 Rh형, CBC, 혈색소, VDRL, 풍진항체 titer, B형 간염 표식자, 식후 2시간 혈당치 검사를 한다.
② 소변 : 단백뇨, 당뇨, 비중, 적혈구, 백혈구 검사를 한다.
③ 질 검사 : Pap smear(지난 6개월 내 검사한 적이 없을 때)와 임균 배양 검사를 한다.

5) 산전관리에 대한 교육

산전관리를 위한 진찰과 검사의 필요성과 방법에 대한 보건교육을 시킨다. 산전관리는 일찍 시작할수록 좋고 정기적으로 받는 것이 중요하며, 임신 첫 7개월까지는 4주에 1회, 8~9개월에는 2주에 1회, 그리고 마지막 달에는 매주 받는 것이 이상적이다. 또한, 임신이 진행됨에 따라 신체에 변화가 나타나므로 그 증세에 대해 설명해 주고 적절한 조치를 알려준다.

산모의 흡연은 태내 성장지연과 심하면 자연유산을 유발하고, 음주는 태내 성장지연, 기형(fetal alcohol syndrome) 또는 저능아를 낳게 하므로 삼가도록 일러주고, 태아에 절대로 영향을 끼치지 않는 약물은 드물기 때문에 임신 중에는 반드시 의사의 지시에 따라 약물을 복용하도록 주의시킨다.

고혈압, 쌍태아, 영양결핍, 자연유산의 경험 등이 없는 정상적인 임부는 가벼운 운동이나 육체적 노동을 제한할 필요가 없고 다만 피로를 느낄 만큼 과중한 노동은 피하도록 해야 한다. 출산전 4내지 6주까지는 성교를 해도 별다른 위험은 없다. 마지막 4주 동안에는 조산을 유발한다는 설이 있으나 확실하지는 않다. X-선과 같은 유해물질에 노출될 위험이 있는 직장에서 일하는 임부는 곧 작업 부서를 바꾸도록 권하고, 이상하거나 위험하다고 생각되는 증상은 곧 진찰을 받도록 한다. 즉, 손・발의 부종, 출혈이나 대하증, 고열, 두통, 시력장애, 경련, 오심, 조기파수가 생길 경우, 태아가 움직이지 않을 때 등은 즉시 의사의 진찰을 받도록 해야 한다.

임신시 모체의 변화에 대해 알려준다.

① 무월경 : 예정일 이후 10일 이상 무월경이면 임신을 의심할 수 있다.
② 오심, 구토 : 임신 1~3개월 사이에 주로 아침에 나타나 morning sickness라 한다.
③ 빈뇨 : 자궁이 커짐에 따라 방광을 압박하여 나타난다.
④ 유방 변화 : 유방 커지고 유두와 유륜에 갈색의 색소침착이 있고 분비선이 발달한다.
⑤ 태동 : 임신 4~5개월에 처음으로 나타나며 임신을 확신할 수 있다.
⑥ 복부증대 : 태아가 커짐에 따라 복부가 증대하며 자궁은 비임신시에 비해 약 500배 커지며 무게도 약 1kg이 증가한다.
⑦ 체중증가 : 임신 중 정상 체중의 증가는 10~14.5㎏(평균 12㎏)이다. 과도한 체중증가는 부종을 의심하고 임신중독증의 주요 증상이 되므로 진단을 받도록 한다.
⑧ 식욕증가 : 태아 발육에 따라 충분한 영양분이 필요하게 되어 산모의 식욕도 증가하게 되므로 과식은 피하고 골고루 소량씩 자주 섭취하도록 한다. 특히 단백질, 인, 칼슘, 철분을 충분하게 공급할 수 있도록 유의한다.

| 표 16-2 | 정상임부의 필요 영양표준량

영 양 소	비임신상태	임 신 말 기	수 유 기
열량(cal)	2,300	2,500	3,000
단백질(gm)	60	85	100
칼슘(gm)	0.8	1.5	2.0
철분(gm)	12	15	15
비타민 A(IU)	2,500	6,000	8,000
비타민 B(mg)	1.5	1.8	2.3
비타민 C(mg)	70	100	150
비타민 B_2(mg)	2.2	2.5	3.0
니코틴산(mg)	15	18	23
비타민 D(IU)	+400-80		400~800

임신 중에 영양이 부족하거나 균형식이를 취하지 못하면 임신중독증, 빈혈, 유산, 조산, 태아발육부전, 분만시 다량의 출혈, 산후의 회복 지연, 세균에 대한 저항력 저하로 산욕열의 발생 등 여러 가지로 태아에게 나쁜 영향을 미친다. 특히, 태아의 영양결핍은 저체중아의 원인이 되며, 출생 후에도 회복하기 힘들다.

3. 출산 및 산후관리

1) 출산관리

출산은 자궁수축과 복압에 의해 태아가 모체 밖으로 만출되는 것을 말하며, 출산이 시작되는 증세와 그 과정은 다음과 같다.

(1) 진통

처음 1시간은 2~3회 또는 4~5회이며, 진통의 지속시간은 10~15초이다. 복부가 규칙적으로 아픈 것은 자궁이 수축될 때 동통으로 태아를 만출하려는 것이다. 시간이 경과할수록 진통은 길어져서 30~40초 계속되며 진통의 정도도 강하게 되고 진통 간격은 3~4분이 된다. 출산이 점점 임박해지면 1분 간격으로 오며, 진통 지속시간도 1분 정도가 되므로 아픈 시간과 쉬는 시간이 같아지게 된다.

(2) 이슬

산기가 가까워지면 불그스름한 혈성 분비물이 있다. 이는 자궁구가 약간 열려 자궁구 부근의 난막의 일부가 벗겨져 그곳에서 피가 나와 이것이 분비물의 점액에 혼합된 것이다.

| 표 16-3 | 출산율 현황

(단위 : 가임여성 1명당 명, 천명)

구분	'90	'00	'01	'02	'03	'04	'05	'06	'07	'08	'09	'10	'11	'12
합계출산율	1.59	1.47	1.30	1.17	1.18	1.15	1.08	1.12	1.25	1.19	1.15	1.23	1.24	1.30
출생아수	650	635	555	492	491	473	435	448	493	466	445	470	471	484.6

자료 : 통계청, 「2012년 출생통계(확정)」('13.8)

이슬은 출산이 시작되었다는 암시를 주는 것이며, 진통이 증가함에 따라 자궁구가 열려 혈액같은 분비물이 증가한다.

(3) 정상분만 과정

① 분만 제1기 : 이 기간은 진통이 시작되어서 자궁구가 완전히 열릴 때까지의 시기로서 가장 불안하고 초조한 기간으로 초산부의 경우 12시간, 경산부의 경우 6시간이 소요된다. 진통은 허리에서부터 복부로 전파되는데 10~15분 간격으로 발생하며 점차 규칙적으로 빨라지고 강해져 말기에는 3~5분 간격으로 50~60초까지 진통이 온다. 진통이 반복될 때 복식호흡을 하며, 식사는 유동식이가 좋고, 소변을 자주 보아 방광을 비우게 하여 산도를 넓혀주어 분만이 지연되는 것을 방지한다.

② 분만 제2기 : 자궁경관이 완전히 열리고 태아가 나오기까지의 시기이다. 자궁수축과 함께 복압이 강해지므로 진통이 올 때 같이 힘을 주어야 한다. 이 기간에는 금식하며 수분섭취를 위해 수액요법을 한다.

③ 분만 제3기 : 태아만출부터 태반만출까지의 시기이다. 이때 태반이 완전히 만출되지 않으면 산후출혈의 원인이 된다. 분만시 실혈량은 약 300cc이다. 만약 500cc 이상이면 출혈로 간주하여 처치한다.

2) 산후관리

산후관리는 산욕기까지가 중요하며 산욕기란, 산후 생식기가 임신전 상태로 회복되는 시기로서 6~8주까지를 말한다.

(1) 자궁회복

태아와 태반이 나온 직후의 자궁은 상당히 커서 자궁저의 높이가 배꼽 아래 2횡지

정도에 있는 것이 보통이다. 자궁은 분만 다음날에는 배꼽 위에까지 달하나 그 다음부터 차차 적어지고 그 무게도 분만 직후에는 1,000gm이던 것이 6~8주간이 지나게 되면 60gm으로 줄어 원상으로 돌아간다. 산후 1일이 되면 자궁질부는 원상회복이 되지만 중앙부에 있는 자궁구라는 구멍은 원상회복이 되려면 약 4주가 걸린다. 이와 같이 자궁체부 뿐만 아니라 자궁구의 변화도 회복되기까지에는 4주간이나 걸리므로, 이 기간에는 성교를 삼가야 한다.

(2) 오로

산욕기에 자궁내막의 조직들이 점차 자궁 내에서 배설되는 것을 오로라 한다. 분만 후 1~10일경까지는 거의 떨어져 나오나 태반상 거의 3주 후에 상처가 아문다고 본다. 자궁내막은 분만 후에는 깨끗하다고 하나 만일 분만 후 5일 이내에 병원균이 침입되었을 경우, 그 균의 번식이 급속도로 진전하여 자궁내의 감염이나 산욕열이 발생하게 된다. 분만 후 수일간은(2~3일) 선홍색의 오로가 혈괴와 함께 배출되고, 그 다음 갈색, 3~4일 후에는 장액성이 되며 10일 후에는 황백색 오로가 분비된다.

(3) 유즙분비

분만 후 2~7일간은 소량의 초유가 생성된다. 이 초유는 황색의 액체로서 모체의 면역물질이 함유되어 있어 먹이는 것이 좋다. 유즙분비를 촉진시키기 위해서는 규칙적으로 유방을 비워주고 충분한 수분과 음식을 섭취하도록 한다.

4. 영유아관리

정상아는 출생 직후의 처치를 끝낸 다음 엄마의 품에 안겨 주고 산모의 방에 같이 있게 하는 것이 모자결합(maternal-child bonding)을 촉진하고 모유수유를 증진하는데 도움이 된다.

조산이나 태내 성장지연에 의한 저체중아, 기형아, 감염, 심한 신생아 황달 등으로 특별한 치료를 요하는 신생아는 특수장비와 전문의가 있는 신생아 집중치료실(intensive care nursery)에서 치료를 받도록 해야 한다.

정상아는 생후 4주부터 6개월까지는 매월 한번씩, 그 다음 6개월은 2개월에 한번씩, 둘째 해에는 3개월에 한번씩, 그 후에는 반년에 한번씩 육아 상담실에서 정기적으로 건강진단을 받도록 한다.

1) 성장과 발달

성장(growth)은, 세포수의 증가(hyperplasia)와 개개 세포의 크기가 증가(hypertrophy)하여 장기나 신체가 커지는 것을 말하고, 발육(development)이란, 세포 또는 기관의 기능이 성숙(functional maturation)되는 것으로 생리 기능, 감각 기능, 운동 기능 등이 향상되는 것을 말한다.

성장과 발달 과정 중에는 수많은 내적, 외적 환경요인에 의해 영향을 받게 되고 신체적 성장에 영향을 미치는 요인은 생물학적인 내적 요인과 환경적인 외적 요인으로 크게 구분할 수 있다.

전자는 부모로부터 받는 유전인자와 내분비 기능 즉, 성장호르몬 티록신, 성호르몬 등의 분비 작용에 의하며, 후자는 영양섭취, 온도, 습도, 운동 등의 요인들이다.

인체의 각 기관은 성장하는 시기가 다르며 성장에 이상이 생기는 것을 조기에 발견하기 위하여 주기적인 신체검진이 필요하다(그림 21-1).

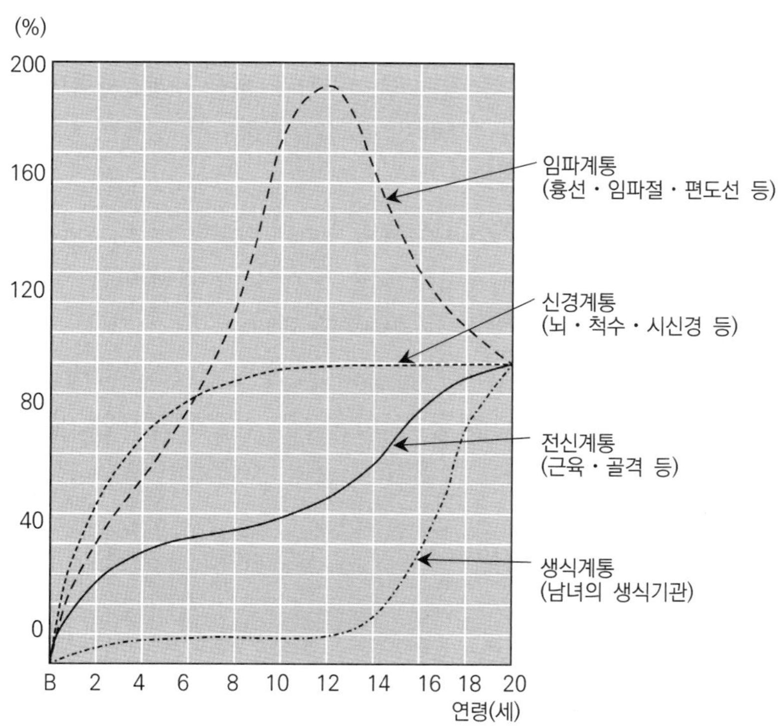

| 그림 16-1 | 기관의 성장과 발달

자료 : Scammon : The Measurement of the body in childhood in Harris, Jackson, Paterson, and Scammon ; The Measurement of man, University of Minnesota, 1930.

2) 영양

영아의 영양에는 모유보다 더 좋은 것이 있을 수 없다. 모유 속에는 면역글로불린과 같은 항감염 물질이 들어 있어 각종 세균성 및 바이러스성 감염에 대한 저항성을 높여 준다. 특히, 초유에는 면역글로불린과 리소자임이 풍부하기 때문에 신생아에 있어서는 반드시 모유를 먹이도록 해야 한다.

모유의 성분은 어린이의 영양요구를 가장 잘 충족시켜 줄 수 있고 소화도 인공영양보다 더 잘 된다고 한다. 인공영양으로 성장한 어린이들은 과다영양으로 비만증이 종종 생긴다고 하지만 모유영양으로 성장한 어린이에게서는 그러한 경우가 적다고 한다. 모유수유는 또한 모자 결합을 촉진하여 어린이의 정서적 안정에 도움을 주며 모성애와 모정을 증진시킨다.

모유수유는 뇌하수체로부터의 prolactin 분비를 증가시켜 배란을 억제하는 기능이 있어 피임의 효과도 가지게 된다. 출산 후에 산모가 모유수유를 하지 않은 경우 산후 무월경이 보통 3개월 정도지만, 밤낮으로 모유수유를 하는 경우에는 무월경이 9~18개월로 연장된다. 그러나 모유수유를 한다고 해서 항상 피임이 된다고 생각하여서는 안 된다.

모유수유가 영아의 영양에는 제일 좋다고는 하지만 생후 4개월부터나 늦어도 생후 6개월부터는 보충식을 주어야 한다. 그렇지 않으면 철결핍성 빈혈이 나타나거나 성장이 지연된다.

보충식은 처음에는 사과나 귤같은 과일즙을 5cc 정도의 소량으로 시작하여 하루 1~2회 수유시간 사이에 주고 점차 횟수와 양을 증가시키며 다음에는 계란 노른자, 쌀가루, 콩가루 등으로 만든 묽은 미음을 추가하도록 한다.

생후 6개월쯤에는 이유식을 시작하여 곡물, 육류, 채소 등을 섞어 만든 암죽으로 서서히 수유를 대체한 후 고형식으로 바꾼다. 이유식은 성장에 필요한 영양공급을 위한 것이므로 모유량이 풍부한 경우에는 수유를 서둘러 중단하지 말고 적절한 보충식을 주면서 계속 모유를 먹이도록 한다.

3) 예방접종

태아기나 생후 6개월까지는 모체로부터 받은 면역으로 약간의 저항력을 가지게 되나 대체로 질병에 대한 감수성이 높은 시기이므로 특정 질병에 대해서는 예방접종이 반드시 필요하다.

영유아기에 필요한 정기예방접종은 결핵, D.P.T., 소아마비, M.M.R., B형간염이며, 유아의 정기검진과 함께 규정된 방법과 시기에 접종하도록 한다. 그러나 풍진은 어린이에게 심각한 질병이기 때문에 예방접종을 하는 것이 아니라 임부가 감염되면 그 태아도 감염되어 유산 또는 기형아가 되는 것을 예방하는 것이 목적이다. 즉, 어린이들을 예방접종하여 전파 경로를 차단하는 군집면역(herd immunity)을 이용하여 임부와 태아를 보호하는 것이다.

최근 중요한 국민보건 문제로 대두된 B형간염은 표면항원(HBsAg)과 HBeAg 둘다 양성인 산모에게 태어난 신생아는 85% 이상이 생후 1년 이내 감염되므로 이들이 가장 중요한 예방접종 대상자들이다.

4) 영유아 보건대책

(1) 출생전의 대책

임부의 건강은 태아 및 영아에 현저한 영향을 미치므로 건강한 임신과 출산을 위해 출생 전 모성보건지도가 중요하다.

(2) 신생아 보건대책

신생아기는 영양관리(모유, 인공영양)가 중요하며, 선천성 대사 이상 유무 확인검사, 질병 감염 방지를 위한 위생관리 및 예방접종 실시 및 조산아, 기형아 등에 대한 특별한 의학적 관리대책이 필요하다.

(3) 영아 보건대책

예방접종과 감염병 감염예방이 가장 중요하며, 사고예방, 영양 및 이유관리, 신체의 청결, 피복위생, 목욕관리 등 위생관리가 필요하다. 특히 조산아에 대한 의학적 보호와 의료보호 및 복지시설의 증설과 이의 활용지도 등 영유아 복지사업이 필요하다.

(4) 유아 보건대책

불의의 사고나 중독사 등이 많은 시기이므로 이에 대한 주의와 폐렴, 기관지염, 소화기관계 질병 등에 대한 예방적 관리가 필요하며, 특히 3세 전후에는 지능정신, 감각기관 등이 급속히 발달하는 시기이며, 장래의 성격 발달 방향이 결정되는 시기이므로 성격, 습관 등에 대한 각별한 관심과 관리가 필요하다.

(5) 영유아 건강상담소 및 보건소의 이용 지도

영유아의 예방접종, 건강상담, 모성의 정기검사 및 보건교육 등 집단적 건강관리를 실시하는 보건대책이 필요하며, 이를 위해 영유아 건강상담소(well baby clinic)의 운영이 필요하다. 또한 임신부터 아이를 기르는 시기에 이르기까지 보건소와 긴밀한 연락을 가지고 모자보건에 관한 상담을 받도록 지도하는 일이 중요하며, 보건소는 치료보다는 예방을 하는데 전력을 다하고 임부 및 모자의 건강과 좋은 아이를 출산할 수 있도록 보건소의 이용 지도 및 관리가 필요하다.

제17장 정신보건
Mental health

1. 정신보건의 개념

도시화와 산업화, 과도한 경쟁, 단절과 상실로부터 유래될 수 있는 소외현상 등 현대사회의 특성으로 정신 건강의 문제가 대두되고 있으며, 현대사회가 갖은 물질주의적, 편의주의적, 자동화의 특성으로 인간성의 상실과 개인 병리, 가족 정신병리, 나아가서 사회 병리적 현상을 초래할 수 있다. 정신보건이란 심리적 안녕과 정신질환의 개념을 모두 포함하는 광의의 개념으로 범위는

첫째, 일반인들이 인식하고 있는 정신장애인으로서 진단 가능한 정신장애를 가진 집단으로 일반 사회활동의 적응이 어렵거나 제한되어 있는 정신질환자들이 포함된다.

둘째, 사회에 끼치는 영향이 적고 자신의 사회생활의 적응능력도 비교적 유지되는 집단이다.

셋째, 잠재력 개발을 원하는 집단으로 개인적인 행복이나 만족도를 높이고 싶은 욕구로 인해 생활에 문제를 지니고 있는 집단이다. 이러한 의미에서 보면 정신보건이 필요한 사람들의 수는 무수히 많으며, 인간이 존재하는 곳에는 정신보건의 필요성이 존재한다.

마아가렛(E. Margaret)은 "정신보건이란 인간이 본능적 요구를 충족시킴으로써 얻어지는 질적으로 양호한 마음의 상태를 말한다" 라고 하였으며, 월린(Wallace Wallin)은 "정신보건사업이란 개인과 사회의 정신적 건강의 유지와 증진, 그리고 정신병 및 정신적 결함과 이에 부속되는 정신적·교육적·사회적 부적응을 예방하고 치료하여 건전한 정신기능을 유지·증진시키고 정신질환자를 조기에 발견하여 사회에 복귀시키는데 그 목적이 있다"고 하였다.

2. 정신장애의 원인 및 분류

1) 정신장애의 원인

정신장애의 원인은 분명히 밝혀지지 않은 경우가 상당히 많지만, 정신질환의 요인으로 생각할 수 있는 것은 ① 유전적 요인, ② 심리적 요인, ③ 사회, 문화, 환경적 요인, ④ 신체적 요인, ⑤ 복합적인 요인 등으로 어느 특정한 원인 하나로 발생되기보다는 중심적 원인에 몇 가지 보조적 원인이 복합적으로 작용하여 발생하는 경우가 많다.

정신질환의 유전적 요인에 대해서는 많은 의문이 있으나, 몇몇 정신질환에 대한 보고가 있으며, 신체적 요인은 뇌조직의 손상, 독물에 의한 중독증, 외상, 종양 등과 노인성 정신병 및 임신중독에 의한 정신장애가 있다.

심리적 요인은 사회·문화·환경적 요인과 밀접한 관계를 가지고 정신장애의 중요한 요인으로 작용하게 된다. 지나친 번민, 지나친 열등감 및 우월감, 실현성 없는 몽상, 복작한 개인생활과 가족관계의 갈등, 부모의 엄한 권위에 대한 갈등, 실현 불가능한 지나친 자기성취욕구 등등 수많은 요인들에 대한 관리가 필요하다.

2) 정신장애의 분류

일반적으로 신체장애는 질병의 원인, 병리, 신체기관에 대한 관계를 근거로 분류하는 것이 가능하지만, 정신장애의 경우에서는 그 원인이 다양하며, 유전적 및 사회적 환경요인들이 복합되어 있거나 정확히 알려져 있지 않다. 따라서 정신장애의 분류는 증상, 증후 및 질환의 자연적 경과에 대한 관찰에 의거한다. 정신장애의 분류는 다음과 같이 3가지 차원으로 구별할 수 있다.

① 정신장애는 정신 질환(Mental illness)과 정신지체(Mental retardation)로 구분된다. 정신지체는 출생 시부터 또는 어려서부터 나타난 지적능력의 결손을 의미하며, 정신질환은 과거에는 건강하였는데 나중에 병세가 나타난 것을 의미한다.

② 정신질환은 주로 정신신경(Psychoneurosis)과 정신병(Psychosis)으로 나뉜다. 정신병에 해당하는 질환으로는 기질성 정신장애, 정신분열증, 정동장애, 편집장애, 기타 정신병적 장애 등으로 망상, 환각, 착란, 기억 장애, 퇴행적 행동이 나타나면서 사회생활이나 일상생활을 수행하지 못하는 경우가 많은 사회적 기능과 자아기능의 손상이 심한 상태이다. 신경증 혹은 정신신경으로 알려진 장애는 불안이나 우울의 증세를 중심으로 기질적 병변 없이 외적 원인 또는 심인성 원인에 의해서 신경증적 정신기제들이 작용하여 발현되는 것이 특징이다.

③ 정신병적 장애를 다시 기질적 정신병 및 기능적 정신병으로 구분한다. 기질성 정신병은 뇌암, 혈관성 질환, 감염증, 독성, 외상성 또는 선천성 요인과 같은 신체적 병리가 증명되는 경우이다. 기능적 정신병은 기능의 손상이 있으나 현재는 기질성 병리를 증명해 낼 수 없는 경우로서 정신분열증 지분장애, 편집장애, 기타 정신병적 장애들이 여기에 포함된다.

3. 정신질환

1) 조현병(정신분열증, Schizophrenia)

조현병은 청년기에 발생해서 만성적으로 진행되는데 주 증상은 사고장애로서 망상, 사고의 두절, 사고연상의 장애 등이 나타나고 정동장애로서 불합리한 감정표현, 비현실적인 감정, 기괴한 감정반응, 무감동 등을 나타낸다. 환각이나 환청, 환시 등을 경험하고 현실과의 접촉을 피하고 대인관계를 피하고 판단능력을 상실한다. 따라서 타인이 보기에 기괴한 행동, 생각, 경험 등을 하게 된다.

사회환경적, 심리적, 생리적 원인 및 유전적 원인이 있는 것으로 보고 있으나 확실한 기전은 밝혀지지 않았다. 그러나 양친의 한쪽에 조현병이 있으면 자녀의 9~10%에서 발병하고 30~40%는 본증과 유사한 병적 인격자로 발현되며 양친이 전부 질환을 가지고 있는 경우 자녀의 반 이상에서 발현되고 30% 가까이 병적 인격자로 된다는 보고가 있어 그 유전성이 인정되고 있다.

2) 조울병(Manic depressive illness)

조증기(Manic phase)와 우울기(Depressive phase)가 교대로 나타나든가 또는 한가지 증상이 반복적으로 나타난다. 조증기에는 기분이 들뜨고 과대망상을 하며, 쉬지 않고 많은 활동을 한다. 그러나 결과가 생산적이지 못하고 자신이나 사회에 손해가 되는 경우가 많다.

우울기에는 반대로 우울한 기분과 무력감, 자기비하, 절망감으로 의욕을 잃고 삶을 포기하기도 한다. 주기적으로 발병하기 때문에 계속적인 병원치료를 필요로 한다.

발병원인은 복합적인데 양친 중 어느 한쪽이 조울병자일 경우 자녀의 30%전후에서 발병되며 양친이 모두 증상을 가지고 있을 경우 60% 가까이 발병한다고 보고된 바 있다.

3) 기질성 정신병(Organic brain system)

어떤 원인으로 인해 뇌에 충격을 받았거나 뇌세포의 기능장애로 야기되는 정신과 질환으로 노인인구의 중기로 노인성 정신병의 증가 추세가 뚜렷하다 이 부류에 포함되는 정신병으로는 노인성 정신병, 동맥경화성 정신병, 감염성 정신병, 뇌외상에 의한 정신병, 각종 중독물질에 의한 정신병 등이 포함된다.

증상으로는 기억력, 사고력, 주의력, 지각력 같은 인식기능의 손상이 나타난다.

4) 인격장애

타인에 대한 불신과 의심이 강하고 책임전가를 잘하며 타인에 대해 무관심하며 사회적 관계 형성 능력의 결함을 보인다. 특히 반사회적 인격장애를 가지고 있는 경우는 가정과 사회에 큰 불편과 물의를 일으키며 타인의 권익을 침해하는 반사회적 행동을 반복한다.

4. 정신장애의 심리적 기전

인생이란 자기 자신의 일생동안 발생되는 모든 장애와 곤란을 극복해 나가는 과정이며, 정신건강이란 생활과정에서 나타나는 모든 장애요인에 대해서 슬기롭게 적응(Adjustment)해 나가는 상태를 의미하므로, 정신적 불건강은 부적응(Maladjustment)의 상태라 할 수 있다.

적응의 3대 인자는 욕구, 장애, 만족(불만)이다.

① 기본적 욕구

인간은 무한한 욕구 속에 살아가고 있는데, 기본적 욕구는 유기적 욕구, 심리적 욕구, 생리적 욕구, 안전유지의 욕구, 인격적 대우를 받고자 하는 욕구 등이 있으며, 특히 인격적 대우를 받고자 하는 욕구가 충족되지 못하는 경우 불만의 요인이 되어 심한 갈등을 일으키는 경우가 많다. 인격적 대우를 받고자 하는 기본적 욕구에는 사회적 승인의 욕구, 소속의 욕구, 자존심 유지의 욕구, 삶의 보람을 얻고자 하는 욕구, 독립의 욕구, 사랑을 받고자 하는 욕구 등이 있다.

② 장애요인

시간, 공간 등의 물리적 제한과 관습, 통제, 금지, 법적 규제 등에 의한 사회적 제한에 의한 환경적 장애와 지능, 능력, 지각력 및 사고력의 제한 등 유전적 요인과 이상, 편견, 사상과 같은 주관적 장애요인에 의한 주체적 장애가 있다.

③ 만족과 불만

욕구에 의해서 발생되는 장애를 극복하여 적응하게 되면 만족하게 되어 정신건강을 유지하게 되지만, 적응하지 못하면 불만스럽게 되고 지나친 불만은 정신장애의 요인이 될 수 있다. 불만의 상태란 욕구가 저지된 불만(frustration)의 상태와 서로 상반되는 두 개의 욕구가 어느 쪽도 만족하지 못하는 갈등(conflict)의 상태가 있다.

5. 정신보건관리

1) 지역사회 정신보건

지역사회 정신보건이란 일정지역 내의 인구집단을 대상으로 정신장애의 예방과 정신건강의 증진을 의해 가능한 모든 방법을 동원하여 시행하는 정신건강 전문가들에 의해 시행되는 활동을 말한다.

정신보건의 지역사회화는 정신보건의 문제가 개인의 문제이기보다는 지역사회 전체의 문제라는 인식에서 요구되고 있으므로 지역사회 정신보건의 방향은 예방과 조기발견, 조기치료 및 사회복귀이다. 미국에서는 이를 위해 1963년 Kennedy 대통령이 지역사회 정신보건법(Community Mental Health Act)을 제정하면서 지역사회 정신건강센터(Mental health center)가 설립되고 운영되기 시작하였다.

지역사회 정신보건의 실천 요원으로서는 정신과 의사, 임상심리 전문가, 정신과 간호사, 사회사업 전문가, 사회학자 등이 한 팀을 이루고 지역사회의 자문가로서 지역사회 요원이 함께 참여하는 것이 바람직하다.

2) 예방정신보건

정신보건에서의 예방이란 정신질환의 발생률과 유병률의 감소에 목표를 두는 것으로 첫째, 1차 예방으로 직접 정신 질환을 초래하는 원인이 되는 요인을 제거하고 질병의 발생을 막는 것을 말한다. 실천적 방법으로는 상담 프로그램과 지역사회 요원의 교육, 지역사회인의 계몽 등이 포함된다.

둘째, 2차 예방으로 질병이 발생하여 더 발전되는 것을 방지하고 조기진단과 치료를 통해 생산성의 제한을 방지하는데 있다. 위기 극복이나 응급 처치, 질병의 치료 등이 이에 속한다.

셋째, 3차 예방으로 일단 정신장애를 회복시킨 후 잔존하는 능력의 감퇴와 제한성을 제거해줌으로써 질병으로부터 받는 후유증을 감소시키는 것을 말한다.

3) 건강상담

적응하지 못하는 행동과 성격 이상은 정도를 불문하고 부끄러운 것이 아니며, 누구에게나 생길 수 있고, 생각보다 많이 발생한다. 대부분의 장애는 일시적인 것이며, 조기에 발견하여 적절한 치료를 하면 영구적인 장애 없이 회복되므로 자기 자신이나 가족 또는 친구가 도움이 필요할 때 누구에게 상의해야 할 것인가를 알아두는 것이 필요하다. 건강상담은 인간관계를 통해 성취를 돕고, 교육하고 성장하는 과정이기 때문에 여러 전문가들이 참여하는 것이 바람직하다.

4) 정신의학적 재활

정신의학적 재활이란 우선 정신적 병으로부터 치료되어 개인의 정신적 능력을 최대한 발휘할 수 있도록 하여 사회에 참여하고 재적을 할 수 있도록 하는 것을 말한다. 따라서 환자로 하여금 사회로의 복귀를 가로막는 어떠한 정서적 갈등도 스스로 극복하고 대상을 찾을 수 있도록 도와주지 않으면 안된다.

방법으로는 치료적인 직업의 훈련, 환자의 사회클럽활동, 주간 또는 야간병원의 운영, 바람직한 가정에로의 위탁 등이 있다.

5) 우리나라 정신보건 대책

정신장애인의 치료가 시설치료에서 지역사회 정신보건운동으로 지역사회내로 이동해 가고 있으나 우리나라에서는 시설중심의 치료와 비의료시설의 수용이 주를 이루고 있다. 또한 질환의 발생 시 한방요법 또는 민속요법에 의지하거나 병원에서 한 번도 치료를 받지 않고 정신요양원에 가기도 한다.

이렇게 정신보건 전달체계가 마련되어 있지 않은 상황에서는 의료자원의 측면에서 경제적, 시간적 낭비를 가져오고 환자 자신과 가족에게 많은 경제적 부담을 안겨주어 결국 치료를 포기하고 경제적으로 부담이 덜 가는 요양원을 택하게 된다. 따라서 만성 정신질환의 관리뿐만 아니라 정신질환의 조기발견, 조기 치료, 사회복귀를 위하여 정신보건 전달체계가 필요하다. 이를 위해 정신질환에 대한 전국적인 차원의 역학조사가 필요하고 현재 정신질환자를 수용하고 있는 비의료 수용시설에 대한 파악이 선행요건이라 할 수 있다.

제18장 노인보건
Elderly health

1. 노인보건의 개념

노인이란 "일반적으로 생리적, 신체적 기능의 쇠퇴와 더불어 심리적인 변화가 일어나서 자기 유지기능과 사회적 역할 기능이 약화되고 있는 사람"이라고 정의를 내리고 있지만, 우리나라에서는 노인복지법에 노인의 기준 연령을 65세로 보고 있다.

노인인구의 구성비가 증가하고 있고 가족 문제나 생활방식이 변함에 따라 노인에 대한 부양 문제, 경제적 소득보장 문제, 보건의료문제, 사회복지문제 등은 개인과 가정의 문제가 아니라 사회 전체에 대한 대응책을 필요로 하고 있다. 현재, 노인문제는 다방면에 걸쳐 제기되나 건강문제와 관련하여 노화현상으로 인한 기능저하와 만성퇴행성 질환으로 의료비가 크게 증가하고 있다.

1) 노인 보건의 의의

인구의 노령화란 노령인구의 구성비율이 높아서 전체 인구집단의 평균수명이 연장되었음을 의미하며, 인구의 노령화 현상은 의학 및 과학기술의 발달과 출생률 및 사망률의 저하와 생활수준의 개선과 관련되어 있다. 노인인구의 비율이 전체 인구의 7%이상을 차지하면, 노령화 사회(aging society)라고 하며, 고령인구가 15%이상이면 고령사회(aged society)로 접어들고 있다는 것을 의미한다.

노인보건은 가능한 노화의 진행을 억제하며, 노인들의 건강을 유지시키고 질병을 감소하게 하여 수명을 연장시키는 역할은 물론, 노인이 지역사회에서 의미 있는 삶을 영위할 수 있도록 한다는 점에 의의를 두었다. 따라서 최근 이러한 노인인구의 증가로 인하여 노인을 대상으로 연구하는 노인학과 노인의학이 관심을 끌고 있다.

노인학(gerontology)은 노인에 관한 생체학적, 정신적, 의학적, 사회적 및 경제적 인자에 대하여 연구하는 학문이라 할 수 있고, 노인의학은 노인의 질병에 대한 임상적, 예방적, 치료적, 사회적 측면을 다루는 일반의학의 한 분야라 할 수 있다.

2) 노인인구와 고령화 사회의 문제점

우리나라의 평균수명은 통계청의 통계에 의하면 1980년에 65.7세였던 것이 2012년 현재 81.01세로 32년 사이에 16세의 증가를 나타냄으로써 인생 80세 시대를 맞이하였다. 한편, 합계출산율(TPR)의 저하 경향은 1990년 1.59에서 2001년 1.30, 2011년 현재 1.24로 낮아져 사상 최저가 되고 있다. 65세 이상 노인인구는 해마다 증가하여 1980년 3.8%인 146만 명에서 2020년에는 전인구의 15.7%를 점할 것으로 추계되고, 건강수명 75세를 바라보며, 고령화의 속도도 외국의 유례를 찾아 볼 수 없을 정도로 가속화할 것으로 전망하고 있다(표 18-1, 18-3 참조).

| 표 18-1 | 인구구조 변동 추이 및 전망 (단위 : 만명)

구분	1980	2005	2020	2030	2060
총인구	3812	4,814	5,144	5,216	4,396
생산가능인구	2,372	3,453	3,656	3,289	2,187
노인인구	146	437	808	1,269	1,762
유소년인구	1,295	924	679	658	447

자료 : 통계청, 「전국장래인구추계」 2011

| 표 18-2 | OECD 주요 국가의 합계출산율 (단위 : 가임여성 1명당 명)

구분	한국	일본	미국	영국	프랑스	독일	이탈리아
2001	1.30	1.33	2.03	1.63	1.88	1.35	1.25
2002	1.17	1.32	2.01	1.64	1.86	1.34	1.27
2003	1.18	1.29	2.04	1.71	1.87	1.34	1.29
2004	1.15	1.29	2.05	1.77	1.90	1.36	1.33
2005	1.08	1.26	2.05	1.79	1.92	1.34	1.32
2006	1.12	1.32	2.10	1.84	1.98	1.33	1.35
2007	1.25	1.34	2.12	1.90	1.96	1.37	1.38
2008	1.19	1.37	2.09	1.96	2.00	1.38	1.41
2009	1.15	1.37	2.01	1.94	1.99	1.38	1.41
2010	1.23	1.39	1.93	1.98	1.99	1.39	1.41

자료 : OECD Factbook, Total Fertility Rate(2012)

표 18-4에서 보는 바와 같이 20세기 이후 우리 사회의 가장 큰 과제는 의존인구로 분류되어 있는 노년인구를 어떻게 현실적으로, 의존으로부터 자립시켜 창조적 계층으로 유도하느냐에 달려 있다. 그리고 이 자립을 둘러 싼 과제는 신체, 정신, 사회, 경제적 자립으로 연계되어야 한다.

| 표 18-3 | 저출산 · 고령화 관련 주요 지표

구분	단위	'80	'90	'00	'10	'20	'30
「인구규모」							
총인구	천명	38,124	42,869	47,008	49,410	51,435	52,160
남자	천명	19,236	21,568	23,667	24,758	25,645	25,901
여자	천명	18,888	21,301	23,341	24,653	25,790	26,259
성비	여자백명당	101.8	101.3	101.4	100.4	0.99	0.99
인구밀도	명/km^2	385	432	473	-	-	-
「인구구조」							
0~14세	%	34.0	25.6	21.1	16.1	13.2	12.6
15~64세	%	62.2	69.3	71.7	72.8	71.1	63.1
65+	%	3.8	5.1	7.2	11.0	15.7	24.3
「부양비」	%	60.7	44.3	39.5	37.3	40.7	58.6
유소년부양비[1)]	%	54.6	36.9	29.4	22.2	18.6	20.0
노년부양비[2)]	%	6.1	7.4	10.1	15.2	22.1	38.6
중위연령[3)]	세	21.8	27.0	31.8	37.9	43.4	48.5
인구동태							
보통출생률[4)]	‰	22.7	15.4	13.4	9.4	8.8	7.8
보통사망률[5)]	‰	7.3	5.8	5.2	5.1	6.9	8.7
인구성장률	%	1.57	0.99	0.84	0.46	0.28	0.01
평균수명							
계	세	65.7	71.3	76	80.7	82.5	84.2
남	〃	61.8	67.3	72.3	77.2	79.3	81.4
여	〃	70.0	75.5	79.6	84.1	85.7	87.0

자료 : 통계청, 「전국장래인구추계('11.12)」

주 1) 유소년부양비 : (0~14세 인구)/(15~64세 인구)×100
2) 노년부양비 : (65세 이상 인구)/(15~64세 인구)×100
3) 중위연령 : 총 인구를 연령별로 나열하였을 때 정 중앙에 있는 사람의 해당 연령
4) 보통출생률 : (1년간 총 출생아수)/(연앙(年央)인구)×1,000
5) 보통사망률 : (1년간 총 사망자수)/(연앙(年央)인구)×1,000

인간은 나이가 들어감에 따라 노화현상으로 인하여 생리기능이 저하되고 경제사회적 활동력이 감소됨으로써 의존성을 보이게 된다. 대부분의 노인은 건강한 상태에 있을지라도 연령과 함께 와상상태가 되거나 일상생활에서 타인의 도움을 받게 된다. 노인의 유병률은 생리적 기능의 저하로 인하여 다른 연령층에 비해 2배정도 높은 것으로 보고되고 있다.

상병의 내용으로는 급성 상병의 경우, 급성 상기도질환이 가장 많고 만성상병의 경우 신경통, 소화성 궤양, 고혈압성 질환, 류머티스성 관절염이 우선순위를 차지하고 있다. 인구의 고령화로 인하여 와상노인, 유병노인 및 치매노인의 수가 크게 증가할 것으로 전망되며 이러한 노인을 위한 보건의료체계의 구축이 필요하다.

노화와 관련된 전신적 기능의 퇴행적 변화로 인해 노년기에는 각종 질환, 특히 만성질환의 발생이 많아진다. 노년기의 질병관리로 노인건강을 증진시키는 것도 중요하지만, 질병에 이환되지 않도록 예방서비스를 제공하는 것과 더불어 노년기의 생리적 변화에 적절히 대처하게 하여 건강한 생활을 누리게 함으로써 노인건강을 유지·증진시킬 수 있도록 하여야 한다.

3) 노인의료의 특징

① 노인의 질병이나 장애는 만성적이고 복잡하여 장기간의 관리가 필요하다.
② 노인의 보건의료요구는 다른 연령층에 비해 높으나 노인의 의료비 부담능력은 일반적으로 낮아 의료이용에 제한을 줄 수 있으며, 가족에게 부담을 주게 된다.
③ 노인을 포함하여 그 가족에게는 인생의 종말을 대비한 관리가 필요하다.
④ 노인환자는 젊은 연령층에 비해 현저히 많은 양의 수발을 필요로 한다.

2. 노인기와 건강

1) 노화현상과 노년기

연령이 증가하면서 일어나는 생체변화는 사람 뿐 만 아니라 모든 생물에 공통된 현상이며, 사람의 경우 인체활동을 조직, 기관의 시점에서 보면 40세를 지나면서부터 눈에 띄게 되는데 이것을 일반적으로 “노화” 또는 “노화현상”이라고 부른다.

노화현상 중에서 가장 뚜렷하게 나타나는 것은 전신위축, 색소침착, 혈관의 탄력성 감퇴, 체격 및 체표면의 노화현상이 있으며, 특히 순환기능, 소화기능, 호흡기능, 내분비기능, 신경기능, 감각기능 등의 감퇴현상이 나타난다.

그러나, 어느 기관의 활동 저하현상이 중년 이후에 나타났다고 하여도 그것은 그 기관을 형성하는 조직이나 세포 기능까지 면밀히 조사해 보면 노화의 원인이 된 변화는 이미 탄생 직후부터 시작된 것이다.

오늘날 "나이를 먹는다"라는 말을 역해서 "가령(加齡, aging)", "가령현상" 또는 "노령화"라고 하는 말이 많이 쓰이고 있다. 인체의 변화는 출생에서 성장기, 성숙기, 퇴조기를 거쳐 죽음에 이르기까지 일괄된 연속성을 가지고 있다.

일반적으로 노년기란, 각종 가령현상이 두드러지고 신체, 정신, 사회문화적 제기능의 저하가 뚜렷하게 나타나는 시기로, 평균 60세 이상을 노년기로 생각하는 것이 보통이나 우리나라의 경우 법적인 노령인구는 65세로 정하고 있다.

2) 노년기(만성퇴행성질환)의 질환

성인병(노인병, 만성퇴행성질환)이란 말은 1950년 후반부터 일본 후생성에서 사용하기 시작했고, 현재는 일반화된 말로서 우리나라에서도 흔히 사용되고 있으나 근래에 이르러 만성퇴행성 질환으로 주로 칭하고 있다. 우리나라 보건사회통계에 의하면 1950년 후반부터 중추신경계의 혈관 손상에 의한 사망이 결핵과 같이 사인의 제1순위로 상승하고, 1960년에는 악성 종양이 사인의 2위를 점하고, 70년대에는 심장 질환이 사인의 3위를 나타내게 되었다. 우리나라에서도 이들 질환을 소위 성인병(만성퇴행성 질환)이라 부르고, 국민보건상의 중요과제로 취급하여 그 질환의 실태조사, 검진기술의 개발, 집단검진에 의한 조기발견, 조기치료의 실시, 전문 시설의 확보 등을 추진하고 있다.

만성퇴행성 질환(성인병)이란 말은, 상술한 바와 같이 노년기에 현저하게 나타나는 병환으로 성인기부터 주목하지 않으면 안된다는 견해가 높다. 노년의학, 노년병학이란 원래 "가령(加齡)"을 연구하는 학문으로 노인병을 이해하기 위해서는 노년기의 삶 뿐만 아니라 생리적 가령과 가령에 수반하는 질환을 조기에 연구할 필요가 있다.

3) 노인질환과 특성

노인에서는 병적 노화와 생리적 노화의 구별할 수 있다. 노인질병의 특징은 다음과 같다.

① 병인이 불분명하고 선천적 원인(유전, 체질 등)과 후천적 원인(생활환경, 식사, 기왕증)이 복잡하게 상관하여 질병이 시작된다고 본다.

② 발병시기가 불분명할 때가 많으며, 서서히 가벼운 병상으로부터 만성으로 이행·

진행하며, 점차 중병의 기능장애로 발전된다.

③ 동일한 질병이라도 성인병과 노년기와의 병상 및 임상형태가 다르며, 병증이 심해도 증상은 경하든가 그 경과가 완속하든가 하여 상당한 차이점이 있다.

④ 동일 개인이라도 병증이 있는 장기 이외에 가령의 형태에 따라 장애가 미치기 쉬우며, 합병증을 일으키기 쉽다.

이와 같이 만성퇴행성질환의 근본에는 명백히 가령현상이 관계하고 있으며, 개인에 따라 심리적 가령과 질병이 여러 가지 형태로 얽혀서 존재한다고 본다. 성인병과 성인기로부터 노년기에 걸쳐 잘 나타나는 만성병 중 대표적 질환은 다음과 같다.

(1) 동맥경화	(2) 고혈압	(3) 뇌졸중	(4) 심장 질환
(5) 악성 종양	(6) 당뇨	(7) 호흡기 질환	(8) 빈혈
(9) 골, 관절 질환	(10) 감각기 치아 질환	(11) 정신장애	

3. 노년기의 질환

노인질환은 병적 노화와 생리적 노화의 구별이 문제가 되는데, 자신은 완전히 건강하다고 생각하는 노인일지라도 정밀검사를 하면, 2/3 이상이 질환을 가지고 있다는 사실이 여러 보고에서 나타난다.

1) 노인질환의 특징

노년기에 잘 나타나는 만성병 중, 특히 생명에 영향을 미치는 대표적 질환으로는 동맥경화, 고혈압, 뇌졸중, 심장질환, 악성 종양, 당뇨, 호흡기질환, 빈혈, 골관절 질환, 감각기 질환, 치아질환, 정신장애 등이 있으며, 노인질환의 특징은 다음과 같다.

① 병인이 불분명하고 선천적 원인(유전, 체질 등)과 후천적 원인(생활환경, 식사, 기왕증)이 복잡하게 상관하여 질병이 시작된다고 본다.

② 발병시기가 불분명할 때가 많으며, 서서히 가벼운 병상으로부터 만성으로 이행 또는 진행하며, 점차 중병의 기능장애로 발전된다.

③ 동일한 질병이라도 성인병과 노년기와의 병상 및 임상형태가 다르며, 병증이 심해도 증상은 가볍던가 그 경과가 느리던가 하여 상당한 차이점이 있다.

④ 동일 개인이라도 병증이 있는 장기 이외에, 노화의 형태에 따라 장애가 미치기 쉬우며, 합병증을 일으키기 쉽다. 따라서 병명이 복잡해질 경우가 많다.

2) 노인질환의 관리

(1) 고혈압증(Hypertension)

고혈압증은 다른 질환의 근본적 원인이 되는 만성성인병으로, 가장 흔하고도 관리가 잘 안되기 때문에 조용한 살인자(silent killer)라고도 한다.

심장 수축시의 혈관벽에 주는 압력을 수축기압 또는 최고혈압, 이완기의 압력을 이완기압 또는 최저 혈압이라 하는데, 임상적으로 혈압이란 상완동맥의 혈압을 말한다. 일반적으로 이완기혈압 90mmHg 이상, 수축기혈압 140mmHg 이상일 때를 고혈압이라고 정의하고 있다. 그러나 건강한 사람도 연령, 성별, 신체적 조건, 운동, 정서반응, 수면, 소화, 하루 중 측정시간 및 계절 등에 따라서 상당한 변동이 있기 때문에 안정한 후 최소한 3회 이상을 측정한 후 판정하는 게 정확하다.

고혈압의 뇌 증상으로 두통, 이명, 현기증, 불면증, 불안, 피로감, 출혈 및 신경질적인 증상이 나타나고 심장 증상으로는 심계항진, 흉부통증, 호흡곤란, 좌심실의 비대 등이 있으며, 치료로는 식이요법과 약물요법이 있다.

① 식이요법

비만증과 고혈압은 상관관계가 깊다. 따라서 체중 감소만으로도 혈압을 떨어뜨릴 수 있으므로 체중이 정상이 될 때까지 저칼로리 식이로 제한한다. 당질과 지방섭취 제한, 특히 동물성 지방에 포함되어 있는 콜레스테롤과 염분을 제한하고 술, 담배, 커피, 홍차 등 자극성 식품을 금지 또는 제한한다.

② 약물요법

약물요법의 결정은 심장이나 신장, 뇌, 눈과 같은 기관의 손상이 있는 경우 남성인 경우 50세 이하에 시작하며, 특히 가족 중의 당뇨병 및 고지혈증(Hyper lipoidemia) 병력이 있거나 담배를 많이 피우는 경우 더 빨리 시작하여야 한다.

혈압강하제로는 혈관이완제(중추신경계나 말초신경계에 작용하여 혈관이완), 교감신경차단제(Sympathetic blocking agent : 교감신경의 자극을 억압하여 혈관 수축을 막아 혈압을 낮추는 작용), 장기제제 등이 있다.

③ 예방

a. 고혈압의 유전관계가 농후한 가족 간의 결혼을 금하고 순환기계 장애가 있는 사람은 심신의 안정을 도모한다.
b. 가능한 한 체중이 초과되지 않도록 하고 자극제나 지나친 흡연은 금한다.

c. 고칼로리, 고염식을 피하고 흡연, 음주를 금한다.
d. 조기발견과 조기치료를 위해 자각증의 유무에 상관없이 정기적인 신체검사로 혈압 측정을 한다.

(2) 뇌졸중(Cerebral apoplexy)

뇌졸중이란 뇌혈관 장애로 인한 질환 및 사고의 총칭으로, 뇌졸중은 주로 동맥경화증과 고혈압증의 합병증으로 발생되는데 뇌의 급격한 순환장애에 기인한다. 뇌졸중 중에는 뇌출혈, 뇌혈관 색전, 종양, 뇌막하출혈증 등이 있는데 이들은 모두 의식장애 및 운동장애를 가져온다.

뇌졸중의 예방을 위해 고혈압 환자나 동맥경화증 환자는 과로, 온도의 급변화, 충격 등을 피하도록 하고 40세 이후에는 정기적인 건강진단으로 조기 발견 및 치료에 힘써야 한다.

① 뇌출혈

뇌일혈이라고도 하며 일반적으로 뇌실 내의 세동맥 파열로 혈액이 주위의 신경조직을 손상함으로써 의식장애나 반신불수 등의 기능마비를 초래하게 된다.

뇌출혈의 원인은 동맥경화와 고혈압 등이며, 발작 동기가 되는 것은 기온의 급변, 급격한 충격, 과로, 배변시의 복압에 의한 혈압의 급상승 등이다.

② 뇌혈관 색전증

출혈시 혈관 내에 형성된 혈전이 원인으로 60세 이상의 노년층에서 많이 발생된다.

③ 뇌막하출혈

뇌 표면 막의 혈관이 출혈해서 급격한 두통, 구토, 의식장애 등을 유발한다.

(3) 당뇨병(Diabetes mellitus)

당뇨병은 췌장에서 분비하는 인슐린(insulin)이 부족하거나 그 이용률이 나빠서 생기는 질병이다. 당뇨병이 직접적인 사인이 되는 빈도는 많지 않으나, 합병증으로 인한 폐해가 극심하므로 중요한 질병이다.

당뇨병은 소년기 당뇨병(juvenile diabetes)과 성숙기 당뇨병(maturityonset diabetes)으로 구분하는데, 특히 소년기 당뇨병은 아동기나 성년기 초기에 발생하는데, 보다 증상이 심하고 돌발적으로 나타나며, 조절하기가 힘들고 대부분 인슐린 주사를 필요로 한다.

당뇨병의 예방은 발생 요인을 임의로 조절할 수 없는 성질의 것이 대부분이므로 효과적인 예방대책을 찾기가 어려우나 체중조절, 식생활개선 등에 유의하고 조기발견과 조기치료에 힘써야 한다.

발병된 환자에게는 인슐린 주사와 식이요법 등이 실시되나, 면역요법 등의 의술의 발달로 2000년도부터는 돼지의 췌장세포를 직접 이식하는 방법이 이용되기 시작하였으며, 인간 유전자 지도의 완성으로 당뇨병 치료에 길이 열릴 것으로 기대된다.

(4) 악성종양(Malignant neoplasm)

악성종양이란 정상세포 이외의 세포가 생체기능에 아무런 필요도 없이 증식하여 인접조직을 파괴하여 기계적, 내분비적 또는 화학적으로 장애를 일으키고 원발부위에서 다른 부위로 전이(metastasis)해서 증식하는 능력을 가진 질환군으로서 암(cancer)이라고 일컫는다. 우리나라에서 가장 높은 사망률을 보이는 암의 종류는 위암이다. 발생요인은 아직 불명한 점이 많으나 크게 병인적 요인, 숙주요인 및 환경요인으로 나누어 생각할 수 있다.

① 병인적 요인

a. **화학적 발암물질** : 500종 이상이 확인되었다. coal tar, 아스팔트, 천연의 파라핀유, 윤활유, 연료용 기름, 방향족 아민류(amine)의 벤졸, 니켈, 크롬, 비소 등이 주요 요인이며 의약품 중에도 발암물질이 있다.

b. **물리적 발암물질** : 자외선 α,β,γ선 및 X선, 생물학적 및 환경적 발암물질은 바이러스, 식품첨가물, 농약, 대기오염물질 등이 있다.

c. **숙주요인** : 성별, 연령, 지역, 인종별로 호발 부위가 다르며 암종으로 인한 사망은 여자보다 남자가 높다.

d. **환경요인** : 농부, 선원에게서 자외선에 의한 피부암이 많고 사회 경제적으로 낮은 계층의 남성은 호흡기계 암이 많고 여성은 자궁암이 많으며 부유층 여성에게는 유방암이 많다. 직업에 따른 직업성 암종의 분포를 볼 수 있다.

② 예방법

암의 1차적인 예방방법은 암 발생에 원인이 되는 물질과 환경에 노출되지 않도록 산업장이나 일반 환경의 개선이나 특별한 보호대책을 강구하는 것이다.

2차적인 예방으로는 암의 조기발견과 치료이다. 조기진단을 위해서는 정기적인 신체검사가 필요하며 암에 기인하는 경한 증세라도 암과 유관한 증상이 발생했을 때는 곧 진단을 받는 것이 좋다.

③ 자가 진단법

대한암협회가 제정한 암 조기발견 7개항은 다음과 같다.

a. 약을 먹어도 체증이 잘 낫지 않거나 차츰 음식물을 삼키기가 어렵다.
b. 대하가 많아지고 출혈도 있으며, 냄새가 날 때도 있으며 성교 전후에 피가 나온다.
c. 변을 보는 습관이 달라지거나 피나 곱이 섞여 나온다.
d. 젖, 피부, 혀, 입속 등에 아프지 않은 멍울이 있다.
e. 오줌이 잘 안 나오거나 피나 곱이 섞여 나온다.
f. 이유 없이 목이 쉬거나 마른기침이 오랫동안 낫지 않으며, 가래에 피가 섞여 나온다.
g. 상처가 오랫동안 낫지 않고 사마귀, 젖꼭지 등이 갑자기 커지며 이상해진다.

3) 노화와 노인보건

노화현상 중에서도 전신위축, 색소침착, 혈관의 탄력성 감퇴 등의 구조적인 감퇴현상이 가장 뚜렷하며, 순환기능, 호흡기능, 소화기능, 내분비기능, 신경기능, 감각기능 등의 기능적인 감퇴현상도 나타난다.

(1) 순환기능

심장 그 자체는 특별한 변화가 없으나 혈관벽의 경화와 비후, 혈관의 탄력성 저하, 혈압의 이상치 초래 등의 경우가 많다. 전신 혈액순환은 청소년기에는 남녀 모두 11~12초였던 것이 연령 증가에 따라 점차 느려져 노년기에는 남자 19~21초, 여자 17~19초가 된다.

(2) 호흡기능

호흡기능은 대개 20세 이후부터 감퇴되는 변화가 나타나 호흡근의 근력저하와 관절의 유연성 저하로 최대 환기량(maximal breathing capacity), 심흡기량(inspiratory capacity) 등의 감소와 잔기용량(residual volume), 총용량비(잔기량/총 폐용량) 등의 뚜렷한 증가가 나타난다.

(3) 소화기능

소화기관의 기능 약화와 분비액의 감소가 보이는데 소화 효소인 pepsin, trypsin 등은 40세 이후부터 저하되기 시작하여 70세 이후에 급속히 저하되며, 이하선, 설하선, 악하선 등의 타액선도 위축되어 60세 이후에는 ptyalin의 분비량도 급속히 감소한다.

(4) 내분비기능

생리적 기능에 깊이 관여하고 대사에 적용하는 각종 내분비는 난소, 고환, 췌장 등은 노화함에 따라 감퇴되고 부신피질, 성장 호르몬 등은 감소하는 경향이 뚜렷하지 않다.

(5) 신경 및 감각기능

노년층에서는 신경세포의 위축, 과립증가 및 지방 침착률이 증가되고 뇌동맥의 경화도 급증한다. 정신적 기능은 사고, 인식력, 시각적 파악 등이 저하되는데 특히 비판력, 모순의 구분능력은 뚜렷이 저하되며 피부감각이나 취각 등도 퇴화한다.

4. 노년기의 건강관리

노년기를 건강하게 보내기 위해서는 식사, 배설, 수면 등의 일상생활활동을 적절히 하고, 정신적으로 충실한 생활을 하는 것이 중요하다. 이를 위해서는 노화현상이 나타나기 시작하는 40대 이전에 일상생활을 통한 올바른 생활 습관을 갖는 것이 중요하다.

1) 생활습관

인간의 생리기능리듬과 생활리듬을 잘 조화시키는 것은 노년기 건강유지에 가장 필요한 조건이다. 환경조건은 될 수 있는 한 일정하게 유지하고 일상생활도 규칙적으로 하여 체력에 맞추어 무리하지 않게 하고 생리적 리듬을 깨뜨리지 않도록 생활을 설계하여야 한다.

2) 식사

노인은 대사 기능이 저하하고 운동량이 감소하기 때문에 영양소의 섭취량도 충분하지 못하며, 영양섭취가 부족하면 곧 영양장애를 일으키고 또 지나치게 많으면 각종 장애를 일으키기 쉽다.

세끼에 걸쳐서 골고루 섭취하는 것이 좋으며, 저녁식사에 치우쳐 많이 취하면 단백질의 특이동적 작용으로 신경이 흥분하여 불면을 초래할 수 있다. 지방의 소화력은 젊은 사람의 1/2이하 정도로 감소하게 되어 기름기 있는 음식을 좋아하지 않게 된다.

동맥경화를 예방하는 의미에서 동물성 유지보다도 불포화지방산을 많이 포함한 식물성 기름을 사용하도록 한다. 칼슘의 양은 체중 1kg당 1일 약 10mg의 섭취가 적당하며 골다공증의 예방을 위해 매일 일정량을 섭취하도록 한다.

금연과 절주가 중요하다.

3) 배설

장의 운동기능 저하와 식사량 감소와 더불어 소화가 잘되는 음식을 먹기 때문에 대변의 양이 줄어든다. 또한 전신운동이 줄어들어 복근력도 약해지며, 항문괄약근이 완화되기 쉽고 방광괄약근의 힘도 약해진다. 남성에서는 전립선의 비대로 배뇨장애가 오기 쉬우며 방광벽이 위축되어 작아지게 된다.

규칙적인 배설을 위해 매일 정해진 시간에 화장실에 가는 습관을 들이고 낮 동안에 적당하게 몸을 움직여 장의 연동운동을 촉진한다. 변비를 예방하기 위하여 섬유질이 많은 식품을 섭취하도록 하며, 야간의 배뇨횟수를 줄이기 위해 저녁부터는 수분섭취를 피한다.

요실금이나 배설시에는 실패를 책망하지 않도록 하고 야간에 필요시 쉽게 사용할 수 있도록 변기나 소변기를 준비한다. 기저귀의 사용은 의존성을 불러일으키고 와상상태나 치매를 빨리 불러일으키므로 가능한 사용을 자제한다.

4) 목욕

피부의 땀과 때를 씻어내는 것만이 아니라 몸의 혈액 순환과 피부의 탄력과 청결을 위해 바람직하다. 노인들은 너무 더운물을 사용하면 혈압이 올라 뇌졸중을 일으킬 수 있으므로 40℃를 넘지 않는 선에서 온욕을 한다.

5) 운동

노년기의 운동은 피로하지 않을 정도로 매일 규칙적으로 행하는 것이 바람직하다. 체력, 예비력은 개인차가 크므로 개인에게 알맞은 운동을 하도록 하며, 운동도중에 휴식을 충분히 취한다. 실외에서 운동을 할 때에는 겨울과 여름에 특히 날씨에 주의하며, 겨울에는 하루 중에서 따뜻한 시간에 실시하고 여름에는 아침과 저녁의 서늘한 때를 이용한다.

6) 휴식과 수면

노년기의 수면은 일반적으로 얕고 짧은 경향이 있다. 낮 동안의 활동량이 적어 적절한 피로가 없으며, 낮잠 등으로 야간에 숙면이 잘 안되며, 야간 빈뇨 등으로 수면이 중단되기 쉽다. 낮 시간의 활동과 수면과는 하나의 리듬을 가지므로 낮 시간은 되도록 자지 않도록 하며, 몸을 움직여서 가볍게 피로를 느끼는 것이 야간에 깊은 수면을 취할 수 있게 된다. 취침전의 목욕은 혈액순환을 촉진하여 몸이 따뜻하게 되고 야간의 소변량도 감소시키는 작용을 한다.

7) 주거

기온의 변화는 외계변동에 대한 적응력이 떨어지는 노년기에 큰 영향을 미친다. 동절기에는 혈압이 상승하고 뇌출혈도 많아지므로 각 방의 온도차는 적은 것이 바람직하다.

밀폐된 실내 국소난방은 일산화탄소 중독의 위험이 많기 때문에 저항력이 약한 노인의 방은 자주 환기가 필요하며, 근력의 저하와 운동신경이 약해진 노인을 위한 일상생활은 온돌에서 의자생활을 할 수 있도록 하는 것도 좋고 화장실도 좌변식이 좋다.

8) 정기적 검진과 건강교육

적어도 매년 1회 또는 2회 정도가 바람직하며, 조기발견, 조기치료는 병상의 조정이 가능하고 합병증을 예방할 수 있어 수명 연장에 도움이 된다.

고령기를 즐겁고 보람 있게 보내기 위해서는 무엇보다도 건강하지 않으면 안되기 때문에, 건강증진을 목적으로 하는 건강교육을 최우선으로 하여야 할 것이다.

Mauth, L. J.의 고령자 건강교육의 내용

① 생물로서 생존하는 자는 출생과 사망이란 life cycle이 있다는 것
② 노령기는 정상적인 현상이며, 피할 수 없는 과정이라는 것
③ 그것은 생리적 과정인 이상 심리적 과정이기도 하다는 것
④ 누구를 노인이라고 생각하는가는 자기 자신이나 주위의 사람들이 정한다는 것
⑤ 모든 사람은 존엄성, 자존심, 자립성을 가지고 있다.
⑥ 시류에 따라 경험을 바탕으로 하는 지식을 고령자는 가지고 있다.
⑦ 노인은 젊은이와 같은 것을 할 수 없으나, 젊은이가 할 수 없는 것을 할 수 있다.
⑧ 여러 가지 이유에서 모든 노인은 같지 않다.
⑨ 노인과 젊은 세대가 함께 할 때 생산적 공헌이 가능하며, 다른 가능성도 가질 수 있다.
⑩ 노인을 어떻게 평가하느냐에 따라 젊은 세대의 행동이 정해진다.
⑪ 젊은이와 같이 노인은 보건행동을 변화시키기 힘드므로 노력해야 한다.
⑫ 부모가 늙었을 때 자녀들은 양친을 원조할 기회를 가져야 한다.
⑬ 모든 노인이 스스로 자기보호를 할 수 있는 것은 아니다.

5. 저출산·고령사회 정책

1) 저출산·고령사회 기본계획 수립배경 및 추진경과

(1) 수립배경

① 세계 최저수준의 출산율과 가장 빠른 속도의 고령화 진행으로 국민보건복지난.

㉠ '83년 합계출산율이 인구대체수준(2.1명) 이하로 하락한 이래 저출산 현상 지속, '05년 합계출산율이 세계 최저수준인 1.08명에 도달

* 합계출산율(명): '06년 1.12→'07년 1.25→'08년 1.19→'09년 1.15('09년 OECD 평균 1.74명)→'10년 1.23→'11년 1.24→'12년 1.3

㉡ 70년대 초 연간 약 100만 명이던 출생아 수가 '10년 47만 명으로 급감

* 출생아수(천명): '05년 435→'06년 448→'07년 493→'08년 466→'09년 445→'10년 470→'11년 471→'12년 484

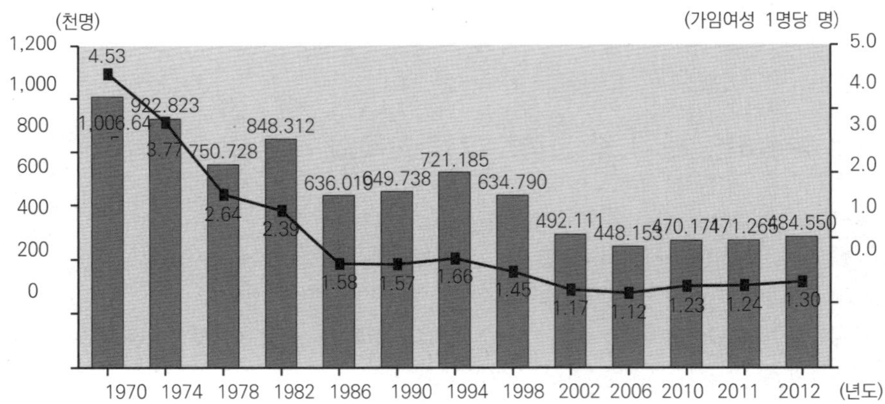

| 그림 18-1 | 합계출산율 및 출생아수 변동 추이

*출처 : 통계청, 「2012년 출생통계 확정」(2013년 8월 발표)

(2) 저출산 · 고령사회기본계획 주요 추진과제(생애주기별 지원정책)

임신 · 출산 및 영유아 양육가정 대상 정책: 출산양육에 대한 사회책임 강화

- 모성 및 영유아 건강에 대한 지원 확대
  - 산모 · 신생아 도우미 서비스 지원
  - 모성 · 영유아 보충영양사업 지원
  - 산전진찰비(고운맘 카드) 지원
  - 난임부부 지원 확대(인공수정, 체외수정)
- 자녀 양육 가정의 경제사회적 부담 경감
  - 영유아 보육 · 교육비 지원 확대
  - 입양수수료 및 입양아 양육수당 지원
  - 장애아동 입양 양육 보조금 및 의료비 지원
  - 국민연금 출산크레딧 등 자녀양육 가정에 대한 사회보험 혜택
  - 다자녀 가정에 주택분양 관련 인센티브 부여
- 육아지원 인프라 확충
  - 국공립 어린이집 확충
  - 직장어린이집 설치 · 운영 지원
  - 민간 육아지원시설 서비스 개선
  - 시간연장형 보육서비스, 종일제 유치원 등 수요자 중심의 육아지원서비스 제공 확대

아동 · 청소년 대상 정책 : 안전하고 건전한 성장 환경 조성

- 사교육비 부담 경감 지원
  - 방과후 학교 확대, 사이버 가정 학습 서비스 강화
- 안전한 성장 환경 조성
  - 아동안전사고 예방을 위한 사회기반 조성
  - 아동학대 예방 및 방임아동 보호체계 강화
  - 학교폭력 예방체계 내실화
- 건전한 성장 지원
  - 지역사회 보호기능 강화 : 지역아동센터, 방과후아카데미, 청소년 공부방 등 확대
  - 아동권리 보호를 위한 사회시스템 구축
  - 아동발달지원계좌, 희망스타트 등 빈곤 · 저소득층 사회적 투자 확대
  - 청소년 유해환경 감시단 운영 등으로 유해환경으로부터 보호
  - 보건소-학교 연계를 통한 아동 · 건강관리 기능 강화

6. 노인정책

1) 노인인구 및 노인복지시설 현황

| 표 18-4 | 노인인구 및 비율

(단위: 만명)

구분	2000년	2010년	2013년	2020년
총인구	4,701	4,941	5,022	5,144
노인인구	340	545	614	808
비율	7.2	11.0	12.2	15.7

자료 : 통계청, 「장래인구추계」 2010~2060

(1) 노인인구비율('12년)

일본 24.3%, 미국 13.5%, 프랑스 17.3%, 한국 11.7%, 독일 20.5%

※ 자료 : 『OECD Country statistical profiles 2011』

| 표 18-5 | 노인부양비 및 노령화지수

구분	'80	'90	'00	'06	'10	'13	'20	'30
노인부양비(%)	6.1	7.4	10.1	13.2	15.0	16.7	22.1	38.6
노령화지수	11.2	20.0	34.3	51.0	67.7	83.3	119.1	193.0
노인 1명당 생산가능인구(명)	16.3	13.5	9.9	7.6	6.6	6.0	4.5	2.6

자료 : 통계청, 「장래인구추계」, 2010~2060

주) 노년부양비 = (65세 이상 인구/15~64세 인구)×100
노령화지수 = (65세 이상 인구/0~14세 인구)×100
노인 1명당 생산가능인구=(15~64세 인구/65세 이상 인구)

(2) 2012년말 현재 사회복지시설 통계

① 총 시설 수 59,162개소(생활 6,794개/이용 52,368개)

② 총 종사자수 452,229명(생활 95,728명/이용 356,501명)

| 표 18-6 | 사회복지시설 통계

(기준 : 2012년말, 단위 : 개소, 명)

구분		계	노인	아동	장애인	정신 질환자	노숙인 등	결핵·한센	지역재활센터	사회복지관	어린이집
전체시설	시설수	59,162	8,071	4,364	2,999	361	150	6	247	437	42,527
	종사자	452,229	108,869	14,629	28,640	3,674	1,614	98	2,117	8,351	284,237
	생활자	197,133	125,844	16,418	30,640	13,021	10,774	436	-	-	-
생활시설	시설수	6,794	4,768	315	1,348	233	124	6	-	-	-
	정원	241,292	151,808	23,942	35,545	16,307	12,690	1,000	-	-	-
	현원	197,133	125,844	16,418	30,640	13,021	10,774	436	-	-	-
	종사자	95,728	70,375	5,602	15,667	2,570	1,416	98	-	-	-
이용시설	시설수	52,368	3,303	4,049	1,651	128	26	-	247	437	42,527
	종사자	356,501	38,494	9,027	12,973	1,104	198	-	2,117	8,351	284,237

※노인생활시설 : 양로시설, 노인공동생활가정, 노인복지주택, 노인요양시설, 노인요양공동생활가정
노인이용시설 : 재가노인복지시설, 노인복지관(*경로당, 노인교실, 노인보호전문기관 제외)
아동생활시설 : 아동양육시설, 아동일시보호시설, 아동보호치료시설, 자립지원시설(*아동공동생활가정 제외)
아동이용시설 : 아동상담소, 아동전용시설, 지역아동센터
장애인생활시설 : 장애유형별 거주시설, 중증장애인 거주시설, 장애영유아 거주시설, 장애인 단기 거주시설, 장애인공동생활가정
장애인이용시설 : 지역사회재활시설, 장애인의료재활시설, 직업재활시설, 장애인생산품판매시설
노숙인등생활시설 : 노숙인자활시설, 노숙인재활시설, 노숙인요양시설
노숙인등이용시설 : 노숙인종합지원센터, 노숙인일시보호시설, 노숙인급식시설, 노숙인진료시설, 쪽방상담소
* 정신질환자 종합재활시설 중 생활시설과 이용시설이 복합된 시설은 생활시설, 이용시설에 포함

| 표 18-7 | 치매 노인수 추계

(단위 : 천명)

구분 \ 연도	'12년	'13년	'14년	'15년	'20년	'24년	'30년	'50년
65세 이상 인구 수	5,890	6,138	6,386	6,624	8,084	9,834	12,691	17,991
65세 이상 치매노인 수	541	576	612	648	840	1,008	1,272	2,710
치매 유병률(%)	9.2	9.4	9.6	9.8	10.4	10.2	10.0	15.1

자료 : 「2012년 치매노인유병률 조사, 2013」 분당서울대병원/2010 인구센서스

| 표 18-8 | 노인복지시설 현황

(2012.12월 말 기준)

종류	시설	시설수	입소정원
합계		71,873	167,884
노인주거복지시설	소계	416	18,179
	양로시설	285	13,164
	노인공동생활가정	108	887
	유료노인복지주택	23	4,128
노인의료복지시설	소계	4,352	133,629
	노인요양시설	2,610	118,631
	노인요양공동생활가정	1,742	14,998
노인여가복지시설	소계	64,077	
	노인복지관	300	
	경로당	62,442	
	노인교실	1,335	
재가노인복지시설	소계	3,003	16,076
	방문요양서비스	1,113	
	주야간보호서비스	840	15,160
	단기보호서비스	94	916
	방문목욕서비스	633	
	재가지원서비스	323	
노인보호전문기관	노인보호전문기관	25	

제19장 보건통계
Health statistics

1. 보건통계의 정의

보건통계는 지역사회 주민의 건강상태 파악과 이것을 기초로 한 보건사업계획 및 그 수행에 절대적으로 필요한 자료이다. 보건통계(Health statistics or Public health statistics)란, 인간집단의 생명, 건강 및 증식 등에 관련되는 생물학적 현상인 출생, 사망, 질병, 혼인, 이혼과 이러한 현상을 일으키는 인구의 특성을 연구하는 생정통계(生政統計, Vital statistics)만이 아니라 생정통계 현상에 영향을 미치는 관련 영역의 변량들까지를 연구하는 학문이다.

2. 보건통계자료의 기본 분류

1) 질병, 상해 및 사인 분류

한국표준질병사인분류는 1994년도까지는 제9차 개정 국제질병분류(International statistical classification of disease, injuries and cause of death ; I. C. D. 9)에 의거해 17분류법을 시행해 왔으나, 매 10년 개정의 원칙에 따라 제43차 WHO 총회에서 제10차 국제질병사인분류를 개정함에 따라 1995. 1. 1일부터 한국표준질병사인분류(K. C. D.)로 21분류법을 실시하게 되었다.

2) 한국표준질병사인분류의 분류체계

(1) 분류의 구분

① 본분류(A00~Z99)

대분류 → 중분류 → 소분류 → 세분류 → 세세분류의 단계적 분류체계로 구성
대분류 22개, 중분류 267개, 소분류 2,093개, 세분류 12,603개, 세세분류 6,335개

② 기타분류

본분류 중 종양에 대한 분류를 조직학적으로 분류

| 표 19-1 | 한국표준질병사인분류의 구조

전신을 침해한 질환군	Ⅰ 특정 감염성 및 기생충성 질환
	Ⅱ 종양
전신병적 질환군	Ⅲ 혈액 및 조혈기관의 질환과 면역메커니즘을 침범하는 특정 장애
	Ⅳ 내분비, 영양 및 대사 질환
인체 해부학적 계통별 질환군	Ⅴ 정신 및 행동 장애
	Ⅵ 신경계통의 질환
	Ⅶ 눈 및 눈 부속기의 질환
	Ⅷ 귀 및 유돌의 질환
	Ⅸ 순환계통의 질환
	Ⅹ 호흡계통의 질환
	ⅩⅠ 소화계통의 질환
	ⅩⅡ 피부 및 피하조직의 질환
	ⅩⅢ 근골격계통 및 결합조직의 질환
	ⅩⅣ 비뇨생식계통의 질환
분만·기형·신생아 질환	ⅩⅤ 임신, 출산 및 산후기
	ⅩⅥ 출생전후기에 기원한 특정 병태
	Ⅶ 선천 기형, 변형 및 염색체 이상
기타 병태	ⅩⅧ 달리 분류되지 않은 증상, 징후와 임상 및 검사의 이상 소견
	ⅩⅨ 손상, 중독 및 외인에 의한 특정 기타 결과
기타 분류	ⅩⅩ 질병이환 및 사망의 외인
	ⅩⅩⅠ. 건강상태 및 보건서비스 접촉에 영향을 주는 요인
	ⅩⅩⅠⅠ.특수목적 코드

3. 출생과 사망에 관한 통계

1) 출생에 관한 통계지표

출생에 관한 지표는 출생에 의해서 변화하는 인구상태를 율로서 측정하는 것이다. 이들 지표로는 다음 여러 가지가 있으나 그 원칙은 일정 인구(총인구 또는 가임여성)에 대한 출생수를 계산하는 것이라 할 수 있다.

(1) 보통출생률(Crude birth rate)

사산을 제외한 1년간의 출생수를 그 지역 연중앙인구로 나눈 것으로 1,000을 곱한 수치를 율로 사용하는 데 이때 이 수치는 인구 1,000명에 대한 출생수로 해석한다.

$$\text{보통출생률} = \frac{\text{연간 총 출생아 수}}{\text{연중앙인구}} \times 1,000$$

(2) 일반출산율(General fertility)

15세에서 49세 사이의 가임여성 인구 1,000명당 출생률을 말한다.

$$\text{일반출산률} = \frac{\text{연간 총 출생아 수}}{\text{15~49세 여자인구}} \times 1,000$$

(3) 연령별 특수출산율(Age-specific fertility rate)

어느 지역에 있어서 특정 연령의 여자인구 1,000명에 대한 같은 연령층 여자가 출산한 정상 출생아의 수를 말한다.

$$\text{연령별 출산율} = \frac{\text{X세의 여자가 그 해에 낳은 연간 총 출생아 수}}{\text{어떤 연도의 X세 여자인구 수}} \times 1,000$$

(4) 총재생산율(Gross reproduction rate)

가임연령(15~49세)의 여자 1인당 출산한 딸의 총수를 말한다.

(5) 순재생산율(Net reproduction rate)

총재생산율은 15~49세 여자 모두가 재생산에 참여한다는 가정 하에 계산되는 율인데 반해, 순재생산율은 각 연령에서의 사망률을 고려하여 계산하는 재생산율이다. 따라서 순재생산율은 항상 총재생산율 보다 낮다.

(6) 합계출산율(Total fertility rate)

여성 1명이 평생동안 낳을 것으로 예상되는 평균 출생아 수를 나타낸 지표로서 연령별 특수출산율의 총합이다.

(7) 성 비(Sex ratio)

성비는 남자 인구와 여자 인구의 비로서 여자 100당 남자 인구이다.

$$\text{성비} = \frac{\text{남자}}{\text{여자}} \times 100$$

2) 사망에 관한 통계지표

사망은 인구동태사상 중의 하나로 질병적 상황 보다는 파악이 용이한 사항이기 때문에 건강수준을 측정하는 도구로 가장 긴요하게 쓰이고 있다.

(1) 보통사망률(Crude death rate)

인구 1,000명당 1년간의 사망자수를 나타내는 비율로서 국가간 또는 지역간 건강비교에 가장 많이 쓰이고 있는 지수이다.

$$\text{보통사망률} = \frac{\text{그 해의 사망자 수}}{\text{연중앙인구}} \times 1,000$$

(2) 특수사망률(Specific death rate)

성, 연령, 직업 등 인구의 특성별사망률을 말하며, 성별 특수사망률(Sex-specific death rate), 연령별 특수사망률(Age-specific death rate) 및 직업별 특수사망률(Occupationspecific death rate) 등으로 부른다. 이는 성별, 연령별, 직업별로 사망률이 다를 수 있기 때문이다.

$$\text{연령별 특수사망률} = \frac{\text{일정연령의 1년간 총사망수}}{\text{그 연령의 연중앙 총인구}} \times 1,000$$

(3) 영아사망률(Infant mortality rate)

연간 총출생아 1,000명당 그 연도 중의 0세 사망을 비율로 표시한 것으로서 지역이나 국가 간에 비교되는 중요한 건강지표의 하나이다.

$$영아사망률 = \frac{그\ 해의\ 0세\ 총사망\ 수}{어느\ 해의\ 연간\ 출생아\ 수} \times 1,000$$

(4) 신생아사망률(Neonatal death rate), 초생아사망률(Early neonatal death rate)

영아기를 신생아(생후 4주까지)와 그 이후의 시기로 나누어 관찰하는 방법으로 α-index가 이용된다. α-index가 1.0에 가까울수록 보건수준이 높다고 할 수 있다.

$$신생아사망률 = \frac{어느\ 해에\ 있어서\ 생후\ 28일까지의\ 사망아\ 총수}{그\ 해\ 총출생아\ 수} \times 1,000$$

$$\alpha\text{-index} = \frac{어느\ 해\ 영아\ 사망수}{그\ 해\ 신생아\ 사망수}$$

(5) 주산기사망률(Perinatal death rate)

일생 중 사망 확률이 가장 높은 임신 28주 이후부터 출생 후 28일까지의 출생아 사망을 그 시기에 따라 나눈 것이다 .

$$주산기사망률 = \frac{어느\ 해에\ 있어서\ 임신\ 28주\ 이후\ 사산아수 + 생후\ 7일\ 사이의\ 총사망아수}{그\ 해\ 출생아수 + 28주\ 이후\ 사산아수} \times 1,000$$

(6) 모성사망률(Maternal mortality rate)

연간 출생아 10,000명당 임신이나 분만 및 산욕합병증으로 사망하는 어머니의 수이다.

$$모성사망률 = \frac{연간\ 임신,\ 분만,\ 산욕으로\ 사망하는\ 어머니\ 총수}{그\ 해\ 총\ 출생아수} \times 10,000$$

(7) 사산율(Stillbirth rate or Fetal death rate)

연간 총출산수(출생수+사산수) 또는 총출생수에 대한 연간 총사산수를 말한다.

$$\text{사산율} = \frac{\text{그 해의 총사산아 수}}{\text{연간 총 출생 수(출생아 수+사산아 수)}} \times 1,000$$

(8) 치사율(Case fatality rate)

$$\text{치사율} = \frac{\text{특정 질병에 의한 연간 사상자수}}{\text{연간 보고된 특정 질병자수}} \times 1,000$$

(9) 비교사망률(Proportional mortality rate)

$$\text{비교사망률} = \frac{\text{특정 질병에 의한 총사상자수}}{\text{전체 질병에 의한 총사망자수}} \times 1,000$$

(10) 비례사망지수(Proportional mortality indicator ; PMI)

국가간 건강수준 비교에 쓰이는 대표적 지수(WHO)이다.

$$\text{비례사망지수} = \frac{\text{50세 이상 사망자 총수}}{\text{전체 사망자수}} \times 100$$

(11) 유산율(Abortion rate), 유산비(Abortion ratio)

$$\text{유산율} = \frac{\text{인공유산 총수}}{\text{연중인구(또는 연중앙 가임여성 인구)}} \times 1,000$$

$$\text{유산비} = \frac{\text{총인공유산수}}{\text{총출생아수}} \times 1,000(100 \text{ 또는 } 1,000)$$

4. 질병통계

질병의 구조, 분포 등의 질병통계는 의료시설의 배치, 예방, 치료, 재활 등의 의료공급과 관련된 보건정책 수립과 시행에 있어서 중요한 자료가 된다.

1) 이환율(Morbidity rate, Case rate)

$$\text{이환율(연간)} = \frac{\text{연간 환자수}}{\text{연간 인구}} \times 1,000$$

$$이환율(월간) = \frac{월간\ 환자수}{그\ 달의\ 인구} \times \frac{그\ 해의\ 일수}{그\ 달의\ 일수} \times 1,000$$

2) 발생률(Incidence rate)

발생률은 일정 기간 관찰한 인구 중에 질병이 발생하는 빈도를 측정하는 지표이다.

$$발생률 = \frac{어느\ 기간의\ 환자\ 발생수}{그\ 기간\ 동안\ 위험에\ 폭로되었던\ 전체\ 인구} \times 1,000$$

3) 유병률(Prevalence rate)

$$시점유병률 = \frac{어떤\ 시점에\ 존재하는\ 환자수}{그\ 시점의\ 전체\ 인구} \times 1,000$$

$$기간유병률 = \frac{어느\ 기간\ 동안의\ 총유병자수}{그\ 기간의\ 전체\ 인구} \times 1,000$$

4) 발병률(Attack rate)

가정내 감염과 같이 환자에 의한 다른 가족의 2차적 감염을 이차발병률(Secondary arrack rate)이라고 하며 전체 접촉자 중 발병자의 백분율로 표시한다.

$$발병률 = \frac{발병자수}{위험에\ 폭로된\ 인구} \times 100$$

$$이차발병률 = \frac{발병자수}{확인된\ 전체\ 접촉자수} \times 100$$

5) 감수성지수(Index of contagion)

이 수치는 질병에 따라 대체로 일정하여 홍역은 95% 수준으로 그 감염력이 높고 디프테리아는 10% 수준이다.

$$감수성지수 = \frac{발병자수}{감수성지수} \times 100$$

6) 치명률(Fatality rate)

$$\text{치명률} = \frac{\text{그 후 그 질병에 의한 사망자수}}{\text{어떤 기간의 어떤 질병에 의한 환자 발생수}} \times 100$$

5. 병원통계

병원에서 작성되는 통계에는 인사, 행정, 재정 등 병원운영에 관한 행정통계와 환자에 관한 사항, 진료에 관한 사항 및 진료결과에 관한 통계로 나누어 볼 수 있으나, 이 장에서는 진료와 관련된 통계만을 설명하고자 한다.

1) 병원운영에 필요한 통계

(1) 재원일수(Length of stay)

입원에서 퇴원까지의 기간을 말한다. 재원일수 산정에는 입원일과 퇴원일을 모두 포함하는 경우와 둘 중 하나만 포함하는 경우가 있다. 우리나라의 경우 행정적으로는 전자의 형태를 취하고 있으나, 병원통계에 있어서는 후자의 방법으로 계산한다.

(2) 총재원일수(Total length of stay)

기간 중 퇴원한 환자들의 재원일수의 합계를 말한다. 퇴원환자 재원연일수라고도 하며 퇴원환자들의 평균 재원일수를 계산할 때 필요한 수치이다. 이것은 센서스조사에 의한 재원환자 연인원수(Total inpatient service days)와 혼동하지 말아야 한다.

(3) 평균 재원일수(Average length of stay)

기간 중 퇴원한 환자들의 평균 입원기간을 나타내는 수로서 기간 중 퇴원환자들의 총재원일수를 그 퇴원환자수로 나누어 계산한다. 신생아의 평균 재원일수는 보통 별도로 계산한다.

$$\text{평균 재원일수} = \frac{\text{기간 중 퇴원환자의 총재원일수(사망포함, 신생아 제외)}}{\text{기간 중 총퇴원환자(사망포함, 신생아 제외)}}$$

(4) 병상회전율(Bed turnover rate)

일정 기간 동안 한 개의 병상을 사용한 평균 환자수를 말한다. 병상회전율은 병원의 시설 특히, 병상 이용의 평가에서 평균 재원일수, 병상이용률과 함께 중요한 자료로 사용되며, 타병원과 비교하거나 한 병원에서 기간별로 비교해 볼 때, 일반적으로 평균 재원일수가 긴 병원의 병상회전율은 낮고, 평균 재원일수가 짧은 병원의 병상회전율은 높을 것이다. 병상회전율은 병상 이용의 정도를 측정하는 자료로 사용한다.

$$\text{병상회전율} = \frac{\text{기간 중 총퇴원 환자수(사망포함)}}{\text{기간 중 사용가능한 평균 병상수}}$$

(5) 재원환자 연인원수(Total inpatient service days)

기간 중의 일일 재원환자수를 모두 합한 수를 말한다.

(6) 일일 평균 재원환자수(Average daily census)

기간 중 하루에 평균 몇명의 환자들이 재원하고 있었나 하는 것을 나타내는 수이다.

$$\text{일일 평균 재원환자수} = \frac{\text{기간 중 재원환자의 연인원수}}{\text{기간 중의 날수}}$$

(7) 병상이용률(Inpatient bed occupancy ratio, Percentage of occupancy)

이용 가능한 총병상 중 얼마 만큼이 실제로 이용되었나 하는 비율을 말한다. 이용 가능한 병상이란, 일반 병실이나 중환자실의 병상 등 한 환자가 점유하도록 배정된 병상을 말하며, 검사실, 분만실, 수술실의 병상같이 검사나 처치를 목적으로 자기 병상 이외에 이용하는 병상은 제외된다.

$$\text{병상이용률} = \frac{\text{기간 중 재원환자 연인원수} \times 100}{\text{이용 가능한 병상 총수} \times \text{기간 중의 날수}}$$

(8) 외래환자 과별 통계

외래환자수를 매일 집계하여 월말에 과별로 그 달의 환자수와 전년도와 같은 달의 환자수를 나란히 나열하고 증감비율을 구한다. 병원의 요구에 따라 초진·재진, 보험·일반 등의 항목으로도 구분하여 집계한다.

(9) 외래초진율

일정 기간 동안 연 외래환자 중 초진환자의 비율이다.

$$\text{외래초진율} = \frac{\text{기간 중 초진환자수}}{\text{기간 중 연 외래환자수}} \times 100$$

(・연 외래환자수 = 신환 + 구환)

(10) 평균 내원횟수

일정 기간 중 외래환자 1인이 평균 몇 회 내원했는가를 알아보는 지표이다.

$$\text{평균내원횟수} = \frac{\text{기간 중 외래환자수}}{\text{기간 중 외래 실인원수}}$$

(11) 1일 평균 외래환자수

일정 기간 중 하루에 평균 몇명의 외래환자가 내원하는 가를 알아내는 지표이다.

$$\text{1일 평균 외래환자수} = \frac{\text{기간 중 외래환자수}}{\text{기간 중 외래진료일수}}$$

(・외래진료일수 = 공휴일은 제외, 토요일은 0.5일로 계산)

(12) 병상당 1일 평균 외래환자수

병원 간의 비교를 위하여 병상당 일일 평균 외래환자수를 알아내는 지표이다.

$$\text{병상당 1일 평균 외래환자수} = \frac{\text{기간 중 1일 평균 외래환자수}}{\text{기간 중 평균 가동병상수}}$$

(13) 외래환자 과별 구성비

일정 기간 중 연 외래환자에 대한 진료과별 구성비의 지표이다.

$$\text{외래환자 과별 구성비} = \frac{\text{진료과별 외래환자} \times 100}{\text{기간 중 연 외래환자}}$$

제20장 사고와 응급처치
Accidents and first aid

1. 응급처치의 개요

인간은 언제 어디서나 돌발사고와 질환에 의해 생명이 위험에 빠질 수 있으며, 갑자기 환자가 발생했을 때 의사의 치료를 받을 수 있기 전 주위에 있는 사람과 상호 협력하여 생명을 구하지 않으면 안 된다. 따라서 적절한 응급처치 요령을 숙지해 두어 응급환자 발생 시 환자상태의 악화를 방지하고 생명을 유지시키기 위한 응급처치를 취해야 한다.

응급처치란 "불의의 사고로 부상을 당하였거나 병리적인 급성 환자에 대하여 전문 의료진의 적절한 치료를 받기 이전에 시행되는 즉각적이고 임시적인 처치"를 말한다. 응급처치는 병원치료를 하는데 반드시 도움이 될 수 있어야 하며, 올바른 응급처치를 하는 것이 무엇보다도 중요하다. 이러한 응급처치의 중요성을 요약하면 다음과 같다.

① 환자의 생명을 구하고 유지한다.
② 질병 등 병세의 악화를 방지한다.
③ 환자의 고통을 경감시킨다.
④ 환자의 치료, 입원기간을 단축시킨다.
⑤ 기타 불필요한 의료비의 지출 등을 절감시킬 수 있다.

2. 응급처치의 일반원칙

어떤 위급한 상황일지라도 응급처치의 일반원칙을 침착하게 준수하여 환자를 보다 좋은 상태로 의료인에게 인도할 수 있도록 사전에 철저한 대비를 하여야 한다.

① 아무리 긴급한 상황이라도 구조자 자신의 안전에 주의를 기울인다.
② 신속·침착하고 질서 있게 대처한다.
③ 긴급을 요하는 환자부터 우선하여 처치한다.

④ 부상 상태에 따라 의료기관에 연락하고 사고의 경위, 환자의 상태, 환자의 발견 장소 및 시간, 응급처치의 실시내용 등의 상황, 주위의 환경 및 여건 등에 관하여 설명한다.
⑤ 쇼크를 예방하는 처치를 한다.
⑥ 손상여부를 재차 확인한다.
⑦ 부상자를 옮길 때에는 적절한 운반법을 활용한다.

3. 응급처치 방법

1) 응급처치 시 기본 요령

① 응급처치를 하는 동안 주위 사람들에게 도움을 청하여 구급차와 의사를 부른다.
② 환자의 의식을 확인한다.
③ 환자의 기도를 확보한다. 한쪽 손바닥으로 이마를 누르고 다른 손의 두 손가락으로 턱을 올려 목이 기울어지게 한다.
④ 호흡을 확인한다. 호흡을 확인할 때에는 손을 환자의 가슴에 올려보거나 귀를 콧구멍에 대어본다. 호흡이 미약할 때는 휴지를 코에 대어 흔들리는지 살펴보면 알 수 있다.
⑤ 맥박(심장박동)을 확인한다. 두 손가락을 목의 중간에 톡 튀어나온 곳에 대고 가만히 밑으로 움직이면 약간 파인 홈에 닿게 된다. 호흡이 끊어졌으나 맥박이 느껴진다면, 즉시 구강 대 구강 인공호흡을 실시한다. 만일 호흡이 끊기고 맥박도 느껴지지 않으면 심폐소생술을 실시한다.
⑥ 심한 출혈이 있는지를 확인한다. 출혈이 있으면 즉시 지혈을 하며, 이때 옷에 가려져서 심각한 외상을 발견하지 못하는 수가 있으므로 세심하게 살핀다.
지혈방법의 기본원칙은 출혈부위의 혈관을 압박하는 것인데, 만일 지혈대를 사용한다면 지혈대를 사용한 시간을 기록하여 꼭 의사에게 알려야 하며, 장기간 지혈대를 사용하면 조직 파괴가 일어날 수 있으므로 주의한다.
⑦ 척추 손상(교통사고, 추락사고, 사지에 마비나 감각이 없을 때)이 의심되면, 환자를 무리하게 움직여서는 절대 안 된다. 만약 도로 한가운데와 같은 아주 위험한 상황이라면, 척추를 고정시킨 상태에서 들것을 이용하여 안전한 장소로 옮긴다.
⑧ 의식은 없으나 호흡은 정상이며, 척추손상이 없다면 환자를 회복 자세로 유지시킨다.

⑨ 의료진이 도착하기 전까지는 환자 곁에 있는다.
⑩ 혼자인 경우 환자의 상태가 불안정하다면 적어도 1분 정도 응급처치를 하고 본인이 신속하게 구급차를 요청한다.

2) 응급상황 발생 시 행동지침요령

응급처치라는 것은 어떤 사람에게 예기치 못한 손상이나 질병이 생겼을 경우, 응급구조사나 병원의료진이 현장에 도착하기 전에 처음 도움을 주거나 처치를 하는 것을 의미하며, 응급처치의 목표는 생명을 보존하고 현상을 유지하여 부작용을 억제하고 회복을 돕는 즉각적인 조치라 할 수 있다.

(1) 상황파악

① 침착하고 재빨리 상황을 파악한다.
② 피해자와 구조자 자신에게 위험이 계속되는지 파악한다.
③ 구조자 자신이 위험에 처하지 않도록 주의한다.

(2) 사고현장의 안전관리

① 피해자를 위험으로부터 보호하거나 피신시킨다.
② 일차 구조자가 모든 일을 처리하려는 생각은 금기이다.

(3) 구조 요청을 한다

① 신고자의 현재 전화번호
② 정확한 사고위치 : 구급차가 가야 할 장소와 목표물, 아파트의 동, 호수, 주변 지하철 역 이름, 주위의 특별한 검물 등, 주변 도로의 이름과 주변의 큰 건물 등
③ 신고자의 이름
④ 사고의 종류와 심각성-피해의 규모 및 환자손상 및 의식정도, 성별 등
⑤ 주변 환경에 예측되는 위험성-가스, 유해화학물질, 고압전선파손, 방사능 등

(4) 구급차가 도착할 때까지의 응급처치

① 위험 : 환자나 구조자 자신에게 더 이상의 위험은 없는가.
② 반응 : 환자의 의식은 있는가.
③ 기도 : 기도는 확보되어 있는가 또는 깨끗한가.

④ 호흡 : 환자가 숨을 쉬는가.
⑤ 혈액순환 : 맥박이 있는가.

3) 부상자나 환자의 응급정도를 확인하는 방법

(1) 의식여부

① 말을 걸어본다. 귀 가까이에서 환자의 이름을 불러보고 대답하는 정도를 파악하여 의식소실 유무를 알아본다.
② 꼬집어본다. 손발을 가볍게 꼬집어보고, 통증(자극)에 대한 반응으로 의식 소실 유무를 알아본다.
③ 동공을 본다. 아래위 눈꺼풀을 열어보고 동공의 크기가 정상인가를 살펴본다.

(2) 호흡여부

① 가슴의 움직임을 살펴본다. 가슴이 상하로 불규칙적으로 움직이고 있는지 살펴본다.
② 뺨을 입과 코 가까이에 대어보고 호흡정도를 알아낸다.

(3) 맥박여부

① 손목 동맥을 본다. 인지, 중지, 약지 손끝으로 환자의 맥을 짚어 본다.
② 경동맥을 본다. ①에서 알아내기 어려운 경우에는 목젖에서 바깥으로 약 3cm 떨어진 부위(경동맥)를 만져본다.
② 심박동을 본다. 가슴에 귀를 가까이 대 직접 박동을 들어봐도 좋다.

(4) 출혈여부

① 큰 출혈이 있으면 곧 지혈시킨다. 큰 출혈이 있으면 재빨리 지혈시키면서 의식, 호흡과 순환상태의 이상유무를 살펴본다.
② 소량 출혈시 호흡과 심장에 대한 처치를 한다. 출혈량이 적다면 의식, 호흡과 순환(심박동)에 대한 처치를 먼저 한다.

4) 심폐소생술(출처 : 대한심폐소생협회)

(1) 심정지 확인

먼저 환자의 양쪽 어깨를 가볍게 두드리며, 큰 목소리로 "여보세요, 괜찮으세요? 눈

떠 보세요."라고 소리친다. 환자의 몸 움직임, 눈 깜박임, 대답 등으로 반응을 확인하고(심정지-무반응), 동시에 숨을 쉬는지 또는 비정상 호흡을 보이는지 관찰한다(심정지-무호흡 또는 비정상 호흡). 반응이 없더라도 움직임이 있거나 호흡을 하는 경우는 심정지가 아니다.

(2) 도움 및 119신고 요청

환자의 반응이 없으면 즉시 큰 소리로 주변 사람에게 도움을 요청한다. 주변에 아무도 없는 경우에는 즉시 스스로 119에 신고한다. 만약 주위에 자동제세동기가 비치되어 있다면 자동제세동기를 함께 요청한다.

(3) 가슴압박 30회 시행

먼저 환자의 가슴 중앙에 깍지 낀 두 손의 손바닥 뒤꿈치를 댄다. 손가락이 가슴에 닿지 않도록 주의하여야 하며, 양팔을 쭉 편 상태에서 체중을 실어서 환자의 몸과 수직이 되도록 가슴을 압박한다. 가슴압박은 성인에서 분당 100~120회의 속도와 가슴이 5~6cm 깊이로 눌릴 정도로 강하고, 빠르게 압박한다. 또한 '하나', '둘', '셋', …, '서른'하고 세어가면서 시행하며, 압박된 가슴은 완전히 이완되도록 한다.

(4) 인공호흡 2회 시행

인공호흡을 시행하기 위해서는 먼저 환자의 머리를 젖히고, 턱을 들어 올려서 환자의 기도를 개방시킨다. 머리를 젖혔던 손의 엄지와 검지로 환자의 코를 잡아서 막고, 입을 크게 벌려 환자의 입을 완전히 막은 뒤에 가슴이 올라올 정도로 1초 동안 숨을 불어넣는다. 숨을 불어넣을 때에는 환자의 가슴이 부풀어 오르는지 눈으로 확인한다. 숨을 불어넣은 후에는 입을 떼고 코도 놓아주어서 공기가 배출되도록 한다. 인공호흡 방법을 모르거나, 꺼려지는 경우에는 인공호흡을 제외하고 지속적으로 가슴압박만을 시행한다(가슴압박 소생술).

(5) 가슴압박과 인공호흡의 반복

이후에는 30회의 가슴압박과 2회의 인공호흡을 119 구급대원이 현장에 도착할 때까지 반복해서 시행한다. 다른 구조자가 있는 경우에는 한 구조자는 가슴압박을 다른 구조자는 인공호흡을 맡아서 시행하며, 심폐소생술 5주기(30:2 가슴압박과 인공호흡 5회)를 시행한 뒤에 서로 역할을 교대한다.

(6) 회복자세

가슴압박과 인공호흡을 계속 반복하던 중에 환자가 소리를 내거나 움직이면, 호흡도 회복되었는지 확인한다. 호흡이 회복되었으면, 환자를 옆으로 돌려 눕혀 기도(숨길)가 막히는 것을 예방한다. 그 후 계속 움직이고 호흡을 하는지 관찰한다. 환자의 반응과 정상적인 호흡이 없어지면 심정지가 재발한 것이므로 가슴압박과 인공호흡을 즉시 다시 시작한다.

4편

환경보건

第21장 환경위생
Environmental health

1. 환경위생의 개념

1) 환경위생의 정의

지구상에 존재하는 모든 생물은 자기 생명을 유지하기 위하여 생활환경에 순응하려고 부단히 노력하고 있으며, 생명유지에 부적합한 환경을 개선하여 생활에 알맞게 하려는 본능을 가지고 있다. 그러므로 '환경위생학'은 인간과 환경과의 관계에 있어서 인간을 주체로 한 위생 문제를 다루는 학문으로서, 인간을 둘러싸고 있는 모든 환경요인들을 과학적으로 측정하고 연구하여 인간의 생활환경을 쾌적하게 개선해 나가고, 자연환경을 적절하게 보존해 나가며, 인간의 생리적 욕구를 충족시켜 보다 나은 생활을 영위할 수 있도록 하기 위해 연구하는 학문이라고 할 수 있는데, 세계보건기구(WHO) 환경전문위원회는 환경위생을 다음과 같이 정의하였다.

> "환경위생은 인간의 신체적 발육, 건강 및 생존에 유해한 영향을 미치거나 미칠 가능성이 있는 인간의 물리적 생활환경에 있어서의 모든 요소를 관리하는 것이다."

이와 같이 인간의 신체 발육, 건강 및 생존에 영향을 미칠 수 있는 모든 환경요소가 연구영역에 포함되어야 하는 것은 물론이며, 일상생활에 직·간접적으로 영향을 미칠 수 있는 모든 환경요인들도 연구영역에 포함되어야 한다. 따라서 현대 환경위생학의 학문추구의 접근 방법도 다양화되고 세분화되어 가고 있다.

2) 환경위생학의 발전과정

인간이 질병을 예방하여 건강을 유지하려는 노력과 환경을 개선하여 보다 나은 생활을 영위하고자 하는 노력은 인류역사와 함께 시작되어 끊임없이 지속되어 왔고, 공중보건학과 환경위생학 발전의 기초가 되어 왔다.

19세기에 뮌헨 대학의 의화학(醫化學) 교수인 막스 폰 페텐코페르(Max von Pettenkofer, 1818~1901)는 환경위생학을 환경에 관한 학문으로서 근대과학의 하나로 확립하였고, 코흐나 파스퇴르 등이 세균을 발견하기 이전에 구주(歐洲) 각 도시에 유행하고 있는 감염병을 예방하기 위한 환경위생상태의 개선을 시도한 바 있으며, 오늘의 실험위생학의 기반을 굳게 다졌다.

그 후 인간생태학(Human ecology)과 생리위생학(Physiological hygiene) 및 위생공학(Sanitary engineering)적 영역이 발전됨에 따라 환경위생학의 학문적 목적을 충족시킬 수 있게 되었다. 20세기부터 미국에서 발달하기 시작한 토목공학, 기계공학, 전기공학, 건축학 등의 생활과학의 발전으로 매사추세츠 공과대학의 세드윅(Sedwick) 교수에 의해 위생공학이 체계화됨으로써 오늘날의 환경위생학(Environmental sanitation)발전의 기초가 마련되었다고 할 수 있다.

2. 기후와 일광

1) 기후(Climate)

기후란 어떤 장소에서 매년 반복되는 정상 상태에 있는 대기현상의 종합된 평균 상태를 말하며, 특히 ① 기온, ② 기습, ③ 기류를 기후의 3대요소라 한다. 기상(Atmospheric phenomena)이란, 대기 중에서 일어나는 물리적 자연현상으로서 맑고, 흐리고, 눈, 비, 바람, 고기압, 저기압 등의 대류권 내의 자연현상을 의미하며, 일기란, 하루 동안의 대기현상을 종합한 것이라고 할 수 있다.

기후의 분포와 변화를 일으키는 요인은 그 지역의 위도, 고도, 지형, 수륙분포, 해류 등인데 이를 기후인자(Climate factor)라 하며, 기후요소(Climate element)에는 기온, 기습, 기류, 기압, 강우, 강설, 복사량, 일조량, 구름 등이 있다.

2) 기후의 유형과 기후대

기후요소와 기후인자의 상호 작용에 의하여 만들어지는 기후의 성질은 기후형이라 한다.

기후대(Climatic zone)는 태양의 복사량에 따라 기후대가 구분되는데, 위도 23.5℃를 기준으로 온대와 한대를 나누는 물리적 기후대가 있다. 아리스토텔레스(Aristoteles)는 기후를 열대, 온대, 한대지역으로 나누었는데, 연평균 기온 20℃의 등온선을 기준으로 열대와 온대로 나누며, 가장 따뜻한 달의 월평균 기온이 10℃인 등온선을 기준으로 온대지역과 한대지역을 나누게 된다. 쾨펜(Koppen, 1884)은 월평균 기온을 중심으로 하여 ① 열대 : 모든 달의 평균기온이 20℃ 이상인 지역, ② 아열대 : 1년 중 4~11개월이 월평균 20℃ 이상인 지역, ③ 온대 : 1년 중 4~12개월이 월평균 10~12℃이고 나머지 달이 10℃ 이하인 지역, ④ 한대 : 1년 중 1~4개월이 월평균 10~20℃이고 나머지 달이 10℃ 이하인 지역, ⑤ 극대 : 모든 달이 10℃ 이하인 지역으로 5개의 기후대를 설정하였다.

① 대륙성 기후
일교차가 심하고, 여름은 고온, 저기압을 잘 형성하며, 겨울에는 쾌청한 날이 많은 것이 특징이다.
② 해양성 기후
대륙성 기후보다는 일교차가 적고, 고습 다우성이며, 자외선량이 많고 오존량이 많은 것이 특징이다.
③ 사막성 기후
대륙성 기후의 극단적 현상이 많은 것이 특징이다.
④ 산악성 기후
바람이 많고, 자외선과 오존량이 많은 것이 특징이다.
⑤ 산림성 기후
기후가 온화하고, 온도 교차가 적으며, 습도가 비교적 적은 것이 특징이다.

3) 기후순화

생물이 다른 지역으로 이주하였을 때 환경의 새로운 조건에 적응하여 이주지역의 기후에 기질적, 기능적 변화를 일으켜 순응하는 현상을 기후순화라고 한다. 지구상에 생존하는 모든 생물들은 기후의 어느 범주까지는 적응해 나가면서 생존하는 순응현상이 생긴다.

즉, 기후순화에 대해서는 새로운 환경에 대한 생리적인 적응(Adaptation)현상과 장기간의 적응을 통한 생리적 순화의 두 가지 차원으로 이해할 필요가 있다.

기후순화에는 개인의 연령, 성별, 체질에 따라 개인차가 있는 개인적 순응(Personal acclimatization)과 특정 종족에 따라 다른 종족적 순응(Racial acclimatization)으로 구분되며 기후 변화에 순화해 가는 기전은 순화 대상에 따라서 다음과 같이 구분한다.

(1) 대상적 순응

새로운 환경조건에 세포 또는 기관이 그 기능을 적응시키는 것을 말한다.

(2) 자극적 순응

환경 자극에 의해 저하되었던 기능이 정상적으로 회복되는 것을 말한다.

(3) 수동적 순응

약한 개체가 자신에 대한 최적의 기능을 찾는 것을 말한다.

4) 일광

태양광선 중의 전자파는 지구의 대기층을 통과하면서 많은 양이 흡수되며, 자외선은 지상 15~35km의 오존층이나 대기 중의 수증기, 분진, 가스 등에 흡수되거나 산란된다. 일광은 복사선을 방출하는데 복사선은 원자 내부의 변화에 의하여 방출되는 에너지이며, 물리학적으로는 파장이 서로 다른 전자기파라고 한다. 적외선은 수증기에 잘 흡수되며, 가시광선도 수증기, 분진 등에 흡수되거나 산란된다. 태양으로부터 지표에 도달하는 태양광선은 주로 2,920~5,000Å의 파장을 갖는 전자파이며, 각 파장에 따라 물리적 성상 및 생물학적 성상이 다르다.

(1) 자외선(Ultraviolet ray)

태양으로부터 지구에 도달하는 자외선의 파장은 2,920~4,000Å 범위이다. 특히, 2,800~3,150Å 범위의 파장을 가진 자외선을 Dorno선이라고 하며 살균 작용, 비타민 D 형성, 피부의 색소침착 등 생물학적 작용이 강하다. 특히, 소독 살균력은 2,500~2,800Å 파장에서 가장 강하다. 파장 1,600Å 이하의 자외선을 진공자외선, 2,800Å이하의 자외선을 원자외선, 2,800~3,200Å 범위를 중자외선, 그리고 3,200~4,000Å 범위를 근자외선이라고 한다.

| 표 21-1 | 자외선의 생물학적 작용

자외선 영역	파장(Å)	생물학적 작용
진공 및 원자외선(UV-C)	2,800 이하	살균, 각막염, 결막염, 피부암
중자외선(UV-B)	2,800~3,200	Vitamin D 형성, 홍반, 색소침착, 피부 비후, 피부암, 각막염, 결막염
근자외선(UV-A)	3,200~4,000	혈액재생, 신진대사 촉진

① 피부에 대한 작용

2,600~2,900Å 파장의 자외선은 강한 홍반 작용을 일으키며, 모세혈관을 확장시킨다. 장기간의 자외선 조사는 피부 비후현상을 일으킨다. 2,800~3,200Å파장의 자외선은 피부암을 발생시킬 수 있다.

② 눈에 대한 작용

2,950Å 이하의 자외선은 각막과 결막에 흡수되며, 눈물이 흐르고, 눈이 부시며 동통과 이물감을 동반한 결막염을 일으킨다.

③ 전신 작용

자외선에는 자극 작용이 있어서 대사가 항진되고 적혈구, 백혈구, 혈소판이 증가한다. 과량 조사하면 두통, 흥분, 피로, 불면 등을 보일 수 있다.

(2) 가시광선(Visible ray)

가시광선은 눈의 망막을 자극하여 명암과 색깔을 구별하게 하는 파장으로 일반적으로 4,000~7,700Å의 파장이며, 5,500Å에서 가장 강한 빛을 느끼게 된다.

물체의 식별은 0.5Lux에서도 가능하지만 가장 적당한 조도는 100~1,000Lux이며, 조도가 낮거나 지나치게 강하면 시력저하를 가져오거나 안정피로의 원인이 되며, 작업능률의 저하와 안구진탕증을 일으킬 수도 있다. 가시광선은 시각기관을 통하여 정신기능에도 작용하는데, 적색광선은 온감을 주고, 청색은 냉감을 주며, 검정색은 압박감을 느끼게 한다.

(3) 적외선(Infrared ray)

적외선은 파장이 7,800~30,000Å의 광선으로서 열작용을 하기 때문에 열선이라고도 한다. 지구 표면은 적외선을 흡수하고 방출하여 대기권의 중요한 열에너지 공급 작용을 하게 되는데, 복사되는 열에너지는 대류권에서 수증기, 구름 등에 흡수되므로 지표에 가까운 공기를 덥게 하는 열담요(Heat blanket)의 역할을 한다. 적외선은 열을 전달하므로 피부 온도의 상승, 홍반, 화상, 국소혈관의 확장, 혈액순환의 촉진 등을 초래할 수도 있으며, 두통, 현기증, 열경련, 일사병의 원인이 되기도 한다.

3. 온열조건

인간은 항온동물로서 체내의 열생산과 체외로 방열을 함으로써 37℃ 전후의 일정 체온을 유지하게 되는데, 공기의 물리적 성상인 기온, 기습, 기류 및 복사열 등을 온열인자(Thermal factor) 또는 4대 온열요소라 하며, 이들 온열인자가 각각 독립적이기보다는 상호 복합적으로 작용하여 인체의 체온조절에 영향을 미친다.

특히, 이·미용업소에서는 손님의 쾌적한 기분과 종사자의 능률적인 작업환경을 위해 항상 적당한 기온, 기습, 기류를 유지하도록 하여야 한다.

1) 기온(Air temperature)

기온은 태양의 복사열로 일반적으로 지상 1.5m 높이의 건구온도를 말한다. 기온의 분포는 시간과 장소에 따라 일정하지 않아 하루 중에도 일출 전에 최저 기온을 오후 2시경에 최고 기온을 나타낸다.

인간이 의복에 의하여 체온을 조절할 수 있는 기온의 범위는 대략 10~26℃인데, 이상적인 지적온도(Optimum temperature)는 여름에는 21~22℃, 겨울에는 18~21℃이며, 겨울의 지적온도가 여름보다 낮은 것은 인체의 순응현상 때문이다.

(1) 대기권의 기온

지상 12km 이하의 대기권에서는 지상 100m마다 0.6~1.0℃정도 낮아지며, 성층권에서는 고도가 높을수록 온도가 상승한다.

(2) 실내 온도

실내의 적정온도 및 활동에 적합한 온도는 18±2℃이고, 침실은 15±1℃이며, 병실의 최적 온도는 21±2℃이다.

(3) 일교차(Diurnal range)

하루의 최고 기온과 최저 기온의 차이를 일교차라 하는데, 최저 기온은 일출 30분 전, 최고 기온은 오후 2시 전후이다. 일교차는 산악의 분지에서는 크고 수목이 우거진 곳에서는 작으며, 해안보다는 내륙이 저위도보다는 고위도가 일교차가 크다.

(4) 연교차(Annual range)

1년 동안의 최고 기온과 최저 기온의 차이를 말하는데 해안보다는 내륙이, 저위도보다는 고위도에서 크다.

2) 기습(Air humidity)

기습(습도)이란 일정온도의 공기 중에 포함될 수 있는 수분의 양으로서, 일반적으로 공기는 약 4%의 수증기를 함유하고 있으며, 공기 중에 포함될 수 있는 수증기의 양은 기온이 상승함에 따라 증가한다. 기습은 낮에는 태양의 복사열을 흡수하고 지표면의 과열을 막으며, 밤에는 지열복사를 차단하여 기후를 완화시키는 작용을 한다.

공기 중의 수증기량은 최대한계량보다는 낮기 때문에 이를 백분율로 표시하여 상대습도(비교습도) 또는 습도라고 하는데, 일반적으로 공기 중의 건습 상태를 나타내는 데는 포화습도, 비교습도, 포차 등이 사용된다.

(1) 포화습도

일정 공기가 함유할 수 있는 수증기량에는 한계가 있는데, 이 한계에 달했을 때를 포화상태라고 하고, 이때의 공기 중의 수증기량(g)이나 수증기장력(mmHg)을 그 공기의 포화습도라고 한다.

(2) 절대습도

현재 공기 1㎥ 중에 함유한 수증기량 또는 수증기장력을 말한다.

(3) 비교습도(상대습도)

현재 공기 1㎥ 포화 상태에서 함유할 수 있는 수증기량과 현재 그 중에 함유되어 있는 수증기량과의 비를 %로 표시한 것을 말한다.

(4) 포차

현재 공기 1㎥ 가 포화습도내에서 함유할 수 있는 수증기량과 현재 그 중에 함유한 수증기량과의 차이를 포차라고 한다.

기습의 측정은 Assmann 통풍습도계, August 건습구, 한란계, 모발습도계, 자기습도계 등이 이용되고 있다.

쾌적습도는 40~70%의 범위로서 15℃에서는 70~80%, 18~20℃에서는 60~70%, 24℃ 이상에서는 40~60%가 적절하다. 실내의 습도가 너무 건조하면 호흡기계 질병이, 너무 습하면 피부 질환이 발생하기 쉬우므로 건조한 시기나 겨울철 실내에서는 인공적인 가습이 필요하며, 우기에는 습기를 제거하는 것이 필요하다.

3) 기류(Air movement)

기류는 바람이라고 하는데 기압의 차와 기온의 차이에 의해서 생성되며, 기류의 강도를 풍속(m/sec), 0.1/sec는 무풍, 0.5/sec 이하는 불감기류라 한다.

우리가 쾌적하게 느끼는 기류는 실내의 경우 0.2~0.3m/sec이고, 실외에서는 1m/sec 정도이다. 쾌적한 기류는 신체의 신진대사와 방열작용을 촉진시키고 실내의 자연환기의 원동력이 되며, 대기의 확산과 희석에 영향을 미쳐 기후를 변화시키는 작용을 한다.

4) 복사열(Radiation heat)

발열물체 주위에 있거나 모래사장에서 직사광선 하에 있을 때는 실제 기온과는 달리 높은 온감을 느끼게 되는데, 이것은 복사열이 작용하기 때문이다. 복사열은 발열체로부터 거리의 제곱에 비례해서 그 온도는 감소한다.

체온의 방열은 인체 표면에서 열선이 복사하는 형식으로 방산되는데, 피부 온도와 환경의 기온이 차이가 없으면 복사는 일어나지 않으며, 환경의 온도가 낮을수록 복사열로 손실되는 열은 많아진다. 피부온도는 혈관이 축소하면 하강하고, 혈관이 확장하면 상승하여 방산은 증가하게 된다. 복사열의 측정은 흑구온도계로 측정한다.

5) 온열요소의 종합작용

(1) 쾌감대(Comfort zone)

일반적으로 적당한 착의 상태에서 쾌감을 느낄 수 있는 온열조건은 불감기류, 습도 60~65%, 기온 17~18℃일 때이다. 인간이 쾌감과 불쾌감을 느끼게 되는 것은 기온, 기습, 기류의 상호 작용에 의해서 형성된 미기후(Microclimate)에 의해서 결정되지만, 신체적 조건, 의복의 착용 및 활동량, 개인의 감수성 등 여러 가지 여건에 따라 다르게 나타나게 된다.

Hill-Shephard는 온도 및 습도의 관계에서 쾌감을 느낄 수 있는 점을 연결하여 쾌감선을 구하고 그 상하의 범위를 쾌감대라 하였다.

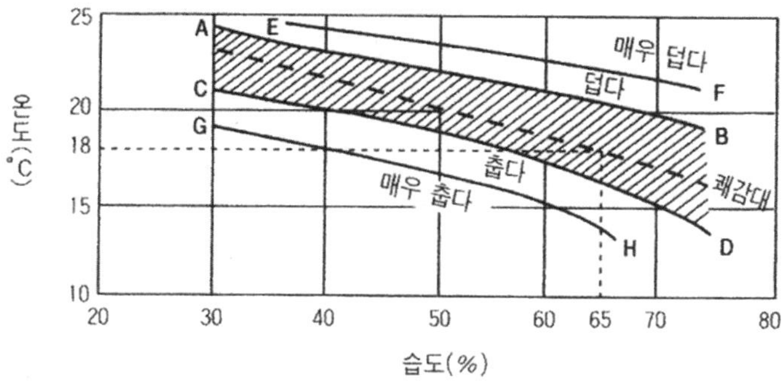

| 그림 21-1 | 안정시, 무풍일 때 실내에 있어서의 쾌감대와 온·습도와의 관계

(2) 불쾌지수(Discomfort index ; DI)

톰(E.C.Thom) 등에 의해서 제창된 불쾌지수는 원래 기온의 변화에 따라 공장, 사무실 등에서 전력 소모를 알기 위하여 사용했던 것으로 미국에서는 1959년이래 불쾌지수(DI)로 이용되었는데, 나라에 따라서 매일 예보를 하기도 한다.

불쾌지수는 다음 식에 의해 계산되며 고온다습 할수록 높으며, 불쾌 정도는 동양인과 서양인 간에 다소 차이가 있다고 한다.

미국에서는 DI = 70이면 10% 정도의 사람이 불쾌감을 느끼고, 75이면 50%의 사람이, 80이면 거의 모든 사람이, 85이면 견딜 수 없는 상태에 이른다고 보고되었으며, 일본에서는 DI = 75에서 9%, DI=85에서 93%의 사람들이 불쾌감을 느낀다는 보고가 있다.

6) 체온조절

(1) 체온조절기전

인간은 항온동물로서 발열량과 손실량을 조절하여 환경의 변화에도 일정한 체온을 유지한다. 인간이 일정 체온을 유지할 수 있는 것은, ① 음식물의 섭취로 열량을 얻어 열을 생산하는 화학적 조절과, ② 수분증발, 열전도, 열대류, 열복사 등의 열방산에 의한 이학적 조절에 의해서 이루어지는 것이다. 그러나 이런 체온조절은 시상하부의 체온조절 중추에 의해서 조절되는 것이며, 말초 혈관의 수축과 확장, 한선의 발한 작용, 골격근의 열생산 및 각종 호르몬의 작용으로 조절이 이루어진다.

| 표 21-2 | 체온의 생산 및 방산율

체열생산			체열방산		
부 위	cal	%	부 위	cal	%
골격근	1,000	59.5	피부복사전도	1,792	73.0
간	368	21.9	피부증발	364	14.5
신 장	74	4.4	체표증발	182	7.2
심 장	60	3.6	호 흡	84	3.5
호 흡	47	2.8	분 뇨	48	1.8
기 타	131	7.8			
계	1,680	100.0		2,470	100.0

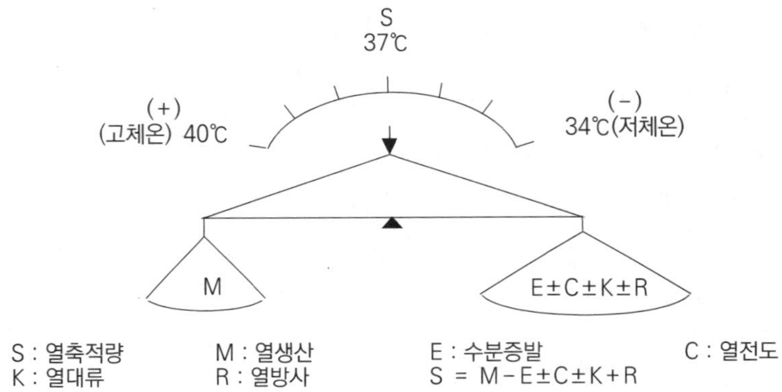

| 그림 21-2 | 인체의 열평형 모식도

체온의 정상범위는 36.1~37.2℃ 사이이며, 그 범위를 벗어나면 이상을 초래하게 된다. 우리 인체를 구성하는 핵산이나 단백질 및 효소가 37℃에서 가장 안정되기 때문에 체온에 영향을 미치지 않도록 생활환경의 온도조절이 필요한 것인데, 만약 체온이 42℃ 이상이 되면 불가역적인 변화를 일으켜 신경조직의 기능마비가 일어나고 30℃ 이하로 떨어지면 각 기관의 기능이 상실되어 회복불능의 상태가 되며 인체의 항상성(Homeostasis)은 파괴된다.

(2) 지적온도(최적온도 ; Optimum temperature)

감각적으로 가장 쾌적하게 느끼는 온도를 주관적 지적온도(쾌적 감각온도), 생산능률을 가장 많이 올릴 수 있는 온도를 생산적 지적온도(최고 생산온도), 최소의 에너지 소모로 최대의 생리적 기능을 발휘할 수 있는 온도를 생리적 지적온도(기능 지적온도)

라고 하며, 체온조절에 있어서 가장 적절한 온도를 지적온도라고 한다.

주관적 지적온도는 환경의 온도가 어떤 상태이든 쾌적하다고 느끼는 온도를 말하며, 생리적 지적온도는 대사량이 가장 적은 온도이기 때문에 주관적 지적온도와 생리적 지적온도는 일치하지 않는다. 작업의 종류, 착의 상태, 연령, 건강 상태 등에 따라서도 지적온도는 각각 다르다. 인간의 온도식별 범위는 0.2~1.2℃이고, 피부온도가 27~33℃일 때 제일 민감하며, 피부가 순응할 수 있는 온도의 범위는 10~40℃이다.

4. 공기

1) 공기의 구성성분

인간의 생명을 유지하는데 필수 불가결한 3대 요소(공기, 물, 음식물)중의 하나인 공기는 지구를 둘러싸고 있는 대기의 하부층을 구성하고 있는 기체로서, 주로 해발 10km 내의 공기는 99% 전후가 질소와 산소로 구성되어 있으며, 다른 화학성분이 1%를 차지하고 있다. 건조 상태에서 대기의 하층부 공기의 정상 화학적 조성을 보면 〈표 21-3〉과 같지만 공기 중의 수증기, 먼지 및 세균 등이 제외되었을 경우이기 때문에 실제의 공기조성 성분과는 다소 다를 수 있다.

| 표 21-3 | 정상 공기의 화학적 성분

성 분	화학기호	체적백분율(%)	중량백분율(%)
산 소	O_2	20.93	23.01
질 소	N_2	78.10	75.51
아 르 곤	Ar	0.93	1.286
이산화탄소	CO_2	0.03	0.04
네 온	Ne	0.0018	0.0012
헬 륨	He	0.0005	0.0007
크 립 톤	Kr	0.0001	0.0003
크 세 논	Xe	미량	미량
오 존	O_3	미량	미량
수 소	H_2	미량	미량

2) 공기의 오염과 자정작용

공기를 심하게 오염시키고, 지구상의 모든 생물계를 크게 위협하고 있는 요인은 산업의 다양화, 공업의 급진적 발전, 교통기관의 증가, 인구의 과밀현상 등으로 주요 오염물질은 ① 각종 연료의 연소 과정, ② 화학물질의 화학반응과정, ③ 물질의 물리적 변화 과정에서 발생되는데, 대기오염물질로 문제되는 기체는 황산화물, 질소산화물, 탄화물 등 화학물질과 분진 및 중금속물질 등이 있다.

그러나 어느 정도의 오염물질은 공기의 자정 작용(Self purification)에 의하여 정화되기 때문에 특별한 경우를 제외하고는 그 조성에 큰 변화가 없다.

자정 작용의 기전은 다음과 같이 이루어진다.

① 공기의 자체 희석력.

② 태양광선의 자외선에 의한 살균 작용.

③ 식물의 탄소동화 작용에 의한 CO_2 및 O_2의 교환.

④ 강설과 강우에 의한 용해성 가스나 분진의 세정작용.

⑤ 산소(O_2), 오존(O_3)및 과산화수소(H_2O_2) 등에 의한 산화 작용.

3) 공기와 건강

(1) 호흡작용(respiration)

호흡은 폐포내에서 공기를 구성하고 있는 화학성분의 분압(Partial pressure)현상에 의해 이루어지는데, 산소(O_2)를 취하고 이산화탄소(CO_2) 및 수증기를 배출함으로써 흡기(吸氣 : Inspiration air)와 호기(呼氣 : Expiration air)의 공기조성 성분은 변화된다.

호흡을 통해서 취해진 산소는 혈중의 헤모글로빈(Hb)과 결합하여 HbO_2로서 각 세포조직에 운반되고, 조직에서 발생된 CO_2는 폐포로 운반되어 호기로 배출된다.

| 표 21-4 | 흡기와 호기의 공기 조성

구 분	산소(%)	탄산가스(%)	질소(%)	수증기
흡 기	20.93	0.03	78.10	대기와 동일
호 기	16.00	4.00	79.00	포화

(2) 산소(O_2)와 건강

산소는 인간생활과 가장 밀접한 관계가 있는데 실내에 다수인이 밀집해서 장시간 있다면 산소의 양은 감소될 것이나 특수한 경우가 아니면 실내공기가 인간의 생명에 영향을 미칠 정도로 감소하지는 않지만, 실내공기 중에 산소량이 10% 이하가 되면 호흡곤란이 오고, 7% 이하가 되면 질식사하게 된다.

대기 중의 산소 변동범위는 15~27%이며, 일반적으로는 21%인데 산소가 결핍된 상태나 장기간의 저농도 상태에서는 저산소증(Hypoxia)이 올 수 있고 고농도의 산소 또는 고압하에서는 산소중독(Oxygen poisoning)이 올 수 있다.

산소량은 고공으로 올라갈수록 감소되어 지상 3~4.5km에서는 호흡과 순환 기능의 항진으로 조직에 산소공급 부족으로 인한 장애가 오지만 고산에 순화된 사람은 5.5km의 고도에서도 생활할 수 있다. 그러나 6~7km에서는 의식상실, 7km 이상에서는 사망하게 되므로 산소 마스크가 필요하다.

정상기압 하에서 50% 이상의 산소량에서는 생리적 이상을 초래하게 되는데, 고기압하의 고농도 산소 하에서는 산소중독의 원인이 된다. 즉, 정상기압에서 흡기 중의 산소가 70% 미만인 경우는 수 시간 호흡이 가능하지만 100%이면 5기압 하의 O_2 장력과 같은 수준으로 작용하게 되어 산소중독의 원인이 되며, 3기압 하의 100% 산소는 3시간, 4기압 하의 100% 산소는 30분 정도밖에 견딜 수 없다.

(3) 이산화탄소(CO_2)와 건강

이산화탄소는 무색, 무취의 가스로 약산성을 나타내며 청량음료, 냉매(Dry ice) 등에 사용되고 있다. 성인의 경우 안정 상태에서 1시간에 약 20ℓ의 CO_2를 호출하는데, 미량의 CO_2 자체는 인체에 유해하지 않으며, 3% 이하에서는 호흡을 촉진하는 작용을 한다. 그러나 7% 이상에서는 호흡수가 현저히 증가하여 호흡곤란을 초래하고 10% 이상에서는 의식을 상실, 사망할 수 있다.

(4) 질소(N_2)와 건강

공기 중의 질소(N_2)의 구성비는 78%로서 정상기압에서는 인체에 직접적인 피해가 없으나 고기압 환경이나 감압시에는 영향을 받게 된다.

잠함병(Decompression sickness) 또는 감압병(Caisson disease)은 고기압 상태에서 중추신경계에 마취 작용을 하게 되며, 정상기압으로 갑자기 복귀할 때 체액 및 지방조직에 발생되는 질소가스가 주원인이 되어 기포를 형성하여 모세혈관에 혈전현상을 일으키게 되는 것을 말하며, 증상으로는 동통성 관절장애를 수반한다. 잠수작업, 잠함작업 등을 하는 사람은 신체검사, 적성검사 등을 받아 위험요소가 있는 사람은 작업을 금하여야 한다.

(5) 일산화탄소(CO)와 건강

우리나라에서는 겨울을 전후하여 연탄가스에 의한 CO중독사가 많았으나 가옥구조의 개선과 연탄사용의 감소 및 고압산소 치료시설의 확충 등으로 급격히 감소되고 있다. 일산화탄소는 무색, 무미, 무취의 가스로서 CO_2와 달리 맹독성이 있으며, 비중이 공기와 거의 같으므로 혼합되기 쉽고 호흡을 통하여 혈중에 흡수되면 혈액 중의 헤모글로빈(Hemoglobin, Hb)과 결합하여 CO-Hb를 형성한다.

CO가스는 물체의 연소 초기에 많이 발생하고, 실내 공기 중 0.05~0.1%만 존재해도 중독이 일어날 수 있는데, 석탄가스 중에는 7~10%, 담배연기에는 0.5~1.5%의 CO가스가 함유되어 있다.

CO는 혈중의 헤모글로빈(Hb)과의 친화성이 산소에 비해서 210~300배나 강해서 HbO_2의 형성을 방해하여, 혈중의 O_2의 농도를 저하시키므로 결과적으로, 조직세포에 공급할 O_2의 부족을 초래하게 되어 산소결핍증(Anoxia)을 일으킨다. CO의 중독은 비교적 장시간인 경우는 0.02~0.03%가 한도이고 단시간의 경우에는 0.1%를 한도로 하고 있다. 실내공기의 CO의 위생학적 허용한계는 0.01%이다.

5. 상·하수

1) 물의 순환과 이용

공기가 없는 곳에 생명체가 존재할 수 없듯이 물이 없는 곳에도 생명체는 존재할 수 없기 때문에 물이란 모든 생물체의 생존에 필수 불가결한 요소이다. 물은 무한한 자원인 것 같지만 물을 풍부하게 쓸 수 있는 지역도 한정되어 있고 현대 산업이 거의 모든 분야에서 물과 깊은 관계가 있으므로 수자원의 개발이 중요시되며, 가속화되고 있는 수자원의 오염을 예방하는 것이 생활의 질을 규정하는 중요한 요인의 하나가 될 수 있다.

물의 이용은 생활용수, 공업용수와 농업용수 등 다양하며, 우리나라의 경우 생활용수는 절대량이 증가하였으나 전체 중 차지하는 비중이 일정한 반면에 공업용수의 비중은 절대량에 있어서나 전체 중 점유하는 비율에 있어서나 급격히 증가하고 있다. 물의 사용량은 생활수준이 높을수록 많아지기 때문에 생활수준이나 문화수준의 척도로 이용되기도 한다.

2) 물의 자정 작용

자연에 존재하는 모든 물은 각종 유기물이나 무기물, 그리고 각종 생물들에 의하여 오염되어 있다. 천수는 지상으로 내려오는 동안에 대기 중에 오염되어 있는 기체나 먼지 등에 의해 오염되고, 지표에 도달하면 인간의 생활용수, 공장폐수, 하수 등에 오염되며, 지하에 스며들면 각종 광물질이나 유기물, 무기물에 오염된다.

하수, 공장폐수 등 오염된 물은 방치하여 두면 일반적으로 점차 침전 분해하여 자연히 안정화된 자연수로 환원되는데, 이것을 물의 자정 작용(Self purlification)이라고 하며, 물리적 작용, 화학적 작용, 생물학적 작용 등이 있다.

(1) 물리적 작용

희석, 침전, 폭기, 여과, 흡착, 응집 등 물리적인 작용과 자외선에 의한 살균 작용 등이 있다.

(2) 화학적 작용

화학적 산화·환원작용과 응집 작용

(3) 생물학적 작용

생물의 생존을 위한 호흡, 식균 작용 등을 통해 수중의 물질이 산화·환원을 거쳐 안정된 물질이 되고 다시 생물체에 이용된다.

3) 물과 보건

물은 생명현상에 있어 필수적이며, 신체의 구성요소로서 뿐만 아니라 생리적 작용으로서 중요한 역할을 하는데, 인체 구성량의 10%를 상실하면 생리적 이상을 초래하고 20%를 상실하면 생명을 잃는다.

물은 체중의 약 60~70%를 차지하고 그 중 40%는 세포 내에, 20%는 조직 중에, 5%는 혈액 내에 존재하여 신체 내의 각 세포의 형성과 활동을 유지한다.

성인이 생리 작용을 유지하기 위해서는 1일 2~3L의 물이 필요하며, 식품의 소화, 영양의 흡수, 운반, 노폐물의 배설, 순환, 체온조절 등 생리작용에 없어서는 안 될 중요한 존재이다.

물을 매개로 하여 일어나는 건강장애는 크게 오염된 미생물에 기인하는 것과 화학물질에 기인하는 것으로 분류할 수 있다.

(1) 수인성 질병의 전염원 작용

물에 의해 전염되는 수인성 질병은 주로 소화기계 감염병이 대부분으로 장티푸스, 파라티푸스, 세균성 이질, 콜레라, 유행성 간염 등이 있는데, 물에 오염된 세균들이 생존 가능한 음식물을 통해 인체에 감염되므로 물은 전염원으로 작용하게 된다.

그러나 수인성 질병의 병원체는 물속에서 그 수가 증가하는 것이 아니라 감소하는데, 그 이유는 ① 영양원의 부족, ② 잡균과의 생존경쟁, ③ 일광의 살균작용,④ 온도의 부적당 등에 기인한다.

수질오염은 수인성 질병이외에 ① 생활환경의 악화, ② 음용수와 공업용수로서 활용에 영향, ③ 악취 및 가스 발생, ④ 해충의 서식 및 질병 발생원으로 작용하며, ⑤ 수도열의 원인이 되기도 한다.

수인성 전염병의 특징은 다음과 같다.

① 유행지역과 음료수 사용지역이 일치한다.
② 환자가 집단적 또는 폭발적으로 발생한다.
③ 음료수 중에서 동일한 병원체를 검출할 수 있다.
④ 음료수의 사용을 중지하거나 개선하면 환자 발생률이 감소 내지는 중단된다.
⑤ 비교적 잠복기가 길고 치명률과 2차 감염률이 낮다.
⑥ 일반적으로 성별, 직업 및 연령에 차이가 없다.
⑦ 계절에 관계없이 발생하나 여름에 많다.

(2) 기생충 질병의 전염원

물과 관계되는 기생충 질병은 간디스토마, 폐디스토마, 주혈흡충 등과 회충, 편충 등도 수질오염으로 전파될 수 있다.

(3) 화학물질에 의한 중독

살충제나 제초제 등의 농약과 공업생산에 따른 유해물질 및 광산이나 토양 중에 함유되어 있는 각종 유독물질의 오염에 의한 건강장애가 최근에 와서 심각한 문제가 되고 있다.

유독물질로 중요한 것은 유기인이나 카바마이트계 농약, 페놀 등의 유기물질, 납, 수은, 카드뮴, 구리, 비소, 6가 크롬 등의 중금속 및 도금, 배수 중의 시안, 기타 방사성 물질 등이 문제가 된다. 최근 물의 염소소독에 의해 발생되는 THM(Trihalomethane)은 발암물질이라는 점에서 문제가 되고 있다.

(4) 수중 불소(F)와 우식치

음용수에 불소의 함량이 과다할 때는 치아가 다갈색 또는 흑색 반점으로 되어 법랑질이 침식되는 반상치가 될 수 있고, 불소의 함량이 부족할 때는 우식치와 충치의 우려가 있고 어린이에게 많이 발생한다.

4) 음용수의 수질판정기준

우리나라의 환경부령으로 정한 먹는 물 수질기준 및 검사 등에 관한 규칙(2011.12.30. 개정)에 의하면 다음과 같다.

(1) 미생물에 관한 기준

① 일반세균은 1㎖ 중 100CFU(Cololy Forming Unit)를 넘지 아니할 것. 다만, 샘물 및 염지하수의 경우에는 저온일반세균은 20CFU/㎖, 중온일반세균은 5CFU/㎖를 넘지 아니하여야 하며, 먹는 샘물, 먹는 염지하수 및 먹는 해양심층수의 경우 병에 넣은 후 4℃를 유지한 상태에서 12시간 이내에 검사하여 저온일반세균은 100CFU/㎖, 중온일반세균은 20CFU/㎖를 넘지 아니할 것

② 총대장균군은 100㎖(샘물·먹는 샘물, 염지하수·먹는 염지하수 및 먹는 해양심층수의 경우 250㎖)에서 검출되지 아니할 것. 다만, 매월 또는 매분기 실시하는 총대장균군의 수질검사시료수가 20개 이상인 정수시설의 경우에는 검출된 시료수가 5%를 초과하지 아니할 것

③ 대장균·분원성대장균군은 100㎖에서 검출되지 아니할 것. 다만, 샘물·먹는 샘물, 염지하수·먹는 염지하수 및 먹는 해양심층수의 경우에는 적용하지 아니한다.

④ 분원성연쇄상구균·녹농균·살모넬라 및 쉬겔라는 250㎖에서 검출되지 아니할 것(샘물·먹는 샘물, 염지하수·먹는 염지하수 및 먹는 해양심층수의 경우에 한한다).

⑤ 아황산환원혐기성포자형성균은 50㎖에서 검출되지 아니할 것(샘물·먹는 샘물, 염지하수·먹는 염지하수 및 먹는 해양심층수의 경우에만 적용한다).

⑥ 여시니아균은 2ℓ에서 검출되지 아니할 것(먹는 물 공동시설의 물의 경우에만 적용한다).

(2) 건강상 유해 영향 무기질에 관한 기준(13종)

① 납은 0.01mg/L 넘지 아니할 것
② 불소는 1.5mg/L(샘물·먹는샘물 및 염지하수·먹는 염지하수의 경우에는 2.0mg/L) 넘지 아니할 것
③ 비소는 0.01mg/L(샘물·염지하수의 경우에는 0.05mg/L) 넘지 아니할 것
④ 셀레늄은 0.01mg/L(염지하수의 경우에는 0.05mg/L) 넘지 아니할 것
⑤ 수은은 0.001mg/L 넘지 아니할 것
⑥ 시안은 0.01mg/L 넘지 아니할 것
⑦ 크롬은 0.05mg/L 넘지 아니할 것
⑧ 암모니아성 질소는 0.5mg/L 넘지 아니할 것
⑨ 질산성 질소는 10mg/L 넘지 아니할 것
⑩ 카드뮴은 0.005mg/L 넘지 아니할 것
⑪ 보론은 1.0mg/L 넘지 아니할 것(염지하수의 경우에는 적용하지 아니한다)
⑫ 브롬산염은 0.01mg/L 넘지 아니할 것(먹는 샘물, 염지하수·먹는 염지하수, 먹는 해양심층수 및 오존으로 살균·소독 또는 세척 등을 하여 음용수로 이용하는 지하수만 적용한다)
⑬ 스트론튬은 4mg/L를 넘지 아니할 것(먹는 염지하수 및 먹는 해양심층수의 경우에만 적용한다)

(3) 건강상 유해영향 유기물질에 관한 기준(17종)

① 페놀은 0.005mg/L 넘지 아니할 것
② 다이아지논은 0.02mg/L 넘지 아니할 것
③ 파라티온은 0.06mg/L 넘지 아니할 것
④ 페니트로티온은 0.04mg/L 넘지 아니할 것
⑤ 카바릴은 0.07mg/L 넘지 아니할 것
⑥ 1.1.1-트리클로로에탄은 0.1mg/L 넘지 아니할 것
⑦ 테트라클로로에틸렌은 0.01mg/L 넘지 아니할 것
⑧ 트리클로로에틸렌은 0.03mg/L 넘지 아니할 것
⑨ 디클로로메탄은 0.02mg/L 넘지 아니할 것
⑩ 벤젠은 0.01mg/L 넘지 아니할 것
⑪ 톨루엔은 0.7mg/L 넘지 아니할 것

⑫ 에틸벤젠은 0.3mg/L 넘지 아니할 것
⑬ 크실렌은 0.5mg/L 넘지 아니할 것
⑭ 1.1-디클로로에틸렌은 0.03mg/L 넘지 아니할 것
⑮ 사염화탄소는 0.002mg/L 넘지 아니할 것
⑯ 1.2-디브로모-3-클로로프로판은 0.003mg/L를 넘지 아니할 것
⑰ 1,4-다이옥산은 0.05mg/L를 넘지 아니할 것

(4) 심미적 영향물질에 관한 기준(16종)

① 경도는 1,000mg/L(수돗물의 경우 300mg/L, 먹는 염지하수 및 먹는 해양심층수의 경우 1,200mg/L)를 넘지 아니할 것. 다만, 샘물 및 염지하수의 경우에는 그러하지 아니하다.
② 과망간산칼륨 소비량은 10mg/L 넘지 아니할 것
③ 냄새와 맛은 소독으로 인한 냄새와 맛 이외의 냄새와 맛이 있어서는 아니될 것. 다만 맛의 경우는 샘물, 염지하수, 먹는 샘물 및 먹는 물 공동시설의 물에는 적용하지 아니한다.
④ 동은 1mg/L 넘지 아니할 것
⑤ 색도는 5도를 넘지 아니할 것
⑥ 세제(음이온 계면활성제)는 0.5mg/L 넘지 아니할 것. 다만, 샘물·먹는 샘물, 염지하수·먹는 염지하수 및 먹는 해양심층수의 경우에는 검출되지 아니하여야 한다.
⑦ 수소이온 농도는 pH 5.8 이상 8.5 이하이어야 할 것. 다만 샘물, 먹는 샘물 및 먹는 물 공동시설의 물의 경우에는 pH 4.5 이상 pH 9.5 이하이어야 한다.
⑧ 아연은 3mg/L 넘지 아니할 것
⑨ 염소이온은 250mg/L 넘지 아니할 것(염지하수의 경우에는 적용하지 아니한다)
⑩ 증발잔류물은 수돗물의 경우에는 500mg/L, 먹는 염지하수 및 먹는 해양심층수의 경우에는 미네랄 등 무해성분을 제외한 증발잔류물이 500mg/L를 넘지 아니할 것
⑪ 철 및 망간은 각각 0.3mg/L 넘지 아니할 것. 다만, 샘물 및 염지하수의 경우에는 그러하지 아니하다.
⑫ 탁도는 1NTU를 넘지 아니할 것. 수돗물의 경우 탁도는 0.5NTU 이하이어야 한다.
⑬ 황산이온은 200mg/L 넘지 아니할 것. 다만 샘물, 먹는 샘물 및 먹는 물 공동시설의 물은 250mg/L을 넘지 아니하여야 하며, 염지하수의 경우에는 적용하지 아니한다.
⑭ 알루미늄은 0.2mg/L 넘지 아니할 것

(5) 소독제 및 소독부산물질에 관한 기준(샘물·먹는 샘물·염지하수·먹는 염지하수·먹는 해양심층수 및 먹는 물 공동시설의 물의 경우에는 적용 제외)

① 잔류염소(유리잔류염소를 말한다)는 4.0mg/L를 넘지 아니할 것
② 총트리할로메탄 및 클로로포름은 각각 0.1mg/L. 0.08mg/L를 넘지 아니할 것
③ 브로모디클로로메탄은 0.03mg/L를 넘지 아니할 것
④ 디브로모클로로메탄은 0.1mg/L를 넘지 아니할 것
⑤ 클로랄하이드레이트는 0.03mg/L를 넘지 아니할 것
⑥ 디브로모아세토니트릴은 0.1mg/L를 넘지 아니할 것
⑦ 디클로로아세토니트릴은 0.09mg/L를 넘지 아니할 것
⑧ 트리클로로아세토니트릴은 0.004mg/L를 넘지 아니할 것
⑨ 할로아세틱에시드(디클로로아세틱에시드, 트리클로로아세틱에시드 및 디브로모아세틱에시드의 합으로 한다)는 0.1mg/L를 넘지 아니할 것

(6) 수질검사

광역 상수도 및 지방 상수도의 경우에는 다음 기준에 의한 검사를 실시하여야 한다.
① 매일 1회 이상 : 냄새, 맛, 색도, 탁도, 수소이온 농도, 잔류염소(6개 항목)
② 매주 1회 이상 : 대장균군, 일반 세균, 암모니아성 질소, 질산성 질소, 과망간산칼륨, 증발잔류물(6개 항목)
③ 매월 1회 이상 : 수질기준 전항목

(7) 오염 상태의 의의

① 암모니아성 질소의 검출 : 유기질소화합물의 분해 과정은 단백질 → 아미노산 → 암모니아성 질소(NH_3-N) → 아질산성 질소(NO_2-N) → 질산성 질소(NO_3-N)의 5단계로 분해 과정을 거치므로, 암모니아성 질소의 검출은 유기물질에 오염된 지 얼마되지 않은 것을 의미하며, 또한 분변에 오염이 되었을 가능성이 있는 것을 뜻한다.
② 과망간산칼륨($KMnO_4$)의 과다 검출 : 과망간산칼륨은 수중의 유기물을 산화하는데 소비되어 지는데, 산화의 정도에 따라 과망간산칼륨이 소비됨으로써 그 소비량에 따라 수중의 유기물을 간접적으로 추정할 수 있다.
③ 대장균군 검출 : 대장균군은 일반적으로 그 자체가 직접 유해하지는 않으나 대장균의 검출은 다른 미생물이나 분변에 오염을 추측할 수 있으며, 자연계나 염소소독에도 저항성이 강하고, 검출 방법이 간단하고 정확하기 때문에 수질오염의 지

표로서 중요성이 있다. 우리 나라는 검수 10mL 5본이 전부 음성이어야 한다로 규정하고 있으나 일반적으로는 검수 100mL 당 대장균군수, 즉 최확수(MPN : most probable number)가 사용된다. 그리고 대장균지수(coli index)가 사용되는데, 이는 대장균을 검출한 최소 검수량의 역수(逆數)로 나타내는 것이다.

5) 상수처리

(1) 급수시설

① 수원(source of water)

수도수의 수원으로서는 산간계곡의 호소나 계곡수 또는 강물의 복류수가 좋은데, 그 특징은 다음과 같다.

· 천수(비, 눈) : 천수는 매진, 분진, 세균량이 많다.
· 지표수 : 하천수나 호소수를 말하는데 오염물이 많을 수 있다.
· 지하수 : 유기물, 미생물이 적고 탁도는 낮으나 경도가 높다.
· 복류수 : 하천 저부에서 취수하는 방법으로 지표수보다는 탁도가 낮다.

② 도수, 송수, 배수, 급수

· 도수 : 수원이 멀리 떨어져 있을 때, 물을 정수지까지 도수로에 의해 끌어오는 것을 말한다.
· 정수 : 정수장에서 물을 깨끗하게 하는 과정이며, 침전, 폭기, 여과, 소독의 순서로 실시한다.

> 침전(보통침전, 약품침전) → 폭기(CO_2, CH_4, H_2S 등과 O_2의 교환) → 여과(완속사 여과, 급속사 여과) → 소독(세균제거)

· 송수, 배수, 급수 : 정수장에서 송수로를 통해 배수지까지 끌어가고, 배수지에서 각 가정으로 송수, 배수 또는 급수한다. 배수는 공도하(公道下)의 상수도까지를 말하고, 각 가정 부담의 관으로 보내는 과정을 급수라고 한다.

(2) 물의 정수법

물의 정수작용은 자정작용에 의해서도 일어나지만 인공적인 정수법은 일반적으로 침전(Sedimentation), 여과(Filtration), 소독(Disinfection)의 순서로 실시한다. 그러나 수원의 종류와 목적에 따라 경수연화법, 생물제거법, 철제거법, 망간제거법 등의 특수 정수법에 의한 처리가 필요할 때도 있다.

	취수시설	도수시설	정수시설	송수시설	배·급수시설
지표수	취수탑 취수문 취수관	침사지, 도수관	착수정, 침전지, 여과지, 염소소독, 정수지	송수관로	배수시설, 급수시설

| 그림 21-3 | 지표수를 수원으로 한 상수도의 일반적 계통

① 침전(Sedimentation)

a. 보통침전법(Plain sedimentation)

완속사 여과지를 가진 정수장에서 이용되는 것으로 유속을 느리게 하거나 침전지 내에서 정지상태로 두면, 물보다 비중이 무거운 부유물은 전부 침전되어 색도, 탁도, 세균 등의 감소가 일어나도록 한 것이다.

b. 약품침전법(Chemical sedimentation)

급속사 여과지를 가진 정수장에서 사용되는 것으로 물에 응집제를 주입하여 부유물을 불용성 응집물인 flock를 형성하게 하여 침전효과를 높인다. 응집제로서는 황산반토, 염화제이철, 황산제일철, 황산제이철, 알루미늄산소다 등이 사용되며, 약품의 양은 보통 5~35ppm으로서 오니 제거장치가 있을 때는 4~5시간 처리하고 오니 제거장치가 없으면 6~9시간이 필요하다. 보통침전은 침전 시간이 많이 소요되는 반면에 약품침전은 시간이 짧으므로 대도시에서는 주로 약품침전이 이용된다.

② 여과(Filtration)

a. 완속사 여과법(Slow sand filtration)

· 완속사 여과지 : 여과지 제일 윗층에 모래(직경 : 0.25~0.3mm)를 60~90cm 깔고, 굵은 모래, 작은 자갈, 큰 자갈을 각각 10~15cm 두께로 깔며, 최하층에는 둥근 돌을 20~30cm 빈틈없이 깐다.

· 생물막(여과막) : 원수를 여과하면 부유물이 세사층 상부에 남게 되어 colloid 상의 막이 되는데, 이 막은 주로 생물이기 때문에 생물막(Vital layer)이라 하며, 세균, 조류, 부유물 등의 여과 작용을 하기 때문에 여과막(Dirt cover)이라고도 한다.

· 여과막의 제거 : 여과막이 너무 두터워져서 여과 속도가 떨어지면 1~2 cm의 사면을 대치하는 작업에 의하여 여과막을 제거하게 되는데, 계속적인 여과 작업을 위하여 여분의 여과지가 필요하다.

| 표 21-5 | 완속사 여과법과 급속사 여과법의 비교

구 분	완속사 여과법	급속사 여과법
침전법	보통침전법	약품침전법
생물막제거법	사면대치	역류세척
여과 속도	3m(6~7)/day	120m/day
1회 사용 일수	20~60일(1~2개월)	12시간~2일(1일)
탁도, 색도가 높을 때	불리하다	좋 다
이끼류가 발생되기 쉬운 장소	불리하다	좋 다
수면이 동결되기 쉬운 장소	불리하다	좋 다
면 적	광대한 면적이 피룡	좁은 면적도 가능
비 용	건설비가 많이 들고, 경상비는 적게 든다.	완속사 여과법과 반대
세균 제거율	98~99%	95~98%

b. 급속사 여과법(Rapid sand filtration)

· 급속여과지 : 완속여과지보다 큰 유효경 0.45~0.7mm의 모래를 사용하며 모래층의 두께는 60~70cm가 적당하다.

그리고 그 밑의 자갈층은 모래가 침입하지 않도록 상부에 세립자의 자갈을 깔고 하층으로 갈수록 큰 자갈 순으로 깔아준다. 급속여과지는 여과막이 빨리 두터워지므로 보통 1일 1회 역류 세척(Back washing)한다.

· 여과 속도 : 여과 속도로 적당한 것은 120~150m/L일로 완속여과의 40배 정도이다.

· 급속여과의 장점 : 수원의 탁도, 색도가 높거나, 수조류, 철분량 등이 많을 때 적당하며, 추운 지방이나 대도시에서 이용하기 적당하다.

③ 소독(Disinfection)

물의 소독은 일반적으로 침전지와 여과지를 거치는 동안 원수 중에서 세균이 95~99% 제거되지만 소독을 하여야만 한다.

물을 소독하는 방법은 ① 열처리법, ② 자외선소독법, ③ 오존소독법 등이 있지만, 상수 소독에는 ④ 염소소독(Chlorination)을 주로 하게 된다.

a. 염소소독(Chlorination)

염소는 살균효과가 좋고 잔류효과가 있으며, 조작이 간편하고 경제성이 있으므로 광범위하게 이용되고 있다. 염소계의 소독제로서는 염소, 이산화염소 및 표백분 등이 사용된다. 이중 상수도에서 가장 많이 사용되는 것은 액체염소(염소를 0℃, 4기압에서 액화시킨 것)이다.

음용수의 수질기준 등에 관한 규칙에서는 수도 또는 공동우물이나 간이급수 시설에 의해서 공급되는 음용수는 수도전이나 음용 직전의 유리잔류염소 농도를 0.2mg/L 이상 유지하도록 규정하고 있다. 그러나 병원미생물에 오염되었거나 오염될 우려가 있는 경우는 0.4mg/L(결합형 잔류염소는 0.8mg/L) 이상으로 규정하고 있다.

염소의 살균효과는 그 화학반응을 지배하는 요소인 농도, 반응 시간, 온도, pH 및 수량에 따라 좌우되는데, 온도, 반응 시간, 염소의 농도가 증가하면 살균효과는 증가한다. 그리고 염소는 수중에서 가수분해하여 염산과 차아염소산(HOCl)이 되고, 이때 생성된 HOCl과 OCl^-를 유리유효염소(Free available chlorine)라 하는데, 살균력을 지배하는 차아염소산은 pH 3~6에서 많고, pH 7 이상에서는 OCl^-가 많다.

b. 불연속점 염소처리(Break point chlorination)

염소가 유기물과 접촉하면 살균력이 소모되므로 계속적인 소독 기능을 위해서는 여분의 잔류염소가 필요하다. 송수, 배수, 급수 및 사용 과정에서 오염될 수 있는 미생물의 소독에 잔류염소가 작용하게 되는데, 불연속점 이상 주입되어 소독 작용을 하는 것을 불연속점 염소처리(Break point chlorination)라 한다. 또한 불연속점 이전까지의 소요염소량을 어떤 물에 있어서 그 물의 염소 요구량이라 한다.

순수한 물에 염소를 주입하면 〈그림 21-4〉에서 a직선과 같이 염소주입량에 정비례하여 증가한다. 그러나 물에 암모니아와 같은 것이 함유된 때는 곡선 b와 같이 증가한 잔류염소가 어느 점에서 하강하기 시작하여 잔류염소가 0에 가깝게 내려갔다가 다시 증가하는데 이 곡선 중에서 결합형 잔류염소의 최하강점을 불연속점(不連續點, Break point)이라고 한다.

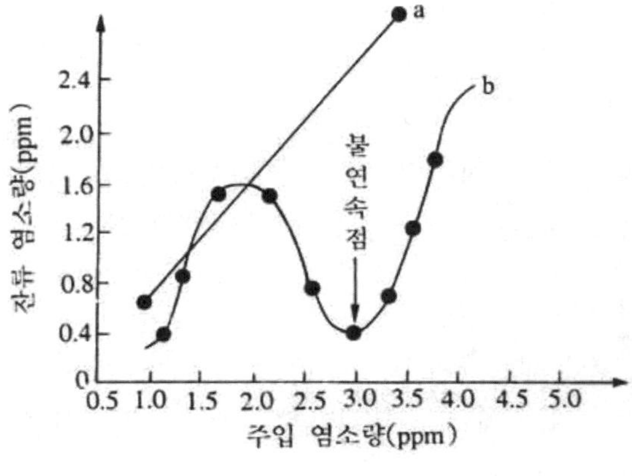

| 그림 21-4 | 잔류염소곡선

c. 잔류염소(residual chlorine)

잔류염소는 염소를 주입하였을 때에 염소요구량에 의해 소모되고 남아 있는 염소를 말하는 것으로, 결합형과 유리형의 두 가지가 있다. 결합형 잔류염소(Combined residual chlorine)는 수중에 있는 암모니아가 염소나 차아염소산과 반응하여 chloramine을 생성하는 것을 말하며, 그 화학반응식은 다음과 같다.

$NH_3 + HOCl \rightarrow NH_2Cl + H_2O$ monochloramine : pH 8.5 이상
$NH_2Cl + HOCl \rightarrow NHCl_2 + H_2O$ dichloramine : pH 8.5~4.5
$NHCl_2 + HOCl \rightarrow NCl_3 + H_2O$ trichloramine : pH 4.5 이하

이때 생성된 NH_2Cl과 $NHCl_2$는 살균력이 높으며 염소살균소독에 영향을 미친다. 한편, 유리 상태인 차아염소산(HOCl)이나 염소, OCl을 유리잔류염소(Free residual chlorine)라 한다. 유리잔류염소는 결합잔류염소에 비해 소독력이 강하므로 유리잔류염소는 0.2mg/L로 가능하지만 결합잔류염소의 경우에는 0.4mg/L 정도가 필요하다. 상수의 유리잔류염소의 규정은 수도전에서 0.2mg/L 이상을 유지하도록 되어 있으며, 병원미생물에 오염되었거나 오염될 우려가 있을 때에는 0.4mg/L(결합형은 0.8mg/L) 이상을 유지하도록 규정하고 있다.

d. 부활현상(After growth)

염소에 소독된 물은 세균이 0 또는 0에 가깝도록 감소되는 것이 당연하지만 어떤 경우는 염소처리 얼마 후에 세균이 평상시보다도 증가하는 경우가 있는데, 이런 현상을 부활현상이라 한다. 부활현상이 일어나는 기전은

· 염소소독으로 수중의 식균 생물이 전부 사멸되면, 잔존된 세균이 급증한다.
· 염소소독으로 조류(藻類)가 사멸되면, 잔존하던 세균이 조류를 영양원으로 하여 급증한다,
· 염소성분이 소실되면 아포 형성균이 발아 증식한다.

④ 특수정수법

a. 경수연화법(Softening of hard water)

경도의 원인이 되는 칼슘, 마그네슘, 철, 망간, 동 등의 이온으로 $Ca(HCO_3)_2$, $Mg(HCO_3)_2$, $CaSO_4$, $MgSO_4$와 같은 Ca, Mg의 탄산염, 황산염의 형태로서 많이 함유하는데 이런 물을 경수라고 한다, 경수는 비누거품이 생기지 않는 것이 특징인데, 끓여서 연화되는 물을 일시경수, 끓여도 연화되지 않는 물을 영구경수라 한다.

· 일시경수 : $Ca(HCO_3)_2$을 함유하는 물을 끓이면 물에 불용성인 $CaCO_3$, $Mg(OH)_2$가 생겨 침전되므로 물은 부드럽게 되는데, 이를 일시경수(Temporary hard water)라고 한다. 그러나 이러한 일시경수는 boiler stone이 만들어지므로 보일러 용수로서는 부적당하다.

· 영구경수 : $CaSO_3$, $MgSO_3$ 등의 황산염은 끓여도 불변하기 때문에 영구경수(Permanent hard water)라 하는데, 경수의 연화는 경도의 원인이 되는 이온을 제거하는 것으로 석회소오다법과 제올라이트(zeolite)법이 이용된다.

b. 조류제거법(Algae control)

수중의 동물성 생물은 물의 정수 과정에서 큰 문제가 없으나, 조류 등 식물성 생물이 많이 발생하면, 여과막이 막히므로 수원지에서 미리 제거할 필요가 있다. 조류 제거에는 황산동($CuSO_3 \cdot 5H_2O$)이나 염소(Cl_2)가 이용된다.

허용농도는 조류 발생량이나 조류의 종류에 따라서 다를 수 있는데 0.6~1.2mg/L이 적당하다.

c. 철 및 망간제거법

수중에 철이나 망간이 0.3mg/L을 넘으면 세탁, 음료, 식품의 요리 등에 부적당하므로 제거 후에 이용해야 한다. 철분 함유수는 세탁시 옷에 물이 들며, 음료수로서 맛이 나쁘고, 공업용수로서도 부적당하다. 철분은 침전, 여과로서도 제거되지만 폭기(Aeration)를 하면, 용해성 철분은 수산화제이철이 되어 응괴를 형성, 침전되며, 여과에 의해서도 제거된다. 폭기는 공기 접촉면을 많게 하는 것으로 분출, 살포, 사면으로 얕게 흘러가게 하는 방법 등이 있다.

망간의 제거도 철의 경우와 마찬가지로 폭기법이 이용되지만 효과가 철분의 경우만큼 높지 않으므로 과망간산칼륨의 주입에 의한 산화법, 망간 zeolite법, 양이온 교환수지에 의한 교환처리법 등이 사용될 수 있다.

d. 불소주입(Fluoridation)

불소가 없는 물의 장기적 음용은 우식치가 될 수 있는데, 치아형성기의 어린이에게 불화물을 함유한 상수를 공급한 경우 우식치가 60~65%나 감소했다는 보고가 있다. 그러나 과량의 불소 함유수를 장기간 음용하면 반상치의 원인이 될 수 있다. 우식치는 상아질의 손상에 의한 치아의 파괴현상이며, 반상치란 처음에 치아에 백반이 생기고 차츰 크고 추한 다갈색 또는 흑색 반점이 법랑질을 침식하는 현상이다.

(3) 수영장 및 공중목욕탕

수영장은 다수인이 사용하기 때문에 각종 수인성 감염병, 안과 질환, 이비인후과 질환, 피부병 등의 질병원이 될 수 있음으로 위험도가 크다고 할 수 있다.

① 자연수영장

자연수영장의 오염원은 분뇨의 해양 및 강물투기, 도시하수, 공장오폐수, 업소로부터의 오염, 가축 분뇨 등을 들 수 있으며, 사람들의 과밀 수영에 의한 오염도 문제가 될 수 있다. 자연수영장의 등급은 100cc당 대장균수(MPN)로 정하는데(A급 : 50 이하, B급 : 51~100, C급 : 501~1,000, D급 : 1,000 이상) D급은 수영장으로 부적합하며, 일반 세균수는 200/mL이상이면 부적합하다.

② 인공수영장

· 입영자의 관리로서 결핵, 피부병, 안질환, 이비인후과 질환, 방광염 등의 환자는 입욕을 제한하여야 하며, 입욕자 자신의 건강을 위하여 당뇨병, 심장병, 뇌빈혈 등의 환자는 입욕을 금하도록 관리해야 한다.

· 수영복은 깨끗한 것을 착용하도록 하여야 하며, 입욕 한계 인원은 1인/2.5m^2 이하로 하는 것이 좋다.

· 수영장 주변의 환경관리를 철저히 하여야 하며, 해충 서식처를 제거하고 늘 청결을 유지할 수 있도록 하여야 한다.

· 수영장 관리 시설로서는 세면장, 샤워장, 통과식 소독조, 탈의실, 보건실, 화장실 등의 설비가 완비되어야 한다.

· 잔류염소는 0.4mg/L이 유지되도록 소독하며, 냄새를 발생하는 조류가 번식할 때는 잔류염소 10mg/L으로 10~20시간 처리 후 환수하여야 하며, 수온은 22℃, pH 5.8~8.6, 탁도 5도 이하, 일반세균수 검수 10본 1mL/당 200이상 검출된 것이 15% 이내, 대장균 10mL 5본 중 음성이 3개이상을 유지하도록 한다.

③ 공중목욕탕 위생관리

공중목욕탕의 위생관리는 입욕 인원의 증가에 따라 탁도, 과망간산칼륨 소비량, 대장균 등이 증가하며, 탈의실의 불결로 인한 질병의 전파도 발생할 수 있다. 물의 소독은 표백분 간헐 투입보다는 적정 잔류염소의 연속주입법이 바람직하다. 공중목욕탕은 다수인이 한정된 수조를 이용함으로써 오염이 되기 쉽고, 성병, 피부병, 트리코모나스 등이 전염되기 쉬우며, 대장균이나 일반 세균도 전염될 수 있다.

· 목욕탕 원수의 수질기준은 ㉮ 온도 42℃, ㉯ 탁도 2도, ㉰ 과망간산칼륨 소비량 10mg/L ㉱ 대장균 50mL가 음성일 것 등이 기준이다.

· 욕조수의 수질기준은 ㉮ 온도 42℃, ㉯ 탁도 2도, ㉰ 과망간산칼륨 소비량 25mg/L, ㉱ 대장균 1개/50mL을 초과해서는 안된다. 온천은 지하에서 솟아나는 온수, 광천수 등을 이용하는 것으로 일반적으로 34~42℃이며, 고온 온천은 42℃ 이상이다.

6) 하수처리

(1) 하수와 보건

하수(Sewage)라 함은 우수(雨水)와 우리들의 생활환경에서 배출되는 오수(汚水)를 총칭하는 것이며 가정하수, 산업폐수, 우수, 지하수 등으로 이루어지는데, 이중 보건학상 특히 주의를 요하는 것은 가정하수와 산업폐수이다. 가정하수는 감염병과 수질의 오염으로, 산업폐수는 주로 수질오염 면에서 매우 중요한 것이다.

공장폐수, 분뇨 등을 자체 처리나 공공 처리 등을 거치지 않고 방류하면 하수는 심한 오탁으로 가스발생, 악취발생, 세균의 번식, 해충 및 쥐의 서식 등 여러 가지 보건위생적 문제를 야기시킬 수 있으며, 하천수, 해수의 오염으로 어류의 서식을 어렵게 하여 수산업 등의 경제적 손실의 원인이 되기도 한다.

하수도에는 오수 및 천수 등 모든 하수를 운반하는 것을 합류식(Combined system)이라 하고 하수 중 천수를 별도로 운반하도록 되어 있는 것을 분류식(Separate system)이라 하며, 천수와 사용수의 일부를 함께 운반하는 것을 혼합식(Mixed system)이라 한다.

합류식 하수도의 장점은 ① 건설비가 적게 들며, ② 빗물에 의해 하수관이 자연히 청소되고, ③ 하수관이 크기 때문에 수리, 점검, 청소하는데 간단하며, ④ 빗물에 의해 하수가 희석되므로 하수처리가 용이하다.

그러나, 합류식의 단점은 ① 건기가 계속되면 빗물이 적기 때문에 하수관에 침전물이 부패되어 악취를 생성하며, ② 빗물이 너무 많을 때는 하수처리 능력보다 하수량이 많아 하수가 역류하게 되므로 환경오염 및 악취발생 등 보건위생상의 문제가 있으며, ③ 천수를 별도로 이용할 수 없다.

- 하수처리
  - 예비처리
    - sceening
    - 침사법
    - 침전법 : 보통침전, 약물침전
  - 본처리
    - 혐기성 처리 : 부패조, Imhoff tank
    - 호기성 처리 : 활성오니법, 살수여과법 등
  - 오니처리 : 건조법, 소화법, 소각법, 퇴비법 등

| 그림 21-5 | 하수처리 과정

(2) 하수처리

우리나라에 하수처리 시설보유 도시는 1996년 현재 전국 63개시이고 하수처리시설 총수는 79개소이며, 전국 평균 하수처리율은 평균 52.8%이다.

하수처리 과정은 예비처리, 본처리, 오니처리의 순서로 이루어진다.

① 예비처리(Pre-treatment)

하수의 예비처리는 제진망이나 침사지에서 부유물과 모래를 제거하게 되는데, 본격적인 예비처리는 침전지에서 보통침전이나 약품침전에 의해서 예비처리가 이루어진다.

② 본처리(Main-treatment)

본처리는 호기성 미생물을 이용한 호기성 분해처리와 혐기성 미생물을 이용한 혐기성 분해처리의 방법이 있다. 이들은 모두 미생물을 이용해서 유기물을 분해처리 하는 방법이기 때문에 생물학적 처리라고도 한다.

a. 호기성 분해처리(Aerobic treatment)

호기성균이나 통성 혐기성균은 공기 또는 물로부터 산소를 흡수하여 호기성 분해를 하는데, 대개 호기성 분해의 초기에는 먼저 혐기성 분해로 쉽게 분해 가능한 물질이 분해된 다음에 활동적인 미생물의 호흡으로 이산화탄소가 더욱 형성되며, 직접 산화가 일어나고 아질산염, 질소, 황이 생겼다가 후에 질산염과 황산염으로 산화된다. 호기성 처리는 생물산화법이라고도 하며, 여과법과 활성오니법, 산화지법, 관개법 등이 있다.

· 살수여상법(Trickling filter process)

하수의 호기성 처리법 중 여과법은 폭기여상법, 접촉여상법 및 살수여상법의 3가지로 구분할 수 있으며, 가장 많이 이용되고 있는 것은 살수여상법이다.

살수여상법은 접촉여상법이 진보된 방법이라고 할 수 있는데, 큰 돌을 겹쳐서 여과조로 하되, 여기에 사용되는 돌은 2.5~10cm 크기로 하고, 돌층의 두께는 1.8~3m로 하는 것이 좋다. 여기에 하수를 살포하면 돌에 증식되는 미생물과 더불어 생물막을 형성하게 하는데, 표면의 미생물은 호기적 활동을 하며, 막의 저부에서는 산소의 공급이 단절되므로 혐기성 미생물의 증식에 의한 혐기성 작용이 진행되므로 살수여상법은 통성 혐기성 처리라 할 수 있다.

· 활성오니법(Activated sludge process)

살수여상법과 함께 하수처리의 2대 방법이라고 할 수 있는 가장 현대적인 처리 방법인데, 활성오니법은 도시의 하수처리법으로 이용되고 있는 방법으로 1912년 영국에서 시작하였으며, 호기성균이 풍부한 활성오니를 하수량의 20~30%를 넣어 충분한 산소를 공급하여 하수 중의 유기물을 호기성균의 산화 작용으로 산화시켜 상층에 안정 하수를 얻는 진보된 방법이다.

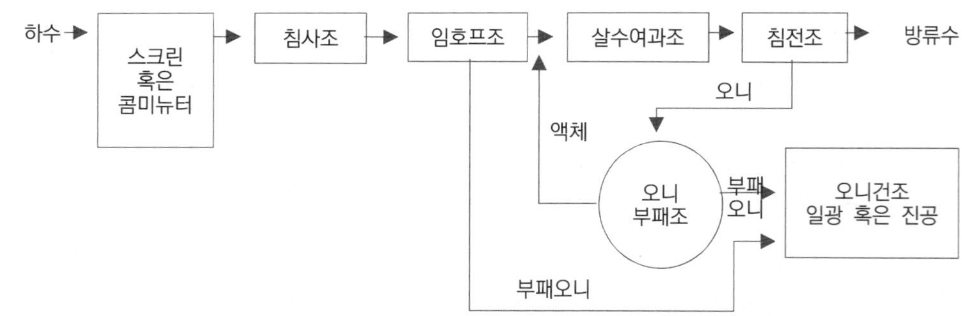

| 그림 21-6 | 살수여과지

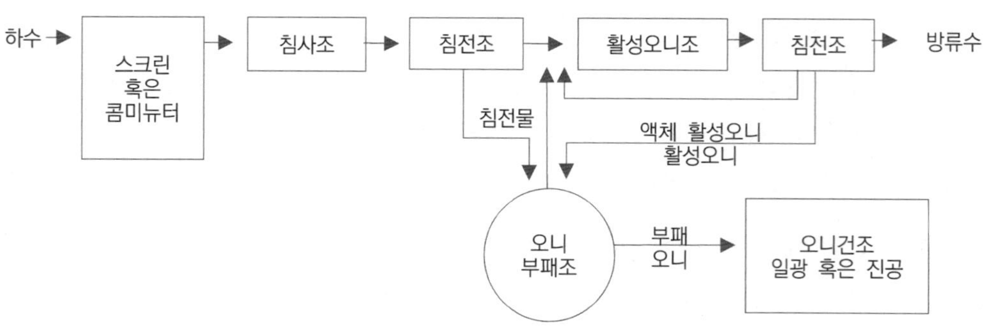

| 그림 21-7 | 활성오니에 의한 하수처리

활성오니법과 살수여상법을 비교하면 활성오니법은 살수여상법에 비하여 경제적이며, 처리면적이 적어도 가능하나, 고도로 숙련된 기술을 필요로 하는 방법으로 근래 도시하수의 처리에 가장 많이 이용되고 있다. 반면에 살수여상법은 주로 산업폐수처리나 분뇨의 소화처리 후 탈리액(脫離液)의 처리에 이용되는 방법으로 수량이 갑자기 바뀌어도 조치가 가능한 장점이 있으나, 여름철에 위생 해충의 발생 및 악취가 심하며 높은 수압이 필요하다.

· 산화지법(Oxydation pond)

안정지(Stabilization pond)라고도 하며 하수를 장시간 연못이나 웅덩이에 저장하는 동안에 정화를 하여 부패를 막는 것이다. 이 변화는 호기성 세균에 의해서 이루어지는 것이며, 호기성 세균은 수중에 용해한 산소나 수중의 조류(Algae)의 작용에 의해서 생긴 산소를 이용한다. 호기성균에 의하여 유기물이 분해되고, 조류는 영양을 취해서 증식하며 광합성 작용으로 산소를 방출하여 세균의 분해를 돕는다.

b. 혐기성 분해처리(Anaerobic treatment)

무산소 상태에서 혐기성균이 증식함으로써 탄소계 물질을 분해하여 이산화탄소, 메탄, 유기산을 생성하고, 단백질 등 질소계 물질을 분해하여 아미노산 등을 생성하며, 황화물을 분해하여 황화수소 등의 화합물을 만드는 과정을 말한다.

· 부패조(Septic tank)

부패조는 단순한 탱크로서, 하수의 부유물인 부사(浮渣)를 형성, 무산소 상태로 만들어 혐기성균의 분해 작용을 촉진시킴으로써 처리하는 방법인데, 부사를 뚫고 올라온 가스로 악취가 나는 것이 결점이다.

· 임호프조(Imhoff tank, Two-story tank)

1907년 칼 임호프(Karl Imhoff)가 고안한 것으로, 부패조의 결점을 보완하여 침전실과 오니 소화실로 나누어 처리되도록 한 것인데, 가스 출구에서는 검은 거품이 생기고 불쾌한 냄새가 난다.

· 오니처리(Sludge disposal)

오니처리는 하수처리 과정 중 오니의 종류에 따라서 처리 방법에 차이가 있을 수 있으나, 일반적으로 육상투기, 해양투기, 소각처리, 사상건조법, 소화법 등이 있다.

사상건조법이란, 오니를 모래 위에 말려서 이용하는 방법으로 비료 등으로 이용하고 있으며, 소화법이란, 소화탱크에 오니를 넣어서 혐기성 부패를 일으키게 하여 유기물을 분해 안정화시키고 병원미생물을 사멸시키는 방법으로서 충분히 소화된 오니는 사상건조법과 마찬가지로 비료화 할 수 있으며, 나머지는 해양이나 육상투기를 할 수 있어서 소화법은 가장 진보된 오니처리 방법이라고 할 수 있다.

(3) 하수오염 측정

수질오염의 지표는 수질오염의 물리적, 화학적, 생물학적 모든 요인을 조사하여 종합적으로 판단하는데 사용하며, 일반적인 항목으로는 수소이온농도(pH), 용존산소량(DO), 생물화학적 산소 요구량(BOD), 화학적 산소 요구량(COD), 부유물질(SS), 질소화합물, 경도, 대장균군수 등이 있으며, 특수 항목으로는 페놀(phenol), n-핵산 추출물질, 망간, 철, 구리, 아연과 유해물질로서 수은(총수은, 알킬수은), 카드뮴, 시안, 납, 비소, 크롬, 유기인, PCB 등이 있다.

① 용존산소량(dissolved oxygen ; DO)

하수 중에 용존된 산소량으로 오염도를 측정하는 방법으로, 용존산소의 부족은 오염도가 높음을 의미한다. 용존산소가 부족하면 혐기성 부패에 의하여 메탄가스가 발생하고 악취가 나는데, 그 정도는 용존산소나 생화학적 산소요구량의 차이에 따라 달라진다.

따라서, DO가 많고 적음은 물의 오염 상태의 정도를 말해 주는데, 수중의 DO가 5ppm 이하가 되면 어류가 생존할 수 없는 오염 상태라고 할 수 있기 때문에 환경보존법의 생활환경기준에서 수산용수는 5ppm 이상으로 규정하고 있으나 담수의 경우 6.5ppm 이상, 해수의 경우 5ppm이 되도록 하여야 한다.

② 생물화학적 산소요구량(Biochemical oxygen demand ; BOD)

생물화학적 산소요구량이란, 물속의 유기물질이 호기성 상태에서 미생물에 의해 분해되어 안정화되는데 소비하는 산소량을 말하며, 보통 20℃에서 5일간 BOD를 mg/l(ppm)으로 측정한다.

BOD치가 높다는 것은 분해가능 한 유기물질이 많이 함유되어 있다는 것을 의미하며 이는 하수의 오염도가 높다는 것을 의미한다. 방류하수의 기준에서 가정하수는 20ppm이하이며, 폐수는 30ppm이하이다.

③ 화학적 산소 요구량(Chemical oxygen demand ; COD)

화학적 산소 요구량이란, 물속의 피산화성 물질인 유기물질이 산화제에 의해 산화될 때에 소비되는 산소량을 mg/L(ppm) 단위로 나타낸 것으로, 화학적 산소 소비량이라고도 한다.

④ **수소이온농도(pH)**

물의 수소이온농도란 수중에 존재하는 수소이온량을 나타내는 지수로서 수중에서 일어나는 모든 화학 및 생화학 변화에 대한 지배적인 인자이며, 수질 분석에 있어서도 여러 가지 화학반응의 중요한 제약인자이다.

⑤ **부유물질(Suspended solids : SS)**

부유물질이란 불용해성 물질과 미소물질을 측정한 것으로 여과나 원심분리에 의해 분리되는 0.1μm 이상의 입자를 말하며, 현탁물질이라고 한다.

6. 분뇨 및 폐기물 처리

1) 분뇨와 보건

과거에는 우리나라에서도 분뇨를 직접 농작물에 비료로 사용하기도 하였다. 분뇨 내의 기생충란 특히, 회충란은 외계에 나와서도 저항성이 강하여 농작물이나 토양에서 생존하여 인체에 경구감염되며, 구충란은 외계에서 부화하여 감염성의 자충이 되어, 물과 야채에 부착하거나 손을 통하여 경구적 또는 경피적으로 인체에 감염된다. 분변오염으로 전염이 가능한 감염병에는 장티푸스, 세균성 이질, 콜레라 등의 세균성 질환과 회충, 십이지장충, 구충, 편충, 요충, 촌충, 흡충류 등의 기생충 질환이 있다. 분뇨는 소화기계 감염병 및 기생충 질환의 전염원이 되기 때문에 위생적으로 처리되어야 한다. 분뇨의 위생적인 처리는 수세식 변소에서 배출되는 것을 분뇨정화조를 거쳐 처리하는 방법과 변소의 분뇨를 흡취하여 분뇨처리장으로 운반하여 처리하는 방법이 있다.

2) 분뇨처리

분뇨의 종말처리는 변소의 종류, 생활양식, 도시와 농촌에 따라서 다소 다른데 한국은 1994년 현재 수세식 변소로 배출되어 정화조를 거쳐 하수종말처리장에서 처리되는 분뇨가 33.4%이고, 수집 처리되는 것이 46.6%이며, 기타는 부패조 또는 해양투기 처리되고 있다.

분뇨처리 방법으로는 ① 직접 경작지에 운반하여 비료화 하는 방법, ② 분뇨저류장에 저류시킨 후 비료화 하는 방법, ③ 해양투기법, ④ 분뇨소화처리법, ⑤ 화학적 처리법, ⑥ 정화조를 이용한 수조변소, ⑦ 수세식처리법(하수처리장에서의 처리법), ⑧ 습식산화법 등이 있다.

3) 폐기물 처리

쓰레기는 인구의 도시 집중화, 경제의 고도성장에 따른 대량 소비화, 1회용 상품의 증가 및 생활수준의 향상에 따라 그 발생량이 증가하고 있다. 이러한 쓰레기의 양적인 증가와 질적인 변화는 쓰레기 처리에 상당한 어려움을 초래하고 있으며, 이를 적절히 처리하여 환경을 개선, 보호하고 국민건강을 향상시키는 방법을 모색하는 것이 모든 국가 및 도시에서 중요한 과제로 되어 있다.

우리나라의 폐기물관리법에는 폐기물을 일반폐기물과 산업폐기물로 나누고 있으며, 일반폐기물이란, "사람의 일상생활에 수반하여 발생하는 쓰레기, 분뇨 등 산업폐기물 이외의 폐기물을 말한다"라고 정의하고 있다. 따라서 쓰레기는 일상 생활에 수반하여 발생하는 분뇨 이외의 생활폐기물이라 할 수 있다.

(1) 쓰레기(진개:塵芥)의 분류

① 쓰레기의 출처에 따른 분류

① 주개(garbage) : 부엌에서 나오는 동식물성 유기물
② 잡개(rubbish) : 잡개는 가연성 및 불연성 진개로 구분되며, 주개와 잡개가 혼입된 것은 혼합 진개라고 한다.
③ 재(ash)
④ 가로 진개(street refuse)
⑤ 공장 진개(industrial refuse)
⑥ 시장 진개(market refuse)
⑦ 동물 사체(dead animals)

② 소각 가능성에 따른 분류

① 가연성 진개(combustible refuse)
② 불연성 진개(non-combustible refuse)

③ 생활쓰레기의 품목별 분류

① 주개(제 1류) : 동물성 및 식물성 주개
② 가연성 진개(제 2류) : 종이, 나무, 풀, 직물류, 고무류, 피혁류 등
③ 불연성 진개(제 3류) : 금속, 도자기, 석기, 초자, 토사류 등
④ 재활용성 진개(제 4류) : 병류, 종이류, 플라스틱류 등

(2) 폐기물 처리방법

생활폐기물의 처리방법에는 투기, 소각, 매립, 위생적 매립, 퇴비화, 동물 사료 및 재사용하는 방법 등이 있다. 미국은 주로 매립처리를 하고 유럽은 주로 소각처리를 하는데, 우리나라는 1994년 현재 매립 81.2%, 재활용 15.3%, 소각 3.5%로서 주로 매립에 의존하고 있으며, 생활폐기물의 처리는 시장, 군수, 구청장 등 지방자치단체장이 책임지고, 산업폐기물의 처리는 배출자가 스스로 책임을 지도록 규정하고 있다. 그러나 매립지 개발의 한계점에 와있기 때문에 쓰레기 발생 감량노력과 재활용비율의 증대 및 소각처리의 비율을 증대시켜야 한다. 서울시는 매일 14,000톤 정도의 폐기물이 발생되는데, 현재 매립법 의존율이 70.2%이지만 2015년에는 28.0%로 감소시키고 소각법은 0.5%를 30.0%로 증대시키고 재활용 비율은 29.3%를 48.0%까지 향상시킬 계획에 있다.

① 소각법(Incineration)

소각처리법은 감량비가 크고 잔사가 안정화되기 때문에 각종 가연성 쓰레기가 많은 도시 쓰레기 처리의 가장 이상적인 방법이라고 볼 수 있다.

a. 소각처리의 장점 : 도시 쓰레기의 가장 이상적인 방법이라고 볼 수 있다.

① 설치 소요면적이 적다.
② 시의 중심부에 설치할 수 있으며 운송비를 줄일 수 있다.
③ 잔유물이 적고 매립에 적합하다.
④ 기후 및 기상에 영향을 받지 않는다.
⑤ 위생적으로 처리된다.
⑥ 폐열을 이용할 수 있다.

b. 소각처리의 단점 : 널리 이용되지 못하는 이유

① 건설비가 많이 든다.
② 숙련공이 필요하다.
③ 대기오염의 우려가 있으며 방지 시설을 하여야 한다.
④ 소각 시설 건설부지의 취득에 어려움이 있다.
⑤ 소각시 일정온도가 유지되지 못해 불완전 연소가 되면, 일산화탄소(CO)가 심하게 발생하고 악취가 발생하게 되며, 특히 인류가 만든 가장 맹독성 물질이라고 하는 다이옥신(Tetrachloro-dibenzo-p-dioxin)을 발생하여 내분비계 교란물질로 작용한다는데 큰 문제가 있다.

환경호르몬

환경호르몬이란 인축의 내분비 호르몬과 유사한 작용을 하거나 내분비 교란작용을 하는 물질을 총칭한다. 미국 환경보호부(EPA)에서는 이 물질을 "항상성 유지와 발달 과정의 조절을 담당하는 체내의 자연 호르몬의 생산, 방출, 이동, 대사, 결합, 작용 혹은 배설을 간섭하는 체외물질"로 정의하고 있다.

야생동물의 경우는 생식기능이상, 수컷의 암컷화, 정자수의 감소, 부화능력 저하 등이 알려져 있으며, 사람의 경우는 생식능력저하, 정자수의 감소, 생식기관의 기형화, 성장장애, 암의 유발 등이 알려져 있다.

내분비계 교란작용 물질(endocrine disruptors)로는 합성세제, 도료, 플라스틱 가성소제, 음료수캔, 코팅 물질 등이 있고 산업화학물질로는 농약, 의약품 등이 있다. 특히 DDT, dieldrin, bisphenol A, dioxin, PCBs 등의 각종 유독성 화학물질은 상수원이나 토양에 잔류해 있다가 자연의 먹이사슬을 통하여 인간에게 섭취되거나 우유나 모유를 통해서 자손에 영향을 미칠 수 있다.

② 위생적 매립법(Sanitary landfill)

위생적 매립법이란, 저지대에 쓰레기를 버린 후 복토를 하는 방법으로, 매립 진개는 불연성 진개나 잡개가 적당하며, 주개만 매립한다면 악취의 발생이나 쥐의 서식, 파리 등 해충의 발생이 없도록 매립되어야 한다.

a. 매립방법

폐기물을 버린 후 복토를 하는 방법으로 면매립법(Area-fill method : 저지매립법), 구매립법(Tranch method), 경사매립법(Area-ramp method)이 있다.

어느 매립법이든지 매립경사는 30℃의 경사가 좋고, 매립 직후에는 반드시 흙 등으로 15~20cm 이상의 복토를 실시하며, 최종 복토는 0.6~1m(폐기물관리법 규정은 50cm 이상) 두께로 복토한다.

b. 매립시 주의사항

인가와 떨어져 있는 장소이어야 하며, 저지대, 산골짜기 등이 적당하다. 특히, 수질오염이나 화재의 발생이 없도록 하여야 하고, 악취발생으로 쥐나 위생해충의 서식이 없도록 복토 등 완벽한 처리를 하여야 한다.

c. 매립지의 이용

도로, 운동장 또는 농장 등으로 사용하는 것이 바람직하며, 주택으로 사용할 경우 복토 후 10년 이상 경과한 후에 이용하여야 하는데, 주택지로는 쥐나 해충의 서식 및 지반이 약하므로 적당하지 않다.

③ 퇴비법(비료화법)

농촌이나 농촌 주변의 도시에서는 4~5개월 발효시켜서 퇴비로 이용하고 있는데, 최근 고속퇴비화 시설이 설비되어 2~3일이면 좋은 비료를 얻게 되었다. 특히 발효과정에서는 60~70℃의 발열이 생겨서 병원미생물이나 기생충을 사멸시킬 수도 있다.

④ 재활용법

폐기물의 재활용은 폐기물의 양을 감소시킴으로써 처리비용을 절감시키고 한정된 천연자원을 절약하며, 환경악화를 방지하는 등 장점이 많으므로 이를 확대 발전시켜야 한다.

7. 주택보건

1) 주택의 보건학적 조건

주택이 갖추어야 될 보건학적 조건은 인간의 일상 생활 중 제일 많이 접하는 공간으로서 인간의 신체적·정신적 건강을 유지·증진시킬 수 있는 중요한 인위적 환경요인이 되어야 하며, 쾌적하고 편안한 주거환경을 위해서는 주택이 갖추어야 할 기본적 조건이 충분히 구비되어야 한다.

① 주택이란, 외부 기후를 인위적으로 조절하여 냉·온·건·습·풍(冷·溫·乾·濕·風)에 대처할 수 있어야 한다.
② 질병발생이나 사고발생의 요인이 없어야 한다.
③ 안전과 보안 및 재해를 방지할 수 있어야 한다.
④ 생리적으로 적합하고, 심리적으로 안정감을 느낄 수 있어야 한다.
⑤ 일상 생활을 편리하게 하며, 건강하고 즐거운 생활을 영위할 수 있어야 한다.
⑥ 경제적이고 능률적인 생활을 할 수 있어야 한다.

2) 보건학적 구비조건

(1) 대지

① 환경

주택을 건립할 대지의 주변 환경은 공해발생의 공장이 인근에 없어야 하고, 한적하며 교통이 편리하여야 한다.

② 지형

주택을 남향 또는 동남향이나 동서향 10°이내로 건축할 수 있는 대지이어야 하며, 지나치게 저지대나 고지대가 아니고, 언덕의 중복에 위치한 대지이어야 한다.

③ 지질

토양은 건조하고, 물의 침투성이 크며, 쓰레기 등 유기물의 매립지가 아닌 지질이어야 한다.

④ 지하수위

지하수위는 지표로부터 1.5m 이상 3m 정도이고, 좋은 지하수를 얻을 수 있는 곳이어야 한다.

(2) 구조

주택의 구조는 그 지방의 기후, 생활습관 등에 따라 달라질 수 있으나 기후에 적응하고, 편리하며, 경제적이고, 위생적이며, 환기나 조명 등이 고려되어야 한다.

지붕은 방서·방한·방수·방음이 잘되어야 하고 방열의 목적으로 천정과 지붕의 공간을 넓게 하여야 한다. 벽은 방서·방한·방화·방음이 잘되어야 하며, 천정은 일반적으로 2.1m 정도가 적당하다. 마루는 통기를 고려하여 지면으로부터 45cm 정도의 간격을 두는 것이 필요하다.

방의 배치는 거실·침실 및 어린이방은 남쪽으로 하고, 잘 쓰지 않는 방이나 화장실·부엌·목욕탕 등은 북쪽으로 한다.

3) 채광 및 조명

(1) 자연조명(Natural illumination)

자연조명은 직사광선 및 대기 중의 수증기, 먼지 등의 입자에 직사광선이 확산, 반사 또는 투과하여 생기는 천공광에 의한 조명을 말한다. 일광은 신체의 모든 세포를 자극하여 피부를 튼튼하게 하고, 각 장기의 기능을 증진시켜 식욕을 촉진하며, 정신적으로 상쾌감을 느끼게 한다.

주택의 자연조명을 위한 조건

① 창의 방향 : 거실은 남향이 좋으며, 조명의 평등을 요하는 작업실은 동북 또는 북향이 좋다. 주택의 일조량은 하루에 최소 4시간 이상이어야 하는데, 남향창은 여름에 일조량이 최저가 되고, 겨울에는 방 안쪽까지 입사되어 최대가 되며, 봄과 가을에는 중간 정도가 된다.

② 창의 면적 : 거실 면적의 1/7~1/5이 적당하며, 같은 면적에서는 창이 세로로 긴 것이 조도를 균등히 할 수 있어서 좋다.

③ 거실의 안쪽 길이 : 보통 거실의 안쪽 길이는 바닥에서 창틀 상단 높이의 1.5배 이하인 것이 적당하다.

④ 차광 방법 : 빛의 양(광량)이 많으면 커튼이나 기타 차광물을 사용하여 빛의 양을 조절한다. 벽의 색도는 방안의 밝기에 작용하므로 빛의 양에 따라 벽지를 선택하여야 하는데, 흰색의 반사율은 70~80%, 회색은 15~55%, 진한 녹색(농녹색)은 10~20%이다.

⑤ 개각과 입사각 : 보통 개각은 4~5°가 좋으며 개각이 클수록 밝다. 입사각은 28° 이상이 좋으며, 입사각이 클수록 밝다(그림 21-8).

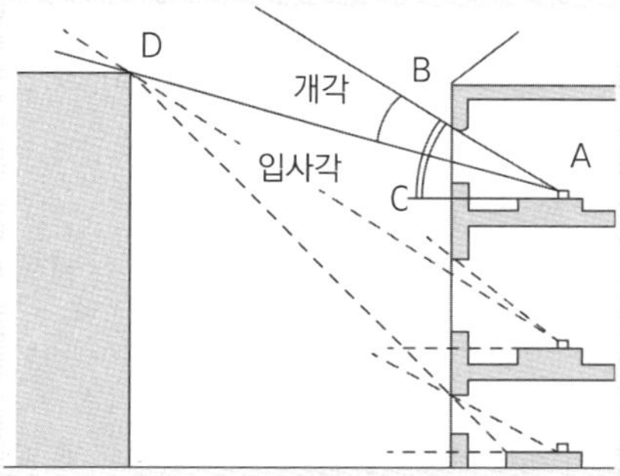

| 그림 21-8 | 차광물이 존재할 경우 개각 및 입사각

(2) 인공조명(Artificial illumination)

인공조명은 고체, 액체, 가스 등의 연소산물을 이용하거나 전기에너지를 이용하는 것을 말한다.

① 인공조명의 구비조건

· 조도는 작업이나 생활에 충분한 밝기라야 한다.
· 광색은 주광색에 가까운 것
· 폭발 및 발화 등의 위험성이 없을 것
· 취급하기 간편하고, 가격이 저렴할 것
· 조도는 시간과 장소에 따라 불변, 균등해야 한다.
· 광원의 광밀도가 크지 않은 간접조명으로, 작업면은 좌상방에서 비치는 것이 좋다.

② 조명 방법

· 직접조명은 조명효율이 크고 경제적이지만 현훈을 일으키고 강한 음영을 만들어 불쾌감을 느끼게 할 수 있다.
· 간접조명은 산광상태가 되어 고른 조도를 얻을 수 있어 온화한 감을 느낀다. 그러나 조명효율이 낮아 비경제적이다.
· 반간접조명의 1/2은 직접광으로, 1/2은 간접광으로 얻는 방법으로, 직접조명과 간접조명의 장점을 가지며 가장 위생적인 조명 방법이다.

(3) 부적당한 조명으로 인한 장애

① 근시

발육이 왕성한 학령기에 눈에 과로를 수반하는 작업을 많이 한다는 것은 근시의 발증 진행에 크게 영향을 미치게 되는데, 특히 조도가 낮을 때 양안시조절(兩眼視調節)을 위한 안내압(眼內壓)이 항진한다는 것은 근시의 원인이 된다.

② 안정피로

조도 부족 또는 현휘현상이 있을 경우, 대상물을 식별한다든가 조작하기 위해서 과도한 노력을 지속할 때에 일어난다.

③ 안구진탕증

안구가 좌우 상하로 부단히 동요하는 질환으로, 탄광부에서 간혹 볼 수 있다.

④ 전광성 안염

용접작업과 고열작업은 자외선 및 열선에 의한 특종의 안질환을 야기하는 수가 있다.이러한 광선의 자극에 의한 각막, 결막의 급성 염증으로서, 전광성 안염이나 백내장 등이 생기기 때문에 보호안경을 사용함으로써 이러한 직업성 안질환을 예방할 수가 있다.

⑤ 작업능률 저하 및 재해

작업장의 불량조명은 작업자들로 하여금 작업상의 판독, 조작, 식별에 있어서 여분의 에너지를 소모하게 함으로써 피로를 배가하게 되고, 착각 및 피로에 의한 재해율을 증가시키며, 작업능률도 저하시킨다.

(4) 실내 온도조절

일반적으로 성인에 있어서 실내 최적 온도는 18±2℃ 전후이며, 한대지역에서는 난방을 하더라도 17℃ 전후가 적당하게 느껴진다. 그러나 의복에 의해 10~26℃ 사이를 조절할 수 있으므로, 대개 10℃ 이하의 온도에서는 난방을, 26℃ 이상에서는 냉방을 필요로 한다. 적당한 실내 습도는 40~70%이며, 30% 이하의 건조 상태에서는 호흡기계 질병이 많이 발생하고, 고습환경에서는 피부 질환이나 실내 곰팡이류의 번식이 많아진다.

① 난방(Heating)

a. 국소난방

국소난방법은 옛날부터 사용하던 방법으로서 연통이 있는 국소난방기구와 연통이 없는 국소난방기구가 있는데, 물체가 연소할 때는 완전연소란 어렵기 때문에 항상 일산화탄소가 발생된다는 것을 고려하여야 한다. 전열기를 이용한 난방은 CO의 발생 가능성이 적어 위생적이고 편리한 방법이나 설치비용이 많이 들고 비경제적이다.

b. 중앙난방

중앙난방은 발열장치를 일정한 장소에 설치하고 그 열을 일정 장치를 통해서 각 실에 보내어 난방하는 방법으로 설치비용이 많이 드는 단점이 있다.

c. 지역난방

집단주택 및 아파트 등에 이용되는 중앙난방 방식을 집중난방(Space heating)이라 하며, 광범위한 지역 내에 있는 많은 건물에 온열을 공급하는 경우는 지역난방(District heating)이라고 한다.

표 21-6 | 적정 실내 온도

구 분	온도(℃)
거실, 사무실, 작업실, 교실	18 ~ 20
침 실	12 ~ 15
욕 실	20 ~ 22
병 실	22
강당, 집회장	16 ~ 18
경작업실	16 ~ 18
중작업실, 체육관	10 ~ 15
대합실, 외출복 착용 장소	10 ~ 15

② 냉방(Cooling)

주택의 냉방은 국소냉방과 중앙냉방이 있으며, 국소냉방장치는 선풍기, 에어컨 등이 있고, 중앙냉방장치는 공기조절법(Carrier system)이 있다. 선풍기는 가장 보편적으로 사용하는 것으로 국소 체온저하 및 일시적 산소부족증 등을 일으킬 수 있으므로 사용에 주의를 요한다.

냉방시 실내외의 온도의 차이는 5~7℃ 이내가 적당하며, 10℃ 이상이 되면 인체에 해롭다. 특히 냉방에 노출되는 시간이 너무 많거나 실내외의 온도차이가 너무 심할 경우 냉방병에 걸릴 수 있는데, 증상으로는 감기증세의 지속이나, 소변의 배설량이 증가하며, 요통, 신경통, 생리불순 및 위장장애가 온다.

8. 의복(衣服)

의복은 인체의 표면과 의복내외 표면 간의 한정된 공간을 말하며 피복재료가 함유한 공기는 물론 피복과 피복 사이의 공기층까지도 포함하는 개념이다.

1) 의복의 목적

(1) 체온조절

방한과 방서의 역할을 통해 적당한 의복기후를 형성하여 체온발산 조절과 신진대사를 조절한다.

(2) 신체의 청결

불량 환경으로부터 각종 오염을 방지한다.

(3) 신체의 보호

사고에 의한 외상, 해충, 열과 한랭으로부터 보호 작용을 통해 외부의 각종 위해로부터 방어 작용을 한다.

(4) 사회생활의 목적

일상생활복, 작업복, 제복(법복, 교복, 운동복, 군복 등) 및 각종 의식에 사용되는 예복으로서의 목적이 있다.

(5) 미용 및 표식

아름답게 장식하기 위한 것, 타인에게 우월감을 보이기 위한 것 등의 표시를 위하여 이용되는 의복 등이 있을 수 있다.

2) 의복기후

의복에 의해서 체온을 조절할 수 있는 외기온도는 10~26℃(18±8℃)로서 10℃ 이하에서는 난방을, 26℃ 이상에서는 냉방을 인위적으로 하여야 한다.

의복기후는 의복과 신체 표면 사이에 형성되는 기후를 말하며, 일반적으로 안정시 32±1℃의 기온과 습도는 50±10%, 기류는 10cm/sec 이하를 유지할 때 쾌감을 느끼며, 30℃ 이하에서는 냉감을, 34℃ 이상에서는 더위를 느낀다. 보행시에는 기온이 30±1℃, 습도 45±10%, 기류 40cm/sec에서 쾌감을 느낀다.

3) 의복의 위생학적 성상

(1) 열전도율

Rubner에 의하면 공기의 열전도율을 100으로 하였을 때 동물털은 6.1, 견직물 19.2, 마직 29.5라고 하였다. 열전도율과 함기성은 반비례한다.

(2) 함기성

섬유 속과 섬유 사이에 공기를 함유하는 성질로서 함기성이 클수록 보온력이 커진다. 함기량은 모피 98%, 모직 90%, 무명 70~80%, 마직 50%이다.

(3) 방한력

열차단력을 말하는데, 방한력의 단위는 CLO가 사용되고 있다. 1 CLO는 기온 21℃(70℉), 기습 50% 이하, 기류 10cm/sec에서 피부온도가 33℃(92 ℉)로 유지될 때의 의복의 방한력을 말한다. 나체시(0 CLO)의 적당한 기온은 30℃이므로 1 CLO의 보온성은 9℃에 해당되고, 2 CLO의 의복착용시는 12℃가 적당하지만 기류, 기습에 따라 다르다. 방한력이 가장 좋은 것은 4~4.5 CLO이고, 방한화 2.5 CLO, 방한장갑 2 CLO, 보통 작업복인 경우 1 CLO이다.

(4) 흡습성

공기 중의 수증기를 흡수하는 능력으로 포화수증기 100%인 경우 동물의 털은 28%, 견사 17%, 목면 및 마직은 12%의 수분을 흡수한다.

(5) 흡수성

물에 습윤되는 성질을 말하며, 일반적으로 인조섬유가 수분을 제일 잘 흡수하며, 다음은 식물성 섬유, 동물성 섬유 순이다. 흡수성은 흡습성의 반대이기 때문에 손수건 및 타올 등은 목면류를 사용하고, 외투나 코트 등은 양모나 견직물 등을 사용한다.

(6) 통기성

함기량, 직물의 조직, 두께, 풀먹이기 등에 의해서 달라지는데, 통기성이 없는 경우는 의복 속이 고온, 고습으로 땀과 지루의 분해로 소위 체취라는 악취가 발생하기 때문에 통기성이 좋은 의복이어야 한다.

군복 상의 통기율은 18.2, 모직 메리야스 5.7, 목면 메리야스 1.1, 속옷 0.3으로 되어 있으며, 마직물 및 견직물은 비교적 통기성이 크고, 모직물은 비교적 적으며, 습기 찬 의복도 통기성은 낮아진다.

(7) 흡열성

복사열의 흡수, 투과 및 반사에 있어서는 원료 섬유 및 그의 색깔에 따라 달라서 동일 재료의 피복이라 하더라도 흑색의 흡열성은 백색의 2배나 된다.

4) 의복과 건강

의복의 중량은 의복을 착용하였을 때 혈액순환이나 호흡의 방해 등이 있어서는 안되며, 신체적 활동이 자유스러워야 한다. 가능하면 가벼워야 하며, 총 중량이 5kg을 초과하면 활동이 부자유스럽다.

의복의 지나친 후착(厚着)은 체열방산, 신진대사, 피부저항력 등에 장애를 일으킬 수 있고, 의복에 의한 피복압은 인체의 혈액순환장애, 각 부위의 운동장애를 가져올 수 있다.

의복이 오염물이나 병원균에 오염되지 않도록 하여야 하며, 잠옷을 입을 경우 침실의 온도는 2~3℃ 낮은 편이 좋고, 모자도 방한·방서의 역할을 하는데 가벼운 것이 좋으며, 양말은 여름에는 견직이나 목면이 적당하며 통기성이 있어야 하고, 방한화는 1kg 이하로 2.5 CLO가 좋다.

제22장 환경보전

Environmental conservation

1. 환경오염

인간을 비롯한 생물체에게는 호흡할 공기, 생존에 필요한 물과 식품 등이 생존의 3대 요소이다. 그러나 대기오염, 수질오염, 토양오염에 의한 식품오염 등이 인간의 생존요소들을 점차적으로 악화시키고 있는 것이 현실이다.

환경오염이란, 인위적 원인으로 공기, 물, 토양 등이 오염되어 일반공중 또는 지역사회 주민의 건강, 재산, 경제적 피해 및 자연환경의 악화를 초래하는 생활방해를 의미한다. 우리나라 환경보전법(법률 제3078호)에 의하면 "환경보전법은 환경오염으로 인한 위해를 예방하고, 자연환경 및 생활환경을 적정하게 관리 보전함으로써 현재와 장래의 모든 국민이 건강하고 쾌적한 환경에서 생활할 수 있게 함을 목적으로 한다"라고 하였다.

1) 지구환경의 악화원인

생태계를 파괴시키고 인간의 건강과 일상생활에 위협을 줄 수 있는 여러 환경 문제는 날로 그 종류와 정도가 다양화되고 심각해지고 있다.

산업발달로 인한 공장의 증가와 인구집중에 따르는 오염의 누적화, 다발화 현상, 새로운 오염물과 소음이 생겨나고, 도시에서 농어촌까지 펴져 가는 광역화 현상 등의 특징으로 대두되고 있는데, 그 근원은 인구증가에 따른 환경악화, 경제성장과 환경자원의 고갈, 기술개발과 환경파괴의 상충, 산업의 집중화와 인구의 도시화, 자원개발과 환경보전의 상충, 환경에 대한 국민의 의식 결여 등 많은 요인들이 있다.

2) 국제적 환경보전 노력

(1) 인간환경선언 : 1972년 113개국의 정상들이 스웨덴의 스톡홀름 회의에 모여 "인간환경선언"을 선포하였다. 이 회의에서 단 하나 뿐인 지구를 보전하자는 공통 인식을 가졌다(The only one earth).

인간환경선언의 4대 원칙

① 인간은 좋은 환경에서 쾌적한 생활을 영위할 기본적 권리가 있다.
② 현재와 미래에 있어서 공기, 물 등의 자연생태계를 포함하여 지구의 천연자원이 적절히 계획, 관리되어야 한다.
③ 유해물질의 배출 등으로 생태계가 회복될 수 없는 상태로 악화되지 않도록 한다.
④ 경제개발, 사회개발, 도시화계획 등의 모든 계획은 환경의 보호와 향상을 고려하여 계획되어야 한다.

(2) 1973년 UN 산하에 국제환경전담기구인 유엔환경계획지구(UN environment planning ; UNEP)가 창설되었다.

(3) 1982년 세계자연헌장(World Charter for Nature)을 채택하였고, 1983년 환경과개발에 관한 세계위원회(World Commission on Environment and Development ; WCED)를 구성하였다.

(4) 리오환경선언(Rio Declaration): 1992년 6월 브라질에서 170여개국의 정상이 참석하여 개최한 환경정상 회담에서 리오환경선언(Rio Declaration)이 선포되었고, 기후변화협약, 생물다양성 협약 등 행동강령이 채택되었다.

(5) 1997년 12월 교토의정서 채택 : 지구온난화 규제 및 방지의 국제협약인 기후변화협약의 구체적 이행방안으로 선진국의 온실가스 감축 목표치 규정, 2005년 2월 16일 공식발효, 이행당사국은 오스트레일리아, 캐나다, 미국, 일본, 유럽연합(EU) 회원국 등 38개국 등 38개국이며, 각국은 2008년~2012년 사이에 온실가스 총 배출량을 1990년 수준보다 평균 5.2% 감축하여야 한다.

감축대상은 이산화탄소(CO_2), 메탄(CH_4), 아산화질소(N_2O), 과불화탄소(PFC), 수소화불화탄소(HFC), 육불화황(SF_6), 염화불화탄소(CFC) 등이다.

2. 대기오염

1) 대기오염의 정의

WHO가 정의한 바에 의하면 "대기오염(Air pollution)이란, 대기 중에 인공적으로 배출된 오염물질의 양과 그 농도 및 지속시간이 어떤 지역주민의 불특정 다수인(多數人)에게 불쾌감을 일으키거나 해당지역에 공중보건상 위해를 미치고, 인간이나 식물, 동물의 생활에 해를 주어 도시민의 생활과 재산을 향유할 권리를 방해하는 상태"라고 하였다. 또한 우리나라의 대기환경보전법(1990)은 "대기오염으로 인한 국민건강 및 환경상의 위해를 예방하고, 대기환경을 적정하게 관리 보전함으로써 모든 국민이 건강하고 쾌적한 환경에서 생활할 수 있게 함을 목적으로 한다"라고 규정하고 있다.

2) 대기오염의 역사

인위적인 대기오염의 시초는 인간이 어떤 물질을 연료로 삼아서 화력(火力) 에너지를 얻는 과정에서 발생하였으며, 자연적으로는 화산의 폭발로 인한 대기오염이 있었다. 그러나 대기오염의 문제가 심각하게 인간생활에 대두되기 시작한 것은 영국의 산업혁명 이후 기계문명의 급격한 발전과 중화학공업의 발달로 인하여 역사상 기록될 만한 대기오염 사건이 나타나면서부터였다.

유럽에서는 매연이 수세기 전부터 문제가 되어, 1300년 영국의 Edward 1세는 의회의 개회기간 중 London에서 석탄의 사용을 금지하였다. 그러나 산업혁명 이후에 연료의 사용이 증가하면서 대기의 질이 현저히 악화되었다.

1930년 벨기에의 Meuse Valley에서 대기오염 사건이 발생하여 많은 사람이 사망하였고, 1952년에는 London Smog가 발생하기에 이르렀다. 이를 계기로 영국 의회에 "대기오염위원회(Committee of Air Pollution)"가 설치되어 1956년에 "대기청정법(Clean Air Act)"을 제정하였다.

미국에서는 1948년 Pencylvania 주의 공업도시 Dorona에서 대기오염 사건이 발생하여 많은 사람이 사망하였으며, 1954년에는 Los Angeles smog가 발생하였다. 1957년 "Clean Air Act"를 제정하였고, 1970년 이를 수정하여 "Clean Air Act Amendment"라 하였다.

우리나라에서도 1963년에 공해방지법이 처음으로 공포되었으며, 이의 개정을 거듭하여 1978년 7월 1일 환경보전법으로, 1990. 8. 1 환경정책기본법으로 대치되었다.

3) 대기오염물질

대기오염물질은 크게 발생원에 따라 자연 대기오염물질(Natural pollutant)과 인공 대기오염물질(Artificial pollutant)로 나눌 수 있다.

자연 대기오염물질은 모래, 화산폭발, 산불, 미생물의 분해 등에 의하여 발생하는 것으로 발생량은 많으나 인간에 피해가 적고 또한 관리가 불가능하므로 일반적으로 대기오염에서는 다루지 않는다.

인공 대기오염물질은 물리적 형태에 따라 입자상 오염물질과 가스상 오염물질로 크게 구분하며, 생성기구에 따라 1차 오염물질(Primary pollutant)과 2차 오염물질(Secondary pollutant)로 구분된다. 1차 오염물질은 배출원으로부터 직접 배출된 것이고, 2차 오염물질은 이들 1차 오염물질과 대기 중의 정상 성분이 태양에너지에 의한 광합성 반응에 의해 생성된 물질을 말한다.

(1) 1차 오염물질(Primary pollutants)

① 입자상 물질(Particulates)

입자상 물질이란, 대기 중에 존재하는 미세한 크기의 고체 및 액체의 입자들로서, 입경이 0.001~100㎛이며 대부분 0.1~10㎛ 범위에 속한다. 10㎛ 이상인 경우에는 중력에 의해서 침강이 가능하므로 호흡기를 통하여 인체에 쉽게 침투하지 못한다. 그러나, 10㎛ 이하의 크기는 호흡기를 통하여 인체에 침투가 용이하므로, 보통 호흡성 분진(Respirable dust)이라면 입경이 10㎛ 이하의 입자들을 말한다. 입자가 너무 작아서 입경이 0.1㎛ 이하인 경우에는, 분자와 비슷한 Brown 운동을 하므로 흡기로 인체의 호흡기에 들어갔던 입자도 다시 호기를 통해 인체 밖으로 나오기 때문에 실제 인체에 피해를 가장 많이 줄 수 있는 입자의 입경은 0.5~5.0㎛의 입자들이다.

- 분진(Dust) : 일반적으로 미세한 독립 상태의 액체 또는 고체상의 알맹이를 말한다.
- 매연(Smoke) 및 검댕(Soot) : 연료가 연소할 때 완전히 타지 않고 남는 고체물질을 말한다. 그리고 검댕은 1㎛ 이상의 크기를 갖고 있는 유리탄소 및 타르(Tar) 물질이 응결된 것을 말한다.
- 미스트(Mist, 연무) : 가스나 증기의 응축에 의하여 생성된 대략 2~200㎛ 크기의 입자상 물질로 매연이나 가스상 물질보다 입자의 크기가 크다.
- 흄(Fume) : 보통 광물질의 용해나 산화 등의 화학반응에서 증발한 가스가 대기 중에서 응축하여 생기는 0.001~1㎛의 고체입자이다.

② 가스상 물질(Gases)

가스상 물질이란, 상온의 공기 중에 액체나 고체의 물질이 기화(氣化)된 상태로 존재하는 것을 말하며, 대기오염물질의 약 90% 이상이 가스상 물질이다. 대표적인 것으로는 황산화물, 질소산화물, 일산화탄소, 탄화수소를 들 수 있다.

(2) 2차 오염물질(Secondary pollutants)

오염원에서 배출된 1차 오염물질이 태양광선 중 고에너지를 가진 자외선이나 파장이 짧은 가시광선의 영향을 받아 2차적으로 생긴 물질을 말하며 광화학적 산화물(Photo chemical oxidants)이라고도 한다.

① 오존

무색의 자극성 기체로 낮은 농도에서도 눈과 목에 자극증상을 일으킬 수 있으며 강력한 산화제이다.

② PAN류

PAN, PPN 및 PBN 등이 있으며, 무색의 자극성 액체이다.

③ 알데히드(Aldehyde)

강한 자극성이 있는 가스이다.

④ 스모그(Smog)

광화학 작용과 그에 계속되는 화학반응으로 발생한 부유입자(aerosol)는 연기나 먼지 등의 작은 입자와 함께 smoke를 만든다. 스모그란 말은 연기(smoke)와 안개(fog)의 결합을 의미하는 말로 유래되었으나, 오늘날에는 대기 중의 안개 모양의 대기오염 상태를 모두 smog라고 부르는 경향이 있다.

| 표 22-1 | smog의 두 가지 형의 비교

항 목	London 형	Los Angeles 형
발생시의 온도	-1 ~ 4℃	24 ~ 32℃
발생시의 습도	85% 이상	70% 이하
역전의 종류	방사성 역전	침강성 역전
풍 속	무 풍	5m 이하
smog 최성시의 시계	100m 이하	1.6 ~ 0.8km 이하
가장 발생하기 쉬운 달	12월, 1월	8월, 9월
주된 사용연료	석탄과 석유계	석유계
주된 성분	SO_x, CO, 입자상 물질	O_3, NO_2, CO, 유기물
반응의 형	열적	광화학적, 열적
화학적 반응	환원	산화
최다 발생시간	이른 아침	낮
인체에 대한 영향	기침, 가래, 호흡기계 질환	눈의 자극

4) 대기오염에 영향을 미치는 기상조건

대기오염에 영향을 미치는 기상조건은 기온역전, 열섬현상, 난류 및 강수의 정화작용을 들 수 있으며, 대기에 배출되는 오염물질은 정화 작용에 의해 희석되기도 하면서 기상과 지형의 변화에 따라 상당한 영향을 받는다. 즉, 입자상 물질은 비나 눈에 의해 세정되기도 하고 대기의 움직임이 없는 정체 상태에서는 오염물질의 농도가 증가하여 그 피해는 더 커지기도 한다.

(1) 기온역전(Temperature inversion)

정상적인 경우에 대류권에서는 고도가 상승함에 따라 대기의 온도는 하강한다. 건조한 공기의 경우 100m 상승하면 0.98℃가 저하하며, 이를 건조단열감율(Dry adiabatic lapse rate)이라 한다. 그러나 특별한 경우에는 반대로 되어 고도가 상승함에 따라 기온도 상승하여 상부의 기온이 하부보다 높게 된다. 이런 경우에 대기는 고도로 안정화되고 공기의 수직확산이 일어나지 않아 대기오염이 증가하게 된다. 이를 기온역적이라 하며 이 층을 역전층이라 한다. 기온역전에는 생성원인이나 생성위치에 따라 다음과 같이 나눌 수 있다.

① 복사성 역전(Radiational inversion)

낮 동안에 태양 복사열이 큰 경우 지표의 온도는 높아지나 밤에는 복사열이 적어 지표의 온도가 낮아짐으로써 발생한다. 지표 가까이서 발생하므로 접지역전, 지표성 역전 또는 방사성 역전이라고도 하며, 지표 200m 이하에서 주로 발생한다.

② 침강성 역전(Subsidence inversion)

고기압 상태에서 공기가 침강 단열 압축을 받아서 따뜻한 공기층을 형성한다.

③ 전선성 역전(Frontal inversion)

해안지대에서 낮 동안에 찬 해풍이 불어와 육지의 더운 공기가 상승함으로써 역전이 생기는 것을 말한다.

(2) 열섬현상(Heat island effect)

도시 도로의 포장률의 증가, 인위적인 열생산량의 증가 그리고 도시의 개형 건물과 공장들은 불규칙한 지면을 형성하여 자연적인 공기의 흐름이나 바람을 지연시켜 도심의 온도는 변두리보다 약 5℃정도 높게 되어 국지적인 기상의 변화가 생긴다. 따뜻한 공기는 상승하고 도시 주위로부터 찬바람이 지표로 흐르게 되는데, 이때 대기오염물질이 상승하여 먼지지붕(dust dome)을 형성하게 되고 태양열에 의한 지표 가열을 방해하게 되므로 공기의 수직이동이 감소되어 오염은 더 심화된다.

(3) 난 류

바람은 오염물의 운반뿐만 아니라 오염물을 청정한 공기와 혼합시켜 그 농도를 희석시키는 확산작용을 한다. 대기 중에서 오염물을 확산시키는 원인은 분자의 운동과 공기의 소용돌이로서 일반적으로 대기는 층류로서 움직이고 있을 때는 적고 여러 가지 크기의 소용돌이의 흐름으로 되어 있다. 이것을 대기의 난류라고 하며 이 난류의 정도나 성질에 따라 오염물질의 확산이 좌우된다.

5) 대기오염에 의한 기상변화

(1) 지구온난화(Global warming)

인류는 19세기에 이르러 산업혁명의 시작과 함께 10억 년 전 지구에 매몰된 화석연료를 에너지원으로 대량 사용하게 되었고 이때 방출되는 CO_2는 엄청나서, 1900년대에 비하여 공기중의 CO_2양이 1970년대에는 약 10%나 증가하였다.

온실효과(Greenhouse effect)는 대기 중의 탄산가스가 지표로부터 복사하는 적외선을 흡수하여 열의 방출을 막을 뿐만 아니라, 흡수한 열을 다시 지상에 복사하여 지구 기온을 상승시키는 것을 말한다. 물론 지구로부터 방출되는 열선 중 단파장의 열선은 CH_4, N_2O, CFC 등에 흡수되어 온실효과를 가중시킨다.

유엔환경계획(UNEP)과 세계기상기구(WMO)가 공동으로 1995년 12월 로마에서 개최한 "기후변화에 관한 정부간 패널"의 결과에 의하면 지구온난화 때문에 바닷물의 높이가 지난 1백년간 10~25cm 높아졌으며, 현 추세로 2100년까지는 지금보다 50~95cm나 더 상승하여 방글라데시의 17.5%, 네덜란드의 6%, 이집트의 1% 등이 침수될 것으로 예상하였다.

(2) 오존층의 파괴(Ozone layer depletion)

성층권(고도 25~30km)에 존재하는 오존층은 지상에 도달하는 자외선의 대부분과 유해한 우주선을 흡수하여 지구 생태계를 유지하는데 중요한 역할을 하고 있다. 그러나 최근에 냉장고, 에어컨, 스프레이의 분사제나 발포제로 많이 사용되는 프레온가스(Freon ; dichlorodifluoromethane ; CCl_2F_2), 즉 염화불화탄소(Chlorofluorocarbon ; CFC)는 성층권까지 상승한 후 자외선에 의해 분해되어 염소원자를 방출하는데, 이것이 오존의 산소원자와 결합함으로써 오존층을 파괴한다. 오존층의 파괴는 강력한 자외선의 조사로 인한 피부암의 발생 등의 심각한 문제들을 야기시키므로 프레온가스의 사용을 제한하고 있다.

(3) 산성비(Acid rain)

산성비란 각종 공장이나 교통기관 및 화력발전소 등에서 배출되는 황산화물, 질소산화물 및 탄소산화물이 황산, 질산, 탄산 등의 형태로 빗물에 섞여 내리는 것을 말하며, 일반적으로 빗물의 pH가 5.6 이하일 때를 산성비라 한다. 산성비는 금속물의 부식, 석조물의 손상, 담수의 산성화로 생태계의 파괴를 초래할 수 있기 때문에 문제가 되고 있다. 우리나라는 1996년 현재 서울, 울산 등이 연간 평균 pH 5.7, 부산 pH 5.1 정도로 측정되었으며, 1998년 5월에는 서울 5.0, 대구 5.6, 울산 5.2, 부산·대전은 각각 4.7정도였다.

(4) 엘리뇨와 라니냐 현상

적도부근 동태평양은 평상시엔 서태평양보다 수온이 낮다. 지구 자전으로 동풍이 불어 바닷물이 서쪽으로 밀리면 찬물이 올라오기 때문이다. 이에 따라 바닷물 온도가 높은 서태평양에서는 공기 온도까지 높아지고 상승기류가 생겨 저기압으로 강수량이 많아진다.

이런 흐름이 반대로 바뀌는 때가 있다. 먼저 동풍이 약해지고 동태평양의 바닷물 온도가 올라가면서 바닷물의 방향을 역전시키는 '엘리뇨' 현상이 일어난다.

엘리뇨는 대략 9월에서 다음해 3월 사이 크리스마스 전후로 발생해서 스페인어로 '아기예수' 또는 '작은 사내아이'라는 뜻이다. 라니냐는 '작은 소녀'라는 뜻으로 엘리뇨와 반대현상을 말한다.

엘니뇨가 발생하면 태평양 주변국뿐만 아니라 아시아, 아프리카까지 정상적인 기후조건이 파괴되고 이상기후로 변한다.

엘리뇨는 지구온난화와 깊은 관련이 있다고 한다. 지구온난화로 인한 기상이변과 엘리뇨의 발생주기가 같고, 그 발생주기는 시간이 흐름에 따라 더 짧아지고 기상이변의 강도도 커진다.

라니냐는 동풍인 무역풍이 강해지면서 적도부근의 동태평양 해수 온도가 평소보다 낮아지는 경우로, 라니냐도 엘리뇨처럼 지구온난화의 영향으로 나타나며 극심한 가뭄과 추위를 몰고 온다.

6) 대기오염이 인체에 미치는 영향

대기오염에 의한 건강장애는 만성 기관지염, 기관지천식, 폐기종, 인후두염 등 호흡기계 질병과 시야방애, 악취, 불쾌감, 심리적 영향 등이 있을 수 있다. 특히, 호흡기 질환이 있는 사람, 노약자, 어린이에게서 그 피해는 훨씬 크다.

| 표 22-2 | 대기오염물질의 인체에 대한 영향

구 분	오염물질	영 향
입자상물질	매 진	각종 오염물질의 carrier로서 작용하며, 기관지염, 기관지의 통기저항을 증가시킴
	황산 mist	기관지염, 기관지의 통기저항의 증대는 SO_2보다 강하다.
	납	다량일 때는 심한 급성 증상, 소량일 때는 만성 중독증상, 빈혈증상 등을 일으킨다.
가스상물질	CO	현기증, 두중(頭重), 두통, 피로의 원인이 됨
	O_3	경증에서는 폐활량의 감소, 중증에서는 기관지염의 원인이 됨
	SO_3	기관지의 통기저항의 증가, 기침, 호흡곤란, 심폐 질환의 원인이 됨
	N_2O, NO, NO_2	기관지의 통기저항의 증대, 고농도에서는 기관지폐렴의 원인이 됨
	Formaldehyde	눈을 자극함, 기침, 호흡곤란의 원인이 됨
	H_2S	악취, 취각피로, 고농도에서는 호흡기, 중추신경의 사망의 원인이 됨

(1) 유해한 대기오염물질

① 황산화물(SO_x)

일반적으로 인체에 영향을 미치는 것은 SO_2, SO_3, H_2SO_4 mist(Green wald에 의하면 H_2SO_4 mist는 SO_2보다 100배 유해하다고 함)는 주로 만성 기관지염 등의 호흡기계 질환을 일으킨다.

② 질소산화물(NO_x)

NO와 NO_2는 헤모글로빈과 친화력이 대단히 강하여 혈액독으로 작용한다. 혈액중의 헤모글로빈(hemoglobin)과 결합하여 메트헤모글로빈(methemoglobin)혈증을 유발하여 헤모글로빈의 산소 운반능력을 저해한다.

③ 일산화탄소(CO)

일산화탄소에 의한 피해는 CO-Hb 생성으로 Hb과 O_2의 결합 및 운반저해, 폐포에서 O_2-Hb의 해리 저해와 O_2의 부족초래, 체내의 호흡효소와 결합, 혹은 반응으로 각종 생리 기능장애 등을 일으킨다.

자동차 배기가스가 주요 배출원이며, 연탄가스, 흡연 등의 원인도 있다.

④ 탄화수소(HC)

탄화수소는 대기 중의 NO와 공존해서 광화학반응을 일으켜 Oxydant(총산화성 물질)를 발생시킨다. Oxydant의 주성분은 O_3로 다른 광산화물을 포함하는데, 주로 눈, 상기도의 점막을 자극하고 폐 기능을 저하시킨다.

⑤ 부유분진

부유분진은 다른 화학물질과 공존하고 있어 더욱 피해를 크게 하는데, 주로 0.2~5 μm(1~2μm) 크기의 분진이 폐포에 가장 잘 침착할 수 있는 크기로서 만성 기관지염 등 호흡기계 질병의 원인이 된다.

⑥ 납(Pb)

유연 휘발유를 사용하는 자동차의 배기가스나, 납을 사용하는 시설 등에서 주로 발생되는데, 납중독이 되면 신경염 및 두통이나 현기증 등을 발생시킬 수 있다.

⑦ 오존(O_3)

오존은 자동차나 공장 등의 배기가스 중 이산화질소와 탄화수소가 햇빛과 반응하여 생성되는데 피부 및 눈을 심하게 자극한다.

7) 대기오염이 농작물 미치는 영향

식물에 대한 직접적인 피해는 잎의 기공(Stomata)을 입자상 물질이 막아 잎을 수축시키거나 반점(Flecking or Stippling)을 만들고, 간접적인 피해로는 오염물질이 토양의 영양성분에 영향을 미쳐서 영양물질의 흡수를 억제하고 질병으로부터 감수성을 높여 결국 수확량을 감소시킨다.

8) 대기오염이 물질에 미치는 영향

| 표 22-3 | 대기오염이 물질에 미치는 영향

오염물질 / 물질	SO_2, SO_3	H_2S	O_3	입상물질
금 속	철의 부식, 동의 녹청, 니켈 및 알루미늄의 표면이 흐려짐	은과 동의 손상	-	부식성 물질을 흡착하고 있으므로 금속을 부식시킴
피 혁	강도가 저하되어, 피혁 안전벨트는 2, 3년이면 위험, 책의 가죽표지가 손상됨	-	-	-
종 이	약해지고 손상됨	-	-	-
의 류	강도저하 (특히 면제품)	-	염료의 퇴색, 섬유의 강도 저하	오 손
도 료	-	염을 함유하는 안료의 변색	-	오 손
고 무	-	-	취화(臭化), 탄성의 저하, 금이 간다.	-
건축자재	$CaCO_3$계의 건축자재의 손상	-	-	오 손

9) 대기오염 대책

(1) 대기오염 발생원의 대책

① 입지 대책

지형, 풍향, 인구밀집 여하, 대기확산능력, 안개발생빈도, 오염물 배출량, 배출오염물의 종류, 굴뚝의 위치와 높이 등에 따른 발생 방지대책이 강구되어야 한다.

② 연료 대책

석탄은 회분, 유황성분, 휘발성분이 적은 것, 석유는 유황성분이 적은 것을 사용하도록 한다. 대기오염물질 중에서 가장 심각한 오염물질은 매연이며, 연기를 배출하는 곳은 발전소, 공장, 기관차, 가정용 난방, 난로 등이 있으므로, 연기를 내지 않고 고형 연료를 태우는 데에는 충분한 공기 공급과 적당한 연료 공급이 필요하다.

③ 연료배출대책

특히, 유해가스인 SO_x, CO 등의 발생을 최소화하는 대책이 강구되어야 된다.

배출허용 기준은 〈그림 22-1〉와 같다.

배출허용기준은 대기오염물질에 대하여 총량으로 규제하도록 하고 있으며, 가스상 물질과 입자상 물질로 구분하여 배출허용기준을 정하였고, 매연의 경우는 링겔만 비탁표(Ringelmann smoke chart) 2도(40%) 이하로 규정하고 있다.

현재 우리나라는 환경의 오염 또는 자연생태계의 변화가 현저한 경우 특별 대책 지역으로 지정하여 새로이 설치되는 시설물에 특별 배출허용기준을 적용할 수 있게 되어 있다.

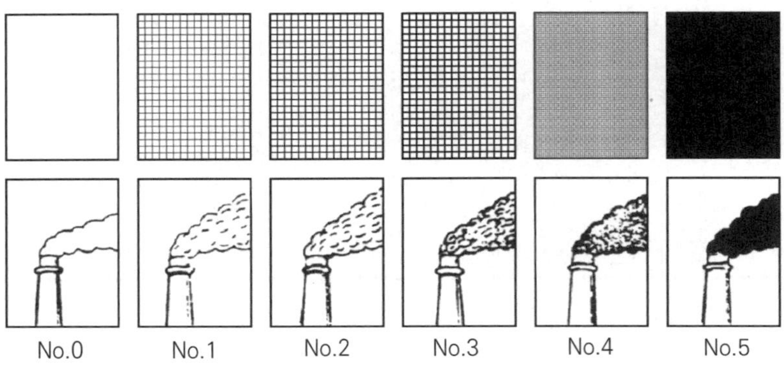

Ringelmann smoke chart

Card번호(농도)	흑색의 폭	백색의 폭	백색의 부분	매연농도
No.0 (0도)	전백	-	100%	0%
No.1 (1도)	1.0mm	9.0mm	80%	20%
No.2 (2도)	2.3mm	7.7mm	60%	40%
No.3 (3도)	3.7mm	6.3mm	40%	60%
No.4 (4도)	5.5mm	4.5mm	20%	80%
No.5 (5도)	전흑	-	0%	100%

측정 : 배출구로부터 200m 이내의 지점에서 링겔만 비탁표를 측정자의 16m 앞에 놓고 굴뚝 배출구로부터 30~45cm에서 매연의 색을 비탁표와 비교한다.

| 그림 22-1 | Ringelmann 비탁표

④ 자동차 배기가스 대책

유해가스인 SO_x, CO 등의 발생을 적게 한다. 배기방지장치로 제안되고 있는 연소장치(afterburner)와 촉매변환기(catalytic converter)는 배기 중의 탄화수소와 일산화탄소를 이산화탄소와 물로 환원하는 장치로서 자동차에 의한 대기오염을 감소시키는 장치라 할 수 있다.

⑤ 제진장치 설치 및 배기가스의 제거

입자상 물질을 배출하는 시설에는 제진장치를 설치하여 대기오염을 감소시키고 배기가스의 제거 방법은 오염물질에 따라 그 특성과 농도가 다르므로 어려운 점이 많지만 보통 사용되는 방법은 연소법(combustion), 흡수법(absorption), 흡착법(absorption) 등이 있다.

(2) 공공기관의 대책

① 도시계획의 합리화,
② 대기오염의 정확한 실태파악,
③ 대기오염 측정기술과 방지기술의 개발,
④ 법적 규제와 계몽,
⑤ 국제적 협력 등이 강구되어야 한다.

3. 수질오염

1) 수질오염의 정의

수질오염(water pollution)이라 함은, 자연수의 수질이 인간생활 및 산업활동에 의해서 야기된 폐수·하수 및 분뇨 등이 배출되어 물리적·화학적·생물학적으로 변화하는 현상을 말하며, 홍수 등 자연현상으로도 발생될 수 있으나, 일반적으로 각종 폐수량의 증가 또는 용수와 하수량의 증가로 발생된다.

최근 수질오염의 정도가 더욱 심각해지고 있어 이는 대도시의 인구집중과 산업장의 과다한 집중으로 대도시 및 공업도시 주변 하천오염이 누적되고 있고, 다양한 산업개발과 발달로 인해 오염물질의 종류도 다양해지고 있으며, 해양오염으로 인한 수산양식이나 생활환경 및 토양오염 등이 또한 증가하고 있어, 건강상 유해할 뿐만 아니라 경제적 손실도 커지고 있다.

2) 수질오염원

(1) 오염과 분류

① 점 오염원(Point-source)

한 지점 또는 좁은 구역에서 다량의 오염물질이 하천에 배출되는 오염원으로서 여기에는 생활하수, 공장폐수, 축산폐수 등이 속한다. 점 오염원은 특히 갈수기에 하천의 오염 정도를 심화시키는데, 그 이유는 갈수기에 하천에는 수량이 적어 점 오염원에서 배출되는 오염물질을 희석할 수 있는 희석배수가 상대적으로 낮아 결국 하천의 오염물 농도는 증가하게 된다.

② 비점 오염원(Nonpoint-source)

오염원이 한 장소 또는 좁은 구역에 국한되어 있지 않고 넓은 장소에 산재되어 있는 경우로서 도시지역, 농촌지역, 산림지역, 광산지역, 휴양지역 등에 산재되어 있는 오염원들이 여기에 속한다. 도시지역은 강우 강도 등에 따라, 농촌지역은 퇴비나 농약의 종류나 정도 등에 따라, 산림지역은 낙엽이 썩으면서 형성된 유기물층 등에 따라 오염 정도가 다르다. 이것은 홍수기 강우에 의하여 넓은 지역에 산재되어 있던 비점 오염원의 오염물질들이 일시에 씻기게 되기 때문이다.

(2) 수질오염의 원인

수질오염의 발생원인으로는 크게 자연적인 것과 인위적인 것으로 분류할 수 있다. 자연적 원인으로는 강우량의 불균형으로 인한 하천용량의 저하와 하상의 형태에 따른 유속 및 유량의 불연속성, 그리고 하천유역에서 표사 퇴적으로 인한 각종 부유물질의 하천유입이 있을 수 있겠으나 일시적인 것으로 큰 문제가 되지 않는다. 왜냐하면 자연은 자정능력이 있어 시간이 어느 정도 경과되면 저절로 정화되기 때문이다. 그러나 인위적 오염물의 계속적인 배출은 이 자정능력을 잃어서 결국 별도의 오염물질 처리시설을 갖추지 않으면 안되는 것이다. 인위적인 오염물질의 배출을 인구증가 및 각종 산업활동에 필연적일 수밖에 없는데 그 종류는 대별하면 생활하수, 산업폐수 등을 들 수 있다.

① 생활하수(Domestic wastewater)

생활하수에는 가정하수와 도시하수가 포함되며, 오염물질로는 다량의 무기물, 유기물 그리고 미생물이 함유되어 있다. 무기 오염물질에는 식염, 인산염, 질산염, 철분 등인데, 이들은 하천과 해수에 유입되어 부영양화(eutrophication)현상과 적조현상의 원인물질로 제공된다. 유기 오염물질에는 세탁 및 세척시에 사용되는 중성세제(alkyl benzene sulfonate ; ABS)와 연성세제(linear alkyl sulfonate ; LAS) 그리고 유류가 있는데, 이들은 하천에서 포막(泡膜) 또는 유막(油膜)을 형성하여 공기 중의 산소가 물속의 용존산소(dissolved oxygen ; DO)로 용해되는 것을 차단함으로써 물속의 용존산소를 감소시킬 뿐 아니라 이들 물질은 분해도 잘되지 않아서 자정작용을 방해하게 된다. 또한 생활하수에는 분뇨가 포함되어 있는데, 분뇨는 유기물의 농도가 매우 높아서 물속의 용존산소(DO)를 감소시킬 뿐 아니라 부패, 악취 그리고 부영양화의 원인물질로 제공되고 있고, 또한 각종 기생충과 수인성 전염병(콜레라, 이질, 장티푸스, 파라티푸스 등)의 원인균들을 함유하고 있어서 집단 유행의 원인이 되는 사례가 많이 보고되었다.

② 산업폐수

수질오염에 대한 가장 큰 문제는 산업폐수에 있다해도 과언이 아닐 것이다. 산업의 다양화, 대규모화 등으로 인하여 각종 중금속을 비롯하여 하수보다 영향이 큰 고농도 유기성물질, 고도의 처리를 요하는 난분해성 물질 등이 배출되기 때문이다. 이들은 대부분 기존의 하천, 호소 등 자연자정에 의하여 정화되지 않거나 자정에 오랜 시간이 소요된다. 또한 배출된 유기 및 무기 물질이 하천의 BOD와 COD를 증가시키고, DO를 감소시키며, 하천수를 착색시키거나 온도를 증가시키는 원인물질이 된다. 중금속 함유 폐수는 생물농축이라는 순환사이클에 의해 결국 인간의 몸으로 되돌아와 무서운 환경질환 또는 공해병을 유발하게 된다. 현재 문제가 되고 있는 주요업종은 피혁, 도금, 섬유, 화학공장 등으로 이들 시설에서 나오는 산업폐수는 중금속 등 유해화학물질을 함유하고 있으므로 특별한 관심과 노력을 기울여야 할 것이다.

③ 축산폐수

축산폐수는 가축의 사육으로 인하여 배출되는 액체성 또는 고체성의 오염물질을 말한다. 축산폐수는 대부분 유기물질로 구성되어 있는데, 하천에 배출되는 전체 오염물 중에서 차지하는 비율은 작지만 오염부하량이 매우 크고 점 오염원으로 배출되기 때문에 하천의 오염 정도를 심화시키게 된다. 또한 축산폐수의 배출자는 대부분 중·소규모의 영세농가이기 때문에 축산폐수의 처리 시설을 설치하는데 어려움이 많아서 큰 문제로 대두되고 있다.

| 표 22-4 | 우리나라 수질오염의 주요 원인

구 분	오염원	발생량(천톤/일)	오염부하(BOD기준)
생활하수 산업폐수 축산폐수	인구 : 48,874천 공장 : 46,860 소 : 335만두 돼지 : 988만두	11,321(70%) 4,622(29%) 118(1%)	2,137(38%) 2,608(46%) 935(16%)
계		16,061(100%)	5,680(100%)

자료 : 환경부, 환경백서, 2012

(4) 농업하수

농업하수에는 다량의 농약과 비료를 사용하므로 인하여 주성분인 인과 질소가 유출되어 부영양화현상의 원인물질이 된다. 또한 DDT, PCB, parathion 등은 수중 생물을 폐사시키고 동물과 인체에 피해를 준다. 우리나라의 수질오염의 주요 원인은 발생량을 기준으로 볼 때 생활하수, 산업폐수, 축산폐수 순이며, 오염부하(BOD) 기준으로 볼 때는 산업폐수, 생활하수, 축산폐수 순이다.

3) 수질환경기준 및 배출허용기준

우리나라 수질환경기준은 환경정책기본법에 하천, 호수, 지하수, 해역으로 구분하여 규정되어 있으며 항목별로는 하천수의 경우는 생활환경의 기준과 사람의 건강 보호를 위한 기준으로 구분하여 규정하고 있다. 생활환경의 경우는 ① 수소이온농도(pH), ② 생물화학적 산소요구량(BOD), ③ 화학적 산소요구량(COD), ④ 용존산소(DO), ⑤ 부유물질(SS), ⑥ 대장균군 및 ⑦ 유독성 물질을 기준 항목으로 규정하고 있으며 한 예로 하천의 수질환경기준은 〈표 22-5〉와 같다.

상수원수 1급이란, 여과 등에 의한 간이정수처리 후 사용할 수 있는 것을 말하며, 상수원수 2급이란, 침전·여과 등에 의한 일반적 정수처리 후 사용할 수 있는 것이고, 상수원수 3급이란 전(前)처리 등을 거친 고도의 정수처리 후에야 사용할 수 있는 수질을 말한다.

폐수의 배출허용기준은 청정지역, 가지역, 나지역, 특례지역 등 4개 지역으로 구분하여 1일 폐수배출량 2,000m^3 미만과 이상 시설로 나누어서 BOD, COD 및 부유물질량에 대하여 규정하고 있다.

| 표 22-5 | 우리나라의 수질환경기준(하천)

구분	등급	이용 목적별 적용대상	기준				
			수소이온농도 (pH)	생물화학적산소요구량(BOD) (mg/L)	부유물질량 (SS) (mg/L)	용존산소량 (DO) (mg/L)	대장균군수 (MPN/100mL)
생활환경	I	상수원수 1급 자연환경보전	6.5~8.5	1 이하	25 이하	7.5 이상	50 이하
	II	상수원수 2급 수산용수 1급 수영용수	6.5~8.5	3 이하	25 이하	5 이상	1,000 이하
	III	상수원수 3급 수산용수 2급 공업용수 1급	6.5~8.5	6 이하	25 이하	5 이상	5,000 이하
	IV	공업용수 2급 농업용수	6.5~8.5	8 이하	100 이하	2 이상	-
	V	공업용수 3급 생활환경보전	6.5~8.5	10 이하	쓰레기 등이 떠있지 아니할 것	2 이상	-
구분	등급		기준				
사람의 건강 보호	전수역		카드뮴(Cd) : 0.01mg/L 이하 비소(As) : 0.05mg/L 이하 시안(CN) : 검출되어서는 안됨 수은(Hg) : 검출되어서는 안됨 유기인 : 검출되어서는 안됨 납(Pb) : 0.1mg/L 이하 6가크롬(Cr^{6+}) : 0.05mg/L 이하 포리크로리네이티드비페닐(PCB) : 검출되어서는 안됨 음이온 계면활성제(ABS) : 0.5mg/L 이하				

비고 : 1. 수산용수 1급 : 빈부수성수역의 수산생물용
2. 수산용수 2급 : 중부수성수역의 수산생물용
3. 자연환경보전 : 자연경관 등의 환경보전
4. 상수원수 1급 : 여과 등에 의한 간이정수처리 후 사용
5. 상수원수 2급 : 침전여과 등에 의한 일반적 정수처리 후 사용
6. 상수원수 3급 : 전처리 등을 거친 고도의 정수처리 후 사용
7. 공업용수 1급 : 침전 등에 의한 통상의 정수처리 후 사용
8. 공업용수 2급 : 약품처리 등 고도의 정수처리 후 사용
9. 공업용수 3급 : 특수한 정수처리 후 사용
10. 생활환경보전 : 국민의 일상생활에 불쾌감을 주지 아니할 정도

4) 수질오염의 기전

(1) 하천의 오염

하천에 하수가 방류될 경우 하천의 유량에 의하여 희석될 수 있으나 하수 중의 현탁물질이 침전되어 퇴적된다. 퇴적된 침전물은 항상 물과 접촉하고 있는 상태이므로 때로는 침전물이 떠올라 수질을 급격히 오탁시키고 하류로 운반되기도 한다. 또 물의 용존산소가 부족할 때에는 퇴적물이 부패되어 수질에 악영향을 미친다.

(2) 부영양화현상(eutrophication)

부영양화현상이란 가정하수, 도시하수, 공장폐수, 농업폐수 등에는 합성세제, 비료 등에서 유래되는 인산염과 더불어 유기물질이 함유되어 있어서 수조류(水藻類),플랑크톤 등 수생식물이 과도하게 번식하게 되며, 그 결과물에서 악취가 나고, 물의 이용가치를 상실케 되는 것을 말한다.

(3) 적조현상(red tide)

적조현상이란, 일반적으로 미세한 식물성 plankton이 바다에 무수히 발생해서 해수가 적색을 띠는 현상을 말하며, 수산 피해를 가져오는 해역오염의 중요한 문제점이다. 적조발생의 기전은 상세히 알려져 있지 않으나, 해수의 오염과 밀접한 관계가 있다.

적조는 수산에 크게 피해를 주고 있는데, 과도하게 번식한 plankton의 호흡 작용으로 인한 산소부족과 plankton이 어류의 아가미를 막히게 하여 어류를 질식사 시킨다.

(4) 합성세제

① 중성세제

중성세제의 대표적인 것은 ABS(Alkylbenzene-sulfonate)를 주성분으로 하는 경성세제이며, 2차대전 후에 많이 사용되었으나 수중에서 잘 분해되지 않고, 수중부패생물도 사멸시키며, 생물학적 하수처리과정에 영향을 주고, 기포형성이 지속되어 수면에 뜨게 되므로 수중산소공급을 방해하여 자연수의 용존산소량을 감소시켜 물의 자정작용을 감퇴시킨다. 주로 가정이나 공장에서 많이 사용되었다.

② 연성세제

LAS(Linear akylate sulfonate)를 기제로 사용하는 세제이다. 미생물에 의해 쉽게 분해되나 성분이 Tripolyphosphate이어서 분해처리되면 인(P)성분이 조류(藻類)의 영양원으로 이용되므로 부영양화현상에 의한 조류의 다량발생 등이 문제된다.

③ 합성세제

NTA(Nitrilotriacetic acid)를 성분으로 하는 세제이다. 최초 개발시에는 합성세제 자체로서의 조건을 만족시켜주고 생태적 악영향도 별로 없는 것 같았으나 그 후 수중의 수은, 카드뮴 등 중금속과 결합하여 매우 유독한 물질을 형성한다는 것이 알려졌다. 그래서 오늘날은 인산염을 기제로 한 LAS를 주로 사용하고 있다.

(5) 병원균의 오염

배설물에 의한 오염으로 대장균이 검출되고, 각종 수인성 전염병과 기생충 질환의 오염원이 된다.

5) 수질오염의 피해

(1) 인체에 대한 피해

① 미나마타병(Minamata disease)

1953년부터 1960년 사이에 일본의 구마모도 미나마타만 연안에 발생한 것으로서, 미나마타 공장의 acetaldehyde 합성 과정에서 나온 methyl 수은 폐수가 어패류에 축적된 것을 장기간 음용한 사람에게서 중독현상이 나타났다.

증상은 중추신경계 질환으로 언어장애, 보행장애, 사지마비증상, 시야흡착 등이며, 급성 중독은 구토, 설사, 단백뇨, 구내염을 일으킨다.

② 이타이이타이병(Itai itai disease)

1929년경부터 1946년 사이에 일본의 도야마현 미쯔이 아연공장으로부터 배출된 카드뮴(Cd)이 원인이 된 병으로서, 상류의 아연, 납광산의 폐수 중에 Cd이 함유되어 있어, 이것이 하천을 오염시키고 토양에 축적되어 이 물을 사용한 농산물(쌀, 대두)에 Cd이 축적되어 이것을 섭취한 사람에게 중독증상이 나타났다.

주증상은 신장 기능장애, 요통, 골연화증, 보행장애 및 전신통증이 있다.

③ PCB 중독(Ganemi 사건)

1968년 일본 키타쿠슈시에 있는 가네미 회사에서 미강유의 탈취공정 중에 열매체로 사용된 PCB(poly chlorinated biphenyl)가 미강유에 혼입되어 그것을 먹고 중독증상을 일으킨 사건으로 증상으로는 식욕부진, 구토, 안질 등을 일으킨다.

④ 비소(As) 중독

비소의 오염원은 화학공업, 황산제조공업, 비료제조공업 등의 폐수에 의해 오염된다. 급성 중독은 구토, 탈수증상 뒤에 복통, 체온저하, 혈압저하, 경련, 혼수상태가 되어 사망하며, 만성 중독은 피부가 청동색으로 되며, 손발과 피부에 각화현상이 일어나며, 구토, 복통, 빈혈, 체중감소, 신염을 일으킨다.

(2) 수산 피해

수질에 유기오염이 농후한 경우 물속의 DO를 소비하게 되고 DO가 부족하면 수생생물이 서식할 수 없기 때문에 일반적으로 5ppm 이상의 존재를 요망하고 있다. 또 유기물질이 하천이나 호수의 밑바닥에 침전하면 수질이 악화되고 수서 생물이나 산란장애 등의 피해를 주며, 특히 광유는 미량에서도 어패류에 취기를 주어 식품으로서의 가치를 저하시키고 품질을 저하시킨다.

폐수 중에 유독물질이 존재하면 그 농도에 따라 다르지만 수산생물에는 만성 또는 급성의 중독을 일으키게 되며, 수산생물 자체에는 크게 유해하지 않더라도 인체에는 유해한 경우도 있다.

(3) 농업 피해

오염된 물에 의한 농업에 미치는 피해는 크게 구분하여 생산수단인 농지 및 용수로서의 피해와 농작물 피해의 두 가지가 있다. 생산수단 피해의 경우는 일종의 간접피해라 볼 수 있고, 농작물의 피해는 직접피해라고 할 수 있다. 간접피해의 경우는 오염수 중의 유해물질이 일단 농지의 토양과 혼합되어 토양성분을 변화시킴으로써 2차적, 3차적으로 농작물에 피해를 주는 경우를 말하고, 직접피해는 오염수가 농작물에 직접 접촉해서 발생하는 피해이다.

(4) 공업용수 피해

공업용수로 적당한 수질은 공업의 종류에 따라 각각 다르기 때문에 공통적인 기준을 말하기가 어렵지만, 수질오염이 피해를 준다는 사실에는 별로 다를 바가 없다. 예를 들면, 식품공업에서는 색, 냄새, 미생물이 문제되며, 염색공업에서는 탁도, 경도, 염소이온, 철, 망간, 인산이온, 유기물과 부유물이 높을 경우 품질 저하의 원인이 되며, 사진 감광재료 제조공업이나 제지, 펄프공업에서는 철이나 망간이 치명적인 것이 된다.

6) 수질오염방지대책

① 수질오탁방지계획과 정비 : 국토계획, 도시계획, 하수도 정비, 폐수처리장의 완비
② 수질환경기준 및 배출허용기준에 대한 법적인 규제를 강화
③ 오염물질 배출의 계속적인 감시망 체계 관리
④ 수질오염에 대한 인식, 계몽

4. 소음

소음의 정의는 개인의 주관적인 입장에서는 자신이 원치 않는 소리라고 정의하며, 물리적인 면에서는 불규칙음, 비주기적이고 고주파음역의 특성을 나타내는 음이라고 정의한다.

음악 감상 중인 사람에게는 경쾌한 악기 소리가 흥미 없는 타인에게는 소음이 될 수 있는 것처럼 때로는 듣는 사람의 주관에 따라 차이가 있으나 소음이란, 일반적으로 인간의 건강생활에 유해한 작용을 나타내는 음향을 말한다.

1) 소음의 종류

(1) 연속음(continuous noise)

소음의 발생이 실제로는 연속되지 않고 단속음이 반복됨으로써 연속음과 같이 들리는 수가 있는데, 이때는 1초에 1회 이상일 때 연속음으로 본다.

(2) 단속음(interrupted noise)

보통 발생되는 소음의 반복음이 1초보다 간격이 클 때는 단속음이라고 한다.

(3) 충격음(impulse noise)

다이너마이트 폭발이나 단수 해머 작업시와 같이 일시에 나타나는 충격적인 음으로서 최대 음압수준이 120 dB 이상인 소음이 1초 이상의 간격으로 발생하는 것을 말한다.

2) 음의 물리적 성질

(1) 음압

음압파 등의 진폭은 소리발생원의 전위진폭과 직접 관계가 있으며 단위면적당 힘의

단위로 표시한다. 음압수준(sound pressure level : SPL)은 SPL = 20 log 10 P/Po에서 구하며, 이의 단위는 dB(decibel)로 한다.

(2) 주파수(frequency)

단위 시간 동안에 발생하는 압력파동의 횟수를 말하며, 단위는 Hz(Hertz)로 표시 한다. 1Hz는 1초 동안에 음의 진동 현상이 1회 발생한 것을 말하며, 1Hz는 1CPS(cycle per second)에 해당된다.

(3) 음속

공기 중에서의 음속은 다음과 같다. t는 섭씨온도(℃)이며 상온인 20℃에서 음속은 344m/sec이다.

$$C = (331.5 + 0.61\ t)\ m/sec$$

(4) 주기

압력파동이 1주기(cycle)를 도는 데 소요되는 시간이며, 단위는 초로 표시한다.

3) 대화 장애와 능률 저하

작업 현장에서는 소음으로 인하여 흔히 대화나 연락, 신호의 청취에 지장을 받는 수가 많다. 정상 청력을 가지고 있는 작업자가 60 dB(A)의 소음환경에서는 2m 거리에서 보통 크기의 대화 내용을 95%, 4m 거리에서는 큰 소리의 대화를 95% 정도 알아들을 수 있다. 또 소음의 능률 저하 효과는 특히, 정신노동에서 현저하며, 이때는 의미 있는 소음이 의미 없는 소음보다 그 효과가 크다고 한다. 소음으로 인한 능률 저하를 방지하기 위하여 소음보호구를 착용해서 12%의 능률 향상이 있었다는 보고도 있다.

4) 소음의 전신 영향

강렬한 소음은 생체의 방어 반응을 일으키기도 하여 주로 교감신경과 내분비계통을 흥분시킴으로써 혈압을 상승시키고 맥박, 신진대사를 증가시키며 발한을 촉진, 타액이나 위액, 위장관 운동을 억제시키기도 한다. 그러나 소음의 이러한 효과에는 생체의 적응 현상이 커서 습관화되면 없어지는 경향이 있다.

| 표 22-6 | 생활소음 규제기준

(단위 : dB(A))

대상지역	소음원 \ 시간별		조석 (05:00~08:00) (18:00~22:00)	주간 (08:00~18:00)	심야 (22:00~05:00)
주거지역, 녹지지역, 취락지역 중 주거지구, 관광·휴양지역, 자연환경보전지역, 학교·병원의 부지 경계선으로부터 50m 이내 지역	확성기	옥외설치	70 이하	80 이하	60 이하
		옥내에서 옥외로 소음이 나오는 경우	50 이하	55 이하	45 이하
	공장·사업장		50 이하	55 이하	45 이하
	공사장		65 이하	70 이하	55 이하
상업지역, 준공업지역, 일반공업지역, 취락지역 중 주거지구 외의 지구	확성기	옥외설치	70 이하	80 이하	60 이하
		옥내에서 옥외로 소음이 나오는 경우	60 이하	65 이하	55 이하
	공장·사업장		60 이하	65 이하	55 이하
	공사장		70 이하	75 이하	55 이하

비고 : 1. 대상지역의 구분은 국토이용관리법에 의하며, 도시지역은 도시계획법에 의한다.
2. 공사장 소음의 규제기준은 주간의 경우 소음발생시간이 1일 2시간 미만일 때에는 +10dB, 2시간 이상, 4시간 이하일 때는 +5dB 보정한 값으로 한다.
3. 확성기를 옥외에 설치한 경우 1회 2분 이내로 하고, 15분 이상의 간격을 두고 사용하여야 한다.

5) 소음성 난청

(1) 소음성 난청의 발생기전

재해성 난청은 다이너마이트 폭발 시와 같이 순간적인 폭발음에 의하여 고막이 파열되어 청소골에 진동을 전달하지 못하게 되고, 음파는 직접 난원창과 정원창 등에 동시 부딪히게 된다. 그러면 내이에 있는 임파액 진동의 특성과 강도는 정상 때와는 다르게 된다. 이와 같이 고막파열로 인한 청력 장애를 공기전도 장애로 인한 난청이라고 한다. 사업장에서 발생하는 소음성 난청의 주요 요인은 소음의 세기, 폭로 시간이나 기간, 소음의 주파수, 폭로 횟수 등이 있으며, 또한 개인의 감수성에 따라서도 차이가 있다.

소음성 난청의 발생기전은 귀의 내이에 있는 코르티기관 내의 모세포인 신경말단이 손상을 입어서 생기는 것이다(그림 22-2, 3). 이 신경 수용기에 도달하는 자극이 너무 강력하며 두 가지 현상이 나타난다. 첫째는 소음에 노출되어 일시적으로 신경의 전도성이 저하되는 신경세포의 가역적인 피로 현상이고, 둘째는 코르티기관 내의 신경 수용기의 비가역적인 파괴 현상이다. 전자는 일시적 난청이라 하며, 후자는 영구적인 소음성 난청이며 신경성 난청의 일종이다.

(2) 소음성 난청의 특징

소음성 난청은 소음의 주파수 분포와는 관계없이 고주파음(3, 4, 6 KHz)에 대한 청력손실로부터 시작된다. 〈그림 22-4〉는 소음 폭로기간에 따라서 진행되는 소음성 난청의 전형적인 오디오그램으로써 4 KHz의 소리에 특히 청력손실이 심해지는 C_5-dip 현상을 볼 수 있다. 또 항상 좌우 한쪽으로 심히 치우친 환경소음에 노출되는 경우를 제외하면 청력손실은 양쪽 귀에 대칭으로 오는 것이 보통이며, 일단 발생한 난청은 회복되지 않으나, 소음에 폭로되는 것을 중지하면 더 이상 진행되지 않는 것이 특징이다.

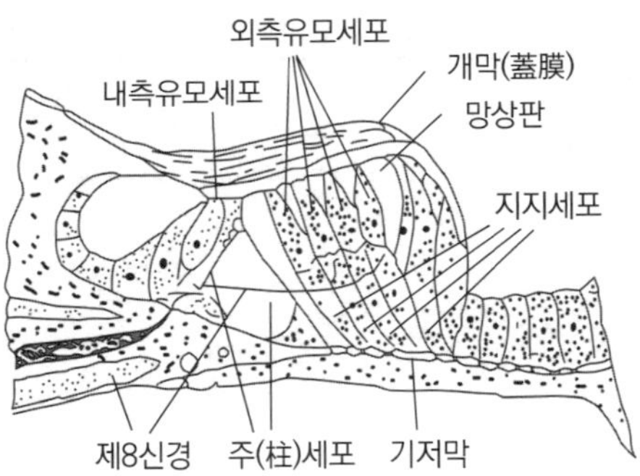

| 그림 22-2 | 정상와우

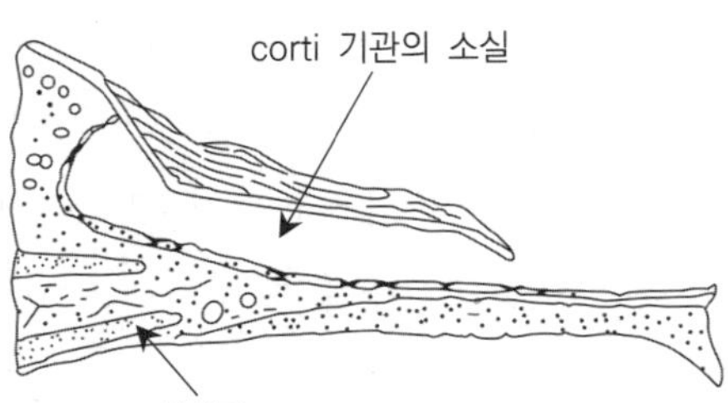

| 그림 22-3 | 전면적인 변성-corti 기관 소실 (실험적 소음에 폭로시킨 모르모트)

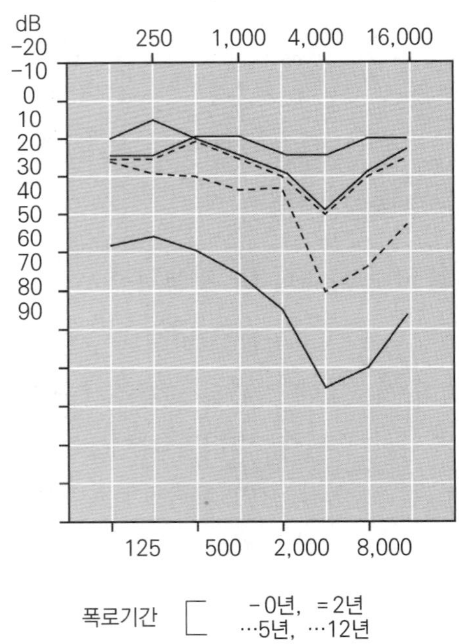

| 그림 22-4 | 오디오그램상의 소음성 난청 진행 과정

(3) 청력손실도 측정 방법

① 고려되어야 할 사항

a. 일과성 청력손실(一過性聽力損失, temporary threshold shift : TTS)

강열한 소음에 폭로되어 생기는 일시적 난청은 4,000 Hz와 6,000 Hz에서 가장 많이 생긴다. 청력 장애는 소음에 폭로된지 2시간 후부터 발생하며, 일시적 난청은 청신경세포의 피로 현상으로 회복은 정도에 따라서 12~25시간 소요된다.

b. 노인성 난청(老人性難聽, presbycusis)의 배제

나이가 많아짐에 따라 청신경이 퇴행성 변화를 일으켜 청력손실을 초래하는 것은 생리적인 노화 현상으로 불가피한 것이며, 이것을 노인성 난청(presbycusis)이라고 한다.

6) 소음의 허용기준

사업장에서 발생하는 소음의 허용기준은 각 나라마다 청력 보호를 위한 방법으로서 영구적 청력 장애를 일상 회화의 청취와 이해도에 지장이 없는 수준으로 할 수 있는 조건을 마련하고 있다. 특히, 주파수 구성의 차이를 중요시해서 주파수별 허용기준을 채택하고 있다.

일반적으로 소음에 의한 청력 장애는 소음의 음압수준과 주파수, 폭로 시간, 하루의 폭로 횟수, 소음작업의 근속 연수, 청력 장애에 미치는 영향, 개인의 감수성에 따라 좌우되므로 소음폭로의 허용기준을 정하는 데 있어서 이러한 인자를 고려하여야 한다.

우리나라에서는 소음의 허용기준을 소음계의 A 특성으로 측정할 때 90 dB(A)에 8시간 폭로될 때를 허용기준으로 삼고 있다. 또한 8시간을 기준으로 하여 5 dB(A) 증가할 때에는 허용 시간은 1/2로 감소되는 소위 5 dB(A) 법칙이 적용된다.

7) 소음의 관리방법

(1) 작업장 관리

① 소음이 적은 시설장비의 도입, 노후 시설이 교체

② 소음 발생 공정의 격리

③ 시설물 설치시에 방진장치(防震裝置) 이용

④ 소음 발생원의 밀폐

⑤ 방법의 개성

⑥ 건물 내벽의 흡음재(吸音材) 처리와 반사음 차단 구조
⑦ 방음벽, 차음커텐 등의 설치

(2) 작업자 관리

① 폭로 시간 단축
② 보건교육
③ 보호구 착용

5. 진동(振動)

1) 진동의 물리적 특성

(1) 정의

진동이란, 어떤 물체가 외력에 의하여 평형상태에 있는 위치에서 전후, 좌우 또는 상하로 흔들리는 것을 말한다. 이때 흔들리는 물체는 기체, 액체, 고체가 될 수 있다. 진동은 정현파(正弦波, sinusoidal wave)를 그리며 흔들리는 것도 있으나, 때로는 그 진동 양상이 복잡하고 또 여러 가지 형태의 진동이 중복되어 생기는 수도 있다. 한편, 진동은 계속적인 것과 주기적인 것 또는 간헐적으로 발생하는 것이 있다. 여기서 말하는 진동이라 함은 사람과 접촉한 물체의 진동을 말한다.

진동은 진동수 이외에 전위(轉位), 속도, 가속도 등이 관여하고 진동의 이러한 요소들이 진동에 의한 장애에도 관여한다. 전위(displacement)는 어떤 물체가 정상적인 정지 위치에서 진동주기의 어느 지점으로부터 다른 위치로 이동한 거리를 말하며, 정상 위치로부터의 최대의 전위가 곧 진폭이다.

속도(velocity)는 시간에 대한 전위의 변화율을 말하며, 진동 물체가 전후, 좌우 또는 상하의 양 끝에 도달하였을 때의 진동의 속도는 1이고, 그 물체가 정상 위치인 중심을 지날 때 그 속도가 최대로 된다. 가속도(acceleration)는 시간에 대한 속도의 변화율을 말한다.

(2) 진동의 단위

진동은 소음과 같이 진동폭(강도)과 진동수로 특정지워지는데 진동의 강도 표시 방법은 아직 국제적으로 통일되지 않고 있다. 진동폭을 직접 나타내는 진폭 혹은 편진폭은 mm로, 진동의 속도는 cm/sec로, 가속도는 cm/sec^2, $g(980cm/sec^2)$ 또는

gal(1cm/sec^2)로 표시되며, 소리에서와 같은 dB를 쓰기도 하는데, 이때 기준 가속도는 1 gal로 잡는 것이 보통이다.

2) 진동원

전신진동은 지지 구조물을 통해서 전신에 전파되는 진동이며, 진동원은 교통의 차량, 선박, 항공기를 타거나 기중기, 분쇄기로서 운전할 때 다리 등을 통해서 전신에 퍼진다. 국소진동은 국소적으로 손과 발 등 특정 부위에 전파되는 진동이며, 진동원은 병타기, 착암기, 연마기, 자동식 톱(chain saw) 등의 진동 공구이며 주로 손을 통한다.

3) 진동에 의한 건강 장애

진동 자극의 수용체(受容體)는 피하, 골막, 내장에 분포되어 있는 Pacini 소체로 보고 있으며 촉압각(觸壓覺)과는 다른 종류의 기계적 감각이다.

(1) 전신진동

진동은 진동수와 가속도에 따라 느끼는 감각이 다르다. 진동수가 2 Hz 이하이면 신체도 함께 움직이고, 이로 인하여 motion sickness 때와 같은 동요감을 느낀다. 진동수가 4~12 Hz로 증가됨에 따라 압박감과 동통감을 받게 되며 심하면 공포감과 오한을 느낀다. 또한 신체는 파동적인 힘에 개별적으로 반응하게 되어 고관절(股關節), 견관절(肩關節) 및 복부 장기가 공명하여 부하된 진동에 대한 반응이 증폭된다.

20~30 Hz에서는 두개골이 공명하기 시작하여 시력 및 청력 장애를 초래하고 60~90 Hz에서는 안구가 공명하게 된다.

뚜렷한 급성 증상은 없어도 진동이 오랫동안 작용하면 만성 장애가 초래된다. 이러한 만성 장애는 반복되는 타격이나 차를 탈 때 가끔 경험하는 털털거리는 진동에 폭로된 후에도 생긴다. 예를 들어 트럭 및 트랙터 운전사들에게 흔히 요천부(腰薦部)의 동통(sacroiliac pain)이 생긴다. 때로는 신장에 경미한 손상을 입어 드물게는 소량의 혈액이 섞여 나오기도 한다.

전신진동에 의한 자각증상으로 운동지각(perception of motion), 불쾌감, 불안, 동통 등을 들 수 있다. 진동으로 인한 생리적 반응은 아직 잘 알려져 있지 않으나, 일시적인 호흡 및 심장 기능과 말초순화의 변화를 볼 수 있다. 또한 혈압상승, 맥박증가를 보이며 발한 등이 나타난다. 산소 소비량은 전신진동으로 증가되고 폐환기도 촉진된다. 내분비계에도 영향을 미쳐 요중 17-ketosteroid의 배설이 감소하며, 여자에게서는 성기의 위치 이상, 월경 장애가 나타나기도 한다.

| 표 22-7 | 진동의 종류와 손의 장애

손의 장애	무거운 저속연장	가벼운 고속연장
손가락의 창백	특징적이다.	없다.
동통	통상적으로 주증상이 아니다.	주증상이다.
혈관 긴장도의 변화	보고된 바 없다.	항진된다.
부종	때때로 볼 수 있다.	흔히 볼 수 있다.
뼈의 퇴행성 변화	흔히 볼 수 있다.	없다.
신경혈관 장애 증상의 분포	통상적으로 증상이 있는 손에 생긴다.	통상적으로 양손에 생긴다.

(2) 국소 장애

① Raynaud's phenomenon

압축공기를 이용한 여러 가지 진동 공구를 사용하는 근로자들의 손가락에는 소위 레이노씨 현상(Raynaud's phenomenon)이 나타난다. 이것은 손가락에 있는 말초혈관운동의 장애로 인하여 혈액순환이 저해되어 손가락이 창백해지고 동통을 느끼게 되는 것이다. 추위에 폭로되면 이러한 현상은 더욱 악화된다. 이것을 dead finger 또는 white finger라고 부른다. 발생요인으로서는 공구의 사용법, 진동수, 진폭, 폭로 시간, 개인의 감수성 등이 관계된다.

압축공기를 사용하는 망치, 착암기 같은 무거운 손 연장은 60 Hz 이하의 진동을 일으키나, 최대 가속도는 100 G 이상이다. 〈표 22-7〉와 같다.

② 뼈 및 관절의 장애

심한 진동을 받으면 조만간에 뼈, 관절 및 신경, 근육, 건인대, 혈관 등 연부조직에 병변이 나타난다. 수근골(wrist bone)에서의 탈석회화 작용, 손목관절, 주관절(肘關節, elbow joint) 및 견관절의 관절면이 거칠어지는데, 이 변화는 주관절에서 가장 빈발하며, 심할 때에는 양쪽 관절면 사이에 분쇄된 골편이 개재하기도 하고 관절연골의 괴저, 천공 등 기형성 관절염(arthritis deformans), 이단성 골연골염(osteochondritis disscecans), 가성관절염(pseudo-arthritis)과 점액낭염, 건초염, 건의 비후, 근위축 등이 생기기도 한다.

4) 진동대책

(1) 전신진동의 대책

① 원인 제거, ② 전파 경로 차단, ③ 완충 장치, ④ 작업 시간 단축, ⑤ 보건교육, ⑥ 적성배치에 고려해야 할 질환(내장하수증, 다발성 신경염, 자궁탈)

(2) 국소진동의 대책

① 공구 개선, ② 완충 장치, ③ 보온대책(14℃ 이하), ④ 작업 시작 단축(1일 2시간 이하, 1주 5일 근무, 월 40시간 이하), ⑤ 보건교육, ⑥ 적성배치에 고려해야 할 질환(다발성 신경염, 류마티스성 질환, 레이노씨병)

| 표 22-8 | 생활진동규제기준

(단위 : dB(V))

대상지역 \ 시간별	주간 (06:00~22:00)	심야 (22:00~06:00)
주거지역, 녹지지역, 준도시지역 중 취락지구 및 운동·휴양지구, 자연환경보전지역, 기타 지역 안에 소재한 학교·병원·공공도서관	65 이하	60 이하
기타 지역	70 이하	65 이하

비고 : 1. 진동의 측정방법과 평가단위는 소음·진동공정시험방법에 정하는 바에 따른다.
2. 대상지역의 구분은 국토이용관리법(도시지역의 경우에는 도시계획법)에 의한다.
3. 규제기준치는 생활진동의 영향이 미치는 대상지역을 기준으로 하여 적용한다.
4. 공사장의 진동규제기준은 주간의 경우 특정공사의 사전신고대상 기계·장비를 사용하는 작업시간이 1일 2시간 이하일 때에는 +10dB을, 2시간 초과 4시간 이하일 때는 +5dB을 규제기준치에 보정한다.

자료 : 환경부, 대기보전국 생활공해과

제23장 식품위생
Food hygiene

1. 식품위생의 정의

식품위생은 식품의 안전성 확보라는 관점에서 식품의 영양적 가치의 향상과 아울러 공중보건상 매우 중요한 분야이다. 산업기술의 발전에 따라 식품의 제조 가공 및 보존 기술이 크게 향상되었으나 이에 따른 식품공해나 식품에 의한 사고 역시 끊임없이 발생하여 우리의 생명과 건강을 위협하고 있는 것이 현재 상황이다.

식품위생[food hygiene(영) : food sanitation(미)]의 정의는 세계보건기구 환경위생전문위원회(1955)에서 정의한 것이 일반적으로 받아들여지고 있는데, 그 정의에 의하면 "식품위생이란 식품의 생육, 생산 또는 제조에서 최종적으로 사람에게 섭취될 때까지의 모든 단계에 있어서 안전성, 완전성(완전무결성) 및 건전성을 확보하기 위한 모든 수단을 의미한다."라고 하였다.

> "Food hygiene" means all measures necessary for ensuring the safety, wholesomeness, and soundness of food at all stages from its growth, production or manufacture untill its final consumption."

또한 우리나라 식품위생법에서는 "식품으로 인한 위생상의 위해를 방지하고 식품영양의 질적 향상을 도모함"이라고 하였고, 식품위생의 대상범위를 음식물(의약품 제외)과 음식물과 관련된 첨가물, 기구, 용기, 포장 등도 모두 포함시키고 있다.

2. 식품과 감염병

식품으로 인한 위생상의 위해요인으로는 각종 경구감염병, 인수공통감염병, 식중독, 기생충 질환, 식품가공이나 식품첨가시의 독소 및 발암물질 등이 있다.

1) 경구 감염병

경구감염병은 감염 경로가 입을 통해서 이루어지며, 주로 식품이 매개체이지만 식품 외에도 물이나 불결한 식기 또는 손으로부터 직접적으로 감염될 수도 있다. 그러나 경구감염을 일으키는 병원성 세균은 주로 식품과 관련성이 많다. 식품위생상 식품을 통해서 경구적으로 인간에게 감염될 수 있는 감염병은 주로 소화기계 감염병으로서 장티푸스, 콜레라, 이질, 파라티푸스 등이 대표적이며, virus에 의한 감염병으로는 유행성 간염, 소아마비(poliomyelitis), 전염성 설사, 전염성 위장염 등이 있으며, 이밖에도 연쇄상구균, 디프테리아 등이 있다.

2) 인수공통 감염병

식품을 통한 감염병 중에서 공통으로 전염되는 감염병으로서, 주로 가축으로부터 사람에게 감염된다. 주요 인수공통감염병을 표시하면 다음과 같다.

(1) 탄저(炭疽, anthrax)

포유류(소, 말, 양 등)로부터 피부상처, 경구침입, 호흡기계로 아포가 흡입되어 감염 일으킴

(2) 결핵(結核, tuberculosis)

소의 우유를 통해 전염됨

(3) 브루셀라(brucellosis)

소의 우유, 뇨(尿)를 통해 인체감염이 이루어짐

(4) 야토병(野兎病, tularemia)

토끼, 설치류와 접촉에 의해 피부점막이나 경구적으로 감염됨

이 밖에도 회충 등의 기생충 질병 및 각종 식중독이 있으며, 최근에는 식품첨가물이나 잔류농약에 각종 만성 중독질환 및 aflatoxin 등의 곰팡이독(mycotoxin)에 의한 발암성 등도 커다란 문제가 되고 있다. 이와 같은 건강장애는 급성 감염병이나 식중독과는 달리 만성적으로 인체 건강을 해치기 때문에 예방을 위한 관리가 매우 중요하다.

또한 최근 많이 개발되고 사용되고 있는 합성수지제 용기나 포장 재료도 직접 식품과 접촉할 경우에는 그 안전성을 신뢰할 수 있어야 하며, 저온유통체계(cold chain)

와 방사선 조사식품의 안전성 등 과학기술의 개발과 더불어 식품위생상의 문제도 새롭게 발생되고 있다. 따라서 식품으로 인한 건강장해도 식생활의 변화, 식품산업 및 기술의 발달에 따라 항상 변화된다는 것을 간과해서는 안 된다.

모든 위해 요인으로부터 식품을 안전하게 확보하기 위한 기본적인 원칙은 다음과 같이 요약할 수 있다.

① 이질, 장티푸스, 콜레라 등의 감염병균과 salmonella균, 장염비브리오(vibrio parabaemolyicus), 병원성 대장균 등의 식중독 원인 균에 식품이 오염되지 않도록 하고, 식품에 이들 원인 균이 오염되었거나 오염 가능성이 있을 때에는 식품위생상 안전한 방법으로 살균하는 등 적절한 처리와 식용으로의 사용을 금지한다.
② 식품의 부패나 변패를 일으키는 미생물이 식품에 오염되지 않도록 할 것이며, 또한 안전한 방법으로 살균하거나 낮은 온도로 보존하여 미생물의 증식을 억제하는 등 식품의 부패나 변패되지 않도록 한다.
③ 식품의 생산, 제조 , 가공, 저장, 보존, 조리 등의 과정에서 유해물질이 혼입되거나 첨가되지 않도록 하며, 유해물질이 함유된 사실이 판명되었거나 우려가 있는 식품은 식용으로의 사용을 금지한다.
④ 식품첨가물의 사용량의 한계를 넘지 않도록 하며, 잔류농약 및 공장폐수 등에 오염되지 않도록 한다.
⑤ 불량, 부정식품을 제조하지 않도록 하며, 이의 단속을 지속적으로 실시하여 제조를 근절시킨다.

3. 식품 첨가물

FAO와 WHO의 합동식품첨가물 전문위원회(The Joint FAO and WHO Expert Committee on Food Additives)에서는 식품첨가물이란 "식품의 외관, 향미, 조직 또는 저장성을 향상시키기 위하여 식품에 보통 미량으로 첨가되는 비영양성물질"이라고 정의하고 있다.

우리나라의 식품위생법에서는 첨가물이란 "식품을 제조, 가공 또는 보존함에 있어서 식품에 첨가, 혼합, 침윤 및 기타의 방법에 의하여 사용되는 물질"이라고 정의하고 있다.

1) 식품첨가물이 갖추어야 할 조건

식품첨가물이 갖추어야 할 조건을 요약하면 다음과 같다.

① 인체에 유해한 영향을 미치지 않아야 한다.
② 식품의 제조가공에 필수 불가결해야 한다.
③ 사용목적에 따른 효과를 소량으로도 충분히 나타내어야 한다.

④ 식품의 영양, 이화학적 성질 등에 영향을 주지 않아야 한다.
⑤ 식품의 화학분석 등에 의해서 그 첨가물질을 확인할 수 있어야 한다.
⑥ 식품의 상품가치를 향상 시켜야 하다.

2) 식품첨가물의 종류

우리나라는 식품위생법에서 6종류로 첨가물을 분류하며 1991년 지정기준으로 363종이다. 미국의 국립과학기술원 및 국립연구협의회 산하 식품보호위원회에서는 식품첨가물을 기능과 용도에 따라 40종으로 분류하고 있다.

(1) 식품첨가물의 사용 목적에 따른 분류

① 식품의 기호성을 높이고 관능을 만족시키는 것
② 식품의 변질을 방지하는 것
③ 식품의 영양을 강화하는 것
④ 식품의 품질을 개량하여 일정하게 유지하는 것
⑤ 식품제조에 필요한 것
⑥ 기타

(2) 식품첨가물의 특성별 분류

① 보존료(chemical preservatives)

식품의 변질 및 부패를 방지하고 식품의 신선도를 보존하여 영양가의 손실을 방지하는데 사용되는 물질을 보존료라 한다. 디히드로초산(치즈, 버터, 마가린), 소르빈산, 소르빈산 칼륨(식육제품, 치즈, 된장 등), 안식향상 및 안식향산나트륨(청향음료, 간장), 파라옥시 안식향산 부틸, 에틸, 프로틸(간장, 식초, 인삼음료), 프로피온산 나트륨(빵 및 생과자, 치즈) 등이 사용된다.

② 살균료(bacteriocides germicides)

식품의 부패 원인균 또는 감염병균 등을 사멸시키기 위하여 사용한다. 표백분, 고도 표백분, 차아염소산 나트륨, 이염화 이소시아뉼산 나트륨 및 에틸렌 오사이드 등이 사용된다.

③ 산화방지제(antioxidants)

공기중의 산소에 의한 변질을 방지하기 위하여 사용한다.

디부틸 히드록시 톨루엔, 몰식자산 프로필, 에리트로브신, L-아스코르빈산(비타민 C), DL-α토코페롤(비타민 E), EDTA 등이 사용된다.

④ 착색료(coloring matters)

천연의 농수산물은 조리, 가공하거나 혹은 보존하는 동안에 변색 또는 퇴색하기 쉬워서 색을 그대로 유지하기가 어려운 경우가 있으며, 따라서 인공적으로 착색하여 천연색을 보완·미화하며, 식품의 매력을 높여 소비자의 기호를 끌기 위하여 사용한다. 합성색소로는 타르색소, 타르색소의 알루미늄 레이크 및 비타르색소가 사용된다.

⑤ 조미료(seasonings)

식품의 고유한 맛만으로 충족을 느끼지 못할 경우 맛을 좋게 하고자 첨가는 물질을 말한다. 조미료는 핵산계, 아미노산계, 유기산계로 구분되어 있다.

⑥ 감미료(nonnutritive sweetners)

합성 감미료는 당질 이외의 감미를 가진 화학적 합성품을 총칭하는 것을 말한다. 감미료는 인체에 해로운 것이 많아 식품으로 사용할 수 있는 것은 매우 한정되어 있으며, 사카린 나트륨, 아스파탐 등이 사용된다.

⑦ 기타

이외에도 사용 목적에 따라 식품의 색을 보존하던가 또는 발색시키는 발색제(color fixative), 유색물질을 무색으로 만드는 표백제(bleaching agents), 밀가루 개량제(maturing agents), 과자 등에 첨가하여 연하게 하는 팽창제(leavening agents), 비타민, 무기질, 아미노산 등을 강화하는 강화제(dietary supplements), 유화제(emulsfiers), 호료(糊料 : thicker) 등이 있다.

4. 식중독(Food poisoning)

식중독이란 일반적으로 식품섭취로 인하여 발생하는 급성위장염을 주증상으로 하는 건강장애를 의미한다. 그 원인은 세균 및 세균이 생산한 독소, 자연유독물 및 유해화학물질이 식품에 첨가 또는 오염되어서 발생하는 것을 말하며, 영양섭취 불량으로 인한 질병이나, 감염병, 기생충증 등에 의한 건강이상은 포함하지 않는다.

모든 식중독은 예방 가능하며, 예방의 원칙으로는 '청결' '신속' 및 '가열'을 들 수 있다. 식중독 세균이 증식하기 쉬운 여름철에는 가능한 음식을 익혀먹는 습관을 갖도록 해야 하며, 저온에서도 세균이 증식하므로 냉장고를 너무 과신하지 않는 것이 매우 중요하다. 먹다 남아서 오래되거나 의심이 되는 음식은 버리도록 하고 부정, 불량 식품에 대한 집중적인 감시와 발견시 신고가 중요하다.

1) 세균성 식중독(Bacterial food poisoning)

식중독 중에서 발생빈도가 가장 높은 것이 세균성 식중독이다. 세균성 식중독은 중독의 발생기전에 따라 독소형 식중독(toxin type)과 감염형 식중독(infectious type)으로 분류되며, 현재도 이 분류법이 일반적으로 사용되고 있다. 또한 세균성 식중독의 증상은 소화기계 감염병과 유사하여 혼동하기 쉬우나 세균성 식중독과 소화기계 감염병의 다른 점은 다음과 같다.

첫째, 소화기계 감염병은 비교적 소량의 균으로 발병되는데 비해서, 세균성 식중독은 다량의 세균이나 독소량이 있어야 발병한다.

둘째, 소화기계 감염병은 2차 감염이 이루어지는데 반하여, 세균성 식중독은 2차 감염은 없고 원인식품의 섭취로 발병한다.

셋째, 세균성 식중독은 소화기계 감염병에 비하여 잠복기가 짧다.

넷째, 소화기계 감염병은 대부분 면역이 획득되나, 세균성식중독은 면역이 획득되지 않는다.

| 표 23-1 | 식중독의 분류

구 별	식 중 독 형	원 인 물 질
세균성 식중독	감염형 식중독 독소형 식중독	살모넬라균, 장염 비브리오균 포도상구균, 보툴리누스균 등
화학성 식중독	고의 또는 과실로 인한 유해물질에 의한 중독 가구, 용기, 포장에 의한 중독 첨가물에 의한 중독 기타 물질에 의한 중독	농약, 수은, 카드뮴 등 산화구리, 납, 비소 등 auramine, cyclamate, 포르말린, 붕산 등 methanol, 간수 등
자연독 식물독	동물성 자연독에 의한 중독 식물성 자연독에 의한 중독	복어, 패류등 독버섯, 감자, 독미나리등
mycotoxin 중독	곰팡이 독소에 의한 중독	맥각, aflatoxin

2) 독소형 식중독

(1) 포도상구균 식중독(Staphylococcal food poisoning)

① 원인균

포도상구균은 황색포도상구균(*Staphylococcus aureus*)과 표피포도상구균(*Staphylococcus epidermidis*)으로 구분하며, 식중독의 원인균은 장독소(enterotoxin)를 생산하는 병원성 포도상구균인 황색포도상구균이다. 이 균은 내열성이 큰 외독소로 100℃에서 30분간 끓여도 파괴되지 않는다.

② 감염원 및 감염경로

화농성 질환이나 이 균에 오염된 식품과 유방염이 있는 젖소로부터 감염된다. 발생은 계절에 관계없으나 늦은 봄과 가을에 많은 편이고 식중독 중에서 가장 발생률이 높다.

③ 원인식품

원인식품으로서 세계적으로 공통된 식품은 우유, 버터, 치즈 등의 유제품과 육류제품이며, 우리나라에서는 김밥, 도시락, 떡 종류와 어패류 및 그 가공식품이다.

④ 증상

잠복기는 평균 1~6시간 정도이고 급성위장염이 주증상으로 처음에는 타액분비 증가, 오심, 구토, 설사, 복통을 일으키며, 설사의 양상은 수양성이지만 경우에 따라 혈액이나 점액이 섞여 나온다. 발열은 38℃ 이하이며, 사망률은 극히 낮거나 없는 편이고 심한 설사와 구토로 인한 탈수증상을 일으킨다.

⑤ 예방대책

위생적인 조리, 가열처리, 식품취급자의 개인위생이 중요하며, 특히 식품취급자가 화농성 질환이나 인두염 등에 걸려 있을 때에는 조리 등의 업무에 종사해서는 안된다.

(2) 보툴리누스 식중독(Botulinus)

① 원인균

원인균은 *Clostridium botulinum*이며, 토양 및 자연계에 널리 분포되어 있으며, 통조림, 소세지 등의 식품을 혐기성 상태에서 발육하여 신경독소(neurotoxin)를 분비하는데 독소는 A, B, C, D, E 형이 있다.

② 감염원 및 감염경로

치명률이 높은 식중독으로 이 균이 증식하면서 생산한 독소를 식품과 같이 섭취하였을 때 장관에서 흡수되어 발생한다.

③ 원인식품

햄, 소세지, 통조림, 야채, 과일, 식육, 어육, 유제품 등이 있다.

④ 증상

신경계의 증상이 주증상으로 시력저하, 복시, 동공확대, 실성증, 연하곤란, 변비, 복부팽만 및 호흡곤란 등을 나타낸다. 발열은 없으며, 치명률은 40%정도이다.

⑤ 예방대책

보툴리누스의 오염원은 주로 토양과 보균동물의 분변이기 때문에 식품을 처리할 때, 어패류의 창자 내용물에 오염되지 않게 하고, 야채류인 경우에는 충분히 물로 세척하여 토양에 의한 오염이 없게 해야 하며, 음식은 반드시 가열하여 먹는다.

(3) Welchii균 식중독

웰치균은 오래전부터 상처감염증에서 가스괴저의 원인균으로 알려져 왔다. 1941년경부터 영국에서 이 균에 의한 것으로 보이는 식중독 사례가 보고되기 시작했고 1943년 Knox 등이 식중독균임을 확인하였다.

① 원인균

Clostridium Welchii(*Cl. perfringens*)는 그람양성의 혐기성 간균이고 웰치균이 장관내에서 아포를 형성할 때 용혈과 치사작용을 나타내는 lecithinase(α독소)를 생산하는데 독소의 면역학적 특이성에 따라 A-F의 6형으로 분류된다. 그 중 A형 균이 대표적인 식중독의 원인균이고 내열성이어서 100℃, 1~4시간 가열에서도 사멸되지 않는다.

② 감염 경로

식육이나 육류가공품, 어류 및 그 가공품 등의 동물성 고단백질을 함유한 식품으로 특히 가열조리후 용기에 담아 장시간 실온에 방치한 것들을 섭취하였을 때 일어난다.

③ 증상

잠복기는 8~20시간(평균 12시간)이고 주증상은 복통과 설사이며 일반적으로 가벼운 증세를 보이다가 통상 1~2일만에 회복된다.

④ 예방대책

식품에 웰치균이 오염되면 내열성 때문에 가열에 의한 사멸이 곤란하므로 가열식품의 저온보존에 의해 아포의 발아·증식을 방지하고, 섭취 전 가열에 의해 영양형의 균 사멸을 유도한다.

3) 감염형 식중독

(1) 살모넬라 식중독(Salmonellosis)

① 원인균

장염균(*Sal. enteritidis*), 쥐티푸스균(*Sal. typhy murium*), 돈콜레라균(*Sal. chlerae suis*) 등이 식중독의 원인균이다.

이들은 편모가 있어 운동성을 가지며, 협막이나 아포도 형성하지 않는 통성혐기성균이다.

② 감염원 및 감염경로

살모넬라균에 이환 되거나 보균하고 있는 가금류나 육류의 고기를 섭취하거나 환자·가축·쥐(특히 음식점 쥐)들의 대소변에 오염된 음식물을 섭취함으로써 감염된다.

전파경로는 쥐와 파리, 바퀴 등의 곤충에 의해 매개되기도 하고 보균자인 식품취급자에 의해 직접 감염되는 경우도 있다.

③ 원인식품

주로 식육이나 계란이며, 2차 오염이 가능한 샐러드나 마요네즈 등의 조리식품에서도 기인된다.

④ 증상

급성위장염 증상을 나타내며, 환자의 연령, 건강상태, 섭취한 균량에 따라 다르다. 복통, 설사, 발열 등으로 전신권태, 식욕감퇴, 두통, 구토, 현기증 등을 동반하고 피부발진은 별로 없으며, 발열은 급하게 일어나 38~40℃로 오르고 오한과 전율이 동반된다.

⑤ 예방대책

조리장, 주방, 찬장, 창고 등 식품취급 장소에서는 방서, 방충설비를 철저히 해야 하며, 원인식품에 오염된 병원균이 장기간 보존하는 과정에서 증식하는 일이 없도록 조리 후에는 반드시 냉장온도에 보존하고 섭취 전에는 재가열 처리해서 먹는다.

(2) 장염비브리오 식중독(Vibrio food poisoning)

우리나라를 비롯하여 일본, 동남아시아, 호주, 미국 등에서도 발병되고 있으며, 호염균 식중독이라고도 하였다.

① 원인균

장염비브리오균(*Vibrio parahaemolyticus*)은 해수세균의 일종으로 2~3%전후의 식염에서 잘 자라며, 10%의 염분농도에서는 성장이 정지되는 세균으로 포자가 없는 간균이며 편모를 하나 가지고 있다.

② 감염원 및 감염경로

감염원은 오염된 어패류 및 조리대·도마·행주 등이 어패류에 오염되어 식품에 2차 오염이 되며, 환자·보균자의 분변에 오염된 손을 통하여 식품에 오염시킨다. 일반적으로 5~11월, 특히 7~9월간의 3개월 간 집중적으로 발생한다.

③ 원인식품

해수세균이기 때문에 어패류가 대부분(70%)이며, 어패류의 가공품이나 2차 오염을 받은 도시락, 야채샐러드 등도 원인식품이 된다.

④ 증상

복통, 설사로 시작하여 구토, 두통, 권태감, 발열(37~38℃) 등을 동반하는 급성 장염으로 설사는 1일 수회정도의 수양변으로 중증인 경우에는 점액변과 점혈변을 배설하기도 한다.

⑤ 예방대책

균이 열에 약하고, 담수에 의해서 사멸하므로 식품의 가열, 수돗물에 의한 세정이 효과적이다. 여름철에 해산 어패류의 생식에 주의하고 열처리 후에 섭취해야 하며, 오염 가능성이 많은 조리기구나 행주 등은 소독과 청결을 철저히 해야 한다.

(3) 병원성 대장균

대장균(*Escherichia coli*)은 사람과 동물의 장관에 상재하는 세균이지만 혈청학적 형별법에 따른 O항원에 해당되는 어떤 종류는 영유아에게 식중독 원인균으로 작용한다. 1996년 여름 일본의 오카야마현의 한 초등학생들에게 발생한 *E. coli* O-157 및 O-26은 발열, 설사, 장출혈, 복통을 주 증상으로 하는 식중독균으로 1만명 중 11명이 사망하였다고 보고되었으며, 미국 네브라스카주에서도 동일 식중독이 발생되어 햄

버거에 사용되는 육류의 공급을 전면 중단시킨 일이 있으며, 일본에서는 학교급식을 중단한 일이 있었다. 우리나라에서도 1994년 고성군에서 발생한 식중독 환자 6명 중 1명이 동일한 식중독 환자이었으며, 1998년에도 1건의 동일균 감염자가 확인되었다.

장출혈성대장균감염증(O-157균)은 우리나라 제1군 감염병으로서 잠복기간은 4~8일이며, 수양성 설사와 베로톡신이라는 독소를 분비하여 장벽의 세포를 파괴함으로써 장출혈을 일으키는 원인이 된다. 소의 분변이나 환자의 분변에 오염된 식수나 음식물로 전파되기 때문에 음식물은 75℃ 이상으로 가열 섭식하여야 한다.

4) 화학적 식중독(Chemical food poisoning)

최근 산업의 급속한 발전과 더불어 식품공업의 대량생산이 가능해지면서 식품의 제조, 가공을 용이하게 하고 보존성을 증대, 상품 또는 영양가를 향상시키기 위하여 여러 가지 화학약품이 식품의 첨가물로 이용되고 있다. 이와 같이 유해한 화학물질이나 금속이온이 식품에 혼입되어 섭취함으로써 체내에 이상현상을 일으키는 것을 화학성 식중독이라 하며, 세균성 식중독이나 자연독에 의한 식중독과는 달리 거의 계절성이 없을 뿐만 아니라 식품의 종류에 따른 특이성이 적다. 이러한 화학물질에 의한 식중독을 원인별로 분류하면 다음과 같다.

(1) 고의 또는 오용에 의한 중독

유해·유독물질에 대한 위생적인 지식의 결여로 고의 또는 잘못으로 식품에 가해지는 경우가 있다. 농약 특히, 비소를 함유하는 살충제가 야채나 과실에 부착되어 섭취되었을 때, 조제분유의 비소 중독, parathion과 같은 유기인제제의 흡입 등이 있다.

(2) 기구, 용기, 포장에 의한 중독

조리기구와 식기류는 금속을 사용하는 일이 많아 구리, 아연, 납 또는 이들의 합금으로 된 용기나 합성수지제품에서 가해성 금속이나 formaldehyde 및 phenol 등이 용출되어 식중독 발생의 원인이 되는 경우가 있다.

(3) 식품첨가물에 의한 중독

식품첨가물로 사용되는 화학적 합성품은 식품위생법에서 규제하고 있으나, 허가된 첨가물이라 하더라도 유해한 불순물이 함유된 부적합 첨가물을 사용하든가 또는 사용기준을 무시하고 대량으로 사용하면 중독을 일으키는 수가 있다.

| 표 23-2 | 유해금속에 의한 중독증상 및 중독 경로

구분	주된 중독 경로	중독 증상
구리(Cu)	첨가물, 식기, 용기	구토(토물은 청색), 위통
아연(Zn)	식기, 용기, 오용	구역질, 설사, 구토, 복통
카드뮴(Cd)	식기, 기구, 오용	구역질, 구토, 경련, 설사
납(Pb)	기구, 오용	복통, 구토, 설사, 만성중독
비소(As)	농약, 첨가물	위통, 설사, 구토, 출혈
안티몬(Sb)	식기, 오용	구토, 설사, 출혈
수은(Hg)	승홍의 오용	구토, 복통, 설사
바륨(Ba)	식기, 팽제의 오용	구토, 구내염, 장염, 복통, 설사

① 유해성 감미료

- P-intro-toluidine : 본래 색소의 원료로서 설탕보다 약 200배의 단맛이 있어 감미료로 쓰였다. 이것은 독성이 강해 많은 중독사고가 발생하여 살인당 또는 원폭당이라는 별명이 생겼고 증상은 보통 섭취 후 2~3일에 나타나며 위통, 식욕부진, 구역질, 권태가 오면서 혼수에 빠져 사망하기도 한다.
- Dulcin : 여러 나라에서 식품첨가물로 허가되었으나 독성 관계로 취소되었으며 우리 나라도 1966년 11월 이후 사용이 금지되었다. 감미도는 설탕의 약 250배 정도되며 소화효소억제 작용, 혈액독, 중추신경계에 자극을 주고 동물실험결과 간에 종양을 일으키고 적혈구의 생산을 억제한다는 사실이 알려져 있다.
- Cyclamate(sodium cyclamate와 calcium cyclamate) : 설탕보다 약 40~50배의 감미도를 가진 백색결정성 분말로 최근까지 가장 많이 사용되어진 인공감미료이었으나 최근 발암성 때문에 사용이 금지되었다.

② 인공착색료

식품의 미화목적으로 과거에는 주로 식물성 착색료를 많이 사용하였으나 현재는 tar 색소가 많이 사용되는데 일반적으로 많이 사용될 가능성이 있는 유해성 tar 색소류는 황색계의 P-nitroaniline(과자), Auramine(단무지), 적색계는 Rhodamine(생선묵), 녹색계는 malachite green(해조, 완두콩), 청색계는 methylene blue 등이 사용되는데 공업용 색소는 식중독의 원인이 된다.

③ 보존료, 살균료

식품의 보존이나 살균목적으로 독성이 강해 사용이 금지되어 있으나 부정하게 많이 사용될 가능성이 있는 것으로는 ① 붕산(방부작용), ② Formaldehyde(살균 및 방부작용), ③ 불소화학물(HF, NaF 강한 방부작용 : 공업용 풀에 많이 이용) 등이 있다.

5) 자연독 식중독(Natural food poisoning)

동·식물체 중에서 자연적으로 생산되는 독성물질을 소량 또는 연속적으로 섭취하면 만성 중독, 암, 돌연변이, 기형, allergy, 영양장애 및 급성 중독을 일으키는 원인이 된다. 동물성 독성물질의 대표적인 것은 복어독이고, 식물성 독성물질의 대표적인 것은 버섯 중독이다.

(1) 동물성 자연독

① 복어 중독(swellfish poisoning)

복어의 난소, 고환, 간, 장 및 피부 등에 유독물질인 tetrodotoxin을 함유하고 있으며, 이 중에서도 난소에 존재하는 복어독이 가장 강력한 물질로 알려져 있으며, 일광이나 열에 대하여 저항성이 강하여 100℃에서 4시간 동안 가열해도 파괴되지 않지만, 알칼리에는 약하기 때문에 4% NaOH에서 20분 후면 무독하다. 중독증상은 입술의 저림, 구토, 호흡마비 등이 특징이며, 식후 30분부터 4시간 내에 발증하며 8시간을 경과하면 회복하는 예가 많다. 주증상은 지각이상, 운동장애, 호흡장애, 위장장애, 뇌장애 등이다. 예방대책으로는 전문조리사에 의해서 독성이 있는 부분을 제거하여 섭취하도록 해야 한다. 동물성 자연독에는 복어 중독 외에 패류 중독이 있다.

② 굴, 바지락 중독

독성분은 Venerupin인데 발열, 비출혈, 복통, 혼수상태를 일으키고 100℃에서 1시간 가열해도 파괴되지 않으며 치사율은 44~50% 정도이다.

③ 섭조개(paralytic shellfish poisoning ; PSP), 홍합중독

독성분은 Mytilotoxin이고 통상 식후 30분경에 입술, 혀, 잇몸, 안면 등의 마비로 시작하여 사지가 마비되고 심하면 언어장애, 운동장애가 오고 몸이 떠는 것 같이 느끼는 말초신경의 마비 증상을 나타내며 기립보행이 곤란해진다. 마비가 진행되면 호흡마비로 사망하는 수도 있다. 치명률은 10% 정도이다.

(2) 식물성 자연독

① 독버섯 중독

버섯에 의한 식중독은 식용버섯과 독버섯의 오식에 의해서 일어나며, 독성물질로는 muscarin, muscaridine과 cholin 등이 있으나 일반적으로 muscarin에 의해 중독 사고가 많이 일어난다. 중독증상에는 위장형 증상, 콜레라양 증상, 뇌증상이 있다. 위장형 증상은 구토, 설사, 허탈감 등 위장카타르의 증상을 나타내며, 콜레라양 증상은 위장애 증상보다 심하고 경련, 황달, 창백을 동반한다. 또한 뇌증상으로는 신경장애를 일으켜서, 발한 축동, 근육강직, 침흘림 등의 증상을 나타낸다. 식용버섯과 독버섯을 정확하게 감별하기는 곤란하지만 일반적인 감별법을 보면 다음과 같다.

- 버섯의 살이 세로로 쪼개지는 것은 무독하다.
- 색이 아름답고 선명한 것은 유독하다.
- 악취가 나는 것은 유독하다.
- 쓴맛, 신맛을 가진 것은 유독하다.
- 유즙을 분비하든가 점성의 액이 나오든가 또는 공기 중에서 변색되는 것은 유독하다.
- 버섯을 끓였을 때 나오는 증기에 은수저를 넣었을 때 흑변이 되는 것은 유독하다.

② 감자 중독

감자의 발아 부위와 녹색 부위에는 solanine이라는 독성물질을 특히 많이 함유하고 있어 아린맛이 나는데 열에 강하며, 중독증상은 복통, 설사, 구토, 현기증을 일으키지만 발열은 없다.

③ 맥각 중독

맥류의 개화기에 발생하는 맥각균의 기생에 의하여 활동성이 강한 균핵이 생기는데 이것이 교감신경에 작용하여 위장계 증상과 신경계 증상의 중독을 일으키고 맥각균의 독성분은 ergotoxin, ergotamine, ergometrin 등으로 알려졌다.

④ 청매 중독

설익은 매실 속에는 amygdaline[$C_6H_5CH(CN){\cdot}O{\cdot}C_{12}H_{21}O_{13}$]이라는 배당체가 있어 그와 공존하는 효소에 의해 분해되어 청산(青酸, HCN)이 되어 중독의 원인이 되고 주증상은 소화불량, 구토, 경련 등이 일어나며 호흡장해가 일어나 죽는 경우도 있다.

⑤ 곰팡이 독소에 의한 식중독

곰팡이 독소(mycotoxin)는 곰팡이가 생산하는 2차 대사산물로서 사람이나 가축에게 질병이나 이상생리 작용을 유발하게 한다. 곰팡이 독소 중에서 식품위생상 가장 중요시되는 것은 *Aspergillus flavus*에서 산출되는 Aflatoxin이다. 이 독소는 매우 강력한 간장독을 가지고 있으며 동물실험결과 강력한 발암성 물질(carcinogen)로 알려져 주목이 되고 있다. *Aspergillus flavus*는 거의 전세계에 분포되어 있는 토양에 흔히 존재하는 곰팡이다. 이 곰팡이는 탄수화물이 풍부한 쌀, 보리, 옥수수 및 땅콩과 같은 곡류를 오염시킴으로써 aflatoxin을 산출케 하여 중독의 원인이 되고 있다. 이를 예방하기 위해서는 곡류를 저장할 때 상대습도를 70% 이하로 유지하고 곡류 중의 수분을 옥수수·밀은 13% 이하, 땅콩은 7% 이하로 하여 aflatoxin 생산 균주의 번식을 방지해야 한다. Aflatoxin은 열에 매우 강하여 일반적인 식품의 가공 살균처리로는 파괴되지 않고 280~300℃로 가열해야만 분해되므로 섭취시에는 1시간 이상 가열하는 것이 중요하다.

⑥ 황변미(黃變米) 중독

장기간 부적당하게 저장되어 곰팡이에 오염되어 변질된 쌀은 *penicillium islandicum, Pen.toxicarium, Pen.citrinum* 등과 같은 곰팡이가 생산하는 수용성 함염소 Peptide와 지용성 황색 색소인 luteoskyrin 등에 의해서 황색으로 변질되고, 이 때 오염된 쌀이나 황변미(yellowed rice)를 오용하므로써 간질환이나 신경장애 및 신장장애 등의 강력한 중독 증상을 나타낸다.

5. 식품오염

1) 대기오염과 식품

대기오염의 주원인물질은 자동차 배기가스, 공장에서 배출되는 연소가스 및 유독가스이며, 대기에 배출되는 오염물질 중 가장 큰 문제가 되는 것은 불완전연소로 인한 아황산가스, 자동차에서 주로 발생하는 질소화합물 및 탄화수소, 생산공장에서 배출되는 각종 유독성 가스 등으로 인하여 생활환경과 주민의 건강을 파괴하고, 농작물을 병들게 하며, 농산식품의 품질저하를 초래하게 한다.

2) 수질오염과 식품

(1) 천연오염

강우시에는 시멘트공장, 용광로, 화학공장 등에서 나오는 유해물질이 수중으로 혼입되거나, 또는 사람이나 가축의 배설물이 유입되는 것을 말한다.

(2) 산업폐수

대체로 통조림공장, 양조장, 제지공장, 피혁공장, 세탁공장 등에서는 유기물질이 높은 폐수와 정유물질이 많은 폐수를 배출하며, 세탁, 통조림, 석유정제, 피혁 및 양모세정공장에서는 기름이 많은 폐수를 배출해서 수질을 오염시킨다.

(3) 광산폐수

채탄시의 미분탄, 용해성 유해물질, 탄광의 산성 폐액은 하천 및 해수를 오염시키고, 어업과 농업에도 피해를 줄 뿐 아니라 상수도원을 오염시킨다.

(4) 농경하수

화학비료, 살충제, 제초제 등이 하천에 유입되어 상수도원을 오염시킨다.

(5) 도시하수

가정하수, 산업폐수 등으로 인해 수질을 오염시킨다.

3) 방사성 물질에 의한 식품오염

핵폭발 실험에 의한 환경오염이나, 원자력 발전 등에 의한 많은 방사성 물질이 방출되어 식품을 오염시키기도 한다. 이렇게 오염된 방사성 물질은 동식물 및 음료수를 통하여 인체에 들어와서 특히, 발암성 물질이나 유전변이의 물질을 유발하는 경우가 있어 식품위생상 매우 중요하다.

4) 화공약품에 의한 식품오염

가축의 질병이나 생장촉진을 위해 사용되는 항생물질이나, 탄소를 함유하고 있는 모든 물질이 산화연소되면 다환방향족 탄화수소가 생긴다. 이것은 공장지대의 매연, 자동차 배기가스 등에 함유하고 있으며, 또한 훈연식품의 연기 중에 들어 있어, 훈연한 식품이나 숯불로 구운 고기, 볶은 식품 중에 함량이 많다. 석면은 대부분의 식수 중에 포함되어 있으며, 물이나 다른 식품을 통해서 섭취된 석면은 혈액 중으로 들어가며 석면을 취급하는 사람 등에는 암발생률이 높다. 특히, 어패류, 과실, 우유, 난(卵)류 등에서 PCB(polychlorinated biphenyl)와 PBB(polybrominated biphenyl)가 발견되어 체내의 지방조직에 축적되어 독성을 나타낼 수 있다.

6. 우유의 위생관리

우유는 주로 생식하는 식품이기 때문에, 다른 식품에 비해서 영양소가 많이 함유되어 있으므로, 미생물의 증식이 잘 되어 변패하기 쉬우며, 또한 생산, 취급, 처리, 가공, 수송, 보관 등을 위생적으로 처리하는 데 많은 어려움이 있다.

1) 우유의 살균법

(1) 저온유지살균법(low temperature holding pasteurization)

61.6℃에서 30분(살균효율 85~90%)

(2) 고온단시간살균법(high temperature short time pasteurization)

71.1℃에서 15초

(3) 최고온단시간살균법(ultra high temperature heating system)

120~135℃에서 2~3초(살균효율 99.99%)

2) 우유의 미생물 오염에 대한 방지책

젖소의 건강관리와 착유시 유방의 청결, 우사 및 착유 소의 위생관리 철저, 우유처리장과 유제품(乳製品) 공장의 위생, 용기, 기구 등의 세척과 멸균, 우유 취급과의 건강관리, 서족이나 곤충의 구제, 주위 환경위생을 청결하게 해야 한다.

7. 식품보존과 변질

식품보존의 목적은 경제적·사회적 견지에서 식량의 손실을 경감함으로써 가격을 조절할 수 있으며, 유통, 수송, 비축 등의 처치를 할 수 있고, 식품위생학적 견지에서 부패·악화된 음식으로부터 일어날 수 있는 위해와 사고를 미연에 방지하여 국민의 식생활을 안전하게 하고, 식품의 영양가를 유지하려는 목적이 있다.

1) 식품의 변질

식품의 변질을 막기 위해 각종 보존방법이 이용되는데 미생물의 번식을 억제하거나 미생물을 살균하여 보존하게 되는데, 미생물 번식과 관계되는 요소는 ① 온도, ② 습도, ③ 영양분, ④ pH 등이 제일 중요한 요소이다.

보존 방법에는 탈수·냉동·가열·밀봉·조사살균법 등의 물리적 방법과 지물, 산저장, 가스저장, 훈연, 훈증, 보존제의 첨가 등의 화학적인 방법으로 구분한다.

① 변질(spoilage) : 외과적 및 내용적으로 본래의 성질을 상실하고, 식용에 부적당한 상태
② 부패 : 미생물에 의해 단백질이 분해되어 아미노산이 되고, 다시 분해되어 amine이나 ammonia가 생성되어 악취 발생
③ 변패 : 당질, 지방질 식품에 미생물이 증식하여 분해

2) 식품의 보존

식품의 변질을 막기 위해서는 미생물의 오염을 방지하거나 오염된 미생물의 증식과 발육을 억제해야 한다. 미생물의 성장에 관여하는 요소로는 온습도, 영양분, 수소이온 농도 등이 있다. 식품의 보전은 미생물의 살균, 번식·억제, 침입방지 등의 수단을 이용하며, 보존 방법은 크게 물리적 방법, 화학적 방법, 복합처리 방법, 생물학적 방법이 있다.

(1) 물리적 보전법

① 가열법

가열의 목적은 식품에 부착한 미생물을 사멸시키고 조직 중의 산소를 파괴하여, 소화, 흡수를 돕고 변질을 방지하는 데 있으며, 대표적인 것은 통조림이다. 산성 식품(토마토, 딸기 등)은 95℃에서 비교적 단시간 내에 살균목적을 달성할 수 있으나, 알칼리성 식품(육류 등)은 110~120℃에서 1~2시간 가열되어야 한다.

저온살균은 61~63℃로 30분간 가열하는 방법으로 우유, 술, 쥬스, 간장 등에 적당하며, 고온살균은 95~120℃에서 30~60분간 가열하는 방법으로 일반 식품을 끓인 수 다시 저장하는 방법이다.

② 냉동, 냉장법

미생물의 증식, 생체내의 화학반응을 억제할 목적으로 냉동법은 0℃이하로 식품을 빙결하여 보존하는 것을 말하며, 냉장법은 0~10℃의 범위내에서 식품을 보존하는 방법을 말한다.

③ 건조법

미생물의 생육에 필요한 수분을 식품으로부터 제거시켜 수분활성을 낮추고 삼투압

을 증가시켜, 미생물 생육을 저지시키는 것으로 일광건조법과 인공건조법이 있고 대체로 수분은 15% 이하로 하는 것이 보통이다. 곡류, 과실류, 두류, 어류, 우유(분유), 계란 등에 이용된다.

④ 자외선, 방사선에 의한 방법

이 방법은 살균 중에 발열이 일어나지 않기 때문에 열에 의한 손실이 일어날 수 있는 식품의 살균에 이용된다.

⑤ 밀봉법

식품을 외부의 공기와 차단시켜 산화 또는 흡수를 방지함으로써 장기간 보존하는 방법으로 건조한 식품, 특히, 곡식류는 흡수성이 있어 밀봉하여 보관하면 변질을 억제할 수 있다.

⑥ 통조림법

캔 속의 가스를 제거하고 밀봉 후 다시 가열처리 함으로써 효소의 활성화와 세균의 발육을 억제하는 방법이다.

(2) 화학적 방법

① 절임법

일반적으로 소금 농도는 10% 정도에서 발육이 억제되나 짙은 농도에서 번식하는 호염균도 있다. 설탕 50%에 절이는 것으로는 과일의 잼, 젤리 등이 있으며, pH를 낮춰 저장하는 것으로는 과실, 야채류가 있다.

식품을 소금이나 설탕 또는 산성 pH에 저장하는 방법으로 식품이 탈수되어 미생물의 발육이 억제된다. 절임법은 세균의 생육을 억제할 뿐이며, 살균력은 없고 또한 호염균·호당균 등 절임 상태에 적응하는 균들이 있으므로 절대적인 보존방법은 아니다. 절임법은 이용되는 물질에 따라 염장(salting), 당장(sugaring), 산장(pickling)으로 구분된다.

② 보존료 첨가법

합성보존료나 산화제를 사용하여 보존하는 방법으로 식품위생법에 의하여 사용 용도와 사용 식품량이 맞도록 사용하여야 한다.

(3) 복합처리법(물리·화학적 처리법)

복합처리법에는 훈증과 훈연법이 있다. 훈증(fumigation)은 식품을 훈증제로 처리하여 곤충의 충란이나 미생물을 사멸시키는 방법으로 곡류의 저장 등에 이용된다.

(4) 생물학적 보전법

세균, 곰팡이 및 효모의 작용으로 식품을 저장하는 방법으로 유산균의 이용으로 치즈, 발효유 등의 형태로 보존할 때 이용된다.

3) 식품위생검사

(1) 식품위생검사의 목적

식품위생검사는 음식물에 의한 위해를 방지하기 위하여 주로 식품, 첨가물, 조리기구, 식품용기 및 포장 등에 대하여 실시하는 것이다. 또한 여기에는 조리사를 비롯한 모든 식품관계자의 건강관리까지도 포함되므로 특히 장관계 병원균의 검사 등도 매우 중요하다.

이러한 관점에서 볼 때 식품위생검사의 목적은 다음과 같이 세 가지로 구별할 수 있다.

① 식품으로 인한 감염병이나 식중독이 발생하였을 때 원인식품 등에서 병원물질을 찾아내거나 혹은 감염경로, 오염경로를 추적한다.

② 음식물에 의한 위해를 방지하거나 식품의 안전성을 확보한다.

③ 식품위생에 관한 지도와 식품위생대책의 수립에 필요한 식품, 용기 등의 위생상태 등 식품위생에 관한 실태 파악을 한다.

(2) 식품위생검사의 항목

식품위생검사의 내용은 다음과 같이 관능검사, 생물학적 검사, 화학적 검사 및 독성검사의 5가지로 구분할 수 있다. 이러한 식품위생검사의 항목은 검사목적과 식품종류에 따라 식품위생상의 의의가 다르므로 검사하는 입장에 따라서 필요한 것을 적절히 선정하여 검사를 실시해야 한다.

| 표 23-3 | 식품위생검사의 목적에 따른 검사의 항목 및 내용

검 사	검사 항목	세부 내용
원인규명	세균성 식중독균의 검사 전염성 병원균의 검색 및 기생충 검사 화학성 식중독 원인물질의 검출	살모네라균, 병원성 포도상구균, 보툴리누스균 등 티푸스균, 이질균, 용련(溶蓮)균, virus, rickettsia 및 기생충 유해성 금속, 유해방부제, 자연독, 농약 등
위해방지	장구균 검사 대장균 검사 세균수 검사 식품첨가물의 검사 식품의 성분 검사	정성 및 정량 정성 및 정량 일반 세균의 수 성분확인 및 정량 우유, 유제품의 지방, 비중, 고형분 등
실태조사	세균수의 검사, 대장균의 검사, 때로는 병원 미생물의 검사를 하는 외에 특수한 화학성분(전분, 지방)을 지표로 한 화학적 검사를 한다.	

| 표 23-4 | 식품위생검사 항목 및 내용

구 분	검사 내용
관능검사	1. 외관 2. 색깔 3. 경도 4. 냄새 5. 맛 6. 이물의 부착 7. 기타의 상태를 정상 품과 비교
생물학적 검사	1. 병원미생물(감염병원균, 세균성 식중독균)의 검사 2. 세균수 검사(일반 세균수, 곰팡이, 효모) 3. 대장균군 검사, 장구균 검사 4. 기생충 검사, 항생물질의 검사
화학적 검사	1. 성분 검사 (수분, 총질소, 휘발성 염기질소, 아미노산성 질소, 조지방, 당류, 조섬유, 회분, 미량 함유성분 등) 2. 독성 물질 검사 3. 식품첨가물의 검사 4. 항생물질의 검사
물리학적 검사	1. 온도 측정 2. 비중 측정 3. 수소이온농도 측정 4. 방사능오염 측정
독성 검사	1. 급성 독성 실험 2. 만성 독성 실험

8. 식품위생행정

1) 식품위생행정 대상과 적용범위

식품위생행정의 핵심은 부정, 불량식품의 근절에 있으며, 구체적 시책으로 다음 사항을 들 수 있다.

① 경구 감염병균, 식중독성 세균, 기생충, 기타 음식물이 매개할 가능성이 있는 병원미생물에 의한 식품의 오염을 방지하고, 또한 이미 오염되었거나 오염될 우려가 있는 식품을 국민들이 섭취하지 않도록 적절한 수단을 강구한다.
② 유해, 유독한 물질을 함유한 식품을 배제하고 제조, 가공 등의 공정 중 유해, 유독한 물질의 혼입을 방지한다.
③ 위생상 위험한 부패, 변질 식품을 배제한다.
④ 위조, 변조 식품을 배제한다.
⑤ 식생활의 안전을 기하기 위하여 식품의 품질, 성분 등의 규격이나 제조, 사용 등의 기준을 정하고, 식품위생상 필요한 표시를 하게 한다.
⑥ 식품과 밀접한 관련이 있는 기계, 기구, 용기포장 등에 대해서도 위생상 적절한 조치를 한다.
⑦ 식품 등에 대한 규제 이외에 식품의 제조, 가공, 조리, 판매 등에 필요한 식품취급시설 전반에 걸친 규제를 한다.
⑧ 상기 시설의 방서, 방충, 방진, 채광 등의 설비나 오염처리설비 등 환경위생 면의 개선을 기한다.
⑨ 식품관계 종업원들에 대한 건강관리 및 작업방법 등에 대하여 감독한다.

2) 식품위생감시원(food inspector)의 업무

식품위생법에 의한 식품의 위생적 관리를 위한 식품위생감시원의 업무내용은 다음과 같다.

① 시설기준의 적합여부에 관한 사항
② 식품, 첨가물 및 기구, 용기, 포장의 규격 및 기준의 적합 여부에 관한 사항
③ 허위표준 및 과대광고와 표시기준의 위반 여부에 관한 사항
④ 종업원의 건강진단 및 위생강습의 이행 여부에 관한 사항
⑤ 식품위생관리인, 조리사, 영양사의 근무상태 및 이들의 준수사항 이행 여부에 관한 사항

⑥ 판매 또는 사용이 금지된 식품, 첨가물, 기구, 용기, 포장의 취급 여부에 관한 사항
⑦ 행정처분의 이행 여부에 관한 사항
⑧ 식품, 첨가물, 기구, 용기 도는 포장의 압류, 폐기 등에 관한 사항
⑨ 영업자의 준수사항 이행 여부에 관한 사항

3) 기타 질병 예방 행동

(1) 식품구입 요령

① 식품을 구입할 때는 반드시 유통기한을 확인한다.
② 식품의 용기·포장에 표시된 보존기준대로 보관·관리되지 않은 식품은 구입하지 않는다.
③ 유통기한 내에 소비할 수 있도록 소량씩 구입한다.
④ 식품의 용기 및 포장이 파손되었거나 찌그러진 것 등 그 관리상태가 불량한 제품은 구입하지 않는다.
⑤ 개봉한 식품은 가급적 빨리 소비한다.
⑥ 유통기한이 지난 식품은 폐기하거나 구입처 또는 제조업소에 반품한다.
⑦ 상하기 쉬워 냉장이 요구되는 음식은 냉장상태에서 판매되는 것을 산다.
⑧ 장 볼 것이 많으면 냉장·냉동식품은 맨 마지막으로 사서 온도가 올라가는 것을 막는다.
⑨ 농산물 등에 흙과 토양 미생물이 붙어 있을 수 있으므로 고기, 유제품 등과 따로 보관하여 교차오염을 피해야 한다.
⑩ 냉장·냉동식품은 비닐 봉지에 담아 분리시킨다.
⑪ 가게에서 냉장·냉동식품을 사면 곧바로 집에 돌아와 냉장·냉동고에 넣어야 한다.

(2) 주방 위생 준수사항

① 냉장·냉동식품은 속히 냉장·냉동고에 넣어야 한다.
② 냉장·냉동고가 정상적으로 작동되는지, 식품이 잘 보관되어 있는지 점검해야 한다.
③ 식품 취급 시 손을 깨끗이 한다.
④ 날 음식을 취급할 때와 음식을 조리하거나 식사할 때는 손을 깨끗이 씻는다.
⑤ 부엌에 애완동물이 들어오지 못하도록 한다. 동물은 세균과 먼지를 갖고 있으며, 발과 털은 부엌을 오염시킬 수 있다.
⑥ 조리대와 냉장고 안은 철저히 닦아야 한다. 겉보기는 깨끗해 보여도 눈에 보이지

않는 균으로 오염되어 있을 수 있으므로 잘 닦는다.

⑦ 도마는 음식간의 오염을 매개할 수 있으므로 특별한 주의를 하여 세제로 잘 닦아야 한다. 나무 도마에는 구멍이 많아 균이 서식할 수 있으므로 가끔 칼로 긁어내야 한다.

⑧ 칼은 잘 닦아야 한다.

⑨ 날 음식, 특히 육류는 익힌 음식보다 많은 균을 갖고 있으므로 날 음식을 놓았던 곳에 익힌 음식이나 곧 먹을 음식을 놓지 않는다.

⑩ 신선한 음식을 닦지 않은 용기에 넣지 않는다.

⑪ 오래된 포장재(호일, 랩)와 비닐봉지를 재사용하지 않는다.

⑫ 과일, 채소는 흐르는 물에 씻는다.

⑬ 찬장에 곤충이 있는지 점검하고 있으면 즉시 제거한다.

⑭ 조리 중 흡연을 하지 않는다.

⑮ 행주는 세균이 번식하기 쉬우므로 매일 바꾸어 주고 빨아서 건조시킨다.

⑯ 부엌의 쓰레기통 특히, 뚜껑을 깨끗이 한다. 더러운 뚜껑을 만지면 균이 전파되고 뚜껑이 없으면 파리가 모인다.

⑰ 특히 집에서 설거지하고 난 뒤를 조심해야 하며, 집안 식구가 설사 등의 질병을 앓고 있으면 질병을 전파시킬 가능성이 있으므로 음식 만드는 곳에서 더러운 것을 씻지 않는다.

⑱ 설거지 후엔 손을 깨끗이 닦는다.

(3) 위생해충의 방지 요령

① 신선한 음식은 덮어놓는다.

② 조리대를 깨끗이 하고 음식 부스러기를 치운다.

③ 찬장과 가구를 깨끗이 한다.

④ 용기 뚜껑이 잘 닫히는지 확인한다.

⑤ 쓰레기는 밀봉하고 자주 치운다.

⑥ 집안 수리를 잘해야 한다. 벽돌 틈, 나무 틈에 해충의 서식지를 제거한다.

⑦ 해충의 방지가 불가능할 때는 방역전문업체에 의뢰한다.

9. 식품위해요소중점관리기준 (HACCP : Hazard Analysis Critical Control Point)

HACCP은 위해분석(HA)과 중요관리점(CCP)으로 구성되어 있는데, HA는 위해가능성이 있는 요소를 찾아 분석·평가하는 것이며, CCP는 해당 위해 요소를 방지·제거하고 안전성을 확보하기 위하여 중점적으로 다루어야 할 관리점을 말한다.

1) HACCP의 정의

HACCP이란 식품의 원재료 생산에서부터 제조, 가공, 보존, 유통단계를 거쳐 최종 소비자가 섭취하기 전까지의 각 단계에서 발생할 우려가 있는 위해요소를 규명하고, 이를 중점적으로 관리하기 위한 중요관리점을 결정하여 자주적이며 체계적이고 효율적인 관리로 식품의 안전성(safety)을 확보하기 위한 과학적인 위생관리체계라 할 수 있다.

2) HACCP(식품위해요소중점관리기준)의 7원칙

① 위해분석
② 중요관리점의 특정(特定)
③ 관리기준의 설정
④ 모니터링 방법의 설정
⑤ 개선조치의 설정
⑥ 기록보존 및 문서 작성 규정의 설정
⑦ 검증방법의 설정

10. 농약중독과 오염

우리나라 농약관리법에 명시된 정의에 따르면, "농약이라 함은 농작물(樹林을 포함)과 농림산물을 해(害)하는 병균, 해충 기타 식물의 방제에 사용하는 살균제, 살충제, 제초제와 농작물과 농림산물에 직접 영향을 미치는 약제 및 기타 농수산부장관이 지정하는 약제를 말한다"라고 되어 있다. 즉, 농약이란 농림작물이나 그의 산물에 직접 또는 간접으로 해를 주는 병균, 해충, 응애, 선충, 쥐 및 잡초 등의 동식물을 방제하기 위해서 사용하는 살균제, 살충제, 살서제, 살선충제(殺線蟲劑), 살비제, 제초제와 그 밖에 수인제, 기인제 및 기타 그의 효력 증진을 목적으로 사용하는 보조제 등의 약제를 말한다.

좁은 의미의 농약은 영어로 pesticides라 하며, 더 넓은 의미에 있어서 농약은

agricultural chemicals라고 하는데, 여기에는 식물 생장 조정제나 비료까지도 포함시킨 것을 말한다. 더욱이 오늘날 농약의 개념은 그 범위가 넓어져 생물농약(生物農藥)이라 하여, 해충의 몸에 기생하여 그의 발생을 억제 또는 구제하는 천적까지 포함시키는 경향이 짙어지고 있다. 그러므로 농약의 뜻은 농작물을 보호하는 약제를 뜻하는 것으로서, 그의 사명은 토양소독으로부터 시작하여 종자와 발아에서 결실 및 저장에 이르기까지 농업경영상 동식물에 의한 피해를 막는 데 쓰이는 약제의 총칭이라 볼 수 있다. 농약은 농산물의 재배와 생산에 반드시 필요하며, 특히 증산과 관련이 깊어서 일종의 경제독(經濟毒, economic poison)으로서 그 종류와 생산량은 늘어나고 있다. 더구나 최근에는 살충력이 강한 인공합성 살충제가 개발되어 많은 양이 생산되고 있어, 이들이 자연계에서 쉽게 분해가 되지 않음으로써 먹이사슬(食品環, food chain)을 통한 체내축적(體內蓄積, bioaccumulation)이 문제시되고 있다.

농약은 주로 농작물 재배, 위생해충박멸(말라리아 예방 등), 도로유지, 삼림보호, 산업(목재제품 처리), 레저시설 보호(골프 및 잔디구장), 주택의 정원 및 공원용으로 널리 사용되고 있으며, 1975년에는 전세계적으로 40억 파운드의 농약이 살포되어 그 공중보건학적인 의의는 점차 증대되고 있는 것이 현실이다.

1) 농약의 분류

(1) 목적별 분류

① 살충제(殺蟲劑, insecticide)
② 살서제(殺鼠劑, rodenticide)
③ 살균제(殺菌劑, fungicide)
④ 제초제(除草劑, herbicide)
⑤ 훈증제(燻蒸劑, fumigant)

(2) 화학적 조성별 분류

① 유기염소제(organo chlorine pesticide ; OCP) : DDT, dieldrin, lindane(BHC), heptachlor
② 유기인제(organo phosphorous pesticide ; OPP) : parathion, malathion, diazinon, ethion, phorate
③ 기타(carbamate) : bassa, BPMC, pandan, temik, carbargl

2) 농약의 독성 및 중독

농약의 대부분은 인축에 유독하며, 따라서 농약의 제조, 조제, 살포, 저장, 관리 등 그 취급에는 세심한 주의가 필요하다. 이 유독물질의 일정량을 체내에 섭취하면 사람은 중독상태를 일으키며 더욱 과량을 섭취할 때는 사망하게 된다. 이때 중독상태를 일으키는 유독물질의 양을 중독량(toxical doses)이라 하고, 사망하게 하는 양을 치사량(lethal doses)이라고 한다. 실제로 해마다 농약 중독으로 사망하거나 입원치료하는 농부가 많이 보고되고 있으며, 식품의 농약오염에 대한 국민의 관심이 높아가고 있다.

농약의 독성을 결정하기 위해서 직접 사람을 검사대상으로 할 수는 없으므로 대신 rat, mouse 등의 동물을 써서 경구, 경피, 주사투여 하여 체중 1kg에 대한 치사량 LD_{50} mg/kg (中央致死量 : medium lethal doses) 값으로 표시하고 있다. 또한 이 독성에는 급성 독성(急性毒性 : acute toxicity)과 만성 독성(慢性 毒性, chronic toxity)이 있어 이에 의해서 나타나는 중독을 각각 급성 중독, 만성 중독이라고 한다. 중독은 경구, 경피, 주사에 의해서 나타나고, 주사나 경구에 의한 경우에는 중독이 급속적으로 강하게 나타난다. 따라서 이 급성 중독의 검사에는 약제를 경구, 경피적으로 투여하거나 피하, 복강, 정맥 등에 주사하는 경우가 많고, 만성 중독의 검사에는 장기(수주간~2년 정도) 경구 투여한다.

우리나라에서는 농약을 독물, 극물, 보통물 등으로 구분하여 취급하고 있다. 또 독물 등에서도 특히, 독성이 강해서 위험한 것은 유독성 농약이라 지정하고 그 사용을 제한하고 있다. 독극물 등의 구분은 일반적으로 다음과 같이 mouse에 의한 경구급성 독성에 의해서 하고 있다.

① 독물 : LD_{50} 30mg/kg 이하의 것
② 극물 : LD_{50} 30mg/kg 정도
③ 보통물 : LD_{50} 300mg/kg 이상의 것

이상은 mouse를 시험동물로 사용한 경우의 독성이지만 rat를 사용한 경우에는 그 값도 달라진다. 즉, mouse에 독성이 약한 것도 rat에 대해서는 독성이 강하게 나타나는 경우가 있어 실험동물에 따라 그 구분이 절대적이라고는 말할 수 없고, 독성의 강약 경향을 표시하는 데 불과한 것이다.

(1) 유기염소제

DDT와 BHC가 대표적이나 잔류효과(5~30년)의 해가 커서 최근에는 생산과 살포가 금지되었다.

| 표 23-5 | 혈중 cholienesterase의 활성도 저하에 의한 유기인제의 중독증상

분 류	혈중 cho. E. 활성잔존율(%)	Muscarinic Effect	Nicorinic Effect	교감신경	중추신경
경 증	50~20	식욕부진, 오심, 구토, 복통, 설사, 발한, 열, 흉부압박감			권태감, 불안감, 두통, 현훈
중등증	20~10	강제배뇨변, 눈이 흐림, 축동, 창백	근섬유연축 (안검, 안면, 전신)	혈압↑	언어장애, 흥분, 착란
중 증	10~0	기관지분비물 증가, 습성 rale, 호흡곤란, cyanoisis, 폐수종			의식혼란, 혼수, 체온↑(37~39℃)

(2) 유기인제

유기인제는 cholinesterase activity를 감소시켜 신경말단에서 acetylcholine량을 증가시킴으로써 여러 가지 장애를 초래하게 된다. Cholinesterase의 활성도가 폭로 이전에 비해 25% 이상 감소하는 것은 유기인제에 중독된 증거이므로 이에 대한 적절한 조치를 취해야 한다. 혈중 cholinesterase activity 감소 정도와 임상증상과의 관계는 〈표 23-5〉과 같다.

유기인제는 살충효과가 빠르고 체내 분해가 용이하게 이루어져 대부분 급성 중독을 일으키나, 최근에 지연성(遲延性) 마비를 일으키는 유기인제가 있음이 알려졌다. 급성 유기인제 중독의 대표적인 치료제는 atropine과 PAM이 있다.

(3) Carbamate제제

유기인제는 인체에도 유독하며, 지연성 마비를 일으키므로 carbamate제제를 현재 우리나라에서 많이 사용하고 있다. 이의 급성 중독증상은 유기인제와 유사하나 만성 중독으로 발암성, 돌연변이 유발성, 최기성, 태독성 등이 인정되고 있으며, 최근 인도 보팔시에서 발생한 재해 원인도 이 carbamate제제 원료에 의한 것이다.

① MIC(methyl isocyanate)

1984년 12월 3일 인도 보팔시의 carbamate계 농약제조공장에서의 유출된 산업재해 원인물질이다.

즉, $CO + Cl_2 \rightarrow COCl_2$ (phosgen)

$COCl_2 + CH_3NH_2 \rightarrow CH_3CNO$(MIC)의 과정으로 생산되며, 생산된 MIC를 화학 처리하여 carbamate계 농약인 temik, carbaryl(sevin)을 생산한다.

버팔 사건은 이러한 생산 과정에서 MIC와 포스겐이 누출된 금세기 최악의 산업재해의 하나이다. 이 사고로 밝혀진 MIC의 독성으로는 눈, 점막, 피부 등의 강한 자극 증상과 기관지 경련, 천식양 호흡곤란, 통증, 폐부종 등의 호흡기계 증상이 있다고 알려졌다.

(4) Phenoxy계 제초제

제초제로서 우리나라에서 많이 사용되고 있는 것은 식물의 성장 호르몬의 억제 작용을 하는 2,4-D, 2,4,5-T 등이며, 월남의 고엽 작전에는 picloram이 사용되었다.

이들의 유독 작용으로는 염소좌창, 최기성, 간장장애, 출산장애 등이 알려져 있다.

(5) 농약 중독의 원인

농약 중독의 원인은, 오식오음(誤食誤飮), 오용(誤用) 등에 의한 우연한 사고, 농민 직업 중독, 농약제조공장 및 연구실 종사원의 중독, 식품의 오염 즉, 식품의 잔류독성, 하천공기 오염, 자살 또는 타살 등을 들 수 있다.

우리나라에 있어서는 특히, 유독성 농약 사용에 관한 역사가 짧은 관계로 그 취급에 관한 지식과 계몽 부족으로 중독사고가 보도되고 있다. 물론, 농약 중독에 의한 참사는 비단 우리나라 뿐만 아니라 선진 각국에서도 흔히 나타나는 유독성 농약 취급 내지는 적용상의 통례적인 사고이어서 각국에서는 유독성 농약을 법령으로 지정하여 그 취급사항을 규정하고, 가능한 수단과 방법을 다해서 사고발생을 방지하도록 부심하고 있는 실정이다. 우리도 이 유독성 농약의 성질을 충분히 이해하여 취급사항을 준수, 계몽함은 물론 최대의 수단과 방법으로 참사를 미연에 방지하도록 노력하여야 할 것이다.

(6) 농약의 어독(魚毒)

농약의 난용(亂用)에 의한 피해 즉, 농약화(禍)의 하나로서 빼놓을 수 없는 것이 농약의 어독이다. 즉, 살포된 농약이 양어지(養魚池)나 하천 등에 유입되어 어류에 많은 피해를 주고 있다.

농약 중에서 어독이 생기기 쉬운 것은 분해가 잘 되지 않는 염소계 살충제, PCP 및 현상 diene제 등이다. 특히, endrin은 어독이 가장 심한 diene제이다. 유기인제는 분해가 빠르기 때문에 어독의 염려는 거의 없다.

또한 제초제는 특히, 물논에 적용하는 경우가 많기 때문에 어독이 적은 것만이 그 사용이 허가되고 있다. 이 어독의 표시는 일반적으로 잉어에 대한 48시간 후의 TLm(midium tolerance limit)으로 나타나는 데 TLm이 10ppm 이상(원체로 환산)의 것은 독성이 약한 것으로 보아 A류, 0.5~10ppm(원체로 환산)의 것은 B류, 0.5ppm(원체로 환산) 이하인 것은 C류로 구분하여, B, C류에 대해서는 그 제품에 대한 표시를 하도록 되어 있다.

3) 농약 중독의 관리 및 대책

잔효성이 긴 농약은 이를 식용작물에 적용했을 때 식물위생상 위해의 염려가 있어 유해성 농약 취급사항에 식용작물에는 수확 1개월 전에 살포를 그쳐야 하며, 강우 전에 사용함을 엄금한다고 농약 사용의 엄수사항으로 규정되어 있다. 그러나 비단 이 지정 유독성 농약 뿐만 아니라 기타 비교적 분해가 빠른 농약이라 할지라도 살포로부터 수확, 식용(食用)하기까지가 접근해 있는 야채 등에서는 독성이 강한 농약의 경우에는 역시 위험하다.

식품에 농약잔류량이 전혀 없는 것이 바람직하지만, 그 양이 극히 미량이면 인체에 해가 없는 정도에서 허용될 수도 있는 것으로 미국, 캐나다를 비롯한 여러 선진국에서는 식품별로 잔류독성에 관해서 허용량(tolerance)을 정하여 농약의 식품함량을 규제하고, 또 국제연합보건기구로 하여금 신중히 그 대책 등을 강구하고 있다.

우리나라에서는 아직 농약의 유해 작용 및 중독에 대한 관리대책으로서 법적인 규제조치는 마련되어 있지 않지만 주요 살충제의 잔류 허용기준에 대해 〈표 23-6〉과 같이 정해 놓고 있다.

한편, 미국에서 1972년 Federal Environmental Pesticide Control Act(FEPCA)가 제정되어 농약의 생산 및 판매를 법적으로 규제하고 있으며, Occupational Health Safety Administration(OHSA)에서는 작업장에서의 농약 폭로에 대한 일반적인 기준을 정해 놓고 있다. 그 밖에도 Environmental Protection Agency(EPA)에서는 농약의 레벨에 여러 가지 경고사항을 반드시 명기하도록 의무화시키고 있으며, Organization for Economic Cooperation and Development(OECD)는 농약 레벨에 다음 사항들을 MPD(minimum premarket set data)로서 기록하도록 권고하고 있다.

- 동정(同定) 자료
- 사용상의 주의/긴급시 대책
- 물리 · 화학적 성상 자료
- 14~28일 반복투여 독성 자료
- 생태독성
- 물벼룩 번식성
- 분해성/저축성 자료
- 제조/사용/폐기관련 자료
- 분석법
- 급성 자료 : 경구, 경피, 독성 안 및 피부 자극성, 피부 감작성
- 변이원성 자료
- 어독성
- 조류 성장장애

앞으로 농약으로 인한 중독이나 이로 인한 오염으로 건강의 위협이 상존하는 만큼 해충에 대한 천적개발 등으로 근원적인 해결에 투자를 해야 할 것이다.

| 표 23-6 | 주요 살충제의 잔류 허용기준(한국)

살충제	잔류 허용기준(mg/kg)				
	곡물류	감자류	콩 류	채소류	과실류
D.D.T	0.1	0.1	0.1	0.1	0.1
B.H.C	0.1	-	-	0.1	0.1
Malathion	0.1	-	-	0.5	0.1
parathion	0.1	-	-	0.5	0.1

제24장 산업보건

Occupational health

1. 산업보건의 개념

1) 산업보건의 정의

산업보건의 정의는 국제노동기구(IL0)와 세계보건기구(WHO) 공동위원회(1950)에서 "산업보건이란 모든 직업에서 일하는 근로자들의 육체적, 정신적 그리고 사회적 건강을 고도로 유지 증진시키며, 작업조건으로 인한 질병을 예방하고, 건강에 유해한 작업조건으로부터 근로자들을 보호하며, 그들을 정서적으로나 생리적으로 알맞은 작업조건에서 일하도록 배치하는 것이다."라고 정의하였다. 요약하면, 사람에게 적합한 일을, 그리고 여러 사람이 그들이 직무에 적합하도록 하는 것이다. 따라서 산업보건의 목표는 모든 작업을 인간에게 더욱 알맞도록 조성해 나아가는 것이다.

산업보건의 목적은 직무능력이 뛰어난 건전한 근로자를 확보하는데 있어서 이들이 노동으로 인한 질병의 문제뿐만 아니라, 인간 기능의 한계와 노동조건에의 적용을 과학적으로 연구하며, 산업기술이 요구하는 노동조건을 가능한 한 인간에게 적합하도록 그 방책을 강구함으로써 근로자의 건강을 보호 증진하고 나아가서는 노동 생산성을 향상시키는 것으로, 국제노동기구는 산업보건사업의 권장목표로서 다음의 3가지를 제시하고 있다.

① 노동과 노동조건으로 일어날 수 있는 건강장해로부터의 근로자 보호
② 작업에 대한 근로자들의 정신적, 육체적 적응, 특히 채용시 적성배치에 기여
③ 근로자의 정신적,육체적 안녕의 상태를 최대한으로 유지증진시키는데 기여

또한 우리나라의 산업안전보건법에는 제1조에 "이 법은 산업안전보건에 관한 기준을 확립하고 그 책임의 소재를 명확하게 하여 산업재해를 예방하고 쾌적한 작업환경을 조성함으로써 근로자의 안전과 보건을, 유지,증진함을 목적으로 한다"라고 규정하고 있다.

이러한 산업보건의 목적을 달성하기 위한 세분화된 관련분야를 살펴보면 다음과 같다.

① 산업의학 : 근로자의 건강증진, 질병의 예방과 치료, 재활 등을 연구
② 산업위생학 : 근로자의 건강과 쾌적한 작업환경에 대하여 공학적으로 연구
③ 인간공학 : 인간과 직업, 기계, 환경, 노동 등의 관계를 과학적으로 연구
④ 산업간호학 : 근로자의 건강과 간호를 연구
⑤ 안전공학, 인류생태학, 역학 및 통계학 등

2. 노동과 건강

1) 근로자 관리

(1) 건강 진단

근로자의 건강에 있어서 중요한 것은 그 근로자가 적성에 맞는 또는 육체적, 정신적으로 어느 작업을 수행할 수 있는지를 파악하는 것이 중요하다. 이를 위하여 채용시 건강진단을 의무화하고 있는데, 건강진단의 목적은 개인의 질병 유무뿐만 아니라 작업에서의 적성도 아울러 검토하여야 한다.

건강진단의 종류에는 실시시기에 따른 분류, 색출 대상 질병에 따른 분류, 실시 절차에 따른 분류로 나눌 수 있다.

① 실시시기에 따른 분류 : 채용시 건강진단, 정기건강진단, 임시건강진단
② 색출 대상 질병에 따른 분류 : 일반건강진단, 특수건강진단
③ 실시 절차에 따른 분류 : 1차 건강진단, 2차 건강진단

(2) 근로자의 적정배치

근로자의 적재적소 배치는 근로의욕과 생산성에 직접적인 영향을 미치므로 건강진단 결과 신체적 결함이 있다든지, 근무를 수행하는 중 건강 이상이나 신체적 결함이 발생했을 경우, 근로자의 건강 적성에 맞는 근무로의 배치전환이 이루어져야 하며, 배치전환을 통하여 신체적 결함이나 건강 이상의 악화를 방지해야 한다. 근로자의 신체적 결함에 따른 부적합한 작업을 살펴보면 〈표 24-1〉과 같다.

| 표 24-1 | 신체적 결함과 부적합한 작업

신체적 결함	내 용	부적합한 작업
신체허약		근육발달 미숙 중근(重動) 작업
편 평 족	서거나 보행시 발이 몹시 아픈 경우	서서 하는 작업, 보행작업
빈 혈 증	피로하기 쉬우며 어지럽기 쉬운 경우	화학공업, 중근작업, 유기용제 취급작업
시력부족	0.4 이하	정밀작업, 안경을 사용하지 못하는 작업
색 약	특히 적록색	교통, 통신작업, 화학공업 등 색채. 음영 등을 자세히 구별하여야 할 직업
청력장해	보통 대화에 지장이 있는 경우	통신작업, 일반기계공업, 재해위험 직업
비 만 증	기준체중보다 50% 초과	고열작업, 고소작업
천 식, 만성기관지염	자주 증상이 오는 경우	분진작업, 유해가스작업
고 혈 압	최저 100mmHg, 최고 160mmHg 이상	이상기온, 이상기압 하에서의 작업, 정신적 긴장작업
당 뇨 증	공복시 혈당 120㎎/㎗ 이상	외상 받기 쉬운 작업, 기타 중노동
간기능장애	GOT 50이상, GPT 45이상	화학공업

(3) 작업시간 및 생활시간의 배분 합리화

근로자들의 통근시간을 포함한 근로시간과 근로자의 생활시간(몸차림, 식사, 집안일 보기, 휴식, 교양, 오락, 수면 등)의 배분이 합리적인지를 검토하기 위하여 근로자의 일상생활 등 시간연구를 통하여 작업시간을 합리적으로 배분하여야 한다.

① 작업시간과 휴식시간

작업의 강도 및 작업 계속시간에 따라서 피로의 성질과 그 정도 및 피로가 나타나는 시간이 달라지므로 작업시간 동안에 적정한 휴식시간을 두어야 한다. 일반적으로 휴식시간을 배정하는 경우, 작업강도가 클 때는 도리어 작업강도를 완화하는 뜻에서 휴식시간을 여러 번 취하게 하고, 작업강도가 크지 않을 때에는 피로를 회복시키는 뜻에서 적당한 휴식을 취하게 한다.

아주 피로한 뒤에 오랫동안 쉬는 것보다는 자주 여러 번 쉬는 것이 바람직하나, 너무 자주 휴식을 취하게 하면 작업능률이 떨어지므로 주의하여야 한다. 또한 작업환경이 좋지 않을 때, 예를 들면 고온작업에서는 작업강도의 증가에 따라 1회 연속작업시간은 줄이고, 휴식시간은 늘려야 한다.

② 근로시간

노동시간은 노동력 소비과정에 있어서 노동력의 재생산뿐 아니라 근로자의 건강유지와 증진을 위하여 일, 주 및 연(年) 단위로 폭넓게 고려되어야 한다. 노동시간은 중요한 노동조건의 하나인 동시에 근로자들의 피로, 질병 및 재해발생과도 밀접한 관계가 있으며, 노동시간은 근로기준법에서도 최저기준이 설정되어 있다.

하루의 구속시간, 즉 출근하여 퇴근할 때까지의 시간이 정해져 있더라도 잔업 형태로 근무시간이 연장되는 수가 많다. 근무시간이 길어지면 근무 외의 개인생활시간이 짧아지고, 개인생활을 위한 자유시간이 짧아지는 것만으로도 건강하고 문화적인 생활을 유지할 수 없다. 또한 근무시간이 너무 길면 근무시간에 2번 식사해야 하는 불편이 있고, 피로가 축적하여 다음날까지 피로가 풀리지 않는 수가 많으며, 작업밀도가 감소하여 근무시간이 긴데 비하여 생산량이 늘지 않고, 피로의 축적으로 결근율, 재해율, 질병율이 늘 수 있다.

식사시간은 작업에 의한 피로를 회복시키는 것만이 아니고 음식물을 소화시키는데 필요한 시간이기도 하다. 섭취한 음식물이 소화되는데는 상당한 시간이 필요하며, 식사 후에 너무 빨리 작업을 시작하면 소화불량에 걸릴 위험이 있으므로 식사시간은 약 60분 정도 되어야 한다.

(3) 에너지 대사율(RMR : relative metabolic rate) 근로강도에 따른 작업의 적정화

근로자의 근로강도나 양을 조사하여 작업능률의 향상과 근로자의 건강관리를 하여야 한다.

육체적 작업강도의 지표로서 에너지 대사율(RMR : relative metabolic rate)이 사용되는데, 노동의 강도에 따라 경노동은 0~1, 중등노동은 1~2, 강노동은 2~4, 중노동은 4~7, 격노동은 7이상 구분하여 근로강도에 따른 작업의 적정적 관리가 이루어져야 한다.

$$\text{RMR} = \frac{\text{작업시 소비에너지} - \text{동시간의 안정시 소비에너지}}{\text{기초대사량}} = \frac{\text{근로(작업)대사량}}{\text{기초대사량}}$$

(4) 정적 작업

육체노동 중에서 근육을 정적으로 쓰는 경우를 정적작업이라고 한다. 예를 들면 무거운 물체를 들고 있거나, 등에 지고 있거나, 무리한 자세로 버티고 있는 경우와 같이 신체의 일부 또는 온몸에 힘을 준 상태로 계속되는 작업으로, 이러한 정적작업은 언뜻 보기에는 별로 일하는 것 같지 않으나 특정한 근육 군이 긴장수축을 계속하고 있으므로 빨리 피로하게 된다.

정적작업은 동적 작업에 비해 작업대사량은 낮지만, 근육의 긴장에 의한 인체의 피로 도는 훨씬 높다. 따라서 정적작업을 줄임으로써 피로 도를 감소시킬 수 있다.

(5) 작업 자세

작업 자세는 피로 또는 작업능률과 밀접한 관계가 있다. 작업자세로서는 서는 자세, 앉는 자세가 가장 많으나, 때로는 웅크리는 자세, 눕는 자세, 엎드리는 자세 등 여러 가지가 있으며, 바람직한 작업자세의 조건은 다음과 같다.

① 작업물체와 눈과의 거리를 약 30cm(명시거리) 이상 유지토록 한다.
② 신체 각 부위에 순환장해가 일어나지 않도록 하기 위하여 작업에 사용하는 신체부위, 즉 팔을 심장 높이에 두도록 한다.
③ 정적 작업을 피한다. 근육이 수축하고 이완함으로써 혈액순환을 돕고 있는데, 계속적으로 수축하는 경우에는 혈류 장해가 생기기 쉽기 때문이다.
④ 불안정한 자세를 피할 것, 근육을 지속적으로 수축하게 하기 때문이다.
⑤ 의자에 앉았을 때는 작업대의 높이와 의자의 높이를 적절하게 한다

2) 산업장의 환경관리

근로자의 건강유지와 생산성 향상을 위해서 고려되어야 할 산업장의 환경문제는 다음과 같다.

첫째, 공장의 입지조건으로 안전과 보건적 문제로서 ① 폭발, 화재, 오폐수 및 폐기물처리, 소음 등 공해발생방지 대책 강구, ② 근로능력향상 문제로서 주거, 교통수단, 보건시설, 여가선용시설 등이 구비, ③ 생산성 향상 문제로서 부지, 용수, 운반, 기후, 풍토 등의 조건이 충족될 수 있어야 한다.

둘째, 근로자의 건강과 산업사고 예방을 위한 작업환경의 보건적 조건으로 채광·조명설비, 난방·냉방·온습도조절, 환기설비 및 공기조정설비, 소음방지설비, 진동방지설비, 재해예방 및 피난설비 등이 고려되어야 한다.

셋째, 산업장의 필요시설로 산업폐기물 및 폐수의 위생적 처리를 위한 시설로 폐기물 적치장, 폐기물 소각장, 폐기물 처리장, 폐기물 이용시설, 폐수처리 시설이 설치되어 있어야 하며, 근로자의 후생복지를 위한 시설로 탈의실, 휴게실, 식당, 세면장, 화장실, 욕실, 세탁실, 진료실, 필수품 보관소가 설치되어야 한다.

3) 산업심리

작업환경이 나빠지면 근로자는 피로도가 높아지고, 질병유발로 결근자가 많아지며, 재해발생도 증가하고 작업의욕도 줄어들어 생산성도 감소하기 때문에 근로자 개인 및 집단의 심리진단과 분석으로 원인을 규명하여 불건강이나 심리적 동요가 없도록 예방책을 강구하는 것은 매우 중요한 일이다.

작업환경과 작업의욕 문제 해결은 작업환경의 불량(고온, 고습, 저온, 소음, 유해가스발생), 작업조건 불량(고립, 단조, 긴장의 연속, 고속), 작업제한제도의 부적절(교대제, 작업방법의 변경, 휴식, 휴일근무 등), 작업집단의 지나친 크기, 지도력 불확립(동료간, 상하간의 명령체제) 등에서 근로자심리에 불만이 있는지를 판단 교정하여 작업의욕을 갖도록 작업환경 및 작업조건을 개선하는 것이다.

심리적 갈등과 대책으로는 개개인의 소질, 성격, 정신불안증 또는 사회생활이나 가정생활에서 오는 심리적 갈등, 욕구불만 등이 직장의 작업환경이나 인사관리 및 작업조건들과 연결되어 나타나는지를 조사하여 이를 해결하도록 노력하는 것이다.

4) 산업피로

휴식이나 수면으로 회복되는 피로는 생리적인 현상이며, 회복되지 않고 축적되는 피로는 산업피로(occupational fatigue)라고 한다.

(1) 산업피로의 발생요인 및 종류

산업피로의 발생요인이 되는 인자는 작업조건의 불량에 기인하는 작업적 인자, 근로자의 신체적 조건, 심리적 갈등으로 발생되는 피로인자 등이 있다.

① 작업적 인자

근로시간 및 작업시간의 연장, 휴식시간 및 휴일의 부족, 주야근무의 연속이나 수일간 연속, 작업강도의 과대 및 근무시간 중의 에너지대사율의 과대, 작업조건(자세, 속도, 운반방법 등)의 불량, 작업환경(조도, 소음, 환기, 기온, 습도)의 불량 등.

② 신체적 인자

약한 체력(연소자와 고령자), 체력저하(수면부족, 과음, 여성의 생리현상, 임신), 신체적 결함(시력, 청력, 신체결함), 건강이상(고혈압, 심장병, 결핵, 설사, 장염) 등.

③ 심리적 인자

작업의욕의 저하, 흥미상실, 작업불안, 구속감, 인간관계의 마찰, 신체에 대한 불안, 위험감, 과중한 책임감, 각종 불만(임금, 대우, 승진, 사회, 정치), 피로의 계속, 가정불화 및 걱정, 불건전한 이성관계, 성격부적응 등.

산업피로는 피로의 본태를 확실하게 알지 못하므로 피로를 본질적으로 분류하고 정확하게 파악하는 것이 중요한 의미를 갖는데, 산업피로의 분류는 다음과 같이 나누어 볼 수 있다.

① 중추신경계의 피로인 정신적 피로와 주로 육체적 노동에 의한 근육의 피로인 육체적 피로로 구분한다.
② 국소피로와 전신피로
③ 보통피로, 다음날까지도 피로상태가 계속되는 과로, 과로상태가 축적된 곤비로 구분한다. 곤비는 단기간의 휴식으로 회복될 수 없는 병적 상태라고 볼 수 있으며, 더욱 심해지면 생명이 위험하게 될 수도 있다.

(2) 피로의 증상

피로라는 것은 그 내용이 아주 복잡하기 때문에 그 증상도 여러 가지이며, 피로를 유발시키는 요인이 되는 작업과 동작의 종류에 따라, 또는 개인의 상태에 따라서도 달라진다. 또한 피로의 자각증상은 피로의 정도와 반드시 일치하지 않는다.

① 순환기능의 변화

맥박이 빨라지고, 회복되기까지 시간이 걸린다. 혈압은 초기에는 높아지나 피로가 진행되면 도리어 낮아진다.

② 혈액소견

혈당치가 낮아지고, 젖산과 탄산량이 증가하여 산혈증(acidosis)이 된다.

③ 호흡기능의 변화

호흡이 얕고 빠르다. 혈액중의 탄산가스 량이 증가하여 호흡중추를 자극하기 때문이다. 또한 체온이 상승하여 호흡중추를 흥분시키기도 한다.

④ 오줌의 소견

단백질 또는 교환물질의 배설량 증가로 오줌양이 줄고, 색이 진해진다.

⑤ 신경기능의 변화

맛, 냄새, 시각, 촉각 등 지각기능이 둔화되고 반사기능이 떨어진다. 중추신경이 피로하면 판단력, 지각력이 떨어지고 권태감, 졸음이 온다.

⑥ 체온변화

체온이 높아지나 피로 정도가 심해지면 도리어 낮아진다. 체온조절기능에 장애가 초래되기 때문이다.

⑦ 자각증상

자각증상으로는 신체적 증상과 정신적 증상이 있으며, 신체적 증상으로는 머리가 무겁고, 아프고, 전신이 나른하고, 어깨, 가슴이 결리고, 숨쉬기가 어렵고, 팔, 다리가 쑤시며, 입이 마르고 하품이 나며, 식은땀이 난다. 그리고 정신적 증상으로는 머리가 띵해지고, 생각이 정리되지 않으며 졸음이 온다. 주의력이 산만해지고 마음이 안정되지 못하게 된다.

(3) 피로의 회복과 예방

① 피로의 회복

① 작업량에 따라서 필요한 열량을 고려한 영양섭취를 한다.
② 작업 후 목욕을 통하여 혈액순환을 좋게 한다. 근육에 축적되었던 노폐물의 배설을 촉진시키므로 피로회복이 빠르게 된다.
③ 커피, 홍차 또는 엽차를 마시면 그 속에 함유된 카페인, 데오부로민 등의 물질에 의하여 심장작용을 자극하므로 피로회복에 도움이 된다. 비타민 B1 등도 피로회복에 효과가 있다.

② 피로예방대책

① 숙련된 작업을 통하여 불필요한 동작을 피하고 에너지 소모를 적게 한다.
② 정적(靜的)작업은 더 피로하므로 가능한 한 동적(動的)작업으로 바꾼다.
③ 작업속도가 너무 빠르거나 너무 느리면 에너지 소모가 많아지므로 작업속도를 적절히 조정한다. 적정 작업속도는 작업능률을 올릴 뿐 아니라 피로 발생을 줄인다.
④ 작업능력에는 개인차가 있으므로 각 개인마다 작업량을 조절한다.
⑤ 작업과정에 적절한 간격으로 휴식시간을 둔다. 작업시간과 휴게시간의 적정 분배는 피로 발생의 방지에 도움이 된다.
⑥ 작업환경(온·습도의 조절, 조명, 환기, 소음, 먼지)을 정비, 정돈하여 피로방지와 작업능률을 높이도록 한다.
⑦ 충분한 수면을 취한다.

5) 교대근무제도

(1) 교대제 채택의 이유

현대 산업사회에서는 24시간 계속하여 조업할 필요가 점차로 늘어나고 있으며, 각 근로자는 매일 24시간 작업할 수 없으므로 2조 이상의 작업반을 편성하여 같은 역일(曆日) 내에서 다른 시간대를 가지고 근무하는 교대제를 채택하고 있다. 교대제가 기업에서 채택되고 있는 이유로서 ① 운수, 통신, 전기, 가스, 수도, 신문방송, 병원, 소방, 보안 등 공공사업에서 국민생활과 이용자의 편의를 위함이고, ② 석유경제, 화학공업, 금속제련 등 생산과정이 밤낮으로 연속되는 사업이고, ③ 기계공업, 방직공업 등 시설투자의 감가상각을 조속히 달성하기 위하여 생산설비를 완전 가동하고자 하는 3가지를 들 수 있다.

교대제에는 마땅히 야간근무가 포함되며, 건강에 영향을 미칠 가능성이 크므로 될수록 무리가 없는 합리적인 교대제를 택하도록 하는 것이 중요하다.

야간 작업자는 생활시간이 엇갈리게 되어 생체 기능의 낮과 밤에 대한 자연적 "리듬"이 맞지 않게 됨은 물론 사회생활상, 가정생활상에도 불리하여 주간 근무자에 비해서 보다 많은 부담을 지게 된다.

따라서 교대제의 채택에 따르는 여러 가지 부담을 검토하고, 이것이 근무자의 건강과 그들의 생체기능에 어떤 영향을 미치는가 하는 문제는 산업 보건 면에서 또 사회생활 면에서 중요한 위치를 차지하고 있는 것이다.

(2) 교대제 근무와 심리 및 생리부담

인간은 오랜 기간 주간 활동, 야간 휴식의 생활행동의 습관으로 인하여 생리기능이나 체내 물질대사에 주야(晝夜)의 파동성이 형성되어 있어서 일시적인 생활의 변동에 의해서 이것이 완전히 바꿀 수는 없다. 따라서 야근은 다음과 같은 인체 생리에 영향을 미친다.

① 야업주면에 의하여 생리적인 내부환경은 반드시 역전되지 않는다.
② 생리적 기능의 저하는 야근 시에 현저하다.
③ 자각적인 피로증상을 호소하는 일은 야간 작업자에 더욱 많고, 여러 가지 검사로 종합 판정하여 보아도 생체부담도는 야근, 석근, 주근의 순서이다.
④ 야근을 오래 계속하더라도 완전히 이에 습관화되지 않으며, 오히려 야근을 3~4일 이상 하는 경우에는 피로축적 경향을 보게 된다. 특히 야간작업은 생리 기능에 혼란을 가져온다.

⑤ 주간 수면의 효율은 나쁘다. 혈액, 수분의 증가가 충분치 않고 에너지 대사량이 저하되지 않으며, 잠이 깊이 들지 않아서 야간수면 만큼 충분치 못하다.
⑥ 교대근무의 경우, 생활시간이 혼란되며, 특히 야근 시에는 수면 부족을 초래하게 된다. 교대제 실시에 있어서 이와 같이 생리 및 심리적 부담이 크다는 점을 충분히 고려하여야 할 것이다.

(3) 교대제의 방법

교대제의 방법은 다양하여 분류하기도 간단치 않으나 야근을 포함하는 것과 안 하는 것이 있고, 24시간 작업에 있어서는 24시간 격일 근무제, 2교대제 및 3교대제로 나눌 수 있으며, 조편성에 있어서는 2조 2교대제, 3조 또는 4조 2교대제, 3조 3교대제, 4조 또는 다조 3교대제 등으로 구분할 수 있다.

교대의 방법은 교대제 주기의 일수, 순서, 공휴일 삽입방법 등 작업이나 산업장의 특성에 따라 다양하다.

(4) 교대근무자의 건강

주야의 변칙근무로서 식사시간이 불규칙하며 또 근무 중 짧은 시간에 식사하여야 하므로 위장장해를 초래하기 쉽다. 체중감소는 젊은 층에서 뚜렷한 반면 회복도 빠른데 비하여, 중년층에서는 변화가 적은 반면에 회복도 늦다. 이밖에 빈혈과 체액전해질 평형의 실조가 오며, 정서적인 긴장, 욕구불만 등으로 신경쇠약과 작업의욕의 상실 등 정신위생상의 여러 가지 어려운 문제가 생긴다.

(5) 교대제와 산업재해

주간근무자와 야간근무자에서의 재해발생 빈도를 비교하기는 작업시간이 다르므로 대단히 어려운 일이지만, 여러 가지 자료를 종합하여 보건대 야간근무자에서는 주간근무자에 비하여 재해발생률이 2배나 높으며, 특히 충분한 휴식과 수면이 부족한 경우에 뚜렷한 것으로 밝혀졌다.

야근 후 다음 반으로 갈 때 휴식시간이 24시간 밖에 안 될 경우에도 재해 발생이 높아지고 있으므로 적어도 48시간의 휴식이 필요하다는 것에 유의하여야 한다.

(6) 교대근무자에 대한 보건관리

채용 후 건강관리로서 정기적으로 체중과 피로, 수면상태, 위장증상 등을 기록하고,

체중이 3kg 이상 감소할 때에는 정밀검사를 받도록 한다. 중년 근로자에서는 수분부족현상이 오기 쉬우므로 야간 근무 중 음료수와 영양제를 공급하도록 한다. 산모는 산후 1년까지는 야근을 피하도록 권장한다.

3. 산업재해

1) 산업재해의 정의

재해란 뜻하지 않은 우발사건으로 정도의 차이는 있지만 사망이나 인명손상 또는 재산상의 손해를 주는 예기치 못한 사건으로서 우리나라 산업안전보건법에 의하면 "산업재해(industrial accident)란 근로자가 업무에 기인하여 사망 또는 부상하거나 질병에 이환되는 것"이라고 정의하고 있다.

하인리히(Heinrich, 1980)의 학설에 의하면, 사고의 88%는 인적요인에 의하며, 나머지 10%는 불완전한 물적 요인에 의한 것이고 불가항력으로 인한 것은 단지 2%에 불과하다고 하였다.

2) 산업재해 발생 요인

(1) 환경적 요인

가장 중요한 요인은 기계요인으로 그 자체의 문제와 온도, 환기, 소음 등에 따라 더욱 조장되며, 재해원인 분석이나 예방대책 수립 시 가장 크게 역점을 주는 요인으로 1차 원인이라 부르기도 한다. 그밖에, 시설물의 미비와 불량, 작업환경의 불량, 작업장의 정리, 정돈의 태만, 부적절한 공구사용 및 부적합, 노동시간의 과대, 휴식시간의 부족, 재료 취급품 부족 등으로 발생한다.

(2) 인적 요인

① 관리상 원인

작업지식 부족, 작업미숙, 인원의 부족·과잉, 작업진행의 혼란, 연락불충분, 작업방법 불량, 작업속도의 부적, 기타 돌발사고에 대처 불철저 등

② 생리적 원인

불건강, 체력부족, 신체적 결함, 피로, 수면부족, 여성생리, 임신, 음주, 약물복용, 질병 등

③ 심리적 원인

정신력 부족, 정신상의 결함, 심로, 규칙 및 명령불이행, 부주의, 행동의 무리 및 불안전, 착오, 무기력, 경솔, 불만, 강등 등

3) 산업재해 지표

국제노동기구(ILO)가 권장하는 재해의 지수로서는 건수율(incidence rate), 도수율(frequency rate)과 강도율(severity rate)이 있다. 이들에 대치될 수 있는 것으로서의 과 평균손실일수(mean duration)가 있다.

건수율은 조사기간 중의 산업체 종사원 1,000명당 재해 발생건수를 표시하는 것으로서 천인율(千人率), 또는 발생률이라고도 하며, 산업재해의 발생상황을 총괄적으로 파악하는 데는 적합하나 작업시간이 고려되지 않은 것이 결점이다. 도수율은 발생상황을 파악하기 위한 표준적인 지표로서 100만 연작업시간당 재해발생 건수를 말한다. 강도율은 1,000 연작업시간당 작업손실 일수로서 재해에 의한 손상의 정도를 나타내는 것이다. 이때에 사망 또는 영구완전 노동불능의 경우에는 작업손실 일수를 7,500일로 계산한다.

$$\text{건수율} = \frac{\text{일정기간 중의 재해건수}}{\text{일정기간 중의 평균종업원수}} \times 1{,}000$$

$$\text{도수율} = \frac{\text{일정기간 중의 재해건수}}{\text{일정기간 중의 연작업시간수}} \times 1{,}000{,}000$$

$$\text{강도율} = \frac{\text{일정기간 중의 작업손실 일수}}{\text{일정기간 중의 연작업시간수}} \times 1{,}000$$

4) 산업재해로 인한 상병 분류 및 보상

(1) 산업재해의 상병 분류

① 재해정도별 분류

사망, 중상(휴업 14일 이상), 중등상(휴업 8~13일), 미상(휴업 1~2일), 불휴재해(휴업일 없음)로 분류한다.

② 상해명별 분류

절단상, 화상, 열상, 탕상, 동상, 절상, 열상, 자상, 찰과상, 골절, 탈구, 염좌(회복가

능탈구), 좌상(피부;조직손상), 파쇄상, 흉부, 복부, 골반부의 내부손상, 신경손상, 척추손상, 중독, 기타 등으로 분류한다.

③ 상해부위별 분류

두부, 안부, 안면, 경부, 배부, 흉부, 요부, 팔, 손, 손가락, 대퇴부, 발, 발가락, 기타 등으로 분류한다.

(2) 산업재해의 보상

산재보상보험법에 규정된 경영 주체는 정부이고 각 사업장의 사업주가 이에 가입하여 보험금을 지불하도록 되어 있다. 보험급여의 종류로는 요양급여, 휴업급여, 장해급여, 유족급여, 장의비 등이 있으며, 산재보상보험의 적용 사업장 규모는 5인 이상의 사업체이고, 업무상 재해인정 범위를 업무상 사유에 의한 부상, 질병, 신체장애 또는 사망의 범위로 확대하였다.

① 요양급여

업무상 재해로 4일 이상의 요양을 필요로 하는 부상 또는 질병에 해당하며, 요양비는 담당의료기관에서 직접 지급한다.

② 휴업급여

요양으로 인해 취업하지 못하는 기간이 4일 이상인 근로자에 대하여 평균임금의 70%에 해당하는 금액을 지급하는 것으로 취업을 못하는 기간 중의 가족의 최저 생계유지를 위하여 지급하는 것이다.

③ 장해급여

업무상 부상이나 질병이 완치된 후에 이와 인과 관계가 있는 장해가 남을 때에는 일시금 또는 연금 형식으로 지급되며, 장해등급은 14급으로 분류된다. 지급수준은 〈표 24-2〉와 같다.

④ 간병급여

요양급여를 받은 자 중 치유 후 의학적으로 상시 또는 수시로 간병이 필요한 경우 실제 간병을 받는 사람에게 지급한다.

| 표 24-2 | 장해등급에 대한 급여수준

(평균임금기준)

등 급	장해보상일시금 급여수준(일분)	장해보상연금 급여수준(일분)
1급	1,474	329
2급	1,309	291
3급	1,155	257
4급	1,012	224
5급	869	193
6급	737	164
7급	616	138
8급	495	
9급	385	
10급	297	
11급	220	
12급	154	
13급	99	
14급	55	

자료 : 노동부

⑤ 유족급여

근로자가 업무상 사망했을 경우에 연금 또는 일시금으로 평균 임금의 1,300일 분을 받는다. 또한 사업주의 고의 또는 중대 과실로 인하여 근로자가 사망했을 경우에는 유족 특별급여가 지급되는데 이는 수급권자가 손해배상청구에 갈음하여 1,000일 분의 유족 특별급여를 청구할 수 있으며, 승소하면 이를 받게 된다.

⑥ 장의비

장제를 지내는 사람에게 평균 임금의 120일 분을 지급한다.

⑦ 상병보상연금

재해가 발생되어 2년 이상 요양한 사람 가운데 상병이 치유되지 않고 폐질 등급 중 1, 2, 3급에 해당하는 폐질상태가 지속될 때 휴업급여 대신에 지급되는 것으로 1983년 7월 1일부터 시행되고 있다.

⑧ 직업재활급여

장해급여 또는 진폐보상연금을 받은 사람이나 장해급여를 받을 것이 명백한 사람 중 취업을 위하여 직업훈련이 필요한 사람에게 지급한다.

| 표 24-3 | 상해보상연금표

폐질등급	상병보상연금
제1급	평균임금의 329일분
제2급	평균임금의 291일분
제3급	평균임금의 257일분

2012년 현재 산재보험의 적용을 받는 사업장수는 1,825,296개소이며, 이에 종사하는 근로자는 11,152,000명이고, 업종별로는 제조업과 건설업이 86%를 차지한다. 보험급여는 1997년 이후 1999년까지 외환위기의 영향으로 2년 평균 9.5% 감소하였으나 2000년부터 2004년까지 4년 평균 18.4%가 증가하였다. 그러나 2005년 이후부터는 고용노동부의 「찾아가는 서비스제」의 정착 등으로 증가율이 현저히 둔화되었음을 알 수 있다(표 24-4).

| 표 24-4 | 연도별 보험급여 종류에 따른 지급액

(단위 : 억원)

연도	총액	요양급여	휴업급여	장해급여	유족급여	장의비	간병급여
1980	623	239	110	186	81	7	
1990	5,224	1,736	1,560	1,173	692	63	
2005	30,258	7,692	9,384	9,222	2,206	212	138
2010	35,237	7,665	7,531	13,979	3,521	225	443
2012	38,513	7,180	7,242	17,129	4,075	233	517

자료 : 근로복지공단(노동보험시스템)

5) 산업재해 및 안전사고 예방대책

재해 및 안전사고 예방 대책으로는 우선 법적인 밑바탕이 잘 되어 있어야 하므로, 기존법을 강화하고 필요시에는 새로운 법을 신설하여야 한다. 그리고, 시설이나 장비가 표준화되어 있으면 재해를 예방하는데 도움이 되므로, 재해 및 안전사고가 자주 일어나는 공정에 대해서는 동작에 대한 검토를 통하여 인체공학적으로 규격화하여야 한다. 또한 근로감독관의 수를 늘려서 감독을 철저히 하는 것 등의 방법과 함께 근로자 개인에 대한 정규적인 신체, 심리 검사를 통한 관리와 대책을 마련해 주며, 끊임없는 안전 및 보건교육과 건강상담으로 그들이 최적의 건강상태에서 안정된 마음으로 작업에 임할 수 있도록 하여야 한다.

(1) 법규

일반근로조건, 시설의 설계, 건설, 유지, 감독, 산업기구의 검사와 운전, 노사 양측의 의무, 훈련, 의학적 감시, 구급법, 건강진단 등에 관한 규정을 설정한다.

(2) 표준화

특종의 산업기구에 대한 안전한 설치, 위생조건, 개인보호구 등에 관하여 공식 또는 비공식의 표준을 설정한다.

(3) 근로감독

강제 규정의 집행과 지도를 시행한다.

(4) 공학적 연구

유해 재료의 성질과 특성에 관한 조사, 폭발 위험을 지닌 기계장치에 관한 연구, 호흡 마스크의 검정, 가스분진 폭로시 예방에 관한 조사, 양중기에 관한 재료와 설계의 연구 수행한다.

(5) 의학적 연구

특히 환경 및 공학적인 인자가 사람의 생리와 심리에 미치는 효과나 재해를 유발하는 육체적 조건 등이 중요 연구한다.

(6) 심리학적 연구

재해를 유발하는 심리학적 유형에 관한 연구를 한다.

(7) 통계학적 연구

재해의 종류, 발생 빈도, 피재자(被災者) 유형, 재해발생 작업, 재해 원인 등의 연구한다.

(8) 교육과 훈련

공과대학, 직업학교, 견습과정에서의 안전교육을 실시하고, 근로자에 대한 실제적인 지시, 특히 신규채용자의 안전 훈련 등을 실시한다.

6) 산업재해 발생단계(Heinrich)

① 제1단계 : 사회적 환경 및 유전적 요소
② 제2단계 : 개인적인 결함(유전적 요소)
③ 제3단계 : 불안전한 행동과 불안전한 상태(인적 원인과 물적 원인)
④ 제4단계 : 사고
⑤ 제5단계 : 재해(상해 또는 손실)

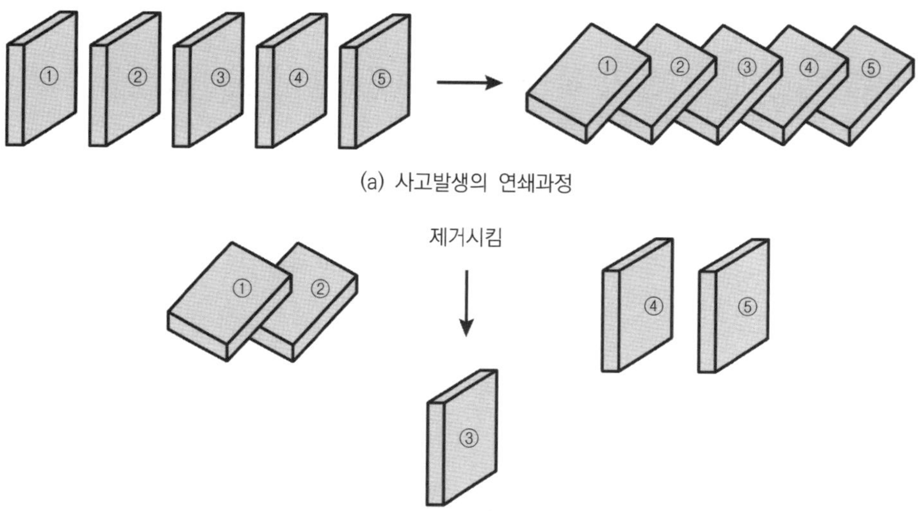

(a) 사고발생의 연쇄과정

(b) 불안전한 행동 및 상태의 제거

| 그림 24-1 | 하인리히의 도미노

이들 5가지 단계는 상호 연계성을 가지고 있으며, 이중 하나의 도미노(5단계 중 1)가 쓰러지면 연쇄적으로 도미노가 쓰러지게 되어 재해를 동반하게 된다는 이론으로, 이 5단계 중 3번째 단계인 불안전한 상태를 제거하게 되면, 재해는 예방될 수 있다는 이론이며, 그 외에도 버드, 웨브, 아담스 등의 사고연쇄성 이론들이 있으나 이와 비슷한 맥락을 가지고 있다. 현재 많은 산업체의 현장에서 이 불안전한 행동과 불안전한 상태를 제거하기 위한 방향으로 진행된다고 볼 수 있다. 다시 말하면, 총 재해 건수 중 인재에 의한 재해가 98%를 차지하며, 천재지변에 의한 재해는 2%에 불과하므로, 불안전한 행동과 불안전한 상태를 제거함으로써 98%를 차지하는 인재를 막을 수 있다는 것이다.

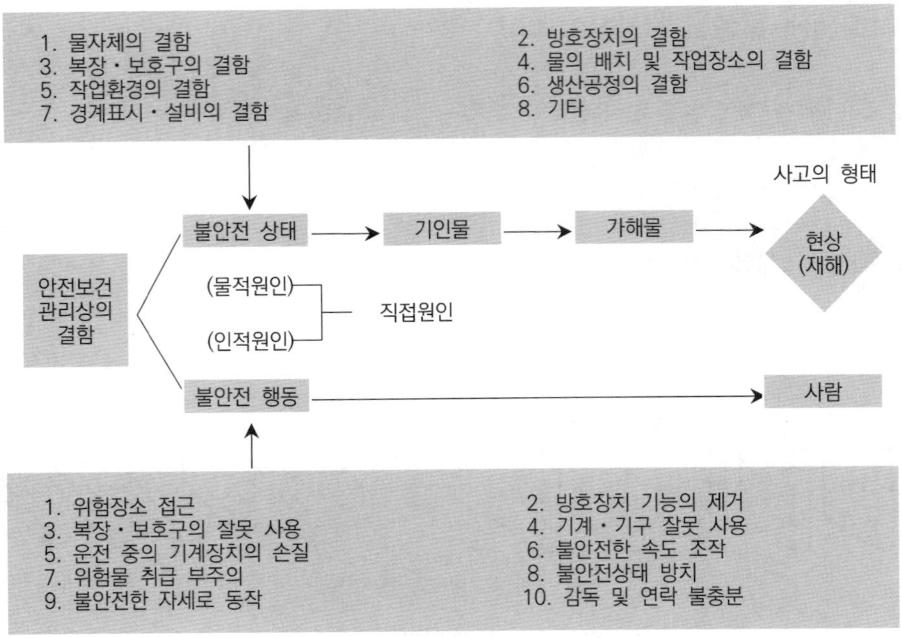

| 그림 24-2 | 재해발생 구조와 재해요인

재해의 발생원인은 크게 직접 원인과 간접 원인으로 나눌 수 있고 직접 원인은 인적 원인(불안전한 행동)과 물적 원인(불안전한 상태)으로 나누어지며, 간접 원인은 관리적 원인으로 생각할 수 있다. 재해발생의 구조와 요인을 쉽게 표시하면 〈그림 24-2〉와 같다.

이러한 원인에 의해 나타나는 재해의 형태는 크게 3가지로 나눌 수 있다. 재해의 요소가 독립적으로 작용하는 집중형이 있고, 어느 요소가 원인이 되어 다음 요소를 생성시키고, 이것이 또 다른 요소를 발생시켜 재해를 일으키는 연쇄형이 있으며, 마지막으로 집중형과 연쇄형이 혼합되어 재해가 발생되는 복합형이 있다. 그러나 재해의 원인은 여러 가지 요인이 복합적으로 작용하여 재해를 일으키는 경향이 높으며, 형태도 복합형이 많이 차지한다고 되어 있다.

또한 재해의 발생 비율을 보면, Heinrich의 1 : 29 : 300의 빈도법칙과 버드의 재해발생 비율을 대표적으로 들 수 있으며, 하인리히의 빈도법칙의 경우 총 330건의 재해건수 중 중상해 또는 사망이 1회, 경상해가 29회, 무상해 사고는 300회의 비율로 나타난다는 이론이다.

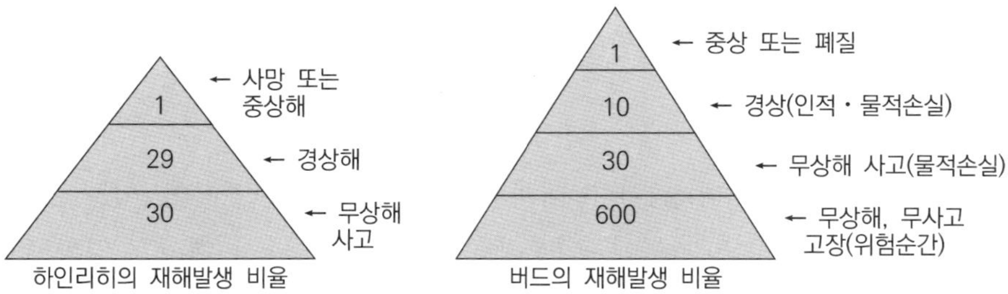

| 그림 24-3 | 하인리히와 버드의 재해발생 비율

즉, 재해의 발생 = 물적 불안전한 상태 + 인적 불안전한 행동 + α

α=1/(1+29+300)으로 설명할 수 있고, 여기서 α는 잠재된 위험의 상태

곧 재해로 볼 수 있으며, 버드의 재해발생 비율도 이와 비슷하나 1 : 10 : 30 : 600의 4단계로 나누었으며, 차례로 중상 : 경상 : 무상해사고(물적 손실) : 무상해, 무사고(위험순간)이며 이를 비교하면 〈그림 24-3〉과 같다.

〈그림 24-3〉의 재해발생 비율에서 1에 해당하는 것은 중대 재해에 해당한다고 볼 수 있다. 산업재해 중 다음과 같은 경우를 중대 재해라 한다.

① 사망자가 1인 이상 발생한 재해
② 3개월 이상의 요양을 요하는 부상자가 동시에 2인 이상 발생한 재해
③ 부상자 또는 질병자가 동시에 10인 이상 발생한 재해

지금까지를 요약하면, 사고 발생 단계의 모든 요소는 상호 밀접한 관계를 가지고 있어서 도미노게임의 도미노로 설명하였고, 이들 도미노 중 하나의 단계에 속하는 불안전한 행동과 불안전한 상태를 제거함으로써 사고는 예방될 수 있으며, 재해의 형태도 여러 가지가 있으므로 재해의 발생 빈도는 어떤 일정한 비율로 발생된다는 것이다. 지금까지는 재해의 발생단계와 형태 및 원인에 대해 간단히 기술하였다. 다음은 이러한 재해의 예방대책에 관하여 앞의 내용을 바탕으로 서술하려고 한다. 즉,

① 손실은 사고발생시의 조건 및 상황에 따라 달라지므로 우연성에 의해 결정된다는 손실우연의 원칙
② 앞에서 설명한 인재가 98%, 천재가 2%를 차지하므로 재해는 원칙적으로 예방이 가능하다는 예방가능의 원칙
③ 재해의 원인은 여러 요소들이 복합적으로 작용한다는 원인연계의 원칙

④ 재해의 원인은 각기 다르므로 원인을 정확히 규명하여 대책을 선정, 적용하여야 한다는 대책선정의 원칙

이 4가지 원칙이 재해예방에 대한 대책의 수립에 있어서 기본이 되는 재해예방의 기본 4원칙이다. 재해예방의 계획에 관한 계획도는 〈그림 24-4〉에서 설명하고 있다.

여기에서 Education, Engineering, Enforcement, Environment는 하베이가 주장한 것으로 재해예방의 4E 대책이라 한다.

이러한 재해예방에 관한 대책에도 불구하고 현재 사업장에서는 뜻밖의 재해가 발생되고 있으며, 이러한 상황에서 대부분의 사람들은 이성을 잃게 되고, 그로 인하여 2차, 3차의 재해를 불러들이는 상황이 자주 발생하고 있다. 이렇게 뜻밖의 사고가 발생되었을 경우 조치 순서는 크게 7단계로 나누어진다.

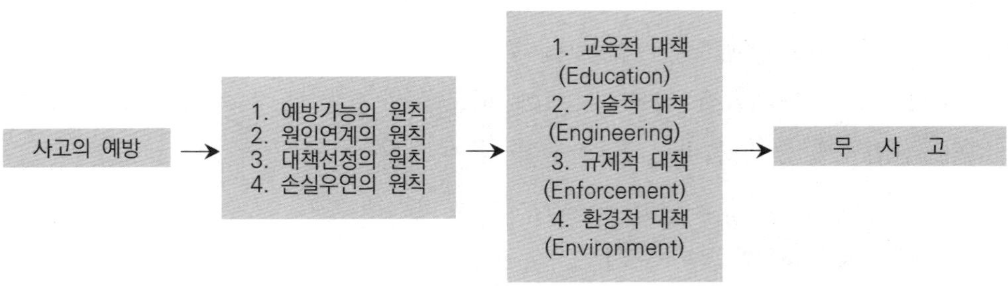

| 그림 24-4 | 재해예방 계획도

① 응급조치

1단계에 해당한다. 응급조치의 순서는 사고가 발생한 피재(被災)기계를 정지시키는 것이 첫 순서이다. 다음으로 피재자(被災者)를 치료하여야 하며, 관계자에게 통보하여야 하고, 2차, 3차의 재해를 방지하도록 하여야 하며, 마지막으로 재해조사를 위하여 현장을 그대로 보존하여야 한다. 이때 자신의 안전을 확보한 다음 조치를 취하여야 한다(1단계). 위 5가지의 응급조치는 관리감독자의 임무이며, 관리감독자가 없을 경우, 가장 먼저 사고를 목격한 자가 이를 수행하여야 한다.

② 재해 조사

안전관리자는 5W 1H(Who, When, Where, What, Why, How)의 원칙에 의거 재해를 조사

③ 원인 강구

사람, 물체, 그리고 관리를 중심으로 분석하여 재해조사의 결과에 의해 원인을 강구

④ 대책 수립

⑤ 대책 실시 계획의 작성

⑥ 이의 실시
⑦ 평가

이러한 조치를 취하는 것이 피해를 줄이고 합리적으로 수습하는 방법이라 할 수 있다.

7) 산업재해 발생시 조치순서

산업재해 발생시 조치순서는 그림 24-5와 같다.

서술한 바와 같이 안전사고(산업재해)를 예방하는 것은, 기업이 운영되고 발전하는 데 매우 중요한 역할을 한다. 따라서 그 직무 또한 매우 어려운 일이다.

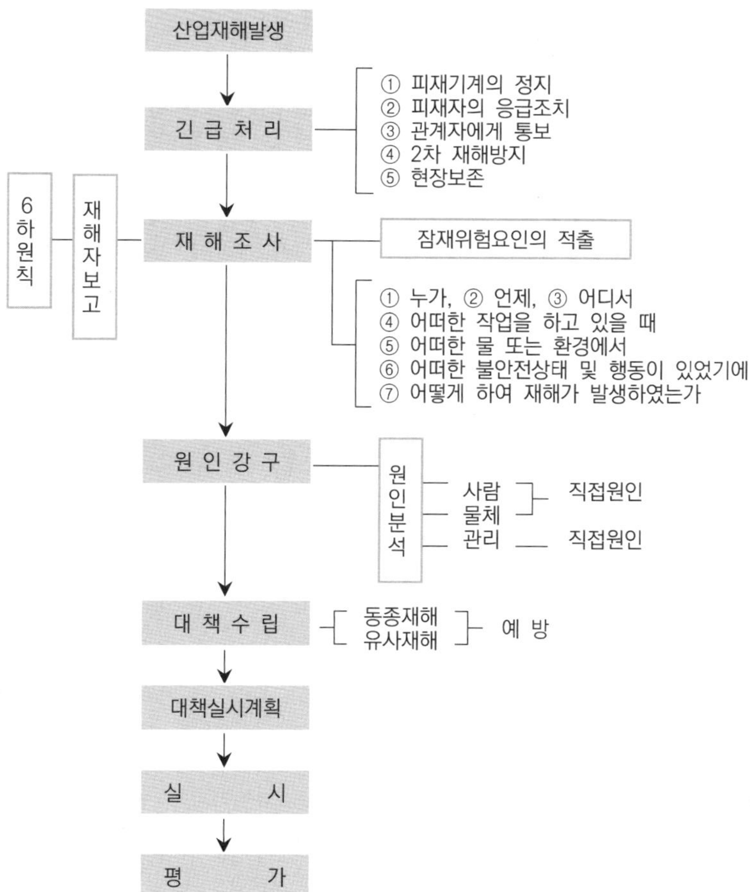

| 그림 24-5 | 산업재해 발생시 조치순서

8) 안전관리자의 자격기준

① 산업안전지도사
② 산업안전기사 이상의 자격을 취득한 사람
③ 산업안전산업기사의 자격을 취득한 사람
④ 건설안전기사 이상의 자격을 취득한 사람
⑤ 건설안전산업기사의 자격을 취득한 사람
⑥ 4년제 대학 이상의 학교에서 산업안전 관련 학과를 전공하고 졸업한 사람 또는 이와 같은 수준 이상의 학력을 가진 사람
⑦ 전문대학 또는 이와 같은 수준 이상의 학교에서 산업안전 관련 학과를 전공하고 졸업한 사람
⑧ 이공계 전문대학 또는 이와 같은 수준 이상의 학교를 졸업하고 해당 사업의 관리감독자로서의 업무(건설업의 경우는 시공실무경력)를 3년(4년제 이공계 대학졸업자는 1년) 이상 담당한 사람으로서 고용노동부장관이 지정하는 기관이 실시하는 교육을 받고 정해진 시험에 합격한 사람(관리감독자로 종사한 사업과 같은 업종의 사업장이면서, 건설업의 경우를 제외하고는 상시 근로자 300명 미만인 사업장에서만 안전관리자가 될 수 있다)
⑨ 공업계 고등학교 또는 이와 같은 수준 이상의 학교를 졸업하고 해당 사업의 관리감독자로서의 업무(건설업의 경우는 시공실무경력)를 5년 이상 담당한 사람으로서 고용노동부장관이 지정하는 기관이 실시하는 교육을 받고 정해진 시험에 합격한 사람(관리감독자로 종사한 사업과 같은 종류인 업종의 사업장이면서, 건설업의 경우를 제외하고는 상시 근로자 50명 이상 1,000명 미만인 경우에 한하여 안전관리자가 될 수 있다)
⑩ 대통령령 제11886호 산업안전보건법시행령중개정령 부칙 제3항에 따라 안전관리자의 자격을 취득한 사람
⑪ 다음의 어느 하나에 해당하는 사람(해당 법령을 적용받은 사업에서만 선임될 수 있다)
  ㉠ 「고압가스 안전관리법」에 따른 허가를 받은 사업자 중 고압가스를 제조·저장 또는 판매하는 사업에서 같은 법에 따라 채용하는 안전관리책임자
  ㉡ 「액화석유가스의 안전관리 및 사업법」에 따른 허가를 받은 사업자 중 액화석유가스 충전사업·액화석유가스 집단공급사업 또는 액화석유가스 판매사업에서 같은 법에 따라 채용하는 안전관리책임자
  ㉢ 「도시가스사업법」에 따라 채용하는 안전관리책임자
  ㉣ 「교통안전법」에 따라 교통안전관리자의 자격을 취득한 사람으로서 해당 분야에 채용된 교통안전관리자
  ㉤ 「총포·도검·화약류 등 단속법」에 따른 화약류를 제조·판매 또는 저장하는 사업에서 같은 법에 따라 채용하는 화약류제조보안책임자 또는 화약류관리보안책임자
  ㉥ 「전기사업법」에 따라 전기사업자가 채용하는 전기안전관리자
⑫ 전담 안전관리자를 두어야 하는 사업장(건설업은 제외한다)에서 안전 관련 업무를 10년 이상 담당한 사람
⑬ 「건설산업기본법」에 따른 종합공사를 시공하는 업종의 건설현장에서 법에 따른 안전보건관리책임자로 10년 이상 재직한 사람

위의 자격에 의해 채용된 안전관리자의 역할은 안전에 대한 기술적인 사항에 대해서 사업주 또는 관리책임자를 보좌하고, 관리감독자 및 안전 담당자를 지도, 조언하는 역할을 수행한다. 안전관리자의 직무(시행령 13조)는 다음과 같다.

① 산업안전보건위원회 또는 안전·보건에 관한 노사협의체에서 심의·의결한 직무와 해당 사업장의 안전보건관리규정 및 취업규칙에서 정한 직무
② 의무안전인증대상 기계·기구등과 자율안전확인대상 기계·기구등 구입 시 적격품의 선정
③ 해당 사업장 안전교육계획의 수립 및 실시
④ 사업장 순회점검 · 지도 및 조치의 건의
⑤ 산업재해 발생의 원인 조사 및 재발 방지를 위한 기술적 지도 · 조언
⑥ 산업재해에 관한 통계의 유지 · 관리를 위한 지도 · 조언(안전분야로 한정한다)
⑦ 법 또는 법에 따른 명령이나 안전보건관리규정 및 취업규칙 중 안전에 관한 사항을 위반한 근로자에 대한 조치의 건의
⑧ 업무수행 내용의 기록 · 유지
⑨ 그 밖에 안전에 관한 사항으로서 고용노동부장관이 정하는 사항

산업재해의 예방 및 이의 대책에 대한 실시는 안전관리책임자나 안전관리자만의 임무가 아니고, 관리자와 근로자 모두가 직장에서의 안전과 보건에 적극 동참하여야 한다는 의식고취가 우선일 것이며, 자신을 포함한 모두의 안전을 위해 적극 동참하여야 할 것이다.

| 표 24-5 | 안전관리자를 두어야 할 사업의 종류 · 규모, 안전관리자의 수 및 선임방법

사업의 종류	규모	안전관리자의 수	안전관리자의 선임방법
1. 토사석 광업 2. 식료품 제조업, 음료 제조업 3. 목재 및 나무제품 제조;가구제외 4. 펄프, 종이 및 종이제품 제조업 5. 코크스, 연탄 및 석유정제품 제조업 6. 화학물질 및 화학제품 제조업;의약품 제외 7. 의료용 물질 및 의약품 제조업 8. 고무제품 및 플라스틱제품 제조업 9. 비금속 광물제품 제조업 10. 1차 금속 제조업 11. 금속가공제품 제조업;기계 및 가구 제외 12. 전자부품, 컴퓨터, 영상, 음향 및 통신장비 제조업 13. 의료, 정밀, 광학기기 및 시계 제조업 14. 전기장비 제조업 15. 기타 기계 및 장비제조업 16. 자동차 및 트레일러 제조업	상시 근로자 500명 이상	2명 이상	별표 4 각 호의 어느 하나에 해당자(별표 제4, 9, 12, 13호에 해당자는 제외)를 선임, 별표 4 제1, 2, 6호의 어느 하나에 해당자 1명 이상 포함

사업의 종류	규모	안전관리자의 수	안전관리자의 선임방법
17. 기타 운송장비 제조업 18. 가구 제조업 19. 기타 제품 제조업 20. 서적, 잡지 및 기타 인쇄물 출판업 21. 금속 및 비금속 원료 재생업 22. 자동차 종합 수리업, 자동차 전문 수리업	상동	1명 이상	별표 4 각 호의 어느 하나에 해당자(별표 4 제4, 5, 9, 12, 13호에 해당자 제외)를 선임
23. 농업, 임업 및 어업 24. 제2호부터 제19호까지의 사업을 제외한 제조업 25. 전기, 가스, 증기 및 수도사업 26. 하수·폐기물 처리, 원료재생 및 환경복원업(제21호에 해당하는 사업은 제외한다) 27. 운수업	상동	2명 이상	별표 4 각 호의 어느 하나에 해당자(별표 4 제9호 해당자 제외)를 선임, 별표 4 제1, 3호까지, 제6 또는 제7호 중 어느 하나에 해당자 1명 이상 포함
28. 도매 및 소매업 29. 숙박 및 음식점업 30. 영상·오디오 기록물 제작 및 배급업 31. 방송업 32. 통신업 33. 부동산업 및 임대업 34. 연구개발업 35. 사진처리업 36. 사업시설 관리 및 조경 서비스업 37. 보건업 38. 예술, 스포츠 및 여가관련 서비스업 39. 수리업(제22호에 해당하는 사업은 제외한다) 40. 기타 개인 서비스업	상동	1명 이상	별표 4 각 호의 어느 하나에 해당자(별표 4 제4, 5, 12, 13호에 해당자 제외. 제23, 25, 26, 28호부터 40호까지의 사업의 경우 별표 4 제4, 5호에 해당자는 아니하다)를 선임
41. 건설업	공사금액 800억원 이상, 상시 근로자 600명 이상	2명 이상 (공사금액 800억원 기준 700억원 증가 시 1명	별표 4 각 호의 어느 하나에 해당자(별표 4 제12호 해당자 제외)를 선임, 별표 4 제4 또는 5호의 어느 하나에 해당자 1명 이상 포함 상세내역 기술 생략

비고: 법 제48조제3항에 따른 유해·위험방지계획서 제출대상으로서 위 표에 따라 선임하여야 할 안전관리자의 수가 3명 이상인 사업장의 경우에는 「국가기술자격법」 제8조의2제2항에 따른 건설안전기술사(건설안전기사 또는 산업안전기사의 자격을 취득한 사람으로서 10년 이상 건설안전 업무를 수행한 사람이거나 건설안전산업기사 또는 산업안전산업기사의 자격을 취득한 사람으로서 13년 이상 건설안전 업무를 수행한 사람을 포함한다) 자격을 취득한 사람 1명 이상이 포함되어야 한다.

4. 직업병

1) 직업병의 개념

넓은 의미의 직업성 질환은 산업재해로 발생되는 질병과 직업 자체가 원인이 되는 직업병으로 구분할 수 있지만, 일반적으로 직업병이란 그 직종이 갖고 있는 특정한 요인으로 그 직종에 종사하는 사람에게만 발생하는 특정의 질환을 직업병(occupational disease)이라고 한다.

직업병을 발생시킬 수 있는 특정한 요인이 되는 것은 작업장의 환경 불량, 부적당한 근로조건, 이들 두가지 조건이 함께 있는 경우로 구분할 수 있다. 작업환경불량으로 발생되는 직업병은 다음과 같이 분류될 수 있다.

① 작업장의 온도, 기압, 진동, 소음, 전리방사선 등 물리적 작업환경에서 기인하는 경우
② 작업장의 분진에서 기인하는 경우
③ 금속, 가스, 유기용매 등 화학적 요인에 기인하는 경우
④ 세균, 곰팡이류 등 생물학적 요인에서 기인하는 경우

2) 직업병의 인정

직업병의 인정은 일반적으로 다음과 같은 사항을 조사하여 종합 판정한다.

① 작업 내용과 그 작업에 종사한 기간 또는 유해 작업의 정도
② 작업환경, 취급원료, 중간체, 부산물 및 제품 자체 등의 유해성 유무와 그 정도 또는 공기 중의 유해 물질의 농도
③ 유해 물질에 의한 중독증 또는 그 밖의 직업병에서 특이하게 볼 수 있는 증상, 의학상 특징적으로 발생함이 예상되는 임상검사 소견의 유무
④ 유해물질에 폭로된 때부터 발병까지의 시간적 간격 및 증상의 경로
⑤ 발병하기 전의 신체적 이상 또는 과거 질병의 유무
⑥ 같은 작업장에서 비슷한 증상을 보이면서도 업무에 기인하지 않은 다른 질환과의 상관성
⑦ 같은 작업장에서 비슷한 증상을 나타내는 환자의 발생여부

3) 직업병의 예방

여러 원인으로 인하여 발생하는 직업성 질환을 예방하기 위해서는, 첫째, 생산기술 및 작업 환경을 개선하여 철저하게 관리하며 유해 물질이 발산하는 것을 막아, 안전하고 쾌적한 작업환경을 확립하여야 한다. 둘째, 근로자들을 채용할 때부터 의학적으로

관리하고, 유해물질로 인한 이상소견을 될수록 일찍 발견하여 적절한 조치를 강구하여야 할 것이며, 셋째, 개인위생 관리를 잘 함으로써 근로자가 유해 물질에 폭로되어 그 영향을 받지 않도록 하여야 한다.

구체적인 직업병 예방대책은 대체(substitution), 보호(protection), 점검(inspection), 청결(cleanliness) 및 교육(education)의 5가지로 나누어 생각할 수 있다. 교육을 제외한 각 예방대책 항목은 작업환경뿐 아니라, 근로자에게도 똑같이 적용된다.

4) 작업환경 요인에 따른 직업병

(1) 고온·고열 환경에 의한 건강장해

온도, 습도, 기류, 복사열 등에 의하여 피부표면 온도가 상승하게 되면 체열방산이 이루어진다. 그러나 이것만으로 체온의 방열이 충분히 이루어지지 못할 때는 발한에 의한 열방산으로 체온을 조절하여 항온을 유지하려고 하나 이러한 생리적 적응에 균형이 깨어지면, 체온의 항상성이 파괴되고 열경련이나 열허탈, 열사병 등과 같은 현상이 나타나게 된다.

고온환경은 일반적으로 순화가 잘 되는 환경이지만 심장병, 고혈압이 있는 근로자는 작업배치에서 제외하는 것이 좋다. 고온고열환경 작업장에서 열중증의 일반적인 예방대책은 다음과 같다.

① 시설물과 작업공정 중 열차단의 위생공학적 개선, 환기나 냉풍송기 설비
② 적정배치, 근로와 휴식시간의 적정배분과 고온작업 부적자(미만자, 순환기 장애인)의 제외 및 충분한 휴식과 수면
③ 혈액농축방지를 위하여 음료수를 충분히 공급하고 발한방지를 위하여 보호크림 도포
④ 식염, 소다, 인산소다의 투여와 vit-B 및 vit-C의 투여

| 표 24-6 | 고온에 의한 신체장애의 증상, 원인 및 치료법

질 환	증 상	원 인	체 온	치 료 법
열경련 (heat cramp)	경련, 발작	탈수, 염분감소	정상, 약간 상승	수분, NaCl 보충
열허탈 (heat exhaustion)	실신, 허탈	순환부전	정 상	휴 식
열사병 (heat stroke)	혼 수	체온조절중추의 기능장애	현저히 상승(41℃)	체온을 급속히 냉각
열성발진 (heat rash)	발 진	한선폐쇄	정 상	냉 각

(2) 이상저온

저온물체 취급업무나 한랭한 장소(영하 10℃ 이하)에서의 작업에서는 국소의 발적, 빈혈(말초의 빈혈), 전신세포의 기능 저하가 나타나며, 특히 습도가 높으면 류마티즘, 신경염, 체표의 신경마비, 여자의 생리이상 등이 발생할 수 있다.

저온환경에서 발생되는 질병 대책으로서는 방한구의 착용과 고지방식이 필요하며, 혈액순환을 위해 계속 움직이는 것도 효과적이다.

(3) 이상기압

고압환경은 해녀와 잠수부 같이 근로자가 수중에 들어가서 일함으로써 직접수압을 받게되는 경우와 광산의 수직갱 내에서의 작업이나 지하철 공사와 같은 작업환경 등이 이에 속한다. 고압환경에서 압력의 직접 작용에 의하여 조직의 울혈, 부종, 출혈, 동통이 생기는데, 이는 고압환경에서 흔히 발생하는 직업병이다. 기압의 간접 작용으로 공기의 밀도가 증가하여 흉곽이 압축되면 폐압박 현상이 나타나고 귀, 부비강, 치아 등에 압박장애를 받으면 치통과 부비강통을 호소한다. 또한 잠수부에게 흔한 귀의 염증은 고실과 외부와의 압력 차에 의하여 고막이 내측으로 밀려나서 난청, 출혈, 동통을 가져오고, 심하면 고막 파열이 되기도 한다.

저압환경에 의한 생리적 반응은 수면장애, 흥분, 호흡촉진, 식욕감퇴, 이명, 현훠, 두통, 난청 및 저산소증을 들 수 있다. 인간이 산소공급이 없이 생존 가능한 고도는 5~5.5km이지만 저압하에서는 산소결핍증(저산소증, hypoxia)과 기계적 장애가 있기 때문에 해발 3km 이상에서는 산소호흡기의 착용이 필요하다. 저압에 의한 장애는 고지대 농업이나 고산지대 작업에서 발생할 수 있으나 항공기는 기압조정이 이루어지고 있어 문제되지 않는다.

① 감압증(decompression sickness)

고압환경에서는 질소가 혈액에 용해되어 인체조직에 확산, 흡수되며, 지방조직에 많이 축적되고 용해된 질소는 감압과 동시에 체외로 배출되나 감압이 급격하면, 조직 중의 질소는 완전히 체외로 배출되지 못하고 기포상태로 혈관이나 조직에 남게 된다. 따라서 혈액순환을 저해하거나 조직을 압박하여 여러 가지 증상을 일으킨다.

감압증에 대한 대책으로는 비만자의 경우 정상인에 비하여 혈관이나 조직에 배출되지 못한 질소 잔류물이 남기 쉬우므로 고압작업에 부적합하며, 고령자와 호흡기 질환자, 이비인후과 질환자, 골관절 질환자 등도 부적합하므로 취업을 시키지 않도록 관리한다. 또한 작업시간을 제한하고 단계적 감압을 실시하도록 교육하며, 반복 잠수를 금지한다.

② 잠함병(caisson disease)

잠함이란 수중에 밀폐된 상자를 내려서 수중작업을 할 수 있도록 한 상자를 말하는데, 잠함병은 잠수병의 원인과 같은 것으로 수중의 기압은 수중 10.36m에 대하여 1기압씩 상승하는데, 1.6기압 이상에서의 작업은 발증할 위험성이 있다. 특히 고령자, 비만자, 순환기계 장애인 등에서 많이 발생한다.

증상으로는 피부소양감과 사지관절통, 척추의 전색증 및 마비, 내이 및 미로의 장애, 뇌내 혈액순환장애 및 호흡기계 장애 등을 들 수 있다.

잠함병에 대한 대책으로는 단계적 감압(1기압 감압에 20분 이상), 고압취업시간의 단축, 감압 후 적당한 운동으로 혈액순환 촉진, 감압이 끝난 후 인공적인 산소의 공급, 고압작업자는 고지방성이나 알코올의 음용 금지, 부적자(비만자, 순환기계 장애인, 고령자)의 작업제한 또는 취업금지 등의 조치가 필요하다.

③ 산소결핍증(저산소증 hypoxia)

고공비행을 하거나 높은 산에 오를 때, 또는 산소 탱크 청소시에 산소결핍증을 초래할 수 있으며, 귓속의 고실내압이 외압보다 커져서 고막이 외이도 쪽으로 밀림으로 통증이나 항공성 중이염, 난청 등을 수반하기도 한다. 특히 산소결핍증은 뇌에 가장 예민하게 영향을 미치므로 어지럼증이나 근력의 저하를 가져올 수 있고 예방대책으로는 작업장에서 자주 산소 농도를 측정하고 환기를 시키며, 필요할 때에는 보호구를 착용한다. 저산소증 발생시에는 안정을 취하도록 하고 신속히 인공호흡을 실시하는 응급조치가 필요하다.

(4) 자외선과 적외선

일상생활에 있어서 인공조명, 태양복사선, 난방기구로부터 자외선, 적외선, 가시광선 등에 폭로되는 경우가 흔히 있으며, 산업장에서는 이들에 대한 폭로가 심각한 경우가 많기 때문에 그 유해성으로부터 안전한 생활을 영위할 수 있도록 관리가 필요한데, 자외선의 피부투과력은 체표에서 약 0.1~0.2㎜이고 적외선은 1.5~4㎝인데 산업보건상 문제는 피부와 눈에 대한 장애이다.

① 자외선

자외선은 100~400㎚의 파장을 갖으며, 소독작용, vitamin-D 형성, 피부의 색소침착 등 생물학적 작용력이 강하다.

피부에 대한 작용으로는 자외선이 흡수되면, 2~5시간 후에 홍반 작용을 일으키며, 특히 2,600~2,900Å 사이의 파장이 강한 홍반 작용을 나타낸다. 때로는 2,800~3,200Å 파장의 자외선에 의해서 피부암이 발생하기도 한다.

눈에 대한 작용으로는 동통과 이물감을 동반한 결막염, 안검경련, 부종이 발생할 수 있으며, 고도한 조사가 장기간 계속되면, 백내장을 일으킬 수 있다.

예방대책으로는 보호안경을 착용하며, 차폐물을 설치한다.

② 적외선

적외선은 750~1,200㎚의 파장을 갖으며, 열선이라고도 부른다. 절대온도 이상의 모든 물체는 온도에 비례해서 적외선을 복사하므로 광물, 금속 등을 용해하는 용광로 작업과 제강, 유리제조, 제철 등 여러 분야의 사업장에서 영향을 받는다.

피부에 대한 작용으로는 홍반, 피부확장에 이어 괴사를 일으키며, 장기간 노출되면, 습진과 함께 심부조직에 화상을 일으킨다. 눈에 대한 작용으로는 각막손상을 오며, 만성 폭로는 적외선백내장을 일으킨다. 예방대책으로는 보호안경과 보호구를 착용한다.

(5) 전리방사선

공기 중에 생성되는 이온의 양으로 1R(Roentgen)은 표준공기 1㏄로부터 1정전단위의 이온을 생성하는 조사량을 뜻하며, rad(Radiation absorbed dose)는 흡수 선량 단위로 조직에 흡수된 에너지량을 표시한다. rem(Roentgen equivalent man)은 생체 실효선량으로 동일량의 에너지 흡수가 있다 해도 생체에 미치는 효과의 정도는 다르므로 이를 표시하는 단위이다.

방사선에 의한 장애로는 개인차가 있을 수 있으나 조혈기능의 장애로 인한 적혈구 및 백혈구수의 감소, 피부점막의 궤양과 백혈병 등 암의 형성, 기타 조직의 악성 종양 유발, 생식기능의 장애 및 유전성 돌연변이 발생, X선 백내장, 피폭된 국소의 홍반 및 화상, 탈모, 식욕감퇴, 하리증, 쇠약, 피부건조, 지문소실 등이 있다.

예방대책으로는 방사선 이용장소에는 반드시 차폐물을 설치하도록 하여야 하며, 방사선 취급자는 필름 배지(film badge), 포켓선량 등을 휴대하여 피폭량을 산정하도록 하고, 방사선 관련 작업자들은 항상 신체 이상 유무를 확인하기 위하여 혈구산정방법에 의한 이상유무 검사가 필요하다.

(6) 소음 및 진동

① 소음장애

소음성 장애우려가 있는 직업에는 조선, 중기계공업, 철강산업(판금, 주물, 병타, 제관), 섬유방적사업의 일부, 탄광의 굴진·착암·선광작업, 기타 분쇄기, 송풍기, 내연기관 등의 사용작업 등이다.

소음성 난청의 증상은 감음계(感音系)의 장애현상으로 일반적으로 90phone 이상의 작업장에서 1일 수시간씩 작업할 때 발병한다. 자각증상은 이명, 두통, 현기증, 초조감, 불면증 등을 나타내는데, 노인성 난청, 공업중독의 후유증에 의한 난청, 매독, 스트렙토마이신성 난청 등도 감음계 난청이므로 소음성 난청과 구별하여야 한다.

예방대책으로는 작업방법 및 환경관리, 오디오그램(audiogram) 검사를 통한 작업전환조치, 소음의 발생원 관리대책, 소음전파지 대책, 소음에 폭로되는 작업자에 대한 보호대책(귀마개 사용) 등이 있으나 소음성 난청은 치료방법이 없으므로 근본적인 것은 소음발생원에 대한 발생방지나 저감 관리대책이 가장 중요하다.

② 진동장애

진동에 기인하는 직업병은 레노이드병(Raynaud's disease)과 골, 관절장애가 있는데, 레노이드병은 진동 작업자에게 잘 발생되는 직업병으로 주로 수지의 간헐적인 창백, 청색증(cyanosis)을 주증상으로 한다. 말초혈관의 폐색은 나타나지 않지만 동통, 저림, 냉감이 나타난다.

(7) 분진에 의한 건강장해

① 진폐증(Pneumoconiosis)

진폐증은 분진의 폐내 축적으로 인하여 조직의 반응이 일어나는 질병으로서 진폐증의 역사는 광산의 역사와 시간을 같이 하며, 1867년 젠커(Zenker)에 의해 진폐증이라고 명명되었다.

진폐증을 유발하는 먼지는 유리규산(SiO_2)과 석면이 대표적이며, 먼지는 일반적으로 7μm 이하면 흡입이 가능한데, 이중에서 0.5~5㎛정도의 먼지는 폐포에 축적되므로 가장 큰 문제가 된다. 진폐증 발생에 관여하는 인자로는 분진에 폭로된 기간, 분진의 화학적 조성, 입자의 크기, 분진의 농도, 개인의 감수성 등이 관여한다.

비활성 먼지에 의한 진폐증
흑연폐증(graphite pneumoconiosis anthracosis) 철폐증(siderosis) 칼슘폐증(calcitosis) 주석폐증(stannosis)
섬유화 먼지에 의한 진폐증
규폐증(silicosis) 석면폐증(asbestosis) 베릴륨폐증(beryliosis) 활석폐증(taloisis)
유기성 먼지에 의한 진폐증
인쇄공 천식 농부폐증(famer's lung) 사탕수수폐증(baggasosis) 면폐증(byssinosis)

② 규폐증(Silicosis)

규폐증은 유리규산의 분진 흡입으로 폐에 만성 섬유증식을 일으키는 질환인데, 초기에는 무증상이었다가 호흡곤란 증세가 생기면서 발병되는 진폐증의 일종이다. 폐결핵과 합병되는 경우가 자주 있으며, 근로자에게 매우 치명적이다.

규폐증은 암석분쇄나 암석을 연마하는 작업, 채석작업, 요업, 주물업, 내화벽돌, 유리공업, 건물벽의 마무리 작업 등의 작업장에서 유리규산의 분진에 의하여 발생 가능하다.

예방대책으로는 첫째, 분진시설 및 장비의 개선 또는 분진 발생원의 근본적인 제거, 발진장의 격리, 발진조작의 포위, 극소배기법 등 확산 방지 등의 환경관리, 둘째, 방진마스크, 송풍마스크 착용, 건강진단 등의 근로자 건강관리, 셋째, 작업방법, 작업시간, 작업강도의 적절한 배분, 마스크의 정기적인 교환 및 청소 등 일반관리가 있다.

③ 석면폐증(Asbestosis)

석면은 소화용제, 절연체, 내화직물 등에 쓰이는데, 이들을 다루는 근로자에게 잘 발생하는 직업병으로 석면을 취급하는 작업에 4~5년 종사사면, 폐포의 간질에 섬유증식이 발생한다. 석면증은 흡입된 석면섬유가 세소기간지에 부착하여 그 부위에 섬유증식이 생기는 것으로 기계적인 자극으로 형성된다고 알려져 있다. 석면폐는 흉부가 야위는 것이 규폐증과 다르며, 가래에 석면소체가 배출되는데, 심하면 호흡곤란, 기침, 가래, 흉통을 호소하며, 체중감소가 초기에 나타나지만 대체로 규폐증과 비슷한 증세가 나타난다. 폐암으로 이행되기 쉽다..

④ 금속열(metal-fume fever)

금속산화물의 증기를 다량 흡입했을 때 생기는 일시적인 발열현상을 금속열이라 한다. 금속열은 아연(Zn), 산화아연(ZnO)에서 잘 생기므로 아연열이라고도 하는데, 구리(Cu), 마그네슘(Mg), 납(Pb), 망간(Mn) 등의 산화물에서도 발생한다. 증상은 금속증기를 흡입한지 2~8시간 후에 발열, 오한과 전율을 수반하는데, 백혈구 증가증(leucocytosis)은 해열 후에도 계속된다.

(8) 유해물질의 인체 침입경로

유해물질의 물리적 성상은 기체(gas)와 증기(vapor), 액체 및 미스트(mist)와 안개(fog), 먼지(dust)와 연기(fume), 연무질(aerosol), 스모그(smog)등으로 분류할 수 있다.

① 호흡기계 침입

독극물이 호흡기계 침입하게 되면, 폐포에서 모세혈관에 흡수되어 전신으로 퍼지기 때문에 전신적 장애를 가장 빨리, 가장 심하게 나타나서 경구침입보다 훨씬 강한 독성을 보인다.

② 소화기계 침입

소화기로 흡수된 독극물은 간을 통하여 그 일부가 담즙 중으로 배설되어 소화기로 되돌아오고 일부는 림프, 혈액으로 운반되어 전신에 퍼진다. 간에서는 산화,환원 분해 등으로 해독될 수도 있으나 간에 머물러 있는 동안은 간에 장애를 일으키기도 한다.

③ 경피침입

피부를 통한 침입은 유기용제, DDT, PCB, 유기인제 등의 지용성 물질이 가능하며, 전신장애를 일으킬 수도 있는데, 피부장애만 일으키는 종류가 많다. 그 증상이 발적으로 그치는 것(As 분진), 수포형성이나 궤양을 일으키는 것(Cr 분진) 등과 만성 습진을 일으키는 것 등이 있다.

(9) 유해물질의 작용기전

① 신경기계에 대한 작용

흡수중추가 중독되면, 호흡이 정지되거나 호흡에 대한 과자극이 일어난다. 대뇌에 장애를 받으면, 우울, 졸림, 정신병 등에 이르게 되며, 중추신경계에 장애를 받으면 혈관 기능을 상승시켜 홍조와 발한을 가져오고 혹은 이와 반대로 피부 창백, 건조 등을 일으킨다.

② 호흡기계에 대한 작용

규산이나 화학물질의 분진에 의하여 급성 섬유종이 발생되는 것 이외에 매연, 증기 등에 의하여 폐의 염증 및 폐암의 원인이 되기도 하며, 특히 콜탈, 크롬, 방사성 물질의 분진에 있어서 현저히 발생한다.

③ 순환기계에 대한 작용

소량의 유독극물에 의해서도 조혈중추는 자극을 받으나 대량이면 현저하게 기능을 저하시키고 최종적으로는 파괴되든가 백혈병과 같은 극단적인 이상 증식으로 되며, 유독물질은 골수 및 림프조직에도 장애를 준다.

방사선은 백혈구를 파괴하고 비소화합물은 괴혈병 또는 적혈구 용해를 일으키며, 니트로벤젠은 헤모글로빈의 산화에 의하여 메트헤모글로빈을 생성하고 아닐린은 혈전을 발생시킨다.

④ 소화기계에 대한 작용

액체나 고체 유독물이 흡연 혹은 식사시에 섭취되어 구토나 설사를 가져오는 경우가 있으며, 최근에는 인산에스테르계의 농약이나 콜린스테린제에 의한 사망도 종종 있다.

(10) 예방대책

① 공학적 대책

생산공정, 작업환경개선과 환기 시설, 국소배기장치를 한다.

② 의학적 관리

채용시 건강진단을 하며, 정기건강진을 받도록 한다.

③ 개인위생관리

보호구(방독, 방진 마스크, 장갑, 보호의복) 및 보호크림을 사용하고 작업 후 몸을 청결하게 한다.

④ 보건교육

정기적인 보건교육실시로 작업공정에 대한 이해와 유해물질로부터 보호 받을 수 있는 여러 방법에 대한 기술을 익히고 실천하도록 한다.

⑤ 법적규제

유해물질의 허용한계를 규정하고 정기적인 감시체계를 갖춘다.

5. 중금속 중독

(1) 납(Lead : Pb)중독

납중독의 우려가 있는 작업으로는 납제련업, 고열 재생업, 납용접원, 축전지 제조업, 크리스탈 유리제조업, 납함유 페인트 제조업, 인쇄업 등이 있으며, 인체 내 침입경로는 납의 분진이나 증기로 호흡기계에 침입되는 경우와 작업자의 손을 통하여 경구로 침입되는 경우가 있다.

납중독의 초기 증상은 권태, 체중감소, 연연, 식욕감퇴, 변비와 적혈구 수의 감소, 헤모글로빈량의 저하 등이 나타나지만 중독이 더 진행되며, 연산통, 관절통, 신근마비가 나타난다.

특히 납의 4대 증상인 납빈혈, 연연, 염기성 과립적혈구수의 감소, 소변의 corproporphyrin 검출은 납중독의 조기진단에 유용하다.

① 혈액증상

납은 헤모글로빈 합성계 효소를 저해하기 때문에 혈색소 저하와 빈혈이 생긴다.

② 위장관증상

초기에는 식욕부진, 식후 복부 불쾌감, 변비 또는 설사가 있으며, 혈액의 납농도가 150㎍/100㎖ 이상인 경우에 빈번히 연산통이 발생한다.

③ 신경증상

초기는 근육통, 관절통, 근력저하 및 신근마비가 나타난다. 손목하수(wrist drop), 발목하수(foot drop)가 발생한다.

④ 안면창백

빈혈과 무관하게 안면의 모세혈관벽이 납에 의해 수축되기 때문에 안면창백이 나타난다.

⑤ 연연

치은과 치아가 만나는 부분에 1~2mm의 암청색 선이 생긴다.

⑥ 연의 작업장 허용농도

0.05㎎/㎥

(2) 수은(Hg) 중독

수은은 상온에서 액체상태를 이루는 유일한 금속으로 흡입되거나 분진과 함께 섭취되며, 작업장의 허용농도는 0.05㎎/㎥이다. 수은온도계, 체온계, 약품(농약 포함), 형광등, 건전지 등의 제조업이 중독의 위험이 가장 높은 직종이며, 직업성 폭로 이외에도 환경오염으로 인하여 중독되기도 한다. 오염된 폐수에서 자란 어패류의 먹이연쇄현상에 의해 경구적으로 인체 내에 수은이 침입할 수도 있는데 일본의 미나마타(Minamata)시에서 발생한 중독증상이 그 예이다. 체내에 흡수된 메틸수은은 간, 비장, 심장, 위장관, 근육, 손톱, 발톱 등 여러 장기에 축적되며, 특히 신장에 많이 침착된다. 중독증상으로는 지각장애와 운동실조, 구음장애, 난청을 가져오며, 심하면 사망에까지 이르게 한다. 또한 수은에 중독된 임신부의 태아는 정신박약이나 실명 또는 뇌성마비능후군을 가진 선천적 수은 중독증상을 나타낸다.

(3) 카드뮴(Cd) 중독

카드뮴은 푸른색을 띠는 은백색의 중금속으로 아연광석의 채광, 제련 과정에서 발생한다. 카드뮴은 내식성이 강하므로 금, 은, 동, 알루미늄과의 합금, 형광등 제조, 치과용 아말감 제조 등에 쓰이며 살충제나 안료 등의 제조에 사용되므로 이와 같은 작업환경에서 카드뮴의 분진이나 연기(fume)가 인체내로 침입된다.

직업성 폭로 이외에도 환경오염으로 인하여 토양이나 수질오염에 의해 중독증상을 일으키기도 하는데, 일본의 아연광산 근처에서 발생된 이타이이타이병(Itai-itai)은 전형적인 예이다.

기도를 통해 흡인된 카드뮴은 여러 장기에 특히, 폐와 신장에 축적되는데, 중독증상으로는 기관지염, 폐부종 등을 일으키고 저농도에 의한 카드뮴 중독은 보행곤란, 골연화증, 사지의 동통을 수반한다. 특히, 카드뮴은 칼슘대사장애를 가져와 뼈의 연화 및 골격에 장애를 일으킨다.

(4) 크롬(Chromium ; Cr) 중독

크롬은 은백색의 중금속으로 산업장에서 주로 사용하고 있는 크롬화합물은 3가와 6가의 중크롬산이며, 작업장 허용농도는 2가 또는 3가 크롬화합물은 0.5 ㎎/㎥이고 6가 크롬화합물은 0.05㎎/㎥이다.

크롬 중독은 크롬 도금, 피혁 제조업, 안료, 염색업, 시멘트 제조업 등에서 발생하며, 중독증상으로는 급성 중독은 요 중독증상으로 10일 이내에 사망한다. 크롬의 만성 중독으로는 피부궤양, 결막염증을 나타내고 특히, 비점막의 염증은 빠르면 2개월 이내로도 비중격천공(鼻中隔穿孔)이 발생한다. 그 외에 크롬에 의한 만성 중독으로 폐암이 발생되기도 하는데, 크롬 색소 공장에서의 호흡기계 암 발생은 29배가 더 높다고 한다.

(5) 유기용제

유기용제는 상온, 상압하에서 휘발성이 있는 액체로서 지방, 기름, 왁스, 페인트, 색소, 고무 등 여러 가지 물질을 녹이고 확산시키는 작용을 지니고 있는 물질이다. 따라서 유기용제는 가구 예술품, 공예품과 같은 생활용품 생산에도 빈번히 사용되므로 근로자 외에 일반인에게도 영향을 미칠 수 있다.

일반적인 예방대책으로는 작업공정을 밀폐하고 보호구(호흡기, 피부) 착용을 강화하며, 정기적인 건강진단을 실시하도록 한다. 건강검진 항목으로는 혈액이나 요검사는 물론 경우에 따라서 간, 신장, 호흡기, 피부 검사를 실시하여야 한다.

(6) 벤젠 및 그 유도체 중독

벤젠 및 그 유도체는 석탄의 건류 또는 코크스 제조의 부산물로 만들어지며, 타르 염색의 원료로 쓰이는 외에 용제로서도 널리 쓰이는데 그 독성이 강하고 벤젠 및 그 유도체의 제조업장, 분무 또는 증류, 용기에 주입하는 작업장, 안료를 용해하는 작업장, 용제로 한 분무도료작업장 등에서 벤젠 및 그 유도체에 대한 중독증이 많이 발생한다.

주로 흡입에 의한 중독을 일으키는데 급성 중독은 주로 신경계의 장애가 있으며, 만성 중독은 혈관, 혈액, 간장에 중독을 일으키고 피부에 접촉되면 직업성 피부장애의 원인이 되기도 한다.

중독 증상으로는 급성 중독은 두통, 이명, 현기증, 오심, 구토, 근육마비, 의식상실이 있으며 심하면 사망한다. 만성 중독은 피로감, 두통, 정신쇠약, 위장장애, 조혈기능장애(빈혈, 적혈구 및 백혈구 감소) 등이 있으며, 피부에 접촉되면 홍반, 괴사, 각질증식 등의 변화를 나타내고 알레르기 반응을 유발시키기도 한다.

(7) 할로겐화 탄화수소

① 사염화탄소(CCl_4)

고농도의 사염화탄소에 폭로되면, 중추신경계 장애와 함께 간장과 신장독성을 초래하며, 간장장애로 황달이 함께 나타나며, 신장에는 괴사가 발생한다.

② 염화비닐

실온에서 무색의 기체인 염화비닐은 PVC를 합성하는 원료로도 사용되거나 용제로 사용되기도 하는데 간장애와 발암 작용이 있어 장기폭로시에는 폐암과 뇌암이 발생이 증가한다.

③ 이황화탄소(CS_2)

비스코스의 원료이며, 인조견, 셀로판 제조, 살충제 제조에 쓰인다. 이황화탄소에 장기간 노출되면 신경계에 이상을 초래하는데, 기질적 시각장애도 있어서 시야협소증, 암점 증가현상도 생긴다. 청각장애시에는 고음력 청력손실이 있으며, 심장에도 영향을 미쳐서 관상동맥상 심장질환의 위험도 증대한다.

5편
미용과 보건

제25장 미용실 위생과 환경오염
Salon hygiene and environmental pollution

1. 개요

아름다움을 추구하는 인간의 욕망은 동서고금을 막론하고 끝이 없으며, 특히 건강한 아름다움이야말로 최고의 희망일 것이다. 오늘날 삶의 질이 향상되면서 미를 추구하는 산업분야도 눈부신 성장과 발달을 거듭해왔고, 이에 따른 전문미용인력과 산업분야의 수요·공급 창출은 양적 팽창은 물론 질적 팽창도 요구하고 있다. 그러나 미용산업의 발달과 함께 그에 따른 여러 가지 문제점이 증가되고 있는데, 특히 각양 각층의 사람들이 모이는 미용현장에는 각종 미생물과 병원균에 의한 고객 감염과 실내환경 오염 등, 각종 질병을 유발시킬 위험요인들이 존재하고 있기 때문에, 고객은 물론 미용인에게까지도 심각한 건강문제를 초래할 수 있다.

미용산업 실무현장에서의 각종 질병의 감염경로는 미용 기기, 재료, 보균자, 건강에 유해한 실내환경 등 다양하다. 따라서 늘 미용실의 청결을 유지하고 미용기구의 철저한 소독을 간과해서는 안되며, 환기와 환풍에 주의를 기울여야 할 것이다. 특히, 미용인의 위생관을 확립하여 건강유지와 증진을 바탕으로 아름다움을 추구해야 할 것이다. 이에 미용실위생과 관련된 제반 요인을 살펴보고 나아가 각종 환경오염 및 질병 발생과 관련된 대처방안을 살펴본다.

2. 미용실 위생과 질병의 감염경로

1) 병원미생물

우리의 생활환경에는 수많은 미생물이 존재한다. 대부분의 미생물은 사람에게 해가 없고 생존에 유익하지만, 극히 일부의 미생물이 사람과 동식물에 감염되어 질병을 일으키는데, 이를 병원미생물이라 한다. 병원미생물의 감염성을 결정하는 인자는 감염원, 감염경로, 숙주의 감수성 등이 있으며, 그 미생물이 존재하는 환경, 즉 전파수단에 따라 달라진다. 병원미생물은 생물학적으로 세균, 바이러스, 리케치아, 클라미디아, 진균, 원충 등이 있다.

2) 질병의 감염경로

(1) 접촉에 의한 감염

성병이나 피부질환과 같이 전염원인 환자가 감수성 보유자에게 직접 접촉함으로써 전염되는 경우를 직접접촉감염이라 하고 기기, 식기, 의류 등에 병원체가 묻어 감수성 보유자에게 접촉되는 것을 간접감염이라 한다.

미용인은 고객의 모발, 얼굴, 피부, 손과 발, 손톱과 발톱 등 신체를 아름답고 건강하게 가꾸기 위한 다양한 서비스를 제공한다. 서비스를 제공하다 보면 실수로 고객들에게 가벼운 상처를 입힐 수도 있고 자신도 상처를 입을 수 있으며, 이 상처를 통해 각종 병원균이 침입할 수 있다.

또한 헤어디자인, 모발관리, 전기요법, 물 마사지 요법, 매니·패디큐어, 안면 피부관리, 딥클린징, 손·발톱 관리 등 미용시술 시에 고객의 점막, 체액, 체조직 등에 감염을 일으킬 수 있고 가위, 레이저, 클리퍼, 각종 시술도구, 시술대, 전기 기기, 욕조 등을 통해서도 병원균에 노출될 수 있다.

보균자인 고객으로부터 각종 서비스를 하는 동안 미용인에게 전염될 수 있고 또한 이를 통해 2차 감염도 될 수 있다. 미용인들의 부적절한 위생·소독 처리로 인해 독감, 홍역, 유행선 이하선염, 헤르페스(herpes), 간염 등의 전염성 질환에 미용인과 고객이 노출될 수 있다.

미용실에서는 고객들의 감염여부를 판단하기 어렵고, 어떤 도구들이 병원균에 노출되었는지도 쉽게 판단할 수 없으므로, 작업장과 도구들을 적절하게 위생·소독 처리하지 않는다면 미용인이나 고객 모두에게 교차감염의 원인이 될 수도 있을 것이다.

늘 습하고 햇빛이 차단된 샴푸실 내의 공간과 샴푸세트는 여러 종류의 병원균이 살 수 있는 곳으로, 그람 음성균 박테리아의 경우는 따뜻하고 습기 찬 장소를 좋아하기 때문에 샴푸대를 비롯하여 싱크대, 세탁장, 배수구, 냉·온수 조절기 등이 병원균의 온상이 될 수 있다.

빗, 가위, 브러쉬, 핀셋, 보울, 클리퍼, 파일, 각탕기, 압력봉 등의 미용시술 도구도 일차적인 감염원이 될 수 있으며, 발관리에 사용하는 각탕기나 월풀에 무좀이나 각종 곰팡이균이 전염될 수 있다. 경우에 따라서는 화장실 세면대의 고체비누도 병원균의 온상이 될 수 있다.

그밖에 로션, 크림, 트리트먼트제, 연고제 등이 변질되어 병원균이 살 수 있는 환경이 될 수도 있으며, 냉·난방시설도 깨끗이 청소하지 않거나 필터를 교체하지 않으면 오염원이 될 수 있다.

고객이 간염이나 AIDS 등 전염성질병에 걸린 경우 다른 고객이나 미용인에게 전염될 수 있으며, 피부 대 피부의 접촉으로 인해 백선(白癬, ringworm)이나 농가진(膿痂疹, impetigo) 등의 전염이 있을 수 있다.

(2) 공기에 의한 감염

전염원인 환자의 재채기, 기침 등에 의해서 균이 공기 중에 부유하며, 이것을 호흡 중에 들이쉼으로서 감염이 성립된다. 공기에 의한 감염은 비말감염과 포말감염이 있는데, 미용실에서는 먼지나 비말핵에 의해 Q열, 브루셀라병, 앵무병(psittacosis), 결핵 등이 전파될 수 있다.

미용실내에는 미세먼지, 냉·난방기, 선풍기, 가습기, 제습기 등의 사용과 염색제, 탈색제, 퍼머액, 코스메틱제품(스프레이, 무스 등), 소독약 등 각종 약재나 재료의 사용으로 인해 실내공기가 혼탁하게 오염되어 있으므로 환기와 환풍에 주의를 기울여야 한다.

(3) 기타 감염

미용실에서 감염 가능한 파상풍의 경우 상처를 통한 감염이 이루어지므로 고객과 미용인의 안전을 위해 상처, 염증 등을 살피고, 모기, 파리, 진드기, 이, 벼룩 등에 의해 각종 질병에 감염될 수 있으므로 미용실내에 서식할 수 있는 각종 유해 곤충 및 쥐에 대한 구충 구서에 주의를 기울여야 한다.

3. 미용실 위생관리와 소독법

1) 미용실 위생과 미용사 개인위생

(1) 미용실 위생

① 실내

환기는 티오글리콜산(thioglycolic acid)과 암모니아 등으로 인한 냄새 및 인공향, 각종 화학물 등으로 인한 냄새가 날 뿐만 아니라 많은 사람들의 호흡으로 인한 이산화탄소 배출 등으로 실내 공기가 오염된다. 외부 깨끗한 공기가 유입될 수 있도록 충분한 환기장치를 하고 공기청정기 등 실내공기를 정화할 수 있는 시설을 갖춘다.

조명이나 전구는 더러워진 것을 깨끗이 청소하고 전기가 들어오지 않는 등이나 조도가 낮은 것은 교체한다.

화장대, 미용 의자, 카운터, 미용 기기, 각종 기구 등은 먼지나 퍼머액 등이 묻지 않도록 하며, 깨끗한 천으로 닦는다. 벽이나 마루는 약액이 묻지 않게 하며, 떨어뜨린 즉시 닦아주어야 하며, 벽면의 장식물이나 액자에 먼지가 끼여 있지 않도록 주의한다.

바닥의 모발은 쓸어서 뚜껑이 있는 쓰레기통에 버리고 에어컨, 환풍기 등 시설 기기는 먼지를 털고 필터나 날개를 자주 청소하여 늘 청결을 유지하도록 한다. 전기 연결과 전열기는 적절하고 안전하게 설치한다.

② 샴푸실

거울이나 선반에 물이 튀어 있지 않도록 하고 샴푸대와 세면대는 머리카락이 묻어 있지 않게 하며, 세면대 표면에 때가 끼여 있지 않도록 세제와 소독제를 사용하여 잘 닦아낸다.

샴푸 의자 등받이에 물이 묻어 있지 않도록 하며 팔걸이도 깨끗이 유지한다. 샴푸제나 린스제는 용기 밖으로 용액이 흘러나오지 않도록 물로 닦아 놓으며, 용액을 항상 보충해 놓는다. 제품 보관 장소는 먼지가 끼여 있지 않도록 한다.

③ 카운터 및 입구

입구는 항상 청결히 하여야 하며, 진열장은 먼지나 때가 끼지 않도록 한다. 카운터에는 불필요한 것을 두지 않는다.

④ 대기실

소파, 쿠션, 방석 등은 자주 세탁하도록 하며, 정리 정돈을 잘하고 의자 밑이나 뒤, 탁자 위에 먼지나 머리카락 등이 끼여 있지 않도록 주의한다. 쓰레기통은 뚜껑이 달린 것으로 사용하며, 주변에 쓰레기가 넘치거나 흩어져 있지 않도록 한다. 서적이나 책자는 파손되거나 오래되지 않도록 하며, 잘 정리정돈한다. 물품 보관함이나 선반 등은 불결하거나 오염되지 않게 늘 정리정돈하고 청결히 한다.

⑤ 화장실, 세면대

환기가 잘 되어 악취가 나지 않도록 하며, 필요시 방향제를 사용한다. 변기는 때가 끼지 않게 세제를 사용하여 닦으며, 정기적으로 소독한다. 휴지를 여유있게 준비하며, 쓰레기가 넘치지 않도록 한다. 비누는 항상 준비되어져 있도록 하며, 비누통에 물이

고여 있거나 비누가 녹아져 있지 않도록 한다. 바닥은 물이 고여 있지 않게 하고 세제와 소독제를 풀어 청소한다. 출입문은 잘 닫아 밖에서 보이지 않도록 하며, 문과 손잡이를 잘 닦는다.

(2) 미용사 개인위생

미용사의 전염성질환에 대한 이환 유무를 확인하고 미용실의 시설, 설비, 기구 등의 위생 전반에 대한 점검을 관리해야 한다. 미용사는 피부질환을 앓고 있는 동안 작업을 금해야 하며, 작업실에는 작업 중 고객 이외의 사람을 함부로 출입시키지 않는다. 종업원은 항상 깨끗한 유니폼을 착용하고 출근용과 작업용을 구별하여 복장으로 인한 오염이나 질병의 감염을 예방하도록 한다.

장신구나 액세서리는 업무에 방해되지 않도록 하며, 작업하기 전에 손을 깨끗이 씻고 피부 질환이 있는 고객을 접촉한 후에는 손 소독을 철저히 한다. 손을 자주 씻고 청결을 유지하도록 개인위생을 철저히 준수하도록 한다. 미용사의 손은 산, 알칼리, 계면활성제 같은 여러 가지 약품이나 끓는 물, 적외선 등에 노출되기 쉬우므로 피부질환에 대한 예방에 주의를 기울여야 하며, 피부에 세균이 감염될 위험이 높으므로 작업장과 미용기기 및 도구의 위생과 소독처리에 유의한다. 신체와 두발은 청결을 유지하며, 헤어스타일과 메이크업은 청결하고 단정하게 한다.

간염이나 AIDS 등 눈에 보이지 않는 감염원에 의한 전염을 막을 수 있도록 소독을 철저히 하고 감염원이 의심되는 경우, 되도록 접촉을 피하고 부득이한 경우 시술 후에도 철저한 개인위생을 지켜 2차 감염이 없도록 한다.

미용사는 땀이나 체취에 주의하여 입냄새가 나지 않도록 하며, 작업장 내에서 정해진 장소 이외의 곳에서 옷을 갈아입거나 흡연 및 식사를 하지 않도록 한다.

2) 일반적 소독법

(1) 물리적 소독법

① 자비소독법

쉼멜 부쉬(Schimmel Busch) 소독관 같은 기구에 물을 끓여서 소독이나 살균을 하는 방법이다.

대 상 : 가위, 클리퍼, 면도칼, 자기, 유리제품, 의류기구 등

방 법 : 물이 끓기 시작한 후 100℃이상에서 10분 이상 소독하는 방법으로 멸균은 100℃에서 30분 이상이 필요하다. 소독할 대상이 금속류인 경우에는

탄산나트륨을 물에 1~2% 넣으면 녹이 스는 것을 방지할 수 있다.

주의점 : 소독할 물건을 끓는 물에 완전히 잠기게 하고 금속기계는 반드시 끓기 시작한 후에 넣어야 한다. 면도날, 가위 등은 거즈로 싸서 끓는 물에 소독해야 날이 무뎌지는 것을 방지할 수 있다.
날카로운 칼 종류는 여러 번 가열하면 날이 다소 무뎌지므로 탈지면에 알코올을 묻혀 닦는 소독법이 좋다.

② 증기소독법

a. 유통증기 소독법

코흐(Koch)증기솥, 아놀드 증기살균기를 이용해 물을 끓이면서 증기로 소독하는 것인데, 뚜껑사이로 증기가 새어 나오도록 되어 있어 압력이 높아지지 않는 1기압으로 유지된다.

대 상 : 스팀타올, 면포류, 유리, 도자기, 식기 등

방 법 : 대상물을 용기속의 중단에 있는 구멍이 많이 달린 선반 위에 놓아 물이 직접 스며들지 않도록 하고 100℃에서 30분~1시간 소독한다.

주의점 : 항상 증기의 뜨거운 정도와 용기내의 온도에 주의하여 완전한 소독을 해야 한다.

b. 고압증기 소독법

고압증기 멸균기(autoclave)를 사용하여 압력 15파운드, 온도 120℃에서 20분간 소독하는 방법으로 가장 정확한 효과를 갖는다.

대 상 : 의류, 이불, 외과용 수술복, 외과용 거즈, 통조림 등

③ 건열소독법

건열 멸균기를 이용하여 공기를 밀폐시켜 건조한 상태에서 고온열을 가해 소독하는 방법으로 습열법으로 소독할 수 없는 물체를 소독한다.

대 상 : 거즈, 솜, 유리제품 등

방 법 : 160~180℃에서 30분에서 1시간 정도로 건조한 열에 접촉시켜 소독한다.

주의점 : 너무 고온일 경우 녹거나 탈 염려가 있으므로 주의한다. 고온에서 종이나 헝겊은 색이 바래거나 누를 수도 있으므로 주의한다.

④ 소각소독법(화염멸균법)

오염된 것을 소각하여 전염될 요인을 없애는 방법으로 정확하고 효과가 큰 소독법이다.

대 상 : 감염병 환자의 대소변, 토사물, 쓰레기 등

방 법 : 일반적으로 전염될 염려가 있는 물건을 태워 없애는 방법이다.

주의점 : 소각할 때 화재가 날 우려가 있고 냄새나 매연 등에 의한 대기오염을 주의한다.

⑤ 자외선소독법

자외선을 이용하여 소독하는 방법으로 증기나 자비소독으로 소독할 수 없는 큰 형체의 소독에 사용하며, 저항력이 강한 결핵균, 장티푸스, 콜레라균 등도 몇 시간이면 죽는다. 자외선 소독은 물건을 상하지 않게 하면서 모든 균에 효과적이고 소독시 냄새가 없는 장점을 갖고 있다. 반면 물건의 표면에만 소독이 되고 그늘진 곳이나 내부 속까지 살균이 되지 않는 것이 단점이다. 미용실에서는 자외선소독기를 반드시 구비해야만 한다.

대 상 : 플라스틱, 브러시, 빗, 가위, 기타 미용도구

방 법 : 오전 10시 ~ 오후 2시 사이에 조사하는 것이 좋으며, 또한 자외선이 2000~ 2800Å의 파장을 지닐 때 가장 살균력이 강하다. 자외선소독기를 이용한 방법으로 가장 강한 파장(2537Å)을 조사할 수 있도록 만든 살균 등에 소독물건을 넣어서 20분간 쪼이면 된다.

주의점 : 쪼여지지 않은 부위를 수시로 바꿔 주어서 자외선이 골고루 쪼이도록 한다. 그러나 눈이나 피부점막은 직접 쪼이면 유해하므로 주의한다.

(2) 화학적 소독법

① 석탄산수(페놀)

옛날에는 석탄공업의 부산물로 생긴 것을 사용했지만 요즘은 합성해서 제조하는 것이 보통이다. 일반적으로 1~5% 수용액으로 사용되며, 5%의 석탄산수 수용액은 승홍수의 1,000배의 살균력을 갖고 있다. 염산을 첨가하면 소독효과가 높아지며, 햇볕을 받으면 갈색으로 변하나 소독력은 변함이 없다.

값이 싸고 화학변화가 없으며, 안정성 높아 응용범위가 넓고 모든 균에 효과적이다. 장기간 두어도 화학적 변화가 적고 착색이 안되지만 피부점막에 자극을 주며, 바이러스와 아포에 약하고 냄새가 난다.

대 상 : 손가락, 기물, 가래, 토사물, 의류, 고무, 솔, 빗 등

방 법 : 석탄산수 3%에 물 97%를 혼합하여 10분 이상 소독한다.

주의점 : 음료수나 서적 소독에는 적당치 않으며, 피부점막에 자극을 주고 심하면 피부조직을 파괴하거나 궤양을 생길 수 있으므로 주의한다.

② 크레졸수(크레졸 비누액)

크레졸은 석탄을 걸러서 얻어지며, 크레졸 비누액으로 사용하는데, 소독력이 강하고 적용범위가 넓다. 결핵균에 대한 살균력이 강하며, 가래에 효과적이다. 가격이 저렴하지만 바이러스에 약하고 냄새가 강하며, 혼탁하다.

대 상 : 의류, 수지, 브러시, 가죽, 환자의 배설물 등

방 법 : 의류, 수지는 1~2%, 배설물은 2~3%의 크레졸에 2시간이상 담가 둔다.

③ 승홍수(염화제2수은)

승홍은 무색의 결정 또는 백색의 분말로 되어 있으며, 살균력이 강한 독약의 일종으로서 보통 0.1%의 수용액을 염색해서 사용한다. 소금을 첨가하면 살균력이 높아진다. 냄새가 없고 값이 싸지만 금속을 부식시키고 독성이 강하며, 단백질을 응고시키므로 가래, 토사물, 분뇨소독에는 부적당하다.

대 상 : 손, 발, 섬유류, 유리, 목재, 도자기 등

방 법 : 0.1%의 수용액으로 소독한다.

주의점 : 독성이 강하므로 주의하고 식기류나 금속류에는 사용하지 않는다.

④ 포르말린

에틸알코올을 산화시켜 얻은 가스상태의 포름알데히드를 수용액상태로 만든 것으로 시판되고 있는 포르말린은 보통 35%의 포름알데히드를 함유하고 있다. 고온에서 살균이 강하고 세균, 아포, 바이러스 등 미생물에 유용하다. 저온에서 소독력이 저하되고 사용할 때마다 제조하여야 하며, 내부까지 소독이 불가능하다. 단백질을 응고시키므로 배설물이나 토사물에 적당치 않다.

대 상 : 손, 금속, 의류, 도자기, 셀룰로이드, 목재 등

방 법 : 포르말린 1과 물 34를 혼합해서 사용하되 20℃이하에서 사용하지 않는 것이 좋다.

주의점 : 차광된 곳에서 15~20℃의 온도 하에 보관해야 하며, 코와 점막을 자극하므로 주의한다.

⑤ 알코올(에탄올)

주로 소독에 이용되는 알코올은 에틸알코올로 무색투명하고 휘발성이 강하다. 50%

이하의 농도에서는 소독력이 약하고 70~75% 정도가 소독력이 강하다. 사용이 간편하고 독성이 강하며, 사용 후 얼룩이 남지 않지만 값이 비싸고 고무나 플라스틱을 녹일 수 있으며, 아포형성균에는 효력이 없다. 농도가 짙을수록 화재의 위험이 있다.

대 상 : 피부, 손, 가위, 브러시 등

방 법 : 70~75%로 희석하여 소독대상물을 닦는다. 칼이나 가위 등의 날은 자비소독을 계속하면 무뎌지기 쉬우므로 알코올을 거즈나 탈지면에 묻혀 닦아서 소독한다.

주의점 : 휘발성이 있으므로 뚜껑을 꼭 닫고 화기에 주의한다.

⑥ 계면활성제(역성비누)

세제, 세척제, 유화제, 양성계면활성제 등은 모두 계면활성제에 속한다. 소독용으로 주로 역성비누와 양성계면활성제를 사용하는데 양성계면활성제는 결핵균에 효과적이다.

물에 쉽게 용해되고 세정작용도 있으며, 무색, 무취로 독성이 적지만 값이 비싸고 유기체가 많은 곳에서는 살균력이 저하된다.

대 상 : 손, 기구, 식기 등

방 법 : 손은 3%의 수용액에 30초 이상 비벼 씻는다. 식기, 기구는 0.5%의 수용액에 30분 이상 담근다.

⑦ 염소제(표백분 : 클로르석회)

표백, 방취, 방부용으로 사용해 오던 약품으로 살균력은 균체에 염소가 직접 결합하거나 산화함으로써 효력을 발생한다. 강한 살균력과 표백, 방취 효과가 있으며, 값이 싸고 독성이 적지만 직물을 상하게 한다. 또한 자극성이 있고 냄새가 나며, 결핵균에는 거의 효력이 없다. 일광에서 분해되고 오래 보존하면 변질된다.

대 상 : 음료수, 야채, 식품, 하수구, 수세식 변소, 많은 양의 물 소독 등

방 법 : 음료수에는 1~2ppm, 수돗물에는 0.2ppm을 희석하여 사용한다.

⑧ 생석회(산화칼슘)

산화칼슘을 98% 이상 함유하고 있는 견고하고 단단한 백색 또는 회백색의 굳는 덩어리이거나 가루이다. 생석회에 물을 가하면 열이 발생되어 소석회가 되고 생석회의 수용액은 알칼리성을 나타낸다. 이 알칼리성에 의해 균체의 단백질을 변성시켜 살균작용을 한다. 값이 저렴하고 독성이 적어 변소나 하수도 등 넓은 장소의 대량소독을 하는데 편리하지만 직물을 부식시키고 결핵균, 아포균에는 거의 효력이 없다.

대　상 : 분뇨, 쓰레기, 개천, 물탱크, 습한 장소 등
방　법 : 수용액을 만들어 사용하거나 습한 장소에 소독할 경우에는 생석회가루를 직접 뿌려 소독한다. 물소독시에는 석회유를 1/50가량 넣고 12시간 동안 방치하며, 배설물 소독시에는 석회유를 부피 1/30정도 넣어 2시간 이상 방치한다.

⑨ 산화제(과산화수소 : 옥시풀)

과산화수소는 3%의 수용액을 만들어서 사용한다. 무색 투명하며, 오존과 같은 냄새가 나는 경우도 있으나 거의 냄새가 없다. 병원체를 산화시켜 살균하며, 자극성이 적어 피부, 구내염, 입안, 상처 등의 소독에 이용한다. 표백작용도 있으나 아포가 있는 균에는 효력이 없다.

⑩ 과망간산칼륨

산소를 유리시켜 그 산화력에 의해 살균작용이 나타나며, 보통 0.05~0.2% 수용액으로 창상소독에 쓰인다. 또한 3~4%의 수용액은 성병을 예방하며 몇 분만에 탄저균 아포를 죽인다.

⑪ 아이오딘팅크제

아이오딘이 물에 녹지 않으므로 아이오딘 6g을 아이오딘화칼륨 4g과 함께 70%의 에틸알코올에 녹여서 100cc로 만든 것으로 살균력이 강하고 외과적 소독에 많이 이용된다.

⑫ 머큐로크롬

2~3% 수용액으로 외상소독에 많이 이용된다. 수은이 들어있어 시판이 금지되었다.

(3) 소독대상에 따른 소독법

① 유리기구, 도자기제품

재질적으로 모든 소독약을 사용해도 좋으나 대상물건에 따라서 소독하기 쉬운 방법을 선택한다. 증기, 자비, 건열멸균, 자외선, 가스소독, 약액소독 등이 있다.

② 금속제품

미용에 사용하는 금속제품은 주로 철, 알루미늄 등인데 이들 금속제품은 승홍수와 같이 중금속이온을 포함한 용액이나 강산·알칼리성 용액 중에서 부식함으로 주의해야 한다. 장시간 약액을 묻혀두거나 산화제와 접촉하면 산화되어 부식함으로 주의한다.

크레졸수, 석탄산수, 포르말린수, 역성비누액, 에틸 알코올로 닦는 법, 자외선증기, 자비 등으로 소독한다.

③ 셀룰로이드, 고무제품, 플라스틱 제품

이런 제품은 열이나 약액에 의한 소독으로 인해 변질 또는 변형되기 쉬우므로 주의해야 한다. 소독할 물건 중에는 알코올, 석탄산수, 크레졸수 등에 용해되거나 소독액의 냄새가 없어지지 않는 경우도 있으므로 주의한다.

일반적으로 0.5%의 역성비누액에 의한 소독이나 포르말린수 또는 알데히드가스에 의한 소독이 적당하다.

④ 섬유제품

섬유제품은 목면, 마 등의 식물성섬유와 견, 모 등의 동물성섬유, 나일론, 폴리에스테르 등의 화학섬유로 나눌 수 있으며, 염색한 것과 염색하지 않은 것으로 각각 나눌 수 있는데 소독할 때 이러한 특성들을 고려하여야 한다. 일반적으로 소독 후 약품의 색이나 냄새가 남지 않고 섬유가 상하지 않는 소독법을 선택한다.

⑤ 종이제품

사용한 종이제품은 보통 소각해야 하지만 재 사용할 필요가 있을 경우 재질이나 형태가 손상되지 않도록 주의한다. 일반적으로 책의 경우 포름알데히드가스로 소독하고 다른 종이제품은 열소독이나 약액 등을 이용한다.

⑥ 나무, 뿔, 상아 등의 제품

열에 접촉되거나 장시간 소독약에 담가두면 변형되기 쉬운 것도 있고 소독약의 냄새가 배기 쉬우니 주의한다. 적당한 소독법은 3%정도의 역성비누액으로 닦는 방법이 효과적이다. 자외선을 이용한 소독법도 있다.

⑦ 가죽 제품

열이나 약액에 의해서 재질이 상하지 않도록 주의한다. 포름알데히드가스 소독, 소독용 에탄올, 3%의 역성비누액으로 닦는 법 등이 있다.

⑧ 손가락, 피부

피부조직에 자극이 적은 소독액을 선택한다. 일차적 접촉피부염은 약물의 농도가 높을수록 일어나기 쉬우므로 크레졸수나 석탄산수는 기구의 경우보다 낮은 농도에서 사용하는 것이 좋다. 에탄올이나 역성비누액은 자극성이 약하므로 기구 등과 같은 농도로 사용한다.

일반적으로 1~2% 크레졸수, 1~2% 석탄산수, 0.1% 승홍수, 3% 역성비누액, 소독용 양성계면활성제의 수용액, 소독용 에탄올 등을 사용한다.

⑨ 하수구, 쓰레기통

오물에는 외계와의 차단효과와 살충효과가 있는 소독약이 좋다. 생석회(산화칼슘), 석회유, 오르트지클로르벤졸 등을 사용한다. 역성비누액, 승홍수, 포르말린수 등은 유기체가 많은 곳에는 부적당하다.

⑩ 식품류

식품의 맛을 잃지 않으며, 소독 후에 독성이 남지 않아야 한다. 증기, 자비, 염소, 표백분 소독 등이 이용되고 끓일 수 없는 식품, 야채, 과일 등은 중성세제로 씻고 오염될 우려가 있는 우물물은 1/500의 양을 더하여 소독한다.

⑪ 배설물

배설물에는 일반적으로 많은 유기체가 함께 존재하고 있다. 따라서 유기체의 존재로 현저하게 효력이 저하되는 소독약은 사용하지 말아야 한다. 또 충분한 소독효과를 얻기 위해서는 작용시간을 길게 하여야 한다. 크레졸수, 석탄산수, 표백분, 석회유 소독 등이 있으나 역성비누액, 승홍수, 포르말린수 등은 단백질을 응고시키고 유기체가 있는 곳에는 적당하지 않다.

⑫ 브러시, 빗류

브러시, 빗류는 그 재질이나 성질에 따라 변형이나 변질될 우려가 없는지 주의해야 한다. 크레졸수, 석탄산수, 역성비누액 등을 사용하고 증기소독이나 자비소독은 하지 않는다.

⑬ 미용업소 소독

기구는 소독하여 1인 1회 사용하도록 하고 기구 보관용 소독장 내부소독은 1~2% 석탄산, 크레졸 소독 후 0.5% 양성비누로 씻어 냄새를 제거한다. 1주에 2번 정도 소독한다.

4. 미용실에서의 환경오염 방지 대책

1) 공기오염 물질과 방지 대책

미용실 내의 공기오염은 고객뿐만 아니라 미용사에게도 각종 순환기 질환과 호흡기 질환의 주요 요인이 된다. 목이 아프고, 두통이 심하며, 감기에 자주 걸리고, 눈이 따갑고 충혈되는 것은 모두 실내 공기오염으로 인한 것이다. 실내 공기오염의 주된 원인은 일산화탄소, 이산화탄소, 미세먼지, 이산화질소, 암모니아 등에 의한 것이다. 이러한 오염원들은 각종 재료나 냉난방 시설, 습도조절기, 시술기기, 서비스 과정상의 부산물질 등에 의해 발생한다.

실내공기의 질을 개선하고 실내공기 오염으로 인하여 발생하는 각종 증상 및 질환을 예방하고 쾌적한 실내환경을 유지하기 위해서는 체계적이고도 종합적인 방지대책이 필요하다. 우선 공기 오염원으로 작용하는 각종 화학약품, 재료, 기기, 기구 등에 대한 연구 개발로서 실내공기가 오염되지 않도록 예방할 수 있는 대책을 마련하고 현장실무에서도 오염원이 발생하지 않거나 적게 발생하는 것을 사용하도록 해야 한다.

실내는 늘 밝게 하고 적절한 통풍이 되도록 하며, 신선하고 깨끗한 공기가 유지되게 한다. 실내 각종 장식물과 기구 및 바닥을 자주 청소하여 청결을 유지하며, 바닥에 떨어진 쓰레기는 즉시 주워서 밀폐된 용기에 담고 쓰레기통도 자주 비우고 깨끗이 청소하여야 한다. 가루나 분말로 된 시술재료는 흡입되거나 공기 중에 분산되지 않도록 사용시 주의하고 사용 후에도 잘 관리한다.

2) 수질오염 물질과 방지 대책

미용실에 사용하는 각종 재료와 기기 등에 의해 수질오염이 발생할 수 있다. 미용실에서 사용하는 수질오염원은 각종 샴푸, 린스, 퍼머제, 염모제, 탈색제, 클린징 등의 헤어관리제품들과 피부관리에 사용되는 각종 화장품, 아쿠아칼라, 그리스페인트, 발관리 소독약 등이 있으며, 이로 인해 수질이 오염되면 부영양화, 적조현상 등의 환경오염이 발생할 수 있다. 또한 중금속 등이 생물체내에 유입됨으로서 잘 배설되지 않고 축적되어 먹이연쇄에 따라 농축되기도 하므로 미용사는 위생교육을 철저히 받아 수질오염과 관련된 오염원이 극소화될 수 있도록 노력해야 하며, 각종 재료나 약품사용 시 규정에 맞게 적당량 사용하고 철저히 관리하여 수질오염이 발생하지 않도록 주의해야 한다.

시술 후 각종 찌꺼기 등의 부산물은 철저히 분리 수거하여 버리고, 기구 및 도구류의 소독시에도 물이 오염되지 않도록 하며, 타월, 가운류, 퍼머로드, 고무줄, 쎄팅롤, 스펀지 등 미용시술에 사용되는 물품과 기기의 세탁과 소독에도 주의한다. 하수·폐수 처리시설을 완비하여 수질이 오염되는 것을 적극적으로 방지해야 하며, 수질오염에 대한 계몽과 보전운동으로 모두가 수질오염에 대한 경각심을 가지고 스스로 오염원을 막을 수 있는 자세를 가져야 한다.

3) 각종 폐기물에 의한 오염과 방지대책

폐기물이라 함은 쓰레기, 연소제, 오니(汚泥), 폐유, 폐산, 폐알칼리 등 생활이나 사업활동에 필요하지 않게 된 물질을 말한다. 미용실에서 발생하는 폐기물은 각종 화장품 등의 유기성분과 부수적인 무기성분으로 나눌 수 있다.

각종 폐기물은 종합적으로 관리하여 최소화하여야 하며, 먼저 발생량과 독성을 감소시키고 재활용품과 일반 쓰레기를 철저히 분리수거하여야 한다. 또한 재사용이 가능한 용기 등은 다시 활용하여 오염원이 최소화될 수 있도록 노력한다.

제26장 미용과 화장품
Beauty and cosmetics

1. 개요

인간은 피부를 청결하고 아름답게 가꾸면서 건강을 유지하기 위해 평생동안 화장품을 사용하지만 동시에 화장품으로 인한 각종 부작용과 질환 등의 유해요인에 노출되어 있다. 화장품은 불특정 다수의 사람들이 사용하고 그 사용방법에 있어서도 전문가가 아닌 일반 사용자에게 맡김으로서 그 부작용이 클 수밖에 없다. 화장품의 오용으로 인해 생기는 부작용은 가려움, 따끔거림, 급성접촉성 피부염, 자극성접촉 피부염, 알레르기성 피부염 등 여러 가지 증상이 있으며, 이를 예방하기 위해 사전 안전성 검사와 적절한 사용법의 개발은 무엇보다 중요하다. 개인, 계절, 지역, 환경에 따라 적절한 화장품을 사용함으로써 보다 안전하게 건강하고 아름다운 삶을 영위할 수 있도록 하여야 한다.

최근 화장품의 안전성 확보가 상품의 가치를 향상시키고 제품을 구매하도록 하는 중요한 요인이 되고 있어 마케팅적인 측면에서도 안전성에 대한 중요성은 날로 증가하고 있는 추세이다. 그러므로 화장품은 제조단계에서부터 사용단계에 이르기까지 각종 안전성검사와 적절한 사용법이 요구된다.

2. 화장품

1) 화장품의 정의

화장품은 인체를 청결하게 하고, 아름답게 하며, 매력을 증대시키고, 용모를 변하게 하고, 피부와 모발을 건강하게 유지하기 위하여 신체에 바르거나 뿌리는 물품으로서 인체에 대한 작용이 부드러운 것을 말한다. 화장품대신 향장품이란 명칭이 사용되기도 하는데, 향장품이란 화장품과 방향화장품(향수 등)의 총칭이며, 화장품과 동의어로서도 이용되고 있다. 화장품법 제2조 1항에는 “화장품이라 함은 인체를 청결, 미화하여 매력을 더하고 용모를 밝게 변화시키거나 피부·모발의 건강을 유지 또는 증진하기 위하여 인체에 사용되는 물품으로서 인체에 대한 작용이 경미한 것을 말한다."라고 법적인 정의를 내리고 있다. 즉 법적으로 화장품은 의약품이나 의약부외품과 달리 인체에 대한 약리적인 효과가 비교적 적은 것을 가리키며, 치료의 개념과는 다른 것이다.

의약품은 사용대상이 정상인이 아닌 질병을 가진 환자에게 사용하는 것이며, 의약부외품과 화장품은 정상인을 상대로 사용하는 물품이다. 정상인의 사용물품 중에서 어느 정도의 약리학적 효능과 효과를 나타내는 물품을 의약부외품이라 하며, 발모제, 염모제, 탈색제, 제모제, 체취방지제, 치약 등이 있고 화장품과 마찬가지로 부작용이 나타나지 않아야 한다.

2) 화장품과 피부

화장품은 의약품과는 달리 일정기간 특정한 부위에 사용하지 않고 장기간 지속적으로 인체의 전체를 대상으로 사용되는 물품이기 때문에 인체에 대한 부작용이 없도록 철저히 안전성이 확보되어야 한다. 따라서 화장품은 제조단계에서부터 최종적으로 사용할 때까지 인체에 대한 생리학적, 약리학적 지식을 필요로 하고 있으며, 사용기간 중 화장품이 변질되거나 분리되는 일이 없도록 제품의 안정성이 요구된다.

또한 화장품의 오용에 의한 부작용으로 가려움, 따끔거림, 급성 접촉피부염, 자극성 접촉피부염, 알레르기성 접촉피부염 등이 발생될 수 있는데, 최근 생명공학이나 정밀화학 등의 과학기술이 향상됨에 따라 수많은 유용한 원료들이 개발되어 화장품의 재료로 이용되고 있으며, 이에 따른 안전성 검사도 그만큼 중요하게 되었다.

| 표 26-1 | 화장품의 품질특성

안전성	피부자극성, 감작성, 경구독성, 이물혼입, 파손 등이 없는 것
안정성	변질, 변색, 변취, 미생물오염 등이 없는 것
사용성	사용감(피부친화성, 촉촉함, 부드러움 등), 사용편리성(형태, 중량, 기구, 기능성 등), 기호성(향, 색, 디자인 등)
유효성	보온효과, 자외선 방어효과, 세정효과, 채색효과

| 표 26-2 | 신규원료를 배합한 화장품의 신청시 첨부해야 할 안전성 자료의 범위(일본)

시험항목	원료	제품
급성독성	0	△[a]
피부 1차 자극성	0	-
연속 피부 자극성	0	-
감작성(알레르기)	0	-
광독성	0[b]	-
광감작성(광알레르기)	0[c]	-
안자극성	0	△[d]
변이원성	0	-
첩포시험(사람)	0	0[e]

주) 0 원칙적으로 기재
△ 필요에 따라 기재
- 원칙적으로는 기재할 필요 없음
a) 해당 신규원료의 LD_{50} 값이 2g/kg이하인 경우에 실시를 검토한다. 단 배합량 등을 고려하여 안전하다고 추측되어지는 것에 대해서는 제품의 실험은 불필요하다.
b), c) 흡광도 측정에 따라 자외부에 흡수가 없을 때는 생략할 수 있다.
d) 당해 신규원료의 각막, 홍채의 자극반응이 발견되지 않는 경우, 또한 눈에 들어갈 가능성이 낮은 제품에서는 생략할 수 있다.
e) 씻어 내는 제품에 대해서는 생략할 수 있다.
또한 배합한 신규원료가 살균·방부제, 산화제방지제, 금속봉쇄제, 자외선 흡수제, 타르계 색소 등과 같이 독성에 대해서 보다 신중하게 취급해야할 필요가 있는 경우에는 이들에 추가하여 필요에 따라 아급성독성시험, 만성독성시험, 생식독성시험, 흡수·분포·대사·배설 시험 등의 자료를 첨부하는 것으로 한다.

화장품의 안전성과 관련해 미국은 CTFA(Cosmetic Toiletry and Fragrance Association : 화장품·토일레터리·향료 공업회), FDA 등에서 관리하고 있으며 일본은 1987년 후생성에서 '신규원료를 배합한 화장품의 제조, 또는 수입 신청에 첨부해야 할 안전성 자료의 범위에 대하여' 라는 제목으로 신규원료의 안전성을 확보하기 위한 시험 항목의 지침을 마련하고 있다. 우리나라는 '기능성 화장품 등의 심사에 관한 규정'에서 기능성 화장품과 국내에 최초로 도입되는 화장품 원료의 경우 반듯이 그 안전성에 관한 심사를 하도록 하고 있다.

(1) 안전성 시험항목

① 단회 투여독성시험

화장품의 독성을 파악하기 위해 적절한 용량 단계를 설정하여 시험하는 방법이다. 독성 증상의 종류, 정도, 발현, 추이 및 가역성을 관찰한다. 관할 기간 중 사망례 및 관찰기간 종료시 생존례는 전부 부검하고 기관과 조직에 대하여도 필요에 따라 병리조직학적 검사를 행한다.

② 1차 피부자극시험

1차 피부자극시험은 피부의 접촉 등을 통하여 직접적인 독성을 일으켜 피부에 손상을 주는 것으로 화장품의 안전성 중에서도 가장 유의해야 할 부분이다. 소비자가 화장품을 피부에 발랐을 때 피부질환이 일어나지 않아야 한다. 피부질환은 화장품 자체의 안전성뿐만 아니라 화장품 사용 시의 온도, 습도 등의 환경조건, 잘못된 사용방법, 사용자의 체질과 건강상태가 원인이 되기도 한다.

피부에서의 자극성 물질에 대한 피부면역반응의 생리작용을 살펴보면, 자극성물질이 피부를 자극하면 비만세포의 활성이 일어난다. 비만세포가 활성화되면 유리 히스타민을 방출하여 혈관의 확장을 촉진하게 되어 홍반이나 부종을 유발한다. 그 결과 탐식세포가 자극부위로 이동하여 염증반응이 일어난다. 즉, 이는 다형핵 백혈구의 화학주성의 결과로 자극부위에 대한 염증반응이 바로 일어나며, 자극부위가 한정되어 있다는 특징을 지니고 있다. 이 반응은 자극의 강도, 접촉시간 등에 따라서 반응의 정도가 다르다.

피부면역반응에 근거한 감작성 반응과는 달리 피부 자극성은 시험물질의 피부 세포와 혈관계에 대한 직접적인 독성반응검사이다.

| 표 26-3 | 1차 피부자극성 시험 시 피부반응에 영향을 미치는 인자

피부반응에 영향을 미치는 인자	
물질	1. 물리·화학적 특성
	2. 순도
	3. 용매(회석제)
	4. 농도
생체	1. 종속·계통
	2. 성
	3. 연령·일령
	4. 피부상태
	5. 개체자
환경조건	1. 계절
	2. 온도·습도
적용법·사용법	1. 빈도
	2. 처치조건
	3. 적용·사용기간

③ 안점막 자극 또는 기타 점막자극시험

화장품이 안점막을 자극하거나 기타 점막을 자극할 수 있는지 시험하는 방법이다. 안점막 자극성을 평가하기에 적정한 농도를 설정하고 액체일 경우 투여 용량을 0.1mL, 고체일 경우 0.1g을 투여한다. 투여 방법은 한쪽 눈의 하안검을 안구로부터 당겨서 결막낭내에 투여하고 상하안검을 약 1초간 서로 맞춘다. 다른 쪽 눈을 미처치 그대로 두어 무처치 대조안으로 한다. 약물 투여후 1, 24, 48, 72시간 후에 눈을 관찰하여 안점막 자극을 시험한다.

④ 피부감작성시험(피부알레르기성)

면역반응을 유발하는 항원(allergen)이 반복하여 생물체에 접촉함으로써 일어날 가능성이 있는 피부장애로서 항원이 피부의 가시층에 랑게르한스 세포에 존재하는 항체와 복합체를 형성하여 일어나는 알레르기성 반응이다.

피부에 반응부위가 있기 때문에 접촉 감작성(접촉성 알레르기)반응이라고 부른다. 자극성 반응과는 달리 면역기구의 흉선에서 유래한 T림프구가 직접적으로 관여하는 것이므로 세포성 면역반응이라 한다.

⑤ 광독성 및 광감작성(광알레르기성)시험

빛을 매개로 하여 일어나는 자극성 반응을 광독성이라 하며 빛과 반응하여 피부자극을 일으키는 물질을 광독성 물질이라 한다. 광독성의 기전을 살펴보면 표피 각질층 내에 저분자량의 물질이 흡수되어 표피내에 존재시 빛을 흡수하면 저분자 물질의 활성화가 일어나 세포막이나 세포 소기관의 DNA와 상호작용 등을 통하여 장애를 일으켜 세포의 괴사나 부종을 일으키고 심한 경우에는 지연형의 피부염증을 일으킨다.

광감작성은 피부 감작성 반응과 유사한 반응으로 피부에 침투한 물질이 빛을 흡수할 때 반응성을 지녀 일어나는 알레르기성 반응이다. 광감작성의 기전은 광독성의 기전과 유사한 것으로 지질 용해성 저분자량의 물질이 자외선이나 가시광선과 반응하여 불활성 분자를 활성분자로 전환하여 일으키는 것으로 알려져 있으나 아직까지 정확한 원리는 규명되지 않았다. 강한 자외선 밑에서 사용하는 썬 크림 제품과 자외선 흡수제의 평가에 중요하다.

⑥ 인체사용시험(첩포시험)

화장품의 신원료는 인체 첩포시험을 실시하고 기능성 화장품의 경우는 인체 누적첩포시험을 한다. 인체 첩포시험은 사람의 상등부(정중선의 부분은 제외) 또는 전완부 등 인체사용시험을 평가하기에 적정한 부위를 폐쇄첩포하고 첩포 24시간 후에 patch

를 제거하고 제거에 의한 일과성의 홍반의 소실을 기다려 관찰·판정한다. 홍반, 부종 등의 정도에 따라 판정을 하게 된다.

Shelanski and Shelanski법, Draize법 등으로 인체 누적첩포시험을 한다. 간단한 예비 시험법으로서 사람의 팔 앞부분과 등 부분에 직접 화장품 및 향장품을 사용하여 그 반응을 보는 사용시험법도 있다.

⑦ 유전독성시험

화장품이 세포의 핵이나 유전인자에 영향을 주어 돌연변이나 기타 독성을 나타내는지를 시험을 하는 방법이다. 박테리아를 이용한 복귀돌연변이시험, 포유류 배양세포를 이용한 체외 염색체이상시험, 설치류 조혈세포를 이용한 체내 소핵시험 등의 방법이 있다.

신원료로서 살균방부제, 자외선 차단제, 타르색소 등의 경우 또는 상당량이 경구·경피 흡수되어 유해가 우려되는 기능성화장품의 경우 반복 투여독성, 생식·발생독성 및 발암성 등 필요한 독성시험을 하여야 하고, 분무제의 분사원료로 사용되는 기능성 화장품일 경우에는 흡입독성시험을 하여야 한다.

또한 화장품 및 향장품이 경구로 섭취되었을 때 인체에 미치는 영향, 그에 대한 대책을 세우기 위하여 경구독성 시험을 한다. 경구독성은 반응시간에 따라 급성 독성, 아급성, 만성 독성으로 대별된다. 급성독성은 투여시 즉시 나타나는 반응으로 시험물질을 1회 투여했을 때 전신의 독성을 평가함으로서 그 결과를 구한다.

화학물질이 생식 및 발생과정에 독성을 일으키는지를 시험하는 생식독성시험도 있다. 동물시험에서는 임신 전부터 이유기까지 3단계로 구분이 가능하며, 이는 각각의 투여기간에 맞게 임신 전 및 임신초기 투여시험, 태아의 기관형성기 투여시험, 출산기 및 수유기 투여시험을 실시한다.

(2) 품목별 안전성 평가 항목

① 일반적인 화장품

피부 1차 자극성, 피부 감작성, 광독성, 경구독성, 경피독성, 광감작성, 눈자극성, 코메도 형성능, 변이원성, 첩포시험 등

② 점막과 접촉하는 화장품

피부 1차 자극성, 피부 감작성, 광독성, 경구독성, 경피독성, 광감작성, 눈자극성, 변이원성, 점막자극성, 점막흡수성 등

③ 에어로졸 형태의 화장품

피부 1차 자극성, 피부 감작성, 광독성, 경구독성, 경피흡수독성, 광감작성, 눈 자극성, 변이원성, 점막자극성, 점막흡수성, 호흡기 독성 등

④ 장기간 반복하여 사용하는 화장품

만성 독성

3) 화장품의 분류

기초화장품은 안면용(facial) 화장품 또는 피부관리용 화장품이라고도 말하며, 얼굴에 이용되는 화장품이고, 사용 목적에 따라 세정, 정돈, 보호로 나뉘어진다. 메이크업(make-up) 화장품은 마무리 화장품이라고도 하며, 주로 안면에 이용되는 화장품이지만 손톱에 사용되는 메니큐어 등의 네일(nail)용 화장품도 여기에 속한다.

바디(body) 화장품은 주로 얼굴 이외의 피부, 즉 몸(body)에 이용되는 화장품을 말하며, 썬케어(sun care), 썬탠(sun tan) 화장품, 발한(發汗) 방지용 화장품, 방취용 화장품, 제모제품, 비누, 핸드 케어 로션(hand care lotion), 목욕용 화장품 등이 있다.

| 표 26-4 | 화장품의 분류

분류	사용목적	주요제품
기초 화장품	피부세정	클린징크림, 클린징폼
	피부정돈	화장수, 팩, 마사지크림
	피부보호	로션, 모이스쳐 크림
메이크업 화장품	베이스 메이크업	파운데이션, 페이스파우더
	포인트 메이크업	립스틱, 볼연지, 아이섀도우
	네일	네일에나멜
모발 및 두피 화장품	모발·두피세정	샴푸
	모발·두피트리트먼트	헤어컨디셔너, 헤어트리트먼트, 린스
	정발	헤어무스, 헤어스프레이, 헤어젤, 포마드
	퍼머넨트 웨이브	퍼머넨트웨이브로션, 스트레이트크림
	염색·탈색	염모제, 탈색제
	육모·양모	헤어토닉, 육모제, 양모제
방향 화장품	방향	향수, 오데코롱
바디 화장품	목욕	바디클린저, 바디오일, 바스토너
	썬케어·썬탠	썬크림, 썬오일
	제한·방취	체취방지제
	탈모·제모	제모제

모발용 화장품으로는 모발의 세정, 트리트먼트, 정발하는 화장품과 모발을 화학적으로 처리하여 웨이브를 만드는 퍼머넨트 웨이브제 및 모발의 색을 바꾸어 주는 염모제와 탈색제가 있고, 그 외에 두피용 화장품으로는 육모제나 두피용 트리트먼트제가 있다.

방향(芳香) 화장품은 주로 몸에 사용되나 때에 따라서는 모발이나 귀에 사용되는 경우도 있으며, 주요 제품은 향수와 부향률에 차이가 있는 오데코롱 등이 있다.

3. 화장품 관련 질환

1) 피부 관련 질환

(1) 접촉성 피부염(Contact Dermatitis)

접촉성 피부염이란 어떤 물질이 피부에 직접 묻거나 닿아서 생기는 피부의 모든 이상현상을 말한다. 화장품의 사용 후 피부에 문제가 생겼을 경우를 흔히 알레르기성 피부염이라고 하는데, 화장품에 의한 알레르기성 접촉피부염은 일부분이고 대부분 단순한 자극반응이거나 화장품의 유분이 과잉 공급되거나 피부타입에 맞지 않아서 여드름이나 지루성 피부염이 심해지는 경우이다. 접촉성 피부염은 크게 자극성 접촉피부염, 알레르기성 접촉피부염, 광독성 접촉피부염, 광알레르기성 접촉피부염 등으로 나눈다.

알레르기성 접촉피부염은 특정 물질에 대한 알레르기 체질을 가진 사람이 그 원인 물질과 접촉했을 때 나타나는 증상으로 화장품에 의하여 발생하는 알레르기성 접촉 피부염은 매우 다양하며, 화장품을 바른 후 수분 내에 경험하는 따가움증(smarting action)은 흔히 관찰되는 현상이다. 이는 화장품에 함유된 비 특이적인 자극 물질에 의한 것으로 알려지고 있는데, 화장품의 중요한 항원은 방부제, 향료 및 기제 성분 등이 문제되고 있으며, 미국에서는 화장품의 성분 표시가 의무화되어 있어 화장품에 의한 부작용 해결에 많은 성과를 거두고 있다.

우리나라 인구의 대부분이 화장품을 사용하게 되는데, 민감한 피부를 가진 사람은 종종 화장품에 의한 알레르기성 접촉피부염을 경험하게 된다. 화장품 알레르기 접촉피부염이란 화장품이나 연고제 등이 피부 단백질과 결합하여 피부를 민감하게 하고 일정 기간이 지난 후에 피부염으로 나타나는 것을 말한다.

증상으로는 가렵고 따끔거리며, 붉어지면서 좁쌀 같은 물질이 돋아나면서 점차 부위가 딱딱해지고 각질이 하얗게 일어나게 된다. 최근에는 화장품의 품질이 좋아지고 순도도 높아져서 화장품에 의한 알레르기성 접촉 피부염이 급성으로 나타나는 일은 매우 드물지만 어떤 성분은 피부에 흡수되고 축적되어 만성적인 알레르기 반응을 일으키는 경우도 있다.

화장품에 의한 피부염이 생겼을 때에는 일단 화장품의 사용을 중지하고 피부에 물리적인 자극을 주지 말아야 하며, 일단 증상이 심하면 사용했던 화장품으로 첩포검사를 받아 그 원인을 규명해야 한다. 부신피질 호르몬 연고(스테로이드 연고)를 사용하면, 치료는 비교적 쉽게 되지만 치료 후에 예방 및 재발 방지가 더욱 중요하다. 얼굴이 정상 피부로 돌아온 후 첩포시험의 결과에 의한 알레르기 발생 원인과 성분이 비슷한 화장품은 사용하지 않도록 하여야 재발을 막을 수 있다.

(2) 지루성 피부염

피지의 과다한 분비에 의한 피부염으로 두피, 안면, 앞가슴, 등, 배꼽 등 주로 몸의 중앙부위나 귀, 겨드랑이, 사타구니 등에 홍반을 동반하는 인설성 질환이다. 지루성 피부로 인해 원형 탈모증이나 두피 비듬 등이 발생할 수 있는데, 비듬 치료용 샴푸나 피지선 분비량에 따라 개인적으로 샴푸횟수 등을 조절하여야 한다. 유분이 많은 화장품도 지루성 피부염을 악화시킬 수 있으며, 발한을 촉진시키는 조건이나 정서적 긴장에 의해서도 악화될 수 있다.

그러나 겨울철에는 습도가 낮고 매우 건조하여 실제 피지의 분비량은 큰 변화가 없는데도 피부가 건조하게 되므로 지성피부를 가진 사람조차도 유성 성분의 화장품이나 비누를 사용하여야 하는 경우도 있다.

(3) 두드러기

두드러기는 피부의 혈관 반응으로서 특징적인 팽진이 나타나고 그 주위를 붉은 발적이 둘러싸고 있으며, 심한 소양감을 동반하는데, 여러 가지 원인과 기전에 의하여 비만세포 및 호염구에서 화학매개체들이 유리되고 이 매개체들이 피부의 미세혈관에 작용하여 미세혈관을 확장하고 투과성을 증가시켜 단백질이 풍부한 액체가 진피조직으로 새어나와 발생한다.

두드러기의 종류에는 화장품의 각종 성분 재료에 의한 급성 두드러기와 6주 이상 계속되는 만성두드러기가 있다. 접촉성 두드러기는 알레르기성 접촉피부염과는 달리 접촉 부위에 즉시 팽진과 홍반이 발생한다. 비누, 샴푸 등에 사용하는 방부제나 향료로 인해 발병하기도 한다.

(4) 여드름

여드름은 사춘기 전후 청소년에게서 많이 발생하며, 심상성 좌창이라고도 한다. 모피지선에 발생하는 질환으로 면포, 구진, 낭종, 결절 등을 동반하는 염증성 피부질환이다. 원인은 한 가지가 아닌 여러 요소가 복합적으로 작용하는 것으로 알려져 있다. 사춘기가 되면서 남성호르몬의 증가, 박테리아의 작용, 모낭 입구 상피세포의 각화 이상 등이 복합적으로 작용한다.

가벼운 경우 자연 치유되나 심한 경우에는 치유 후에도 위축성, 비후성 반흔이나 켈로이드를 형성할 수 있어 요인에 따라 신중한 전문치료가 요구된다. 무리하게 짜거나 긁는 경우 흉터나 색소 침착 등의 흔적이 영구적으로 남을 수 있다.

요인에 영향을 미치는 내복약, 지성도 높은 화장품이나 헤어스프레이 등과 같은 모발 관련 제품의 사용, 각종 자극, 스트레스 등이 악화 요인이 될 수도 있으므로 주의하고 피부청결을 유지하도록 하며, 세안 비누의 경우 너무 강한 비누는 피하는 것이 좋다.

(5) 화장품 종류별 유발 가능한 피부질환

크림과 유액은 피부질환 발생의 가장 많은 비중을 차지하며, 크림이나 유액을 만드는 재료에 의한 것과 향료나 약품에 의한 것이 있다.

① **백분**은 향료 등이 원인이며, 피부를 거칠게 하거나 비듬의 원인이 된다.
② **볼 연지**는 직접 또는 광선의 작용에 의한 색소 침착을 일으키는 경우가 있다.
③ **아이섀도우**는 눈 주위에 사용하므로 독성과 자극성에 의해 붓거나 붉은 색의 색소침착과 발적이 일어날 수 있다.
④ **매니큐어 및 리무버**는 손톱이 건조해지거나 잦은 피막형성으로 손톱이 약해진다.
⑤ **파운데이션**은 피부의 모공속에 잔여물이 남아있을 수 있어 피부를 자극하거나 뾰루지의 원인이 될 수 있다.
⑥ **눈썹먹**은 피부를 건조하게 하고 눈썹이 빠지거나 윤기를 잃게 한다.

2) 모발 관련 질환

모발을 분석해보면 케라틴이라고 하는 단단한 단백질로 구성되어 있는데, 이 단백질은 대부분의 단백질과는 달리 물리적으로나 화학적으로 강한 저항성을 나타내며, 강도와 탄력성이 매우 크다. 그러나 이렇게 강한 모발일지라도 잦은 퍼머넨트 웨이브나 스트레이트, 모발염·탈색, 탈지력이 강한 샴푸제의 사용, 잘못된 샴푸법, 드라이어의 열, 백코밍, 브러싱, 자외선이나 대기오염 등에 의해 손상될 수 있으며, 염증성 두피질환 및 비듬을 유발시킬 수 있다.

잘못된 약제나 모발관련 화장품에 의해 발생할 수 있는 모발의 이상현상으로는 백륜모, 열전모, 연주모, 모발종렬증, 열모증, 결절성 열모증, 조모증, 모공각화증, 비듬성 탈모증 등이 있으며, 호르몬의 이상분비, 스트레스 등의 원인에 의한 원형 탈모증,

남성형 탈모증 등도 모발제품의 오용에 의해 발생될 수 있다.

그밖에 **반흔성 탈모증**은 머리에 상처나 수술 등으로 그 부분의 모유두가 손상되어 모발이 더 이상 자라지 않는 것이고, **결발성 탈모증**은 주로 여성과 여아에게서 많이 발생하는데, 매일 머리를 묶었을 때 모발을 심하게 잡아당기면 그 부분의 모유두에 힘이 가해져 시간이 지나면서 탈모 증세가 나타나는 것이다. 기타 모발관련 질환으로 모발색조이상, 다모증, 조모증, 모발구조이상, 모발발거증(일종의 정서불안상태에서 머릿단을 꼬거나 잡아당겨 머리카락이 약해지고 빠지게 하는 탈모현상을 수반하는 증세) 등이 있다.

3) 손·발 관련 질환

손·발과 관련된 질환은 손·발의 표피에 발생하는 각종 접촉성 피부염과 백선 및 손발톱 조갑증, 조갑진균증 등이 있다. 티눈, 굳은 살, 손발톱 변형 등도 흔히 발생하는 이상현상이다.

특히 비위생적인 손과 발의 관리, 네일에나멜과 리무버 같은 손·발톱용 제품의 빈번한 사용과 오용, 보호구를 착용하지 않은 상태로 화학제품과 세제 등을 사용했을 때, 손·발톱 질환이 발생될 수 있으므로 주의하여야 한다.

(1) 조갑감입증(onychocryptosis)

손·발톱이 살을 파고드는 현상으로 발톱의 경우에는 주로 엄지발톱에 발생하며, 너무 꼭 끼는 신발이나 잘못된 발톱 관리로 인해 발생하고, 손톱은 잘못 자를 경우에 발생한다.

(2) 조갑엽상박리증(onychoschisis)

손톱이 상하 두 장으로 갈라지는 현상으로 원인은 조갑끝까지 수분의 보급을 받기 어렵기 때문에 수분량이 감소하여 발병하거나 네일에나멜이나 리무버의 빈번한 사용에 의한 탈수·탈지작용, 비누, 세제 등에 의한 영향도 있다.

(3) 시상조(koilonychia)

손톱이 스푼처럼 함몰된 상태로 스푼네일(spoon nail)이라고도 하며, 전신성 원인으로는 철결핍성 빈혈이 가장 중요하나 십이지장충증, 감상선기능장애, 악액질 등에서도 볼 수 있으며, 국소적 원인으로는 직업적으로 산, 알칼리, 세제 등에 항상 접촉하는 사람에게서 나타날 수 있다.

4. 계절별·피부타입별 화장품의 사용

1) 계절별 화장품의 사용

(1) 봄

과다한 피지 분비로 피부 전체에 유분기가 많은 경우에는 세심한 이중세안(클린징 로션과 물세안)을 하고 과잉 피지를 제거할 수 있는 제품을 사용한다. 스팀 타올이나 온도가 높은 수증기로 모공속의 피지를 녹여 내고, 각질층의 노화 각질을 제거해 줄 수 있다.

피부에 윤기와 탄력이 없고 건조할 때는 보습과 유·수분 공급을 위해 피부 마사지를 하고 에센스나 로션을 발라주며, 영양크림을 사용한다. 자외선 노출 시 기미, 주근깨, 잡티 등이 발생될 수 있으므로 반드시 자외선 차단제를 발라 주고 색소침착 등의 피부질환에 주의한다.

(2) 여름

더운 날씨에는 과도한 땀 분비와 잦은 샤워로 피부를 거칠게 하거나 탄력 없게 할 수 있다. 샤워 시에는 피부와 pH가 맞는 바디 클린져를 사용하며, 샤워 후에는 바디 로션을 발라주고 바디 파우더를 덧발라 준다.

피부가 햇빛에 과다 노출되어 화끈거릴 때에는 피부진정을 위해 탈지면에 스킨을 충분히 묻혀 화끈거리는 부위에 10~15분 가량 얹어 놓거나 얼음주머니로 얼음찜질, 오이팩, 감자팩 등을 실시한다. 기미, 주근깨, 잡티가 짙어진 경우, 외출 시 강한 햇빛에 피부노출이 되기 쉬우므로 자외선 차단제와 화이트닝 제품을 사용한다.

각종 피부백선을 방지하기 위해 피부를 청결히 하고 피부에 보습과 영양을 주는 화장품을 사용하며, 세균이나 바이러스에 감염되지 않도록 세심한 주의를 한다. 만약 발병 시에는 쉽게 간단히 치료되지 않으므로 전문적이고도 꾸준한 치료를 통해 반드시 완치되도록 해야만 민감성피부 등의 트러블피부를 예방할 수 있다.

(3) 가을

가을철 피부는 거칠어지기 쉬우므로 피부 감촉이 딱딱할 때에는 노폐물과 각질층을 제거해 준다. 이중 세안 후에는 모이스춰 팩(moisture pack)을 이용하며, 화장수로 피부를 정돈해 준다. 피부가 당기고 화장이 뜰 때에는 충분한 수분을 공급하고 영양을 보충해 주기 위하여 화장수를 사용하여 패팅 해주거나 스프레이 타입의 미네랄워터를 사용한다.

크림류를 덧발라주면 피부의 수분 증발을 막아줄 수 있다. 눈가, 입가, 목 등의 잔주름 부위에는 보습과 영양을 위한 제품과 농축에센스를 발라 준다.

피부에 윤기와 탄력이 없을 때에는 피부 신진대사를 촉진하고 근육을 풀어주는 마사지를 해주고 건조방지용 화장품을 사용한다.

(4) 겨울

피부에 한기가 돌고 저온저습 등에 의해 모세혈관이 수축하여 피지선과 한선의 기능도 저하되어 피부가 거칠어진다. 특히 건성타입은 친유성의 크림으로 지속적으로 손질을 해야 하며, 지성타입도 피부가 거칠어지므로 거의 모든 피부 타입에 피부 보호막과 같은 친유성의 크림을 사용하여 인위적인 보호막을 형성시켜 준다. 또한 영양공급 위주의 마사지와 팩을 주기적으로 실시하여 피부를 보호한다.

2) 피부타입별 화장품의 사용

일반적으로 화장품은 피부 타입 즉 정상피부, 건성피부, 지성피부, 노화피부, 민감성피부, 모세혈관 확장피부, 복합성피부 등 개인의 피부특성에 적합한 제품을 사용하여야 한다. 피부타입은 한선(汗腺)과 피지선(皮脂腺)의 분비기능의 증감에 따라 결정된다. 즉, 피부 표면의 땀과 피지의 분비 정도, 혈액 순환 상태, 피부의 두께, 피부색 등에 의해 피부 타입이 결정된다.

(1) 지성피부(oily skin)

피지의 분비량이 많고 젊은 층에서 많은 타입이다. 피부표면이 곱지 않고 모공이 눈에 띄며, 얼굴이 쉽게 번들거리기 때문에 화장이 잘 지워지고 특히, T-존 부위인 이마, 턱, 코 부분과 턱이 심하다. 그러나 지성피부의 경우 윤기과 탄력이 있기 때문에 피부가 쉽게 노화되지 않는다.

피부관리는 여드름 등의 피부염증세가 쉽게 유발될 수 있으므로 일주일에 2~3회 정도 과잉의 피지와 모공 깊숙이 숨어 있는 노폐물을 없애주는 딥클린징(deep cleansing)을 해준다.

또한 확장된 모공을 수축시키고 피지분비를 조절할 수 있는 알코올 성분의 화장수를 화장솜에 묻혀 충분히 두드려주면 효과적이다. 지방이 많이 함유된 음식물을 지나치게 많이 섭취하지 않도록 한다.

(2) 건성피부(dry skin)

피부의 결은 비교적 곱지만, 피지나 수분의 분비가 적기 때문에 피부가 거칠어지기도 하고 잔주름이 생길 가능성이 높으며, 세안 후 피부가 몹시 당긴다. 건성피부는 수분과 피지의 분비가 적어 피부가 건조하고 윤기가 없으며, 주로 양쪽 눈가에서 아랫입술과 턱 사이를 연결하는 U-존 부위에 잘 생긴다.

보통 각질층에 10~20%의 수분을 함유하고 있어야 피부가 촉촉한 상태를 유지하게 되므로 특히 세안에 유의하여 피지와 수분을 빼앗기지 않도록 해야 하며, 보습효과가 큰 영양크림을 발라 수분을 공급한다. 또한 비타민 A와 지방분이 함유된 음식물을 섭취하여 피부의 저항력을 강하게 하고 각질층이 두꺼워지는 것과 세균감염을 방지하도록 한다.

(3) 중성피부(normal skin)

중성피부는 땀과 피지의 분비가 정상적이어서 피부표면이 매끄럽고 윤이 나며, 탄력이 있어 화장도 잘 되고 피부저항력도 강하다. 혈액순환도 잘 이루어져 피부색이 엷은 홍조를 띠며, 적당한 수분을 함유하고 있어 피부가 늘 부드럽고 촉촉하며, 윤기가 난다.

중성피부의 경우 계절에 따라 피부 상태가 변하기 쉬운데, 겨울철에는 수분과 피지의 분비가 적어 건성피부가 되기 쉽다. 유·수분을 동시에 공급하는 영양크림이나 로션, 화장수를 충분히 사용한다.

(4) 복합성피부(combination skin)

지성과 건성이 복합된 피부타입으로 이마와 코 주위는 피지 분비가 많아 번들거리지만, U-존이나 눈 주위는 수분이 부족한 상태이다. 그러므로 피지분비가 많은 T-존 부위는 피부청결 유지를 위해 세안에 주의를 기울여야 하고, 건조함이 심하게 나타나는 U-존과 준 주위는 보습 위주의 관리를 해야 한다.

세안 후 화장수로 충분히 수분을 공급하고 버석거림이 심할 때는 피부 보습효과가 높은 에센스를 자주 사용하는 것이 좋다.

(5) 민감성피부(sensitive skin)

민감성 피부란 작은 자극에도 쉽게 피부가 반응을 하며, 특히 자외선, 계절의 변화, 방부제, 색소, 향수 등에 의해 붉은 반점, 가려움증과 같은 피부반응을 보인다. 피부가 외부 자극에 민감해지는 것은 나이와 피부타입에 관계없이 나타날 수 있으며, 특히 피부가 건조해지고 피부의 생리기능이 약화되었을 때 주로 나타난다.

제27장 피부질환 및 관리

Skin ailment and care

1. 열에 의한 피부질환

1) 화상(Burn)

열이나 강산, 강알칼리에 의한 피부의 손상을 의미한다. 화상의 깊이는 1도에서 3도까지 나누어지고 피부염이 발생하며, 심한 경우는 피부 및 피하조직이 파괴된다.

화상 정도는 침범된 넓이와 깊이에 의하여 결정되는데, 1도 화상에서는 전신에 침범되더라도 위험하지는 않지만, 2도 화상에서는 성인에서도 체표면적의 20%이상, 3도 화상의 경우에도 10% 이상 침범되면 중증으로 위험하다. 또 영유아는 성인과 달리 작은 범위의 화상에서도 생명이 위험한 경우가 있다. 기도에 화상을 입으면 중상으로 다루어야 할 때가 많다. 피부손상이 심한 경우에는 24시간 내에 쇼크가 발생하기도 한다.

(1) 1도(표피화상)

수포를 형성하지 않고 홍반, 동통 및 부종만을 남기고 흉터 없이 치료된다.

(2) 2도(진피화상)

표피는 완전 응고되고 진피는 깊은 손상을 입는다. 수포를 형성하고 심한 통증이 있으며 흉터나 피부변색, 탈모가 생길 수 있다.

(3) 3도(전층화상)

피부의 모든 요소와 때로는 피하조직까지 손상된 경우를 의미하며 신경까지 손상되어 통증을 잘 느끼지 못한다. 피부가 새하얗게 되고 궤양성 창상을 남기고 치료 후 흉터가 남는다.

치료

화상 부위의 면적과 깊이에 따라 응급처치를 하여야 하는데 작은 범위의 것은 즉시 찬물로 국소 냉각시키고 산이나 알칼리에 의한 경우는 가능한 신속하게 환부를 흐르는 물에 씻는다.

화상을 입었을 경우, 의복이나 양말을 함부로 벗기면 피부의 일부가 의복과 함께 벗겨져서 오히려 상태가 나빠지므로 열탕에 의한 경우는 찬물을 부어 충분히 냉각시키고 난 후 서서히 벗기고 옷이 달라붙은 경우는 그 부분을 남기고 잘라내며, 무리하게 벗기지 않는다.

가볍고 작은 범위의 화상은 기름·바셀린·아연화연고 등을 조심해서 바르고 거즈를 대고 붕대를 감은 다음 냉각시키면 2~3일 안에 좋아진다. 피부과 전문의는 화상의 범위와 정도에 따라 국소 및 전신요법(항생물질이나 진통·진정제주사 또는 내복·수액 등)을 실시한다.

2) 한진(Miliaria)

한진은 흔히 땀띠라고도 하며, 땀이 분비되는 한관이 막혀서 발생하는 질환이다. 땀은 한선에서 생성되어 한관을 타고 피부 표면으로 분비되는데, 한관이 폐쇄되면 배출되지 못하고. 땀이 그 하부에 축적되고 결국은 한관이 파열되어 땀띠의 독특한 피부병변이 만들어진다.

땀띠는 고온 다습한 여름철에 가장 흔히 발생하나 때로는 고열로 많은 땀을 흘릴 때나, 특수한 화학물질에 피부가 노출되었을 경우에도 발생한다. 특히 습도가 땀띠의 발생에 중요한 요인으로 작용하고, 고온건조한 곳에서는 땀띠가 잘 발생되지 않는다. 연령별로는 땀샘의 기능이 원활하지 못한 소아에서 가장 흔히 관찰되며, 이때는 의복에 덮여 있는 부위나 피부가 접혀서 통풍이 원활하지 않은 간찰부(목밑, 겨드랑이, 사타구니)에 주로 발생한다. 때로는 움직임이 자유롭지 못한 지체 부자유자들의 통풍이 불량한 부위나 고온에서 작업하는 근로자들에게서도 흔히 관찰된다.

땀띠는 한관의 어느 부위에서 막혔는가에 따라서 나타나는 증상이 달라서 깊이에 따라 수정양 한진, 홍색 한진 및 심재성 한진으로 구분한다.

치료

한진의 일반적인 치료로서는 우선 환자를 시원한 환경에 있게 하는 것이 중요하다. 에어컨디셔너, 선풍기를 사용하여 땀을 식혀주고 땀띠 부위를 찬물로 잘 씻어 주며, 땀에 젖은 옷은 자주 갈아입는 것이 좋다.

칼라민 로션, 글리세린, 저 농도의 살리실산 등이 들어 있는 95% 알코올 로션을 도포 해 준다. 때에 따라서 친수성 연고제나 부신피질 호르몬 연고, 대량의 비타민 C를 복용하면 치료에 도움이 될 수도 있다. 가려움증이 심할 때는 소량의 항히스타민제를 투여할 수 있다.

3) 동상(Frost bite)

동상의 원인은 첫째, 추위에 노출된 부위의 혈관이 손상을 받아 혈액 속의 액체성분이 혈관 밖으로 빠져나가고 혈액 내에는 고형성분이 많이 남게 되어 혈관이 막혀 혈관의 말단부위는 혈액순환이 차단되고 결국 조직이 죽어서 발생한다. 둘째, 세포 사이를 연결하는 부위에 작은 얼음 덩어리가 생겨나면서 세포를 파괴하는 기전인데 이 두 가지 기전이 동시에 이루어지면서 조직을 파괴하는 것이 보통이다.

동상의 직접적인 원인은 추위, 즉 주위와의 온도차이에 의한 국소적인 저온에 의한 것으로 동상이 잘 생기는 부위는 추위에 쉽게 노출이 되고 부피에 비해 피부의 면적이 넓은 손, 발, 귀, 코 등이 대부분이다.

동상의 예방법은 가능한 한 우리 몸에서 열을 빼앗기지 않도록 하는 것이 중요한데, 외부의 바람이 몸에 닿으면 대류작용에 의해 체온을 많이 빼앗기므로 방풍을 할 수 있는 의류 장비를 갖추는 것이 필수적이다. 또 물기는 증발할 때 주위로부터 많은 열을 빼앗아 가므로 젖은 의복이나 장갑 등은 절대 피해야 한다. 흡연은 혈관을 수축시키고 음주는 열의 손실을 증가시키므로 삼가한다.

치료

혈관을 이완시켜 혈액의 순환을 원활하게 하고 세포 사이의 결빙을 풀어 주는 것이 가장 효과적으로 동상부위를 40도 정도의 물에 20~30분간 담가 따뜻하게 해준다. 동상이 심한 경우에는 수포(물집)가 생기게 되는데 이러한 물집은 터트리지 말고 통증이 심한 경우에 진통제를 사용하는 것이 효과적이다. 또 동상부위는 가능한 한 외부로부터의 자극을 받지 않도록 주의해야 하는데, 동상부위는 감각이 둔해져서 위험을 피하지 못하고 손상을 입기가 쉬우며, 일단 손상을 받으면 정상부위에 비해 잘 낫지 않고 2차 감염이 잘 발생하므로 관심을 기울여야 한다. 동상은 대개 1차적으로는 외부환경의 직접적인 원인에 의해서 걸리지만 2차적인 원인, 즉 혈액순환의 장애로 인한 국부 동상과 자기보호본능의 상실에서 오는 동상은 치명적일 수 있으므로 각별히 조심해야 한다.

2. 감염성 피부질환

1) 바이러스성 피부질환

(1) 단순포진(Herpes simplex)

단순포진바이러스(HSV : herpes simplex virus), 대상포진 바이러스가 원인균으로 입술 외에도 코, 눈, 성기나 항문 주위 등에 잘 나타난다. 피곤하거나 스트레스를 받을 때 재발하는 경향이 있으며, 대개 증상이 가벼워서 일주일이면 치유된다. 경우에 따라 매우 가렵거나 아플 수도 있으며, 방치하는 경우 이차적으로 세균이 감염되어 증상이 악화될 수 있다.

단순포진바이러스는 단순포진 1형과 단순포진 2형이 있다.

① 단순포진 1형

단순포진 1형은 얼굴(입술과 입안, 코, 뺨, 턱 등)에 주로 나타나며, 어릴 때부터 뽀뽀나 식기, 수건 등을 통해서 가족이나 친구들로부터 쉽게 전염된다.

② 단순포진 2형

단순포진 2형 (HSV 2형)에 감염되면 대개 허리 이하(성기, 둔부 등)에 증세가 생기며 전염된 지 2일 내지 20일만에 발병하고 성접촉에 의하여 옮기는 경우가 대부분이다. 물집, 소양증, 헐어서 아픈 증세, 열이 나거나 근육통, 소변 시 따가운 증세 등이 나타날 수 있다.

치료

아직 단순포진에 대한 예방주사는 나와 있지 않으나 치료제는 나와 있다. 증세가 없을 때에도 전염가능성은 있으므로 예방이 중요하다.

(2) 사마귀(Wart)

사마귀는 대체로 딱딱하고 거칠게 튀어나온 구진의 형태로 나타나고 신체 어느 부위에나 생길 수 있으나, 만지면서 옮기기가 쉽고 손, 발에 나타나는 경우가 많다.

사마귀의 종류에는 보통 사마귀, 발바닥 사마귀, 편평사마귀, 음부 사마귀 등이 있다. 티눈과 달리 사마귀는 옮기고 번지는 경향이 있고, 전문의의 눈에는 쉽게 구별된다. 편평 사마귀는 주로 10~20대에 잘 생기고, 많은 수의 자잘한 사마귀가 얼굴 등에 발생한다. 번지는 경향이 심하여 가려워서 긁으면 그 자리를 따라 사마귀가 발생한다.

음부 사마귀(첨규 콘딜롬)는 일종의 성병으로 다른 부위의 사마귀와 달리 각질이 거의 없고 부드럽게 보인다. 특히 여성의 경우 성기 내에 발생하면 진단이 늦어지는 경우가 많다. 음부 사마귀가 오래 되면 암에 걸릴 확률이 높아지며, 특히 여성의 경우는 자궁경부암에 걸릴 위험도가 높아지므로 반드시 치료를 해야 한다.

치료

사마귀의 치료는 바르는 약, 항암제 주사요법, 냉동요법, 전기 소작술, 레이저 요법, 면역 증강요법 등의 방법이 있다.

(3) 대상포진(Herpes zoster)

대상포진은 수두(chicken pox) 바이러스에 의해 생긴 신경감염으로 수년 전에 감염됐던 수두바이러스가 신체에 남아 있다가 다시 활동을 재개하여 생기는 질환이다. 대상포진은 주로 노인이나 건강이 나쁜 사람, 면역 기능이 저하된 사람, 스트레스를 많이 받는 사람에게 잘 생긴다. 바이러스가 다시 활동을 하는 곳은 신경부위 뿐이며, 발진은 외측에서 생겨 정중부까지만 생긴다.

신경이 감염되면 찌르는 듯한 느낌, 화끈거림, 그리고 통증을 느끼게 된다. 발진은 붉은 색을 띄다가 나중에는 수포가 생기게 되는데 수포는 작게 몇 개만 있기도 하지만, 점차 커지기도 한다.

한번 질환이 생기면 2~4주 동안 지속되고 치료가 된 후에도 다소 반흔을 남긴다. 대상포진에 걸렸을 때는 전염의 위험이 있으므로 어린이와는 격리하여야 한다.

치료

항바이러스 약제인 아씨클로바(Acyclovir)는 발진을 완화시키는데 도움이 되지만 조기에 치료해야 한다. 이 약제는 단지 발진의 치료에만 효과적이고 불편감, 작열감 또는 통증을 해소하지는 못한다. 동통은 신경에 생기는 염증 때문이며 수포는 1~2주 동안은 맑게 보이지만 이 시기가 지나도 아픔은 더 오래 지속될 수 있다.

(4) 칸디다증(Candidasis)

진균류에 속하는 알비칸스(*Candida albicans*)라고 하는 곰팡이의 증식으로 일어난다. 원래 칸디다는 정상적인 피부·점막·분변·가래·요 등에 존재하며, 인체에는 해가 없지만 항생물질이나 부신피질호르몬을 사용한 경우, 인체의 감염방어력이 저하된 경우에는 이상증식을 하여 병을 일으킨다.

① 점막 칸디다증

구각·혀·외음부·질 등이 짓무르고 통증이 있다. 때로는 가려우며 흰색의 소반점이 생기기도 한다.

② 피부 칸디다증

피부의 주름 사이나 손가락 사이, 항문 부근이나 유방 등이 빨갛게 짓무른다.

③ 소화관 칸디다증

설사 ·복통 ·황달 등을 일으킨다.

④ 전신성 칸디다증

패혈증과 같은 증세를 띠며 수막염이나 심내막염을 수반하는 수가 있다.

치료

트리코마이신·나이스타틴 등의 복용이나 암포테시린 B의 주사 이외에 피부·점막에는 겐시아나자액·트리코마이신 연고 등을 바른다. 항생제나 부신피질호르몬제를 장기간에 걸쳐 사용할 때는 항진균제의 예방투여가 필요하다.

2) 진균성 피부질환

(1) 완선(Tinea cruris)

완선은 곰팡이가 따뜻하고 습기가 많은 사타구니 피부에서 번식해서 생겨나는 피부병이다. 사타구니 피부가 가렵고 붉은 반점이 생기며, 이 반점의 가장자리가 더 붉고 가려우며 경계가 아주 뚜렷하다. 차차 중앙부가 갈색이나 검은색으로 변하고 가장자리로 번져가고, 심하면 사타구니뿐만 아니라 허벅지 안쪽이나 엉덩이 쪽으로도 번져 나간다.

치료

예방은 무좀과 같이 평소에 잘 씻고 잘 말려서 건조하게 유지하는 것이 최선이다. 무좀연고 같은 곰팡이 치료제(진균치료제)를 꾸준히 바르면 치료가 되고 특히, 1~2주일 치료해서 거의 다 좋아진 것 같이 보일 때 연고를 2주정도 더 발라서 완전히 치료하는 것이 재발을 막는 좋은 방법이다.

항진균제와 부신피질 호르몬제가 섞여있는 연고는 초기에만 사용하고 후에 항진균제만 발라준다. 가능하면 통풍이 잘되도록 하고 곰팡이가 잘 살 수 있는 조건을 만들지 않도록 한다.

(2) 수부백선(Tinea manus)

주로 발톱에 생기나 손톱에도 나타나는 수부백선의 원인균은 *T. rubrum*이 대부분이고 *T. mentagrophytes, E. floccosum* 순이다. 전체 백선의 10~15%를 차지하며, 발톱에 주로 생기나 손톱에도 침범된다. 조갑진균증은 조갑백선과 칸디다 등 백선균 이외의 진균에 의한 감염증을 총칭한 것이다.

진균감염은 조갑판의 원위부와 측면에서 시작하며, 조갑하 또는 표면으로 퍼져서 흰색, 황색 혹은 황갈색을 띄고 조갑하가 비후되어 혼탁해지며, 광택을 잃고 조갑박리증을 일으키고 더 진행되면 부스러져서 정상 조갑의 형태를 잃게 된다.

치료

국소치료만으로는 치료가 되지 않고 반드시 경구 항진균제를 투여해야 한다. 치료기간을 단축하기 위해 침범된 손톱과 발톱을 외과적으로 뽑거나 40% 요소 연고를 사용하여 병변 조갑을 제거한 후 치료한다.

(3) 족부백선(Tinea pedis)

Athletet's foot와 동의어로 감염은 목욕탕, 수영장 등 사람이 많이 모이는 곳에서 환자에게서 떨어져 나온 인설을 통해 발로 전염된다. 감염을 일으키기 위해 적당한 습도와 보행에 의한 기계적 자극으로 피부의 손상이 생겨 감염이 쉽게 일어날 수 있다.

원인균은 *T. rubrum*이 가장 많고 *T. mentagrophytes, E. floccosum* 순으로 분리되고 드물게는 *M. gypseum*에 의하여 발생한다.

우리나라에서 가장 많은 백선으로 전체 백선의 33~40%를 차지하며, 20~40대에 많고 소아에서는 드물게 발생한다. 임상적으로 지간형, 소수포형 및 각화형으로 구분하는데, 명확하게 구분하기 어려울 때가 많으며, 대체로 여러 병형이 복합되어 발생하는 예가 많다.

① 지간형

가장 흔한 병형이며, 제 4지간에 가장 많다. 소양감이 심하고, 지간의 피부가 희게 짓무르고 균열이 생기며, 건조되면 인설이 보인다.

② 소수포형

발바닥과 측면에 소수포가 산재하여 발생하고 융합되어 다양한 크기와 형태로 나타날 수 있다. 소수포는 점액성의 황색 장액으로 차있으며 건조되면 두꺼운 황갈색 가피를 형성하고 긁으면 미란을 남긴다.

여름에 땀이 많이 나서 악화하는 경향이 많고 수포가 형성될 때 소양감이 심하다.

③ 각화형

발바닥 전체에 걸쳐 정상 피부색의 각질이 두꺼워지며 긁으면 고운 가루처럼 떨어진다. 만성적으로 경과하고 난치성이며 자각증상이 별로 없다.

치료

항진균제를 사용하기 전에 급성 염증이나 이차감염이 있으면 습포를 하고 항생제와 부신피질호르몬제를 사용하여 치료한 후 진균에 대한 치료를 해야 한다. 각질층의 비후가 심하면 살리실산(salicylic acid, 2~6%)이나 요소연고를 사용하여 각질을 제거하는 것이 중요하다. 그 외 각종 항진균제를 1일 2회 씩 도포한다.

치료 후에도 항상 발을 깨끗이 하고 통풍이 잘 되게 하여 건조하게 유지하도록 하며, 항진균제 분말을 살포하여 재감염을 막아야한다.

(4) 조갑 백선(Tinea unguim)

신체의 다른 부위에 진균증을 가진 환자의 약 40%에서 발견되며, 병소를 긁을 때 진균이 손톱 끝 각질에 붙어 있다가 조갑으로 침입하여 발생한다. 손톱이 발톱에 비하여 덜 발생한다.

증상으로는 조갑이 광택을 잃고 잘 부서지며, 혼탁, 비후되고 울퉁불퉁해지므로 미용적으로 흉하다. 병소는 조갑의 끝이나 양측방에서 잘 발생하며, 흰색 또는 황색의 색조변화가 있고 점차 조갑 근위부로 퍼지고 두꺼워지면서 변형이 온다.

치료

최근에 개발된 먹는 무좀 약들은 인체에는 매우 안전하면서 간독성 등이 생기는 경우가 현저히 줄어 치료효과가 높아서 3개월 정도의 투약으로 충분히 치료되는 경우가 많지만 재발되기도 한다.

최근에 발톱무좀에 바르는 약도 나오고 있지만, 대부분의 발톱무좀이 뿌리까지 침범한 경우가 많기에 바르는 약만으로는 치료가 안 되는 경우가 많으므로 먹는 약과 병행하면 치료효과를 높일 수 있다.

3) 세균성 피부질환

(1) 전염성 농가진(Impetigo contagiosa)

농가진의 원인균으로는 주로 화농성 연쇄상구균(*Streptococcus pyogenes*)을 들 수 있는데, 가끔 황색 포도상구균(*Staphylococcus aureus*)과 함께 감염되는 수도 있다. 농가진의 주요 원인균인 화농성 연쇄상구균은 혈액을 통해 콩팥으로 들어가 급성 사구체 신염을 일으킬 수 있으므로 병변 발생 초기에 빨리 치료해주어야 한다.

전염성 농가진은 세균이 표피 내에 감염되어 화농을 일으키는 병으로, 수포가 주된 증세인 수포성 농가진과 두꺼운 부스럼딱지가 주된 증세인 가피성 농가진이 있다. 어느 것이나 그 내용물이 다른 피부에 묻으면, 자신은 물론 다른 사람에게도 곧 전염된다.

치료

농가진을 치료하려면 병변 발생 초기에 물과 비누로 병변이 생긴 부위를 깨끗이 씻어주고, 베타딘이나 과산화수소용액으로 소독해 준 다음 항생제를 먹이면서 항생제연고를 가제에 발라 펴 붙이고 분비물이 주위에 묻지 않도록 한다. 특히 항생제 연고는 병변이 모두 치료 된 다음에도 며칠 간 더 발라 주는 게 좋다.

(2) 절종(Furuncle)

모낭에 포도상 구균이 침입하여 염증을 일으킨 것으로 털을 중심으로 단단하고 통증이 심한 붉은색 결절이 생기는 질환이다. 한 개가 생기는 경우도 있고 동시다발적으로 많이 생기는 경우를 절종이라고 한다. 그리고 절종이 2개 이상 서로 모여서 융합되고 깊은 염증이 생긴 경우를 옹종이라고 한다

처음에는 털을 중심으로 단단하고 아픈 붉은색 결절로 시작해서 털구멍 표면에 작은 고름이 보이고, 붉고 단단한 병변이 털 주위와 피부 깊숙이 급속히 퍼져 나가면서 통증도 더욱 심해지고 또, 심한 경우에는 열이나 오한도 느끼게 된다. 며칠이 지나면 점차 병변이 고름으로 변하여 단단한 결절이 부드러워지면서 안에 농이 들어있는 것 같이 출렁이게 되고 완전히 화농이 되면 위쪽 구멍을 통해서 고름과 썩은 조직이 빠져나가고, 빈 구멍은 점차 낫게 되는데 나으면서 흉터를 남길 확률이 많다.

알코올 중독증이나 빈혈, 영양결핍, 당뇨병, 면역결핍인 경우 또는 아토피 피부염이 있는 경우에 잘 생기고 재발도 잘하기 때문에 각별한 주의가 필요하다.

치료

초기에는 진통소염제를 먹으면서 더운찜질을 하여 화농을 시켜서 단단하던 결절이 물러지면 절개를 해서 속에 들어있는 농을 빼어 낸다. 항생제를 추가해서 먹으면 보다 빨리 낫지만 너무 조기에 항생제를 투여하면 오히려 화농이 지연되어 치료기간이 길어질 수도 있다.

3. 기계적 자극에 의한 피부질환

1) 티눈과 굳은살

티눈과 굳은살은 만성적인 자극(딱딱하거나 발에 잘 맞지 않는 신발, 뼈의 구조적 이상, 걷는 습관 등)에 의하여 피부의 각질층이 비정상적으로 두꺼워져서 딱딱하게 되는 것이다. 딱딱해진 부위가 비교적 넓어서 누런 판같이 보이는 것이 굳은살인데, 굳은살은 발뿐만 아니라 신체 어느 부위에나 습관적으로 자극을 주면 생길 수가 있다. 미용적으로 문제가 되기는 하지만, 아프거나 크게 불편한 경우는 많지 않다.

티눈은 국소적으로 각질이 딱딱해지며 피부 속으로 파고드는 경향이 있어서 통증을 야기한다. 티눈반창고를 이용하거나, 전기소작기, 또는 레이저로 제거를 할 수는 있지만, 티눈이 생기게 하는 자극 요인을 제거하지 못하면 자꾸 반복해서 생길 수 있다.

4. 색소성 피부질환

1) 주근깨(Freckle)

의학적으로는 작란반·하일반이라고 눈 둘레에서 뺨에 이르기까지 생기는 좁쌀크기에서 쌀알 크기 정도의 담갈색 또는 갈색의 색소반으로써 다수가 무리 지어 생긴다. 유전성이며, 5~6세 경부터 생기기 시작하여 사춘기 가까이 되면 눈에 띄게 많이 생긴다.

일반적으로 피부가 흰 여성에게 많이 나타나며, 해수욕·등산 등으로 강한 자외선을 직접 받으면 그 수도 많아지고 색깔도 진해지므로 하일반이라고 부른다. 어깨와 위팔에 생기는 수도 있으며, 조직표본을 현미경으로 보면 표피기저세포에 멜라닌색소가 증가한 것을 알 수 있다.

치료

직사광선을 피하고, 비타민 C의 내복 또는 외용, 박리고나 과산화수소 등의 표백제가 쓰이지만, 완전치유는 기대하기 어렵다. 일단 엷게 된 색소반도 직사광선에 쬐면 다시 진한 색깔이 된다.

2) 오타씨 모반

푸르스름하거나 회색 또는 갈색 반점이 이마, 눈 주위, 광대뼈 부분에 나타나는 피부 질환이다. 피부의 색소를 결정하는 멜라노사이트(melanocyte)가 눈을 지배하는 신경(3차 신경절)을 따라 눈 주위나 눈 안의 결막 주위에 밀집하는 현상을 말한다. 멜라노사이트가 피부 깊숙이 분포하여 피부를 검푸르게 보이게 하는 일종의 가장 깊은 점으로, 드물지만 방치 시 피부암으로 발전하기도 한다. 발생 시기는 생후 곧바로 증상이 나타나는 선천적인 오타씨 모반과 청소년기에 생겨 20세 이후에 짙어지는 후천적 오타씨 모반이 있다. 동양인에게 주로 나타나며, 전체 인구의 약 0.5% 정도에서 발생하는 흔한 피부 질환이다. 여자가 남자보다 5배 정도 발생 빈도가 높다.

치료

치료 방법으로 예전에는 냉동의료 요법에 의존하여 시행하였으나 이 방법은 정상 세포를 죽여 치료 후 흉터와 더불어 탈색의 부작용이 생겼다. 요즈음은 특수 레이저 기기의 발달로 흉터를 거의 남기지 않고 정상 피부와 가까운 피부로 치유가 가능하다. 큐스위치 레이저와 피부 관리 요법인 바이탈 이온트를 병행 치료하는 방법이 널리 시행되고 있다.

치료 시기는 증상이 나타나면 빨리 치료해야 치료 효과를 극대화할 수 있다. 선천적일 경우 어릴 때 조기에 치료를 시작하면 나이가 들어서 치료하는 것보다 치료 기간을 훨씬 단축시킬 수 있을 뿐만 아니라 더 좋은 치료 결과도 얻을 수 있다.

3) 기미(Chloasma)

기미는 연한갈색, 갈색, 검정색의 다양한 크기의 색소반이 안면의 뺨 부위와 이마 등 태양광선의 노출부위에 나타나는 과색소 침착성 질환이다. 기미는 여러 가지 복합적 원인에 의해 발생하며, 주로 중년여성에게 많이 나타나고 최근에는 건강한 남성에게도 증가하는 추세이다.

기미의 원인은 일광노출이 가장 절대적인 악화요인이며, 호르몬의 작용으로 생기는 경우는 임신이나 폐경, 피임약 복용, 난소의 기능 이상, 신경성인 경우는 불면증이나 스트레스, 과로 등에 의해 생길 수 있다. 또한 자신에게 맞지 않는 화장품을 사용함에 따라 피부에 만성적인 염증이 생겨 기미가 발생할 수 있다. 이외에도 유전적인 소인, 간이나 신체의 염증성 질환, 다른 질환을 치료하기 위하여 먹는 약에 의해서도 기미가 생긴다.

기미는 발생부위에 따라, 표피형, 진피형, 혼합형이 있는 데 동양인은 혼합형이 가장 많은데 표피형과 달리 진피까지는 약의 침투가 충분히 깊게 되지 않기 때문에 진피형이나 혼합형 기미는 난치성 질환에 속한다.

치료

기미에 대한 치료는 연고 도포, 피부스케일링, 바이탈 이온트 치료법 등이 있다. 기미의 가장 큰 원인은 자외선이므로 외출 시에는 SPF(햇빛 차단지수)가 높은 햇빛 차단제를 바르고 그 위에 진한 화장을 하며, 창이 넓은 모자나 양산을 쓴다. 피임제나 약을 남용하지 말고 비타민 C를 바르거나 섭취한다. 정신적 스트레스를 최소화하며, 충분한 휴식과 안정을 취한다. 피부의 만성적 자극이나 피부염을 피한다.

4) 백반증(Vitiligo)

백반증이란 피부표면에 있는 멜라닌 세포가 파괴되어 멜라닌 색소를 생성할 수 없으므로 여러 가지 형태의 백색반들이 나타나는 질병이다. 이 질환이 생기는 원인에 대해서는 여러 가지 설이 있으나 그 중에서 자가항체가 생겨 멜라닌 세포를 파괴시킨다는 면역설이 가장 유력하다. 그밖에, 자율신경에 변화가 있어 어떤 물질이 멜라닌 생성을 저하시킨다는 신경설, 멜라닌 생성과정에 어떤 물질이 생겨 멜라닌 세포를 파괴한다는 자기파괴설 등이 있다.

후천적으로 나타나는 탈색소 질환 중 가장 흔하지만 피부가 희다고 모두 백반증은 아니다. 전체 인구의 약 1%에서 발생되는 것으로 알려져 있고 환자의 약 30%가 가족 중 백반증 환자가 있는 것으로 알려져 있다. 유전성이나 전염성은 없으며, 대개의 경우 신체 건강의 이상을 동반하는 경우는 드물기 때문에 문제가 되지 않지만 피부색조의 차이에서 오는 불안감 및 미용적인 문제가 많다.

치료

치료는 약물요법으로 스테로이드 호르몬 연고의 도포 및 전신투여가 효과적이고 메톡살렌을 이용한 자외선 치료법도 많이 이용된다. 백반증의 크기가 작을 때는 둔부, 복부 등의 표피를 얇게 떼어 낸 후 백반증이 있는 부위에 이식하는 표피이식술도 효과적이다.

일반적으로 백반증은 치료가 잘 되지 않는다는 고정관념이 있는데 치료가 어렵기는 하지만 적절한 치료를 받으면 호전 혹은 완치되는 경우도 많다. 보통 치료를 않으면 계속 확대되는 경우가 대부분이기 때문에 조기에 적절하게 치료해야 한다.

5. 구진, 인설 질환

1) 건선(Psoriasis)

은백색의 인설(비듬)로 덮인 경계가 뚜렷하며, 크기가 다양한 홍반성 구진 및 판을 특징으로 한다. 전세계적으로 발생하지만 인종 및 종족간에 현저한 차이가 있으며 동양인보다는 백인에서 높은 발생률을 보인다.

호발 부위는 두피, 사지의 신측부, 무릎, 팔꿈치 그리고 천골부, 조갑 등이며, 외상을 받기 쉬운 부위에 대칭성으로 발생되고 가려움증은 없거나 심하지 않다. 건선에서 나타나는 손·발톱의 변화는 약 30%에서 나타나는데 조갑의 황색변색, 조갑박리증, 조갑과각화증, 조갑비후 등이 나타날 수 있다.

건선의 경과는 일정치 않고 주로 두피나 팔꿈치 부위에서 시작되어 기존 병변부에만 국소적으로 부정기간 지속되다가 때로는 완전히 소실되거나 재발경과를 취한다.

건선의 발병 원인은 광범위한 연구에도 불구하고 완전히 밝혀져 있지만 유전적 소인이 작용하며, 외상, 감염, 계절 등의 외부 환경적 요인과 정서적 긴장, 내분비 인자 등의 내부적 요인 등이 관계된다.

치료

건선은 저절로 소실되거나 혹은 치료의 결과로서 소실 될 수 있으나 만성 재발성 질환으로 치료로 인한 부작용이 발생하지 않도록 주의하여야 한다. 국소적으로 사용되는 약제는 부신피질 호르몬제, 타르(tar), 안트라린(anthraline) 도포 요법이 사용된다. 그러나 장기간 고 효능의 부신피질 호르몬제 도포 시 피부위축, 혈관확장 등의 부작용이 나타날 수 있으므로 주의를 요한다.

건선 치료 시 적절한 자외선 치료를 실시한다. 현재까지 일정 기간 내에 완치시킬 수 있는 치료법은 없으므로 상태에 따라 적절한 치료를 유지하여야 하며, 부적절한 치료로 몸의 이상을 초래하는 것을 막는 것이 중요하다

6. 습진성 피부질환(Dermatitis and Eczema)

1) 아토피성 피부염(Atopic dermatitis)

아토피성 피부염은 소아과의사에 의해서 진단되어지는 가장 흔한 피부과적 질환중의 하나이고 전세계적으로 널리 분포하고 있으며, 일반 대중의 0.7%를 차지하고 5세 이하의 소아에서는 3~5%를 차지하고 있으며, 유아기와 아동기에 시작되며, 2개월 이하에서는 드물고 아토피성 피부염환자의 90% 이상이 5세 전에 아토피성 피부염의 징후를 보인다.

아토피성 피부염은 여러 다른 피부 질환과 동반하여 발생하는데, 주요 증상은 피부가 건조되면서 가려움증이 동반된다. 가려움증이 심하고 오래되면 태선화된 병변이 있게 되는 데 이렇게 되면 피부의 비정상적 주름이 매우 두꺼워진다. 자꾸 긁으면 상처가 나기 쉽고 2차적인 세균감염이 생기기도 한다. 아토피성 피부염 환자의 80~90%가 사춘기 무렵에 치유되며, 소수에서 성인까지 심한 아토피성 피부염을 갖는다.

치료

아토피성 피부염의 치료에는 국소 부신피질 호르몬제, 항히스타민제, 항생제, UV light, TAR 등이 많이 사용된다. 목욕은 온수로 매일 10~15분간 실시하고 비누의 사용을 최소화해야 하며, 스크럽제의 사용, 때밀기 등은 피한다. 목욕 후에는 유분기가 많은 바디로션을 발라주어 피부 보습에 주의한다.

겨울철 건조로 증상이 악화되고 여름철 고습도로 호전된다. 모, 합성섬유, 꼭 끼는 옷이나 뻣뻣한 옷도 역시 가려움증을 유발하므로 피하고 면옷을 헐렁하게 입는 것이 가려움을 예방한다. 또한 악화 인자로 동물의 비듬, 인조 섬유, 카페트 등이 있을 수 있으며, 정신적 스트레스도 아토피성 피부염을 악화시킨다.

모든 환자에게 식이요법이 사용되지 않으며, 아토피성 피부염을 악화시키는 것으로는 우유, 밀. 계란, 견과 등이 있을 수 있다.

2) 습진(Eczema)

습진의 발생원인은 습진체질에 여러 가지 자극(외부로부터의 기계적·물리적 ·화학적 자극, 체내로부터 피부에 작용하는 약물·음식물 등)이 가해져서 생기는 피부의 알레르기성 질환이다.

질적으로 헐기 쉬운 요인을 지닌 사람에게 일어나는 염증을 습진, 외인이 뚜렷한 것이 피부에 가해져 일어난 염증을 피부염이라 구별하여 부른다. 그러나 근래에 이르러 알레르기 등을 볼 때 습진과 피부염의 구별이 어려워 같은 의미로 쓰이고 있다.

(1) 급성습진

환부가 빨개지고 좁쌀 크기만한 구진과 작은 수포가 생기며 가렵다. 수포는 그대로 건조해져서 비늘이 되어 떨어지는 경우도 있으며, 내용물이 혼탁하여 농포가 생기거나 터져서 진득진득해지거나, 새어나온 림프액·혈액 또는 고름이 말라붙어 딱지가 되기도 한다. 딱지가 떨어지고 나면 얼마 동안은 자국이 남는다. 이러한 병변은 동시에 나타나는 수가 많다.

(2) 만성습진

습진이 오래되거나 같은 곳에 여러 번 반복되면 환부의 피부는 딱딱해지고 표면은 꺼칠꺼칠해진다. 흔히 건강한 피부보다 검푸르게 보이는데, 때로는 오히려 맑게 보이는 수도 있다. 또 그 병변 부위에 급성 습진과 비슷한 변화를 반복하면서 재발하는 것이 상례이며 몹시 가렵다.

(3) 소아습진

5세 이하 어린아이들에게 습진이 많기 때문에 이것을 특히 소아습진이라고 하고 몹시 가려운 것이 특징이다.

(4) 간찰성 습진

유아와 비만자에게 많으며, 귀 뒤쪽, 목덜미, 하복부, 엉덩이 사이와 같이 2개의 피부가 서로 맞닿는 곳에 생긴다.

치료

증세에 따라 연고요법을 사용하고 환부가 작고 가벼운 경우는 올리브유로 가볍게 씻어낸 다음 붕산아연화 연고를 엷게 바르고 아연화 가루 또는 시카롤을 뿌린다. 증세에 따라 부신피질 호르몬이나 각종 소염제·진양제·살균제가 함유된 연고를 바르는 것이 좋다.

맵고 시거나 짠 음식물, 술과 같은 자극성이 있는 음식물은 피해야 하고 속옷은 면제품이 좋다. 세면과 목욕은 삼가야 하나 환부가 건조해 있으면 무방하다. 비누는 습진용으로 자극이 없는 것을 택하는 것이 좋다.

3) 지루성 피부염(Seborrheic dermatits)

지루성 피부염은 피지선이 몰려있는 두피와 얼굴, 그 중에서도 눈썹, 코, 입술 주위, 귀, 겨드랑이, 가슴, 서혜부 등에 발생하는 만성 염증성 피부질환이다. 지루성 피부염의 원인으로는 유전적 요인, 가족력, 음식물, 곰팡이균의 활동, 세균 감염, 호르몬의 영향, 정신적 긴장 등 여러 가지가 꼽히지만 정확한 원인은 아직 밝혀지지 않았다.

붉은기가 있고 경계가 뚜렷한 피진으로, 피부가 비듬처럼 잘게 벗겨진다. 몸이 서로 마찰되는 부분(겨드랑이나 서혜부)에서는 붉은기가 있는 습한 피진이 된다. 환자는 20~40대가 많으며, 때로는 유아에게도 일어나는데 어른보다도 기름기가 많은 딱지가 머리와 얼굴 등에 생긴다.

만성적 질환이나 잠복기가 매우 길어 증상이 나타난 경우에만 치료가 가능하며 재발 가능성이 높다. 예방은 할 수 없으나 발생 빈도와 정도는 줄일 수 있다. 타인과 생활하는 데 있어서 심리적으로 불편하거나 곤혹스러움을 느낀다. 환부에 이차적으로 세균감염이 일어날 수 있다.

치료

치료법은 두피의 경우 지속적으로 약용샴푸를 이용하여 머리를 감는 것이 좋고 샴푸 시 손톱을 이용해 두피의 인설을 떼어내고 5분 정도 문질러 주는 것이 중요하다. 이 질환은 음식과 무관하므로 자유롭게 생활하며, 비타민B_2, B_6 등을 내복하는 것이 좋다.

7. 안검 주위의 종양

1) 비립종(Milium)

진피내의 표피성분이 과다 증식을 일으켜 나타나는 양성종양으로 대부분 증상이 없고 1~2mm의 작은 크기로 흰색을 띠며, 융기되고 얇은 상피로 덮여진 둥근 병변으로 뺨과 안검에서 주로 발견되며, 입구는 찾아 볼 수 없다.

안면 비립종은 단지 미용적인 면에서 문제가 될 뿐이고 과거에 염증성 피부질환, 수포성 피부질환, 피부손상, 광과민증 등이 있었는지 알아야 한다. 비립종은 마취하지 않고서도 쉽게 제거할 수 있는데 빛을 이용한 전기 건조법도 또한 효과가 있는 방법이다.

2) 한관종(Syringoma)

피부의 땀샘에서 기원하는 양성 종양으로 크기가 2~3mm 정도인 피부색 또는 반투명의 도드라진 피부발진이다. 눈꺼풀이나 광대뼈 주위에 주로 나타나지만 가슴이나 배, 성기 부위에도 나타날 수 있다.

대부분의 경우 여러 개의 병소들이 무리지어 나타나게 되며, 동반되는 증상은 없는 것이 보통이다. 주로 사춘기 이후의 여성들에게서 발생한다.

미용상의 문제로 치료가 필요하다. 최근 레이저 치료의 발전으로 치료결과가 좋으나 흉터를 남기지 않고 병소를 일회에 제거하는 데는 아직 어려움이 있으며, 치료 후 회복 정도를 관찰하면서 1~2회 추가 치료를 하는 것이 보통이다.

8. 섬유조직의 종양

1) 켈로이드(Keloid)

켈로이드는 상처가 난 부위가 아물게 되면 성장이 멈추어서 낫게 되는 일반인들과는 달리 계속 더 자라나서 상처부위가 보기 흉하게 튀어나오는 흉터를 남기는 병이다. 이 병은 체질적으로 생기게 되므로 한번 이런 병변이 생긴 경우에는 다른 부위에도 상처를 받게되면 다시 켈로이드를 만들 수 있으므로 매우 조심해야 하고 또 조기에 상처를 치료해야만 한다.

그러나 모든 흉터가 켈로이드가 되는 것은 아니고 BCG 접종을 한 어깨에 생기는 경우가 가장 흔하고 여드름이 난 후에 턱 부위에 흉이 생기는 경우와 가슴에 여드름이나 상처가 난 후에도 잘 생긴다고 알려져 있다.

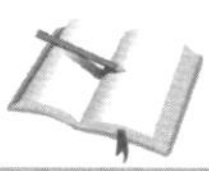

치료

대부분의 경우에는 증상이 없이 튀어나와 있기만 하지만 일부분은 가렵고 아프기도 하다. 일단 생긴 켈로이드 흉터를 완전히 제거하기는 불가능하다. 가장 많이 사용하고 경제적인 치료방법으로는 2주내지 6주 간격으로 스테로이드 주사제를 직접 병변 내에 주사하여 튀어나온 부위를 가라앉혀 주는 방법으로 여러 차례 주사를 맞게되면 효과도 좋고 주위 피부와 유사하게 편평하게 만들 수 있다.

이외에도 실리콘 패치를 사용하는 방법, 연고를 바르는 방법, 약을 먹는 방법, 수술을 해보는 방법 등이 있으나 아직 완전한 방법은 개발되어 있지 않고 여러 가지를 복합적으로 치료해 보는 경우가 많다.

9. 모발의 질환

1) 원형탈모증(Alopecia areata)

두부에 탈모부가 동그랗게 생기는 병으로 대개 지름 1~2cm의 크기로 한 곳에 나타나지만, 때로는 여러 곳에 다발하여 불규칙한 모양으로 융합할 때도 있고, 두발이 모두 빠지는 수도 있다. 대머리가 된 부분의 피부에는 이상이 없는 것이 보통이지만, 주위보다 다소 내려앉아 있거나 불그스름하며, 현미경으로 관찰하면 피부조직에 염증을 보인다.

대개는 머리카락의 탈모가 있으나, 턱수염·눈썹·속눈썹·음모 등이 빠지기도 하고, 드물게는 전신의 털이 모두 빠져버리는 경우도 있다. 털은 무리하게 뽑은 정상의 털과 달리, 모근의 끝이 뾰족하게 되어 있다.

원인으로는 알레르기설, 유전설·자율신경이상설, 모생장주기장애설, 내분비장애설 등의 여러 설이 있으나, 결정적인 것은 아직 없다.

치료

경증인 것은 자연히 치유되기도 하지만, 일반적으로 비타민 E의 내복이나 부신피질 호르몬제를 투여하고 그외 외용요법, 부신피질호르몬제의 국소도포 등이 효과가 있다. 안정을 취하는 것이 좋은 치료방법이며, 머리를 감으면 더 빠진다는 생각은 잘못된 생각이다.

2) 조발성 탈모(Alopecia prematura)

남성형 탈모증이라고도 하며 원인은 남성호르몬의 분비, 연령 및 유전적 소인 등이다. 장년남자의 전두양측 및 두정에서 탈모가 시작되며, 확대되어 전두선이 M자형을 이루고 심하면 약 15%에서 완전대머리(total baldness)로 이행된다.

자각증상은 없으며, 약간의 비듬이 있기는 하나 탈모의 원인과 직접적인 관계는 없다. 반면 20대 초반에 나타나는 조발성 탈모는 보통 지루성 피부염을 동반하고 예후도 나쁘다. 주로 남자에서 발생하나 여자에서 발생하기도 한다.

치료

현재까지 만족할 만한 치료법은 없으며, 지루성 피부염이 있는 경우 이를 치료하고, 후두부로부터 전두부, 두정부로의 모발이식 수술이 최선의 방법으로 시행되고 있다.

3) 휴지기 탈모

수술, 분만, 발열, 약물 및 견인 등 성장기를 퇴행기 외 휴지기로 촉진시키는 자극에 의해, 정상휴지기 상태의 모낭에서 조기에 과도의 정상모발이 소실되는 것이다. 정상인의 탈모는 1일 40~100개인데 비해, 이 경우는 120~400개 정도 된다.

특별한 치료법은 없으며, 영양의 균형을 맞추어 주고 두피관리에 주의를 하고 원인을 제거하면 예후는 양호하다.

제28장 아로마테라피와 미용
Aromatherapy and beauty

현대사회는 다양한 대중전달 매체를 통한 정보와 지식의 범람으로 자신의 건강을 유지 증진시키고 아름다움을 간직하는 것에 대한 중요성이 더욱 부각되고 있으며, 건강한 신체와 정신의 조화에 의한 삶의 질적 향상이 인류 최고의 목표라 해도 과언이 아닐 것이다.

또한 현대에 들어오면서 각종 질병이 과거와는 달리 육체적 원인보다는 정신적 원인으로 시작된다는 새로운 사실이 입증되면서 치료보다도 인간이 본래 갖고 있는 자연 치유력을 자극하고 활성화시켜 질병을 예방하고 개선시킬 수 있는 예방 의학이 더욱 강조되고 있으며, 과도한 스트레스와 경제적인 여유는 아름다움을 가꾸기 위한 뷰티케어에 자연추출물을 활용하는 방안에 대한 관심을 더욱 고조시키고 있다.

정유(精油 : essential oil)란 향기 나는 식물의 꽃, 열매, 뿌리, 껍질, 잎, 줄기 등에서 추출한 휘발성 향기물질로 식물의 생명 유지에 필수적인 물질이며, 식물체내에서 호르몬과 같은 작용을 하여 생리적 기능을 조절하고 정보를 전달하는 일을 맡고 있어 식물의 각종 생화학적 반응을 촉매하고 해충으로부터 자신을 보호하기도 하며, 성장과 번식에도 중요한 역할을 담당하고 있다.

최근 이러한 천연 향기 물질인 정유를 사용하여 질병을 예방하거나 치료하는 아로마테라피(香氣療法 : aromatherapy)가 미국을 중심으로 불고 있는 대체의학(代替醫學 : alternative medicine)의 영향과 현대사회에 만연해 있는 스트레스 등 장기간에 걸친 불규칙적인 생활습관에서 오는 보이지 않는 질병들의 원인에 접근하는 것이 가능하고 부작용이 없다는 이유에서 주목을 받고 있다.

1. 아로마테라피(Aromatherapy)의 개념

1) 아로마테라피의 정의

허브(herb)란 용어는 푸른 풀을 의미하는 herba에서 유래되었으며, 기원전 4세기경 그리스의 테오프라스토스(Theophrastos)라는 학자가 식물을 교목, 관목, 초본으로 나누면서 처음 사용하였다. 고대에는 '약초 또는 향이 나는 식물'이라는 뜻이었지만, 지금은 Health(건강), Eating(식용), Refresh(신선한), Beautiful (아름다운)의 약자로도 해석되며, 꽃과 종자, 줄기, 잎, 뿌리, 껍질 등이 약, 요리, 향, 항균, 살충 등에 사용되는 인간에게 유용한 모든 초본식물을 총칭하여 허브라 한다.

허브의 주성분은 탄수화물, 무기염류, 지방산, 글리세롤, 사포닌, 탄닌, 비타민, 알칼로이드, 정유 등이며, 아로마테라피는 이러한 허브식물의 정유를 활용하여 향기를 즐기는 것과 동시에 신체와 정신의 항상성을 자극, 진정시키면서 신체와 정신의 부조화를 개선하여 건강을 증진시키는 치료요법으로서 전체론적(holistic care) 관점에서의 미와 건강을 증진하기 위한 자연 요법이다.

아로마테라피란 용어는 프랑스의 화학자 르네 모리스 갸뜨포세(Rene Maurice Gattefosse)가 1928년 출간된 그의 저서 「아로마테라피(aromatherapie)」를 통해서 처음 사용하였는데, 우리 몸에 이로운 향기를 의미하는 "aroma"와 치료법을 의미하는 "therapy"의 합성어로서 건강에 도움이 되는 향이 나는 식물에서 추출한 휘발성 향기물질인 정유를 호흡기 또는 피부를 통해 체내에 흡수시킴으로써 몸과 마음을 건강하게 하는 향기요법을 말한다.

2) 아로마테라피의 역사

향기요법은 고대로부터 인류의 치료기술이 발명되기 수천년 전부터 민간요법으로 사용되어지고 있었는데, 이집트인들은 정유를 사용하여 그들의 몸과 마음을 치료하고 종교의식을 위해서 사용했으며, 중국 및 우리나라의 한방의학에서도 이 요법을 이용해 각종 질병을 치료하여 왔다.

B.C. 3000년 전부터 이집트인들은 시더우드(cedarwood : 히말라야 삼나무), 양파, 코리엔더(coriander : 고수풀) 등 향약초로부터 우려낸 오일로 여겨지는 향료를 의학적 또는 미용을 목적으로 사용해 왔고, 미이라를 만드는데 방부제로서 몰약(myrrh)이 사용되었음이 문헌을 통해 고찰되고 있다.

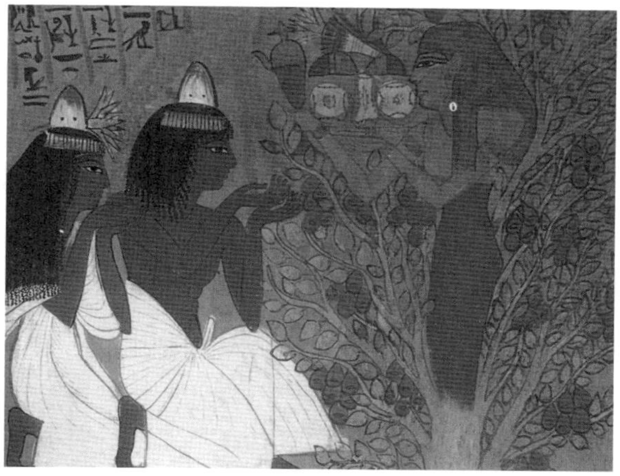

| 그림 28-1 | 벽화에 나타난 이집트인들의 정유 사용

이집트로부터 향료 제조기술과 의학 지식을 습득한 고대 그리스인들은 꽃잎과 풀로부터 나오는 냄새를 흡수하기 위하여 올리브오일을 사용했으며, 향기로운 오일을 약용과 화장용으로 사용하였다. 또한 그리스 군사들은 전쟁터에 나갈 때 상처 치료를 위해 몰약으로 만든 연고를 구급약처럼 가지고 다니기도 했으며, 히포크라테스도 그의 저서에서 방대한 숫자의 약용식물에 대해 언급했으며, 건강한 아름다움을 강조하여 식이요법, 일광욕, 마사지, 목욕 등을 조화롭게 실시하도록 하였다.

고대 로마인들은 목욕과 향유마사지를 즐겨 펜넬(fennel), 세이지(sage), 로즈마리(rosemary), 백리향(thyme) 등 수많은 정유가 사용되었다. 고대 로마 사회에 널리 퍼진 향기요법은 2세기경 의사 갈렌(Galen)이 여러 가지 의학적 효능에 관하여 책으로 펴내기도 하였으며, 화장품 제조 기술도 개발하였다. 로마의 멸망과 함께 모든 문화적 전통이 무너지고 중세의 암흑기를 지나면서 갈렌의 이론은 Unani 의학으로 계승되었으며, 이슬람세계와 인도에서 실용화되었고 7세기 경 아랍의 의사 아비센나(Avicenna)에 의해 확산되었다.

십자군전쟁을 통해 유럽에는 원정군에 의해 이슬람문화를 포함한 동방의 문화가 전파되었으며, 동양의 진귀한 향기물질인 향료와 정유를 추출해 낼 수 있는 증류법이 유럽에 소개되었다.

한편, 18세기와 19세기에는 수많은 화학자들이 약용 식물에 대해 좀더 구체적인 연구를 하였으나 근세에 들어와 페니실린 등의 항생제가 발견됨으로써 정유에 의한 치료는 과거의 치료방법으로 전락되면서 그 필요성이 줄었고 또 다시 합성약품들에 의해 급속도로 대체되기에 이르렀다.

20세기 초 프랑스의 화학자 르네 모리스 갸뜨포세는 가족들이 운영하는 향수 공장에서 실험도중 손에 큰 화상을 입게 되었고 그 순간 우연히 라벤더 정유에 손을 담그게 되었는데 별다른 상처 없이 빠르게 치유된다는 사실을 알게 되었다. 그 후로 정유의 소독작용, 살균작용, 항바이러스 작용 등에 대해 깊이 연구하게 되었으며, 그 때의 일을 계기로 피부 병리학에 있어서 정유의 사용법을 개발하여 1928년 「아로마테라피」라는 책을 출간하면서 정유에 의한 치료요법에 관한 이론을 발표하였다.

제2차 세계대전시, 프랑스의 의사 장 발네(Jean Valnet)가 부상당한 병사들을 클로브(clove), 백리향(thyme), 카모마일(chamomile) 등의 정유로 치료하여 효과를 봄으로써 효능이 임상적으로 입증되기 시작하였다. 그 후, 미용연구가 마가레트 모리(Marguerite Maury)는 개인의 특성과 피부 상태에 적합한 정유를 처방하여 뷰티케어를 실시하였는데, 올바르게 선택된 정유는 다른 미용성분들보다 탁월한 효과를 얻을 수 있음을 확인하였다. 아로마테라피는 최근 미국을 중심으로 불고 있는 대체의학(alternative medicine)의 영향과 예방 의학의 강조로 인해 새로운 치료법으로 또 다시 부각되게 되었다.

3) 정유의 인체에 대한 작용 원리

정유를 흡입하면 공기를 매개체로 해서 작은 향 입자들이 코로 흡입되어 뇌로 전달되고 각각의 향 입자들은 그 모양에 따라 각기 다른 자극을 뇌에 전달하여 두뇌의 변연계(邊緣系 : limbic system, 대뇌 안쪽에 있으며 인간의 감정과 정서 및 마음을 조절하는 역할을 하고. 인간의 원초적 욕망인 식욕 및 성적인 욕구 등을 담당)에 전달된다.

변연계의 자극은 본능적인 활동의 중요한 감각을 연결하고 조절해주는 시상하부(hypothalamus)로 전달된다. 시상하부는 다시 자율신경계와 내분비계(호르몬계)를 지배하는 뇌하수체(hypophysis)에 신호를 전달한다. 분석이 이루어진 향 입자는 진정, 긴장완화, 자극, 행복감 등의 효과를 지닌 신경화학 물질을 생성하여 분비되면서 소화기관 및 생식기관까지 도달하여 신체에 활력이 전해지고 인체의 면역체계가 가동되고 건강을 유지하게 해준다.

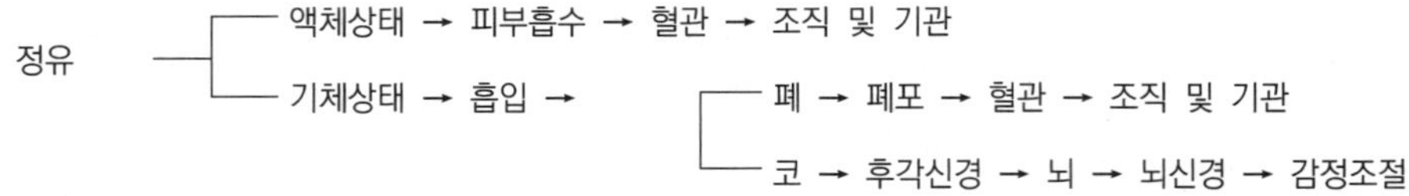

| 그림 28-2 | 정유의 흡수경로

또한 향 입자는 매우 작아 모공·땀샘을 통해 쉽게 흡수되므로 마사지를 하면 보다 더 효과적으로 흡수되어 모세혈관을 타고 전신을 순환하며, 체내에 머물면서 치료에 도움을 주게 된다. 즉 피부의 모공을 통해 흡수된 정유는 모세혈관에 침투되어 혈액 순환계까지 도달하며, 코를 통해 흡입된 것은 후각신경을 거쳐 대뇌에 영향력을 주는 동시에 폐에서 흡수되어 전신에 영향을 미쳐 신체의 면역기능을 높여주고 호르몬 분비를 조절한 다음 체외로 배출된다.

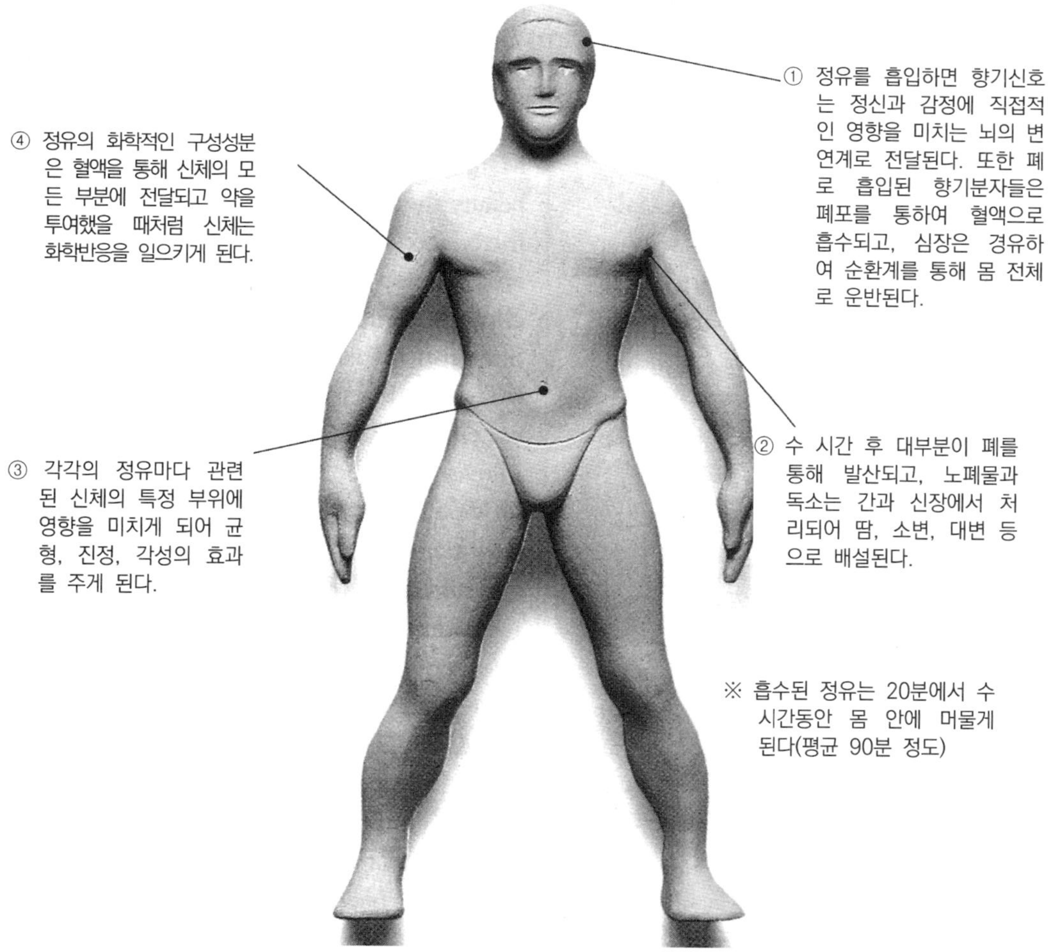

| 그림 28-3 | 정유의 향기 분자가 인체에 미치는 효과

4) 정유의 사용방법

확산법(vaporization), 흡입법(inhalation), 목욕(bath), 마사지(massage), 습포법(compress), 족욕법(foot bath) 등이 있다.

(1) 확산법

램프, 스프레이, 확산기(diffuser) 등을 이용하여 정유 분자를 공기중에 확산시키는 방법으로 감기, 기관지염, 기침, 천식 등과 같은 호흡기관계의 감염은 물론 피로, 심신의 불균형, 불면증, 스트레스 등에 매우 효과적이다. 예로부터 가벼운 감염병의 확산을 막기 위해 일상생활에서 흔히 사용된 방법으로 실내의 냄새를 제거해 주는 효과도 있다.

(2) 흡입법

정유를 구강과 코를 통해 직접적으로 흡입하는 방법으로 흡식 흡입법과 건식 흡입법이 있는데 단시간 내에 빠른 효과를 얻을 수 있다. 심신의 안정 및 자극에 의한 스트레스 해소, 정신 집중 등에 효과적이며, 몸 전체에 영향을 주고 통증을 완화시키는 진정 작용과 거담 작용을 한다.

| 표 28-1 | 증상별 사용되는 정유의 종류(확산법)

증 상	사용되는 정유
병원, 진료소, 환자나 노인과 동거하는 가정, 애완동물을 실내에서 기르는 가정	페퍼민트, 로즈마리, 오렌지, 레몬, 버가못, 쥬니퍼
스트레스, 불안, 초조	버가못, 카모마일, 일랑일랑, 샌달우드
긴장완화, 정서적 안정	일랑일랑, 쟈스민, 클라리세이지, 로즈
상쾌함	로즈마리, 페퍼민트, 레몬, 레몬그라스
감정의 진정작용	카모마일, 라벤더, 네롤리, 마죠람
두뇌자극	로즈마리, 쥬니퍼, 페퍼민트
신경긴장	네롤리, 로즈, 일랑일랑, 라벤더, 마죠람, 카모마일
불면증	네롤리, 라벤더, 일랑일랑
기억력저하	쥬니퍼, 로즈마리, 라벤더

| 표 28-2 | 증상별 사용되는 정유의 종류(흡입법)

증 상	사용되는 정유
감기, 코막힘	유칼립투스, 페퍼민트, 쥬니퍼
의욕상실, 피로	유칼립투스, 페퍼민트
걱정, 우울	로즈
불면증	네롤리, 쟈스민, 로만카모마일, 마죠람, 라벤더
숙취	페퍼민트, 로즈마리, 쟈스민

① 습식 흡입법(steam inhalation)

더운물에 정유를 섞어서 약 10분 정도 눈을 감고 입을 벌려 깊게 흡입한다. 피부에 보습효과를 주고 호흡기계와 순환기계를 촉진시켜 준다. 호흡기 질환, 코막힘, 목감염, 감기, 두통, 스트레스 완화에 효과적이다. 고혈압환자, 간질병 병력이 있는 쇠약한 사람은 사용하지 않는다.

② 건식 흡입법(dry inhalation)

정유 2~3방울을 티슈나 헝겊에 묻혀 몇 분 동안 코로 흡입하는 방법으로 여행, 차안, 직장등에서 쉽게 할 수 있는 방법이다. 사람이 많은 공중 장소에서 생기기 쉬운 감염증을 예방해주고 멀미, 두통, 코막힘, 충혈 등에 효과적이다.

(3) 목욕

식물성 오일에 희석된 정유를 목욕물과 섞어 약 20분간 몸을 담그는 방법으로 향기를 즐기면서 목욕을 하게되므로 신진대사를 원활하게 하고 혈액순환을 도와 심신의 긴장을 완화시켜주므로 쉽게 피로가 풀리고 경직된 근육과 신경이 부드럽게 되며 상쾌한 마음을 갖게 해 준다. 페퍼민트, 감귤계 등의 정유는 피부에 자극적일 수 있으므로 소량을 사용한다.

| 표 28-3 | 증상별 사용되는 정유의 종류(목욕)

정서적 안정, 근육의 이완(relaxation)	정서적 자극(stimulant)
시더우드, 로즈, 카모마일, 로즈우드, 네롤리, 일랑일랑, 라벤더, 쟈스민, 패출리, 제라늄, 샌달우드	쥬니퍼, 사이프레스, 유칼립투스, 그레이프푸르츠, 페퍼민트, 레몬, 로즈마리, 레몬그라스, 오렌지, 버가못

(4) 마사지

마사지는 예로부터 민간요법의 하나로 이용되어 왔으며, 주요 효과는 다음과 같다. 첫째, 혈액과 림프의 순환을 향상시켜 산소와 영양분의 공급을 원활히 해준다. 둘째, 경직된 근육을 이완시켜 긴장을 해소시켜 준다. 셋째, 림프의 배출을 촉진시킴으로써 정체되어 있는 수분과 노폐물을 제거해 준다. 넷째, 다른 사람과의 피부 접촉으로 정신적인 안정감을 얻을 수 있다.

선택된 캐리어오일(carrier oil)인 식물성오일에 희석한 정유로 마사지를 하게 되면, 정유 분자가 피부를 통해서 신체의 각 기관에 영향을 주고, 후각 신경으로 흡입된 향기 분자들은 감정 상태에 영향을 주게 된다.

(5) 습포법

타박상, 삔데, 멍든데, 부어 오른데, 근육통 등에 사용하면 일시적 효과를 볼 수 있으며, 피로, 혈액순환 개선, 통증 완화, 림프관과 정맥이 막혀 부어오르거나 충혈 억제, 해열, 항염증에 효과적이다. 습포법은 찜질이라고도 하며, 더운물에 정유를 떨어뜨린 후 수건 또는 거즈를 적셔 물기를 짜낸 후 사용하는 온습포법과 찬물을 사용하는 냉습포법이 있다. 통증 완화에는 라벤더, 카모마일, 마죠람 오일 등이 사용된다.

| 표 28-4 | 증상별 사용되는 정유의 종류(마사지)

증 상	사용되는 정유
정신적, 육체적 피로	라벤더, 카모마일
스포츠 전·후	로즈마리, 라벤더, 쥬니퍼
관절염, 류마티스, 근육통	로즈마리, 쥬니퍼
갱년기	제라늄, 클라리세이지
불면증	로만카모마일, 네롤리
변비	라벤더(스트레스), 로즈마리(장이 나쁠 때)
감기	벤조인, 유칼립투스
불안, 초조	네롤리, 로즈, 쟈스민
생리전후	제라늄, 일랑일랑

(6) 족욕법

온수 또는 냉수에 정유 3~4방울을 떨어뜨려 15분 정도 발을 담그는 방법이다. 발반사요법과 병행하여 실시하면 더욱 효과적이다. 발과 다리의 피로를 풀어 주기 위해서는 페퍼민트 오일, 무좀에는 티트리, 발냄새에는 사이프레스 등이 사용된다.

2. 정유의 성분학적 특성

1) 정유의 품질 인증

정유의 추출에 사용되는 향기 식물은 농약과 화학비료를 사용하지 않는 유기농법에 의해 재배되었거나 야생인 것이 좋다. 에코서트(Ecocert)에서는 농산물 및 그 가공품이 유럽의 유기 제품 관련 법규에 따르는 유기 제품인지의 여부를 검사, 인증해 주는 독립기관으로서 현재 전 세계 50여 개국의 생산자와 가공자를 위하여 일하고 있다. 유기 제품이 정착되고 신뢰받기 위해서는 누구나 믿고 수긍할 수 있는 엄격한 검사 방식을 준수하는 인증기관이 있어야 하는데, 에코서트에는 2천 여명의 전문가들이 유럽경제공동체 EEC의 법률 2092/91 조항의 유기 품질 관리에 대한 규정에 따라 검사를 수행하고 있다. 유기 인증을 원하는 생산자와 가공자는 먼저 에코서트와 계약을 맺고 재배와 생산의 모든 단계에서 에코서트의 자문을 받고 수시로 검사를 받게 되며, 이런 과정을 통해 생산된 제품은 최종 검사를 마친 뒤 유기 인증을 받게 된다.

2) 정유의 추출방법

향기 나는 식물은 특정조직이나 세포 또는 세포와 세포사이에 정유를 저장하고 있다가 필요시에 주위로 향기 분자를 내보내는 '분비세포'(secretory cells)가 있으며, 식물에 따라 세포, 도관, 돌기, 공동 등 다양한 형태의 분비 구조를 갖고 있다.

정유에 대한 최초의 기록은 고대 인도, 페르시아, 이집트의 문헌에서 찾아 볼 수 있는데, 정유를 얻는 방법은 대개 흙으로 빚어 만든 항아리 속에 물과 향기 나는 식물을 넣고 끓여서 나오는 증기를 면(綿)이나 아마(亞麻)포에 흡착시킨 후, 짜서 얻거나 동·식물의 지방유에 향기 나는 식물을 넣고 우려내어 얻었다. 십자군 원정 이후, 아랍의 이슬람문화권으로부터 순수한 정유를 추출해 낼 수 있는 증류법이 유럽에 전파되었는데, 당시 아랍인들은 연금술(鍊金術)을 연구하던 중 '냉각장치(cooling condenser)'를 발명하게 되었으며, 이는 정유의 생산에 현대적인 개념의 증류법(distillation)을 도입했음을 의미한다. 또한 아랍인들은 최초로 순수한 에틸알코올을 냉각장치를 이용한 증류법에 의해 얻었는데, 이는 몇 천년동안 사용되어 왔던 지방유 대신 정유를 추출하기 위한 새로운 용매로 사용되었다.

현재 사용되고 있는 정유 추출법에는 크게 수증기 증류법, 압착법, 용매 추출법, 액체 이산화탄소 추출법 등으로 나눌 수 있다.

(1) 수증기 증류법(steam distillation)

뜨거운 물이나 수증기로 증류시켜 정유를 추출하는 기본적이고 과거부터 사용되어 오던 방법이다. 일정 온도 이상이 되면 식물의 세포벽이 깨어져 향기 성분이 증발되는데, 뜨거운 수증기와 함께 증발된 향기 성분을 급격히 냉각시키게 되면 수증기와 정유가 분리되어 용기에 모이게 된다. 수증기 증류법은 대량으로 정유를 얻을 수 있으나 고온에서 열에 불안정한 성분이 파괴되는 수가 있다.

(2) 압착법(expression)

과실 특히 레몬, 오렌지, 버가못, 그레이프 프루트와 같은 감귤류의 껍질 등을 직접 압착하여 정유를 추출하는 방법으로 향기 성분이 파괴되는 것을 막기 위해 감귤류의 껍질을 냉각한 후 압착시킨다.

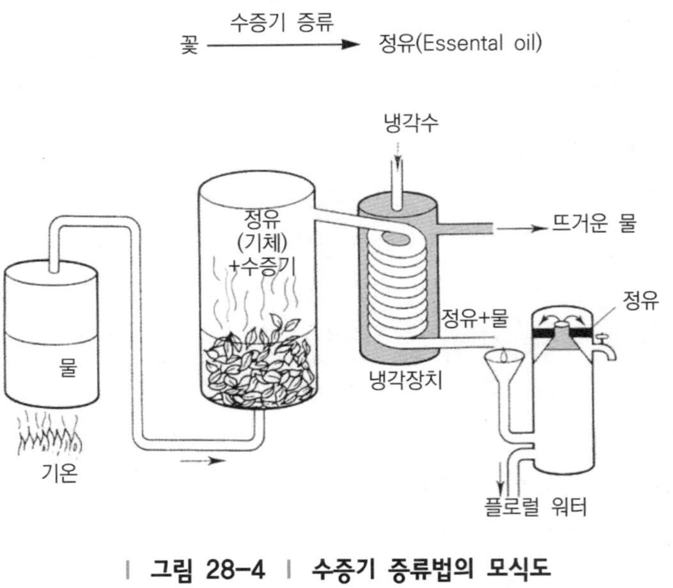

| 그림 28-4 | 수증기 증류법의 모식도

(3) 용매추출법(extraction)

쟈스민, 바이올렛과 같이 꽃에서 정유를 추출할 경우 정유 성분이 분해, 중합, 수지화되므로 수증기 증류법을 사용할 수 없으며, 물에 용해되어 채유율이 많이 저하되는데, 용매추출법은 휘발성 혹은 비휘발성 용매를 사용하여 비교적 낮은 온도에서 정유를 추출하는데 이용된다.

① 휘발성 용매 추출법(solvent)

냉암소에서 식물의 꽃을 일정기간 동안 헥산(hexane)과 석유에테르(petroleum ether)와 같은 휘발성 유기 용매에 침적시킨 후 향기 성분을 녹여내는 방법으로 향기 성분을 우려낸 후 농축하면 왁스가 함유된 고형물질(concrete)이 얻어지는데, 이것에 에틸알코올을 가하면 왁스는 녹지 않고 정유만 녹아 나온다. 여과하여 왁스를 제거하고 농축시키면 에틸알코올에 용해되는 성분(absolute)만 남게 된다. 최종으로 얻어진 앱솔루트에 유기용매가 잔존할 수 있는 단점이 있다.

② 비휘발성 용매 추출법

동·식물의 지방유를 이용하여 정유를 추출하는 방법으로 온도를 가하지 않는 냉침법과 가온을 해주는 온침법이 있다. 고대 이집트 시대에도 이용되었던 오래된 방법이지만 현재는 거의 사용되지 않고 있다.

냉침법(enfleurage)은 먼저 동·식물의 지방유를 유리판에 바른 다음 그 위에 꽃잎을 배열하고 24시간마다 바꾸면서 몇 주간 실시하면 지방유에 향기 물질이 포화되어 얻어지는데 이것을 포마드(pomade)라고 한다. 이것에 에틸알코올을 용매로 하여 녹지 않은 왁스를 여과하여 제거한 후, 에틸알코올 용액을 농축하면 앱솔루트가 얻어진다. 온침법(maceration)은 따뜻한 동·식물의 지방유에 꽃을 넣어 향기 성분을 흡수시키는 방법으로 냉침법에 비해 효율이 좋다.

(4) 액체 이산화탄소 추출법

공기 중에서 기체상태인 이산화탄소는 저온·고압 상태로 두면 액체로 변하고 더욱 온도를 내리고 압력을 높이면 고체 상태인 드라이 아이스(dry ice)로 된다. 대기압 하에서 쉽게 기체로 변하는 액체 상태의 이산화탄소를 용매로 사용하기 때문에 잔류 용매가 거의 남지 않으며, 저온에서 추출이 가능하기 때문에 열에 매우 약한 향기 성분을 파괴시키지 않고 추출할 수 있어 비용이 비싸게 들지만, 고순도(高純度)의 정유를 추출하는데 사용되고 있다.

3) 정유의 화학 성분

정유의 향기 성분은 많은 물질들로 구성되어 있을 뿐만 아니라 성분들의 화학구조가 복잡해서 품질을 평가하는데 많은 경험과 노력을 필요로 한다. 정유의 구성성분을 검출할 수 있는 방법으로 최근에는 기체-액체 크로마토그래피(gas-liquid chromatography)와 질량분광계(mass spectrometer)를 결합한 GLC /MC가 개발되어 보다 정확하게 정유의 성분을 분석할 수 있게 되었다. 식물이 갖고 있는 향기의 중요한 성분으로는 탄화수소와 산소가 포함되어 있는 화합물로 테르펜(terpenes), 알코올(alcohols), 에스테르(esters), 알데히드(aldehydes), 페놀(phenols), 케톤(ketons)등이 이에 속한다.

정유의 특징을 갖게 하는 향기와 효능 효과는 이들 성분들이 모여서 나타나는 것으로 정유의 antiinflammatory, antiviral, antibacterial, antifungal, anti infectious, stimulant, sedative, analgesic, antiallergic, antiulcerous, anti spasmodic 작용 등을 하는 화학적 성분을 분석함으로서 환자의 증상에 따른 처방을 보다 정확히 할 수 있으며, 다양한 미용관리(beauty care)에 있어 증상별로 정유의 특성을 활용할 수 있을 것이다.

(1) 탄화수소계

테르펜(terpene)구조를 하고 있으며 향기는 분자량이 작은 경우 대체로 가볍고 신선한 편이지만 분자량이 큰 경우에는 무거운 향취를 갖고 있다. 항균, 진통 및 피부를 따뜻하게 해주고 박테리아, 곰팡이, 바이러스를 살균하는 작용을 하며, 피부 및 두피의 염증완화와 강장작용을 한다. 에틸 알코올에 잘 녹지 않고 공기 중에서 쉽게 산화, 중합되며, 점막을 자극할 수 있으므로 정유의 혼합 비율에 세심한 주의를 기울여야 한다. 목욕 후 뜨거워진 피부에 바로 사용하는 것을 피해야 하며, 장기간 사용 시 피부자극을 유발할 수 있다. 버가못, 그레이프 프루트, 레몬, 네롤리, 펜넬 오일 등에 함유된 리모넨(limonene)이 있다.

생강(ginger)의 경우 건조하는 동안 알데히드계의 제라니알(geranial)은 감소하고 탄화수소계의 진지버렌(zingiberene)는 증가하게 되는데, 균형을 이루기 위해서는 25℃에서 20%의 수분을 함유할 때까지 건조시켜 정유를 추출한다.

① **흡입하거나 요추 마사지를 통한 자극 및 강장 작용** : $\alpha \cdot \beta$-phellandrene, delta 3-carene, camphene, α,β-bisabolene.

② **폐에 국부적으로 사용하여 기관지질환의 거담제 및 분비 조절** : $\alpha \cdot \beta$-pinene, beta-phellandrene, delta 3-carene.

③ **항염 작용** : 경구섭취는 피해야 하며, 직장 또는 피부 투여가 바람직하다. $\alpha \cdot \beta$-pinene, beta-phellandrene, delta 3-carene, $\alpha \cdot \beta$-bisabolene, chamazulene. camphene.

④ **국부 사용에 의한 항염 및 마취 작용** : 급·만성 염증 또는 근육, 인대, 힘줄, 관절 등의 상처로 인한 심한 통증에 효과적이다. chamazulene, caryophyllene, para-cymene.

⑤ **정맥 강장 및 항염 작용** : 혈관계의 순환과 정맥의 항염 작용을 증진시킨다. limonene, delta 3-carene, patchoulene, santalene, zingiberene, beta-sesquiphellandrene, humulenes, beta-bisabolene, alpha-cedrene, delta-cadinene.

⑥ **항알레르기 작용** : chamazulene

⑦ **항궤양성** : zingiberene, beta·delta-curcumene.

⑧ **항바이러스 작용** : beta-sesquiphellandrene, 생강에 포함되어 있는 모든 테르펜계의 성분들은 항박테리아 작용과 항균작용을 하므로 비염(鼻炎) 바이러스에 효과적이다.

⑨ **살균소독제** : limonene, $\alpha \cdot \beta$-pinene.

⑩ **점막의 상처 치료** : sabinene(만다린 함유 성분), myrcene(사이프레스 함유 성분), muurolene(쥬니퍼베리 함유 성분)

(2) 알코올계

테르펜에 수산기(-OH)가 결합된 구조로 일반적으로 항염, 항균, 면역계 강화 작용을 한다. 정유의 알코올 성분은 피부에 활력을 주고, 살균작용을 하며, 정맥계 혈액순환을 증진시키며, 자율신경계를 조절하여 스트레스, 불안, 신경쇠약, 육체적·정신적 피로에 효과적이다. 단, 피부의 많은 부분에 도포 했을 경우 체온을 급격히 강하시킬 수 있으며, 과량 복용했을 경우 정유의 화학 성분이 체내에 다른 조직에 축적되어 만성적인 중독이 유발될 수 있으므로 장기간의 치료를 요하는 경우 일정기간 사용을 중지한 후 다시 사용해야 한다. 라벤더, 네롤리, 일랑일랑, 로즈우드 오일에 함유된 리나룰(linalool), 네롤리 오일의 네롤(nerol), 로즈 오일의 제라니올(geraniol), 제라늄 오일의 시트로네롤(citronellol)이 대표적이다. 고리모양의 알코올로는 파인 니들, 마죠람, 쥬니퍼베리, 라벤더, 제라늄, 티트리 오일에 함유된 테르피네올(terpineol), 페퍼민트 오일에 함유된 멘톨(menthol) 등이 있다. 멘톨의 경우 7세 이하의 어린이에게 사용하면 성문(聲門)의 경련을 일으킬 수 있으므로 위험하다.

① **자극 및 강장 작용** : 경구섭취 geraniol, linalool, citronellol, borneol.
② **피부 장근(張筋) 활력** : 피부도포 geraniol, linalool
③ **자율신경계의 진정 및 균형 작용** : 확산법 linalool, menthol, nerolidol.
④ **정맥 강장 작용** : 정맥혈관계 증진 cedrol, widdrol, santalol, elemol.
⑤ **항염 작용** : (-)-alpha-bisabolol.
⑥ **국부 도포에 의한 항염, 진통 및 항 부종 작용** : 피부염과 알레르기성 부종과 피부염증에 효과적이다. (-)-alpha-bisabolol, menthol.
⑦ **항궤양성** : (-)-alpha-bisabolol.
⑧ **항바이러스 작용** : geraniol, linalool, thujanol, borneol, citronellol, nerol, terpinen-4-ol .
⑨ **항박테리아 작용** : geraniol, linalool, thujanol, borneol, citronellol, nerol, terpinen-4-ol, alpha bisabolol.
⑩ **항균 작용** : geraniol, linalool, borneol. alpha bisabolol.
⑪ **면역계 강화 작용** : borneol, thujanol 4, terpinen-4-ol.
⑫ **항경련 작용** : menthol, (-)-alpha-bisabolol.

(3) 페놀계

수산기를 갖는 물질이므로 -ol 이 공통적으로 붙는다. 강력한 살균작용이 있으며, 면역계 강화 작용을 한다. 알코올계와 마찬가지로 화학성분이 다른 조직으로 전이되어 축적될 수 있으므로 장기간의 사용은 피해야 하며, 정유의 산화된 향기 물질은 간에 물질대사 되어 간을 손상시킬 수 있으므로 사용에 유의하여야 한다. 피부를 자극하여 염증과 소양증을 유발시키므로 미용관리에 사용하는 것은 적합하지 않으며, 소화기계, 호흡기계, 요생식기계의 점막을 자극한다. 타임 오일에 함유된 티몰(thymol), 클로브, 신나몬 오일에 함유된 유제놀(eugenol)이 있다.

① **자극 및 강장 작용** : thymol, carvacrol, eugenol.
② **항경련 작용** : thymol, carvacrol, 특히 기관지 경련에 thymol이 효과적이다.
③ **항산화 작용** : thymol.
④ **항응혈 작용** : eugenol.
⑤ **국부마취 작용** : eugenol, carvacrol.
⑥ **항염 작용** : eugenol, thymol, carvacrol.
⑦ **항바이러스 작용** : carvacrol, thymol, eugenol.

⑧ **항박테리아 작용** : carvacrol, eugenol, thymol.
⑨ **항균 작용** : thymol, carvacrol, eugenol.
⑨ **구충작용** : thymol, carvacrol, eugenol.
⑩ **면역계 강화 작용** : thymol, carvacrol, eugenol.

(4) 알데히드계

항염증, 진정, 혈압강하, 해열작용이 있어 피부에 염증이 있거나 상처가 부어 오를 때 혈관을 수축시키고 동맥압을 낮추어 준다.

레몬, 레몬그라스, 제라늄 오일에 함유된 제라니알(geranial), 유칼립투스, 레몬, 멜리사 오일에 함유된 시트로네랄(citronellal), 신나몬 오일에 함유된 시남알데하이드(cinnamaldehyde), 벤조인 오일에 함유된 벤즈알데하이드(benzaldehyde), 로즈오일에 함유된 노나날(nonanal) 등이 있다.

(5) 케톤계

항응고, 진정, 점액질 제거효과 등이 있으나 잠재적 독성 강하여 중추신경마비, 낙태, 간질 등을 유발시킬 수 있다. 측백엽(*Thuja orientalis*) 오일에 함유된 튜존(thujone)은 낙태, 신경병, 경련 등을 유발시키며, 페니로얄(pennyroyal) 오일에 함유된 풀곤(pulegone)은 임산부에게 유산의 원인이 된다.

(6) 에스테르계

에스테르는 알코올과 산의 응축물로서 강하고 상쾌한 과일 향취를 갖고 있으며, 피부에 대한 부작용이 적고 긴장을 완화시킨다. 쟈스민, 일랑일랑 오일에 함유된 벤질 아세테이트(benzyl acetate), 라벤더, 유칼립투스, 마죠람 오일에 함유된 제라닐 아세테이트(geranyl acetate), 버가못, 클라리세이지, 라벤더, 쟈스민, 네롤리 오일에 함유된 리나릴 아세테이트(linalyl acetate) 등이 있다.

① **자율신경계 조절 작용** : methyl anthranilate, linalyl acetate, benzyl acetate, isobutyl angelate, 2 methylbutyl valerate, hexyl isovalerate.
② **진정 작용** : methyl isovalerate, angelyl tiglate, methyl angelate, myrtenyl acetate, bornyl isovalerate.
③ **근육섬유 이완 작용** : methyl methoxyanthranilate, terpenyl acetate, myrtenyl acetate, methyl cinnamate.

④ **항염 작용** : neryl acetate, geranyl acetate, bornyl acetate, geranyl tiglate.
⑤ **비스테로이드성 항염 작용** : salicylate de methyl
⑥ **진통 작용** : methyl salicylate, 2 methylamyl angelate, linalyl acetate, geranyl acetate.

(7) 옥사이드계

옥사이드계 물질은 수산기를 갖고 있지 않으므로 화학성분을 나타내는 단어의 어미에 -ole를 붙인다. 옥사이드란 화학구조상 산소가 고리를 이루고 있을 때를 말하며, 옥사이드와 유사하지만 화학구조상 산소가 고리를 이루고 있지 않았을 경우, 에테르계 화합물이라 하며 펜넬의 anethole을 들 수 있다. 거담작용이 있어 점액질을 묽게 희석시켜 폐와 기관지를 깨끗하게 한다. 과량으로 복용했을 경우 무기력, 혈압 강하, 체온저하, 혼미상태에 빠질 수 있다. 유칼립투스, 티트리, 로즈마리에 함유된 시네롤(cineole) 등이 있다.

유칼립투스 정유에 함유된 1.8 시네롤은 피부에 쉽게 침투되므로 알카로이드(alkaloids), 호르몬(hormones), 비타민(vitamins) 등 다량의 물질들에 대한 피부 침투력을 증진시켜 준다. 그러나 1.8 시네롤은 뇌세포에 산소 공급과 뇌조직의 이온 교환을 저해하여 간질병적인 발작을 유발시킬 수 있고, 1.8 시네롤이 70% 함유된 정유를 10~30ml 섭취했을 경우 사망에 이를 수 있으므로 사용에 매우 주의를 기울여야 한다.

(8) 유기산계

항염증, 염증완화, 진통작용이 우수하며, 열을 내리는 효과가 있다. 네롤리 오일의 페닐 아세틱산(phenylacetic acid), 벤조인, 일랑일랑 오일의 벤조인산(benzoic acid) 등이 있다.

3. 아로마테라피와 미용

1) 미용에 사용되는 정유

미용요법에 사용되는 정유는 매우 다양하며, 2~3종류의 정유를 함께 사용하면 시너지(synergy)효과를 얻을 수 있으므로 더욱 효과적이다. 그러나 정유의 사용은 부작용을 수반할 수 있으므로 성분에 따른 효능의 깊은 이해와 연구를 필요로 한다.

정유의 종류	추출범위	효능·효과
1. 시더우드(Cedarwood) 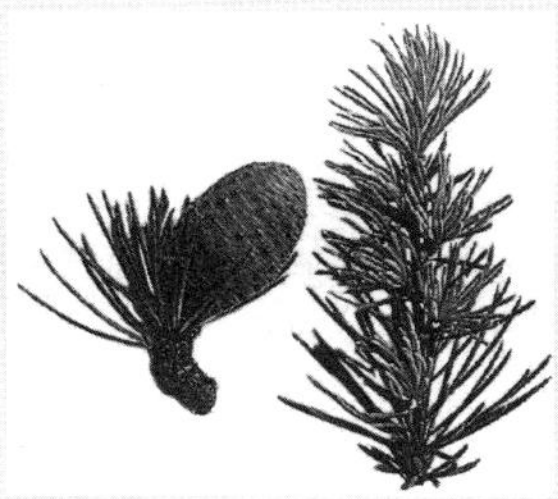 학명 : Cedrus atlantica	나무의 잎 또는 가지를 수증기 증류	· 따뜻한 느낌의 나무 향취(woody note)로 긴장된 신경계를 이완, 림프배출과 배뇨를 촉진, 셀룰라이트 분해에 효과적 · 지성모발, 지루성 두피, 비듬, 지성피부, 여드름 피부에 효과적 · 방부, 수렴, 살균작용 · 임산부는 사용을 금지
2. 카모마일 저먼 (Chamomile German) 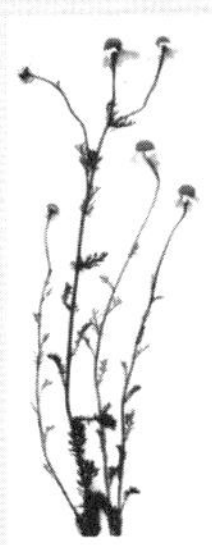 학명 : Matricaria chamomilla	꽃을 수증기 증류	· 달콤한 과일향으로 진정작용과 완화작용에 위해 심신의 긴장과 피로를 완화 · 독성이 적어 대부분의 질환에 효과적 · 수렴, 소염, 살균, 소독작용 · 모세혈관이 파괴된 피부, 건조하고 가려움증이 있는 피부를 정상화 · 알레르기증상에 효과적
3. 유칼립투스(Eucalyptus) 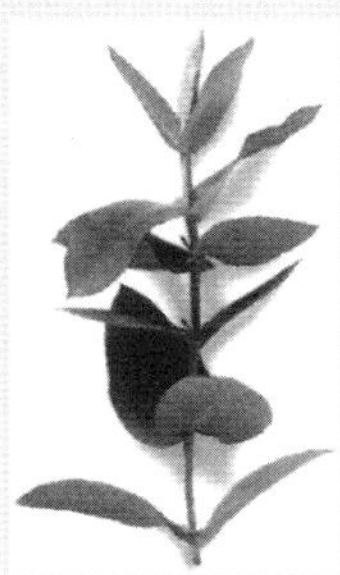 학명 : Eucalyptus globulus	유칼리 나무의 잎을 수증기 증류	· 장뇌와 비슷한 향취로 맛은 부드러우면서 약간 쓰며 맑고 강한 향으로 머리를 맑게 해주고, 집중력을 향상시키며, 편두통을 해소 · 항바이러스작용이 있어 유행성감기, 기침, 천식 등에 효과적 · 진정, 항균, 방부, 항염의 효과로 각종 염증에 효과적 · 피부에 청량감을 부여하며, 근육통 치유에 효과적 · 매우 강한 향이므로 용량에 주의하여야 하며, 고혈압, 간질병 환자는 사용을 금지

정유의 종류	추출범위	효능·효과
4. 펜넬(Fennel) 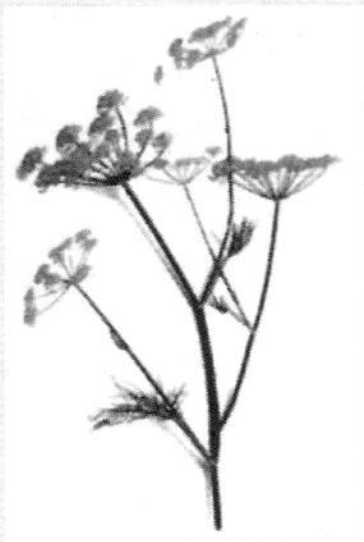 학명 : Foeniculum vulgare	회향의 씨를 수증기 증류	· 달콤하고 자극적인 스파이시 노트(spicy note). 피부 건조를 방지하고 주름살을 완화, 셀룰라이트 분해작용이 있어 비만관리에 효과적 · 과음, 과식으로 생긴 독소를 제거 · 에스트로겐과 유사한 식물성 호르몬을 함유하여 갱년기 장애에 효과적 · 모유의 생성을 촉진 · 용량이 지나치면 쉽게 중독되며, 임신기간 및 간질병 환자는 사용을 금지
5. 프랑킨센스(Frankincense) 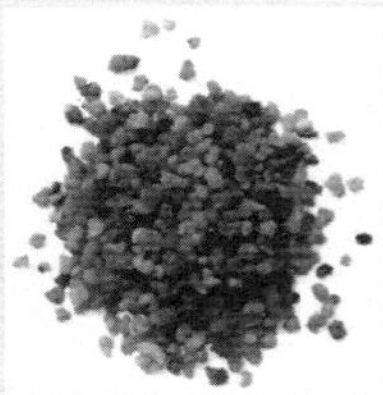 학명 : Boswillia carteri	유향을 수증기 증류	· 신선한 느낌의 엷은 발삼향으로서 세포재생 촉진작용이 있어 노화피부에 활력, 피지분비조절 · 소염, 수렴, 진통작용 · 호흡을 완화하여 마음을 진정, 정신치료(spiritual healing)에 효과적
6. 제라늄(Geranium) 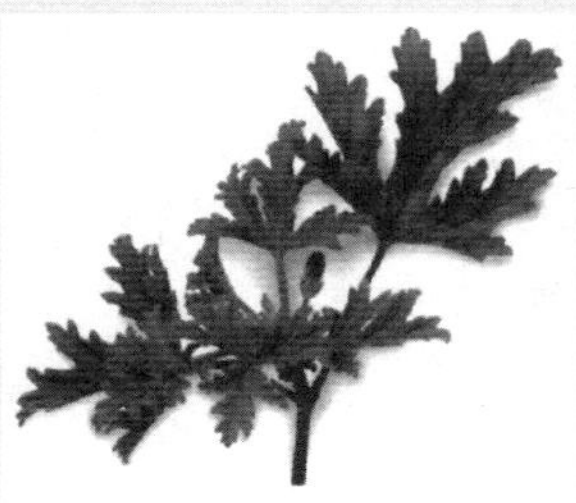 학명 : Pelargonium graveolens	꽃과 잎을 수증기 증류	· 달콤하고 화한 민트의 느낌을 가진 장미 향취(floral note)로 스트레스를 해소시키며, 정신적 안정을 갖게 하고 호르몬의 분비를 정상화 · 지성피부의 정화제 역할, 피지분비 조절 · 혈액순환을 개선, 림프계와 순환기계의 활동을 촉진시켜 노폐물과 독소를 배출 · 수렴, 진통의 효과 · 민감한 피부에 자극을 줄 수 있으며, 임신중에는 사용을 금지

정유의 종류	추출범위	효능·효과
7. 그레이프푸르트 (Grapefruit) 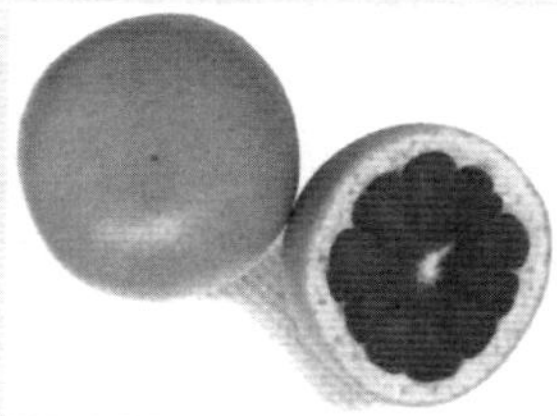 학명 : Citrus paradisi	열매 껍질을 냉각 압착	· 레몬과 오렌지가 혼합된 산뜻하고 가벼운 과일향취(citrus note)로 스트레스, 조울증을 완화시켜주고 행복감과 최면효과 · 셀룰라이트 분해작용이 있고 림프계를 촉진하여 비만관리에 효과적 · 살균, 소독작용, 체액의 흐름을 촉진하여 독소를 제거 · 버갑텐(bergaptene)이 함유되어 있어 마사지 후 햇볕에 노출될 경우 피부자극을 유발
8. 쟈스민(Jasmin) 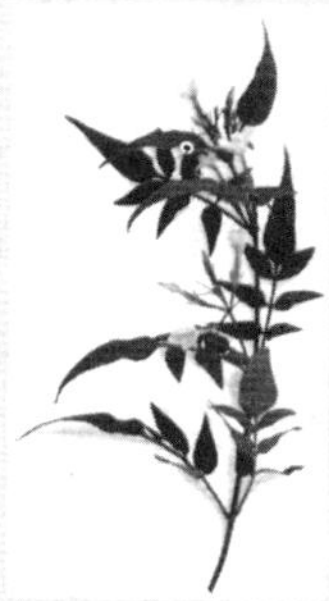 학명 : Jasminum officinale	꽃을 용매 추출 또는 수증기 증류	· 우아하고 고급스러운 오리엔탈 향취로 정서적 안정, 긴장완화, 성욕강화 작용 · 생리통완화, 질감염증 치료에 효과적, 자궁수축강화 · 호르몬의 균형을 조절하여 피부상태를 정상화하며, 모든 피부에 적합 · 최면작용이 있어 집중력을 저해 · 향기가 매우 강하며, 임신중에는 사용을 절대 금지
9. 쥬니퍼(Juniper) 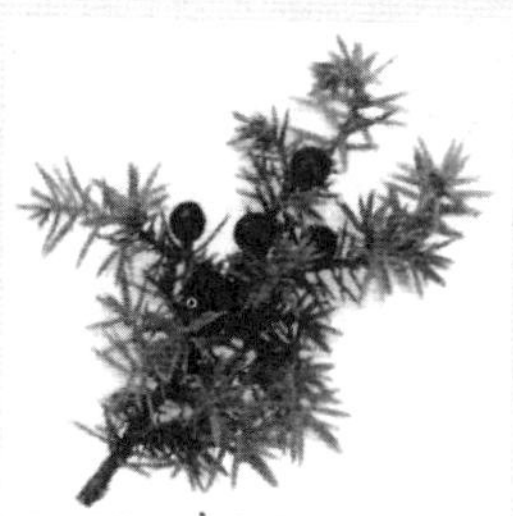 학명 : Jniperus communis	열매를 수증기 증류	· 신선한 발삼의 나무향취(woody note)로 신경을 자극해서 정신을 맑게 하지만 장기간 사용 시 신장을 자극 · 해독작용이 있어 체내 독소를 배출 · 여드름, 모공막힘, 피부염의 치유에 효과적 · 지방분해 및 수렴작용이 있어 셀룰라이트와 지성피부에 효과적 각질제거 · 임신 초기 또는 염증이 있을 때는 사용을 금지

정유의 종류	추출범위	효능·효과
10. 라벤더(Lavender) 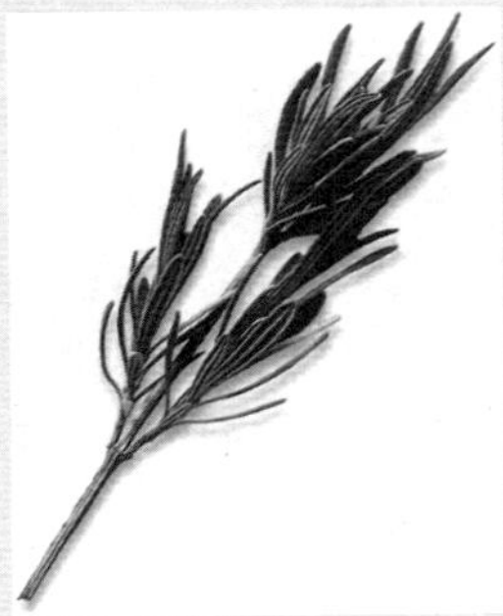 학명 : Lavendula officinalis	꽃을 주로 수증기 증류 또는 용매추출	· 허브와 발삼향취로 진정효과가 있어 불면증, 스트레스, 긴장완화에 효과적 · 가장 대표적인 정유이고 일반적인 피부관리에 폭넓게 사용, 세포성장을 촉진 · 소염작용, 항박테리아 작용이 있어 피부질환에 폭넓게 사용 · 피지분비 조절작용이 있어 지성모발인 경우 샴푸에 첨가하여 사용하면 효과적 · 화상, 상처치유에 효과적 · 불안, 불면, 긴장 해소, 고혈압을 낮추고 심장의 박동을 늦추어 주지만, 저혈압인 경우 감각을 둔화 또는 졸음, 임신 초기에 사용을 금지
11. 레몬그라스(Lemon grass) 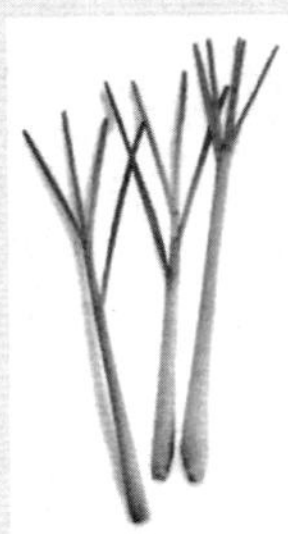 학명 : Cymbopogon citratus	잎을 수증기 증류	· 달콤한 레몬향과 비슷한 과일 향취로 정서적자극으로 생기를 되찾는데 효과적 · 모공을 수축시키고 피지 분비를 조절 · 머리를 맑게 해주고 근육통을 완화 · 식욕촉진, 산통, 소화불량, 위장염에 유용하게 사용 · 강한 소독작용이 있어 진균감염 방지에 효과적 · 민감성 피부에 자극적
12. 레몬(Lemon) 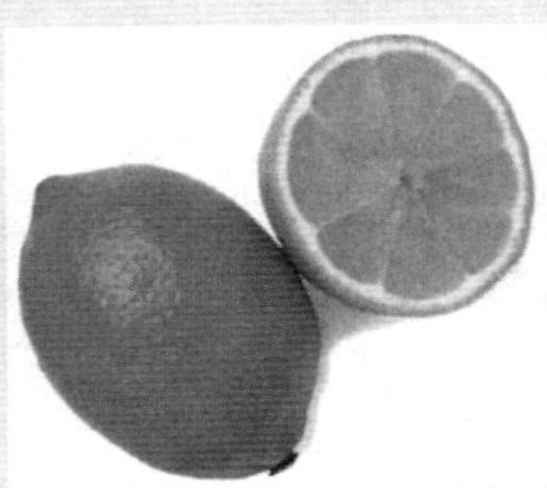 학명 : Citrus limonum	껍질을 냉각 압착 또는 수증기 증류	· 신선하고 달콤한 과일 향취로 머리를 맑게 해주어 집중력과 기억력을 향상 · 살균, 미백작용, 기미, 주근깨에 효과적, 혈색을 밝게 해주고 피부의 각질을 제거 · 피지의 과잉 분비를 억제하고 수렴작용이 있어 지성피부와 지성모발에 효과적 · 상처가 있는 조직을 연화시키고 파손된 모세혈관을 강화 · 부서지거나 갈라진 손톱 관리에 효과적 · 민감성 피부에 자극적

정유의 종류	추출범위	효능·효과
13. 마죠람(Majoram) 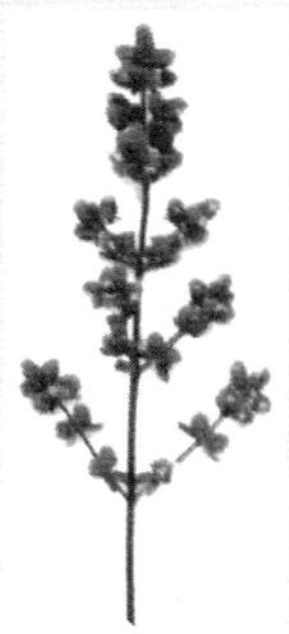 학명 : Origanum marjorana	잎과 꽃이 핀 선단부를 수증기 증류	· 따뜻한 허브의 향취(spicy note)로 신경계를 진정시키고, 고혈압 치료에 효과적 · 혈행의 흐름을 촉진하여 타박상 치유에 효과적 · 동맥과 모세혈관을 확장시켜 따뜻한 느낌을 갖게 하므로 여성의 냉증에 효과적 · 운동 후 근육 마사지에 사용 · 장기간 사용 시 졸음이 올 수 있으며, 임신중에는 사용을 금지
14. 미르(Myrrh) 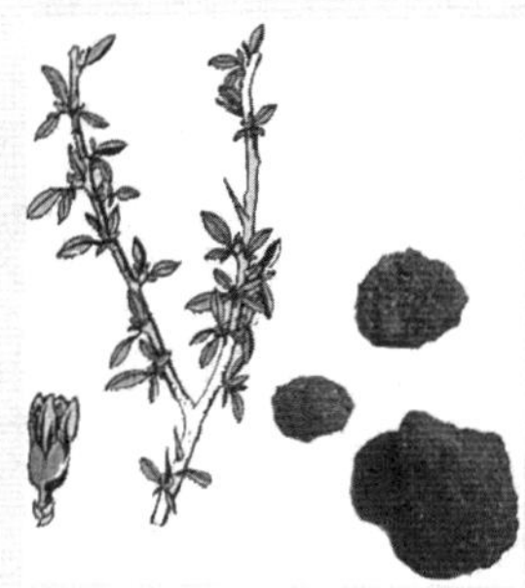 학명 : Commiphora myrrha	나무껍질 속의 수지를 증류	· 약간 쓴맛을 가진 붉은빛의 황갈색의 점성 액체로서 방부, 항염, 항균 효과 · 피부의 주름 예방과 개선에 효과적, 거친 피부, 갈라진 피부, 튼 살을 보호 · 구내염, 치내염, 구취예방, 피부궤양의 치유에 효과적 · 임산부는 사용을 금지
15. 네롤리(Neroli) 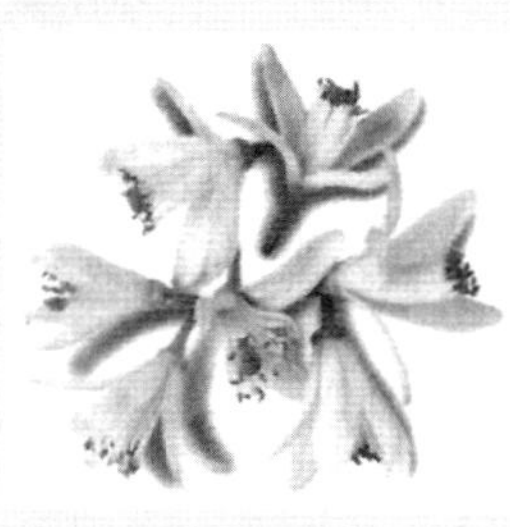 학명 : Citrus vulgaris	오렌지 꽃을 수증기 증류 또는 용매추출	· 오렌지꽃 향취로 우울증으로 인한 수면방해에 효과적, 만성불안감, 우울, 스트레스, 불안, 두근거림, 진땀, 호흡과다 등에 효과적, 세포재생, 피부탄력을 개선 · 반흔, 임신선을 없애주거나 예방 · 혈액정화와 순환개선에 효과적

정유의 종류	추출범위	효능·효과
16. 오렌지(Orange) 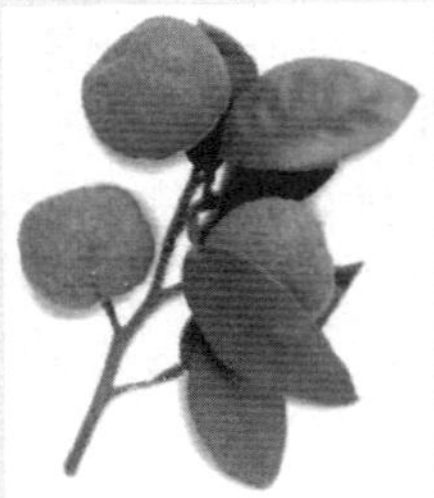 학명 : Citrus sinensis	오렌지 껍질을 냉각 압착	· 달콤한 과일 향취로 비타민 C의 흡수를 돕는다. · 콜라겐의 생성을 촉진시켜 노화피부에 효과적, 셀룰라이트를 분해하므로 비만 치유에 효과적 · 림프액의 순환을 촉진시켜 부은 피부를 완화, 땀의 분비를 증가시켜 피부의 독성을 배출, 배뇨를 촉진시켜 노폐물을 제거 · 장기간의 다량사용은 민감성 피부에 자극적이고, 두통, 어지러움, 호흡곤란, 일광 알레르기 등을 수반
17. 패출리(Patchouli) 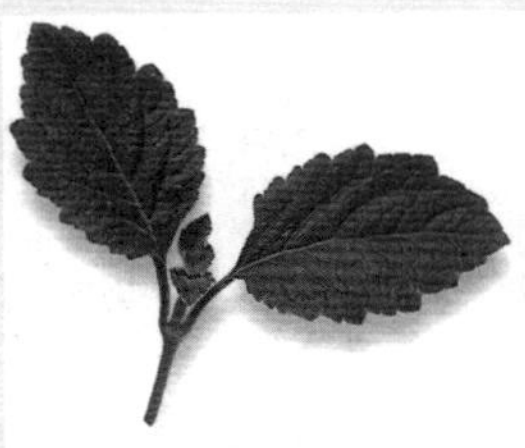 학명 : Pogostemon cablin	잎을 수증기 증류	· 따뜻한 나무 향취로 중추신경계를 안정시켜 스트레스 해소시키고 원기를 회복 · 세포의 자극과 조직재생 작용으로 상처에 효과적 · 아쥴렌과 유사한 효과를 갖는 패출렌(patchoulene)이 함유되어 있어 항염증, 충혈완화, 진정작용 · 피부수분공급에 효과적이고 건성, 민감성, 노화피부에 사용 · 면역체계의 능력이 저하될 때, 원기회복에 효과적, 수렴, 독소제거 작용 · 민감성 피부에 알레르기 반응
18. 페퍼민트(Peppermint) 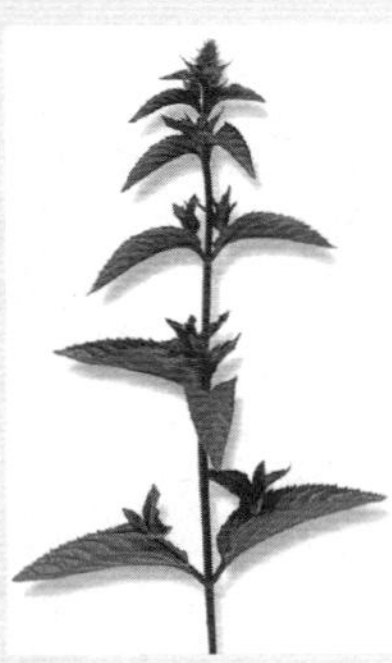 학명 : Mentha piperita	잎을 수증기 증류	· 상쾌하고 청량한 박하 향취(green note) 모세혈관 수축작용, 피지분비 조절작용이 있어 지성피부와 지성모발에 효과적 · 항염증, 항박테리아 효과가 있어 여드름 치유에 효과적 · 호흡기 질환과 감기에 효과적이며, 소화기계통에 작용하여 소화불량을 해소시키고 두통, 편두통, 치통, 근육통을 완화 · 냉각효과, 통증환화 작용이 있어 발의 피로를 푸는데 효과적 · 피부의 점막을 자극할 수 있고, 알레르기를 일으킬 수 있으며, 임산부, 간질, 발열, 심장병이 있는 사람은 사용을 금지

정유의 종류	추출범위	효능·효과
19. 페티그렌(Petitgrain) 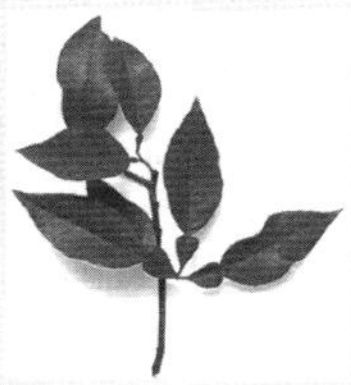 학명 : Citrus vulgaris	오렌지 잎을 수증기 증류	· 약간 쓴 냄새가 나면서 신선한 과일향취를 느끼게 하는 띠는 액체로서 신경계를 진정시켜 정서적으로 이완 · 피부 정화작용, 여드름 치유
20. 로즈마리(Rosemary) 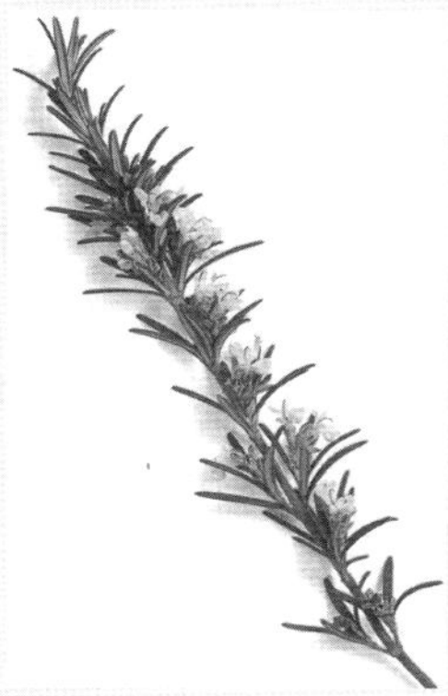 학명 : Rosmarinus officinalis	꽃과 잎을 수증기 증류	· 강하고 시원한 발삼의 우디 향취로 뇌세포에 활기를 주어 두뇌를 맑게 하고 기억력, 집중력을 증진시키고 치매예방에 효과적 · 세포재생 촉진, 림프배출 촉진 작용, 수렴작용이 있어 노화피부에 효과적 · 비듬, 탈모 예방에 효과적이며 지성모발인 경우 샴푸에 첨가하여 사용 · 혈행촉진, 항균, 방부, 진통, 염증완화 작용 · 소화촉진작용으로 소화불량, 대장염, 위통 등에 효과적 · 목욕시 사용하면 피부의 윤기와 탄력을 유지시키며, 류마티스, 신경통에 효과적 · 자극성이 강해 임산부, 간질병, 고혈압 환자들에게는 사용이 부적합
21. 로즈(Rose) 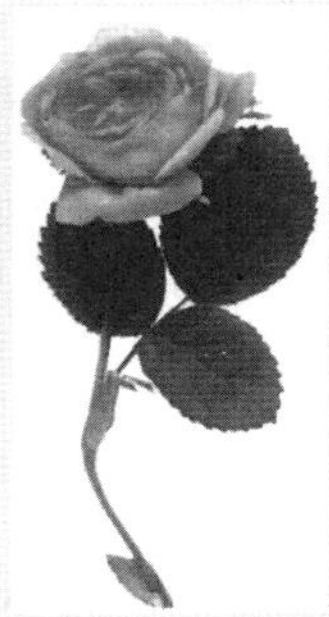 학명 : Rosa damascena	꽃을 수증기 증류 또는 용매추출 물 위층에 일부 남은 향기성분을 로즈워터(rose water)로 사용	· 깊고 달콤한 꽃향으로 우울, 질투 등의 감정에 대한 완화작용 · 마음을 밝게 해주고 신경의 긴장과 스트레스를 완화 · 피부재생 효과가 뛰어나며 노화, 건성, 민감피부에 효과적 · 모세혈관을 수축시켜 파괴된 실핏줄 치유에 효과적 · 수렴, 진정, 성욕강화, 배뇨촉진 작용 · 소염성분으로 피부의 염증, 가려움증 등을 치유 · 임신중에는 사용을 금지

정유의 종류	추출범위	효능·효과
22. 샌달우드(Sandalwood) 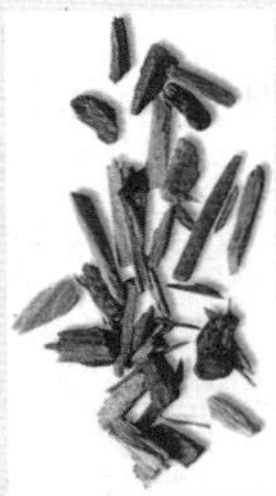 학명 : Santalum album	나무의 내부 중심부분을 수증기 증류	· 우디 발삼의 나무향취로 행복감 고취, 성욕강화, 명상시 사용, 신경의 긴장과 불안을 해소하고 면역계를 강화시키며, 마음을 평화롭게 해주지만 우울증이 있는 사람은 사용에 주의 · 각질이 일어나는 피부에 보습효과 · 건성 모발인 경우 샴푸에 첨가하여 사용 · 소염작용이 있어 가려움증, 피부염 치료에 효과적, 살균, 방부, 진정, 수렴작용
23. 티트리(Titree) 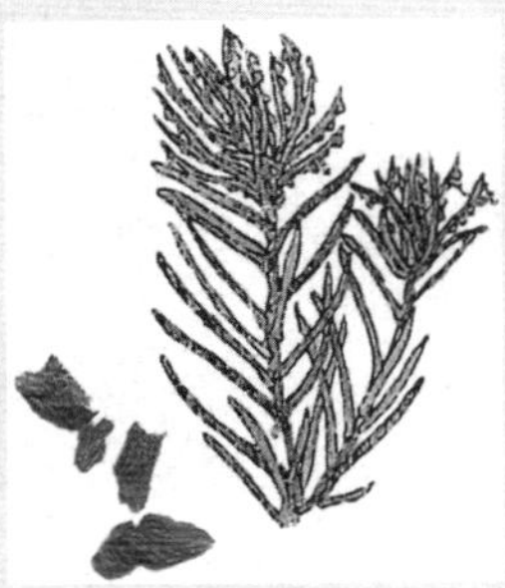 학명 : Melaleuca alternifolia	잎을 수증기 증류	· 따뜻하고 상쾌한 장뇌향취를 내며, 신선하고 청결한 향으로 마음을 상쾌하게 해준다. · 강력한 살균·소독력이 있고 여드름 치유에 효과적 · 두피의 건조를 방지하고 비듬 치유에 효과적 · 강력한 항바이러스와 살균작용에 의해 감염증, 바이러스감염증, 성기 감염증에 효과적 · 피부의 민감한 부분에 자극적
24. 일랑일랑(Ylang Ylang) 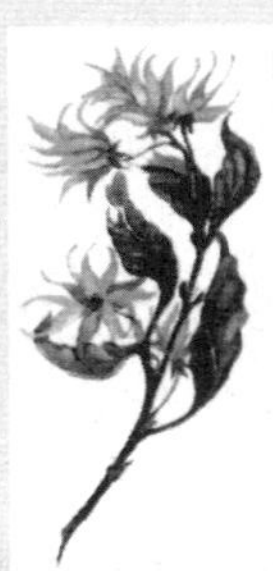 학명 : Cananga odorata	꽃을 수증기 증류	· 달콤한 플로럴 발삼의 스파이시 향취로 아드레날린의 분비를 억제하여 신경계를 안정시키며, 항스트레스 효과 · 피지분비를 균형있게 조절해 주므로 건성, 지성피부에 모두 사용 · 균형 있는 호르몬 분비 · 피부정화작용, 두피강장작용 · 고혈압을 낮추어 주지만, 과도한 사용은 두통과 구토증을 유발 · 민감한 피부를 자극할 수 있으며, 염증과 피부염에는 사용을 금지

2) 미용에 사용되는 정유의 브랜딩 방법

정유의 과량 복용은 인체에 치명적인 영향을 미칠 수 있으므로 사용량에 대한 정확한 이해와 세심한 주의가 필요하다. 일반적으로 캐리어오일(carrier oil)인 식물유에 정유 2~3%를 희석하여 사용하는데, 그밖에 포도주, 식초 등에도 정유를 희석하여 사용하기도 한다. 건성피부를 위한 캐리어오일은 아보카도(avocado), 복숭아(peach), 살구(apricot) 오일, 지성피부를 위한 캐리어오일은 호호바(jojoba), 헤이즐넛(hazelnut), 노화피부를 위한 캐리어오일은 아몬드(almond), 호호바, 습진을 위한 캐리어오일은 복숭아, 살구, 달맞이꽃(evening primrose), 여드름을 위한 캐리어오일은 호호바, 마른버짐을 위한 캐리어오일은 아몬드, 포도씨(grape seed) 등이 사용된다.

ex) 식물성 캐리어오일 100ml + 정유 20~60방울

3) 정유와 미용

정유는 신체의 면역기능 항진과 각 내부 장기, 분비선, 호르몬의 작용에 영향을 주고 박테리아나 바이러스, 곰팡이균 등에 대한 저항력을 높여 주며, 정신적 긴장을 감소시켜 뭉친 근육을 이완시켜 통증을 완화해 주는 효과가 있으므로 위험한 질병의 치료보다는 일상생활에서 쉽게 겪게되는 정신적, 육체적 질환들을 예방하고 치유하는데 효과적이다.

정유는 뷰티케어에 사용되는 것은 물론 화상, 여드름, 염증 등의 치유에도 사용되고 있는데, 피부나 폐를 통해서 체내에 유입된 정유 분자는 내분비선에 영향을 주어 호르몬의 균형을 조절해 주는 작용을 하게 되고 피부세포의 재생기능과 피지선의 분비를 조절하는 역할을 하며, 지성피부, 지성모발, 여드름을 관리하는데 효과적이다. 특히 스트레스와 피로에 의해 피부가 거칠어지고 탈모현상이 수반될 경우, 정유를 사용하여 몸과 마음의 건강과 활력을 찾음과 동시에 미용효과도 높일 수 있다. 그러나 정유는 휘발성이고 인화성이 있는 물질로, 독성이 매우 강한 것에서 약한 것까지 그 성질이 매우 다양하다.

또한 피부 침투력이 강하여 피부가 민감한 사람에게는 부작용을 일으킬 수 있으며, 향에 대하여 민감한 경우 두통 등의 부작용을 수반하는 경우가 있으므로 사용에 주의를 기울여야 한다. 특히, 시트러스계 과일에서 얻어진 정유에는 버갑텐(bergaptene)이라는 성분이 함유되어 있어 햇빛에 대한 알레르기반응과 색소 침착, 피부염 등을 일으킬 수 있다.

| 표 28-5 | 완다 셀러(Wanda Sellar)의 "정유(Essential Oils)와 피부타입(Skin Types)"

피부타입	정유의 종류
건성피부	벤조인, 캐롯시드, 카모마일, 쟈스민, 네롤리, 팔라로사, 로즈
지성피부	버가못, 시더우드, 클라리세이지, 쥬니퍼, 레몬, 레몬그라스, 라임, 멜리사, 야로우
복합성피부	엘레미, 프랑킨센스, 제라늄, 임모르텔, 쟈스민, 라벤더, 만다린, 네롤리, 페츌리, 로즈, 로즈우드, 샌달우드, 타게트, 일랑일랑
민감성피부	카모마일, 쟈스민, 네롤리, 로즈
모세혈관 확장피부	안젤리카, 바질, 유칼립투스, 펜넬, 쥬니퍼, 머틀(은매화), 니아울리, 오렌지, 페퍼민트, 로즈마리, 티트리, 바이올렛
노화피부	캐롯시드, 사이프레스, 프랑킨센스, 갈바넘, 로즈, 샌달우드
상처난피부	캐롯시드, 유칼립투스, 임모르텔, 쟈스민, 라벤더, 만다린, 네롤리, 니아울리, 패츌리, 로즈우드, 타게트, 티트리
두피토닉	시더우드, 카모마일, 클라리세이지, 멜리사, 티트리, 야로우, 일랑일랑
비듬성두피	시더우드, 클라리세이지, 라벤더, 레몬, 로즈마리, 타임, 티트리

알레르기체질인 사람의 경우에는 정유의 사용에 세심한 주의를 기울여야 하며, 일반인들의 경우에도 피부의 두께가 얇은 눈 주위, 점막 부근에는 사용하지 않도록 하고, 정유의 사용 후 직접적으로 햇빛에 노출되는 것은 피해야 한다.

현대사회는 스트레스와 피로가 만연해 있으며, 환경오염으로 인한 인류 생존 위협은 환경보전과 자연에 대한 중요성을 새롭게 인식하도록 하였다. 현대 과학으로도 치유할 수 없는 질병에 대체의학이라는 새로운 용어아래 자연요법이 실시되고 있으며, 화장품 개발에 있어서도 자연에서 추출한 생약 제재의 성분들이 인공적인 화학성분들에 대체되어 가고 있는 실정이다.

아로마테라피는 정유의 인체에 대한 작용원리에 근거하여 자연에서 추출한 순수한 정유의 향을 즐기면서, 심신의 안정과 미용효과를 얻을 수 있게 되므로 몸과 마음의 안정과 항상성을 유지하고 아름다움을 가꿀 수 있는 자연요법(自然療法)으로서 미와 건강 증진을 위한 효과적인 뷰티케어 프로그램의 개발에 중요한 역할을 하게 될 것이다.

제29장 미용과 건강
Beauty and health

1. 건강증진

1) 건강증진의 개념

우리나라는 현대산업사회로 발전하면서 경제적 발전과 전 국민의 의료보험실시로 국민건강수준이 크게 향상된 것은 사실이나 산업화와 도시화에 따른 환경오염의 증대 및 인구의 고령화와 함께 생활양식의 변화 등으로 만성퇴행성질환 중심의 상병구조의 변화를 가져왔고, 이로 인한 의료비 증가 등이 주요 보건문제가 되고 있다. 이러한 건강문제에 대한 효과적이고 효율적인 대응은 상병 발생 후 치료에 의존하는 소극적인 대응이 아니라 상병이 발생하기 전에 발병요인이 되는 환경오염을 줄이고 개인의 생활양식을 개선하도록 함으로써 적극적인 건강 향상책을 강구하는 것이다.

이에는 개인의 건강에 대한 가치인식과 책임의식을 높여주고 건강 생활 실천을 유도할 수 있는 강력한 수단으로서 보건교육의 강화와 건강실천 운동의 전개 등 교육적 접근이 요구된다. 또한 지역주민의 건강행위를 유도하기 위해서는 예방적 접근으로서 건강위험요인을 조기에 발견 개선 개선할 수 있도록 건강검진 및 건강 형태조사에 의한 건강평가, 사회적 접근으로서 건강증진 행위를 유도하기 위한 건강증진법 등에 의한 제도적 규제 및 유인장치, 환경적 접근으로서 건강증진 시설(건강검진, 운동, 휴양시설)의 확보 등 종합적인 접근이 요구된다. 이렇게 볼 대 지역사회의 건강증진 모형은 지역주민을 대상으로 위와 같은 종합적인 접근을 통해서 건강증진과 질병예방을 도모하도록 하는 것이며, 이는 결국 지역주민의 건강향상과 의료비 감소효과로 연결된다.

2) 건강보호와 건강 증진

건강보호는 현재의 건강상태를 유지하는 것이며, 건강증진은 질환의 치료로부터 건강 위험에 대한 보호를 포함하여 최선의 건강을 유지하면서 신체 기능의 향상과 정신적 능력까지 향상시키는 것으로 현재의 건강보다 더 나은 건강향상을 의미한다고 볼 수 있다.

최근 세계 선진 각국은 건강보호 차원을 넘어서 건강증진에 관심을 쏟고 있으며, 이를 위하여 정부와 민간차원에서 많은 투자를 하고 있고 다양한 프로그램을 개발하여 시행하고 있다. 광의의 건강증진은 단순히 질병의 치료나 예방에 그치는 것이 아니라, 건강향상을 위하여 사람들이 지니고 있는 건강 잠재력이 충분히 발휘될 수 있도록 이를 개발하고 건강을 보호하기 위한 예방의학적, 환경보호적, 행동과학 및 보건교육적 수단을 강구하는 것이라 할 수 있다.

그러나 협의의 건강증진은 어떤 특정한 질병이나 보건문제의 해결을 목적으로 하는 것이 아니라, 비병원성기에 있는 개인의 신체적, 정신적 안녕과 능력향상을 도모하려는 일차적 예방수단으로서 겉보기에는 건강한 사람들이지만 그들의 생활양식이나 건강습관 등으로 보아 상병발생의 위험성이 있는 사람들을 주 대상으로 건강에 나쁜 생활양식이나 건강습관 등을 건강에 유익한 행동습관으로 바꾸고, 적당한 운동, 영양, 휴식과 스트레스 관리 등을 통하여 건강 잠재력을 함양함으로써 건강을 유지, 증진시키고 건강에 유해한 요인들에 적극적으로 대처할 수 있는 저항력을 함양하는 것이라고 하겠다.

이러한 건강증진의 정의는 사회적으로 보건의료의 개혁을 강조하는 것으로 1986년 제1차 건강증진에 관한 국제회의에서 건강증진에 관한 '오타와'헌장을 채택하였다.

오타와 헌장은 건강증진을 모든 사람들의 건강 잠재력을 최대한 발휘할 수 있도록 건강 평등의 실현에 중점을 두고 동등한 기회와 자원을 확보하는데 목적을 두고 있다. 건강증진은 대중 참여에의 유도, 지역사회 보건서비스의 강화, 적절한 공공정책수립, 지원적 환경조성, 개인의 건강관리 기술개발, 진료서비스 등 전반적인 건강향상을 위한 보건 서비스로의 역할전환 등을 포함하고 있다.

또한, 건강에 나쁜 생활양식이나 나쁜 습관 등으로 보아 질병발생 위험성이 있는 사람들의 생활양식이나 행동습관을 건강에 유익한 것으로 바꾸게 하며, 적당한 영양섭취, 스트레스 관리, 적절한 운동과 휴식 등을 통하여 건강을 유지, 증진시키는 것이라 할 수 있다. 따라서 건강증진의 개념은 상병발생의 위험이 있는 사람들을 대상으로 생활양식과 습관을 건강에 유익하게 바꾸어, 즉 건강행동의 개선을 통하여 건강향상을 도모하려는 교육적, 사회적, 환경적 접근 방법의 개입이라 할 수 있다.

2. 흡연

과거에는 종교적인 의식을 위해 또는 의학적 치료를 위해 한때 사용이 권장되기도 했던 흡연이 현대에 이르러서는 인간의 건강에 가장 위협적인 요인 중의 하나로 받아들여지고 있지만 아직도 많은 사람들이 이를 즐기고 있다. 흡연은 사람에게 생기는 모든 암의 원인의 32%를 차지하고 있으며, 심장과 폐, 전신에 병을 일으키는 원인으로 취급되고 있다. 세계 각국에서는 국민 건강과 청소년들의 건강을 위해 공공장소에서의 흡연을 금지하고, 담배 자판기 설치를 금지하는 등의 금연운동이 점점 확산되고 있다. 우리나라에서는 세계 최고 수준인 성인 흡연율이 조금씩이나마 감소되고 있으나, 미래 우리 사회의 주인이 될 청소년의 흡연율은 빠른 속도로 증가하고 있다. 성장기 청소년들의 건강에 가장 해로운 것이 흡연이며, 신체적 건강을 해칠 뿐만 아니라 여러 가지 청소년비행, 학업 능력 감소, 유해 물질 사용과 관련되어서 정신적인 건강도 크게 해치게 된다.

청소년이 흡연하면 성인이 되어도 흡연할 가능성이 많아지는데, 통계조사를 보면 고등학생때 흡연하는 경우 75%가 성인이 되어서도 흡연하게 되며, 성인 흡연자의 60%가 14세 이전에 중독이 된다. 미국에서는 매년 코카인, 헤로인, 알코올, 교통사고, 자살을 합친 것보다 더 많은 사람이 흡연에 의한 질병으로 죽어간다는 통계도 있다. 청소년기에는 신체가 성장하고 있고 비교적 건강하기 때문에 담배의 해독을 잘 느끼지 못한다. 그러나 발암작용 같은 담배의 장기적인 해독은 흡연기간이 길수록, 흡연량이 많을수록 커지므로 흡연이 시작되는 시기인 청소년기에 흡연하는 것이 가장 치명적이라고 할 수 있다.

흡연자가 내뿜는 담배연기는 주변사람의 눈과 코를 자극하고, 기침, 천식이나 협심증, 폐암과 심장병 등의 질병에 노출될 위험이 높아진다. 담배 연기에 민감한 어린이가 가장 큰 희생자가 되는데, 수유기의 여성이 흡연을 하면 니코틴이 모유에 녹아서 아이의 성장을 방해하며, 부모가 담배를 피우면 아이는 감기에 더 잘 걸리고 귀, 코, 목, 기관지에 문제가 많아진다.

담배의 독성 물질 흡연 시, 약 4,000여 종의 화학적 성분이 담배에서 생산되어 인체로 흡입되는데 담배연기는 크게 기체 성분과 미립자 성분으로 나눌 수가 있다. 인체에 유해한 주요 기체 성분으로는 일산화탄소, 이산화탄소, 니트로사민, 질소화합물, 시안화수소, 암모니아 등이 있으며, 미립자 성분의 유해 주요 물질은 니코틴, 타르, 석탄산, 포로늄210(방사선 물질), 비소, 크레졸, 싸이나, 벤조피렌, 아크롤레인 등이 있다.

한번 흡입시 대개 50mg의 담배연기가 인체로 흡입되는데 이때 미립자 성분 18mg과 기체성분 32mg(5%는 CO가스)이 흡입된다. 한번 흡입된 담배의 유독 물질 중 일산화탄소는 전량 흡수되며, 니코틴의 90%는 뇌에 도달하게 되고, 타르의 70%정도가 기도에 축적하여 독성을 나타내게 된다.

1) 신체에 가장 큰 피해를 주는 대표적 3가지 유해물질

(1) 니코틴 : 무색, 유성 알카로이드 액체, 독성이 강한 중독성 물질

담배를 처음 피우거나 너무 많이 필 때 느끼는 구토, 현기증, 두통 등은 이 니코틴으로 인하여 생기는 증상으로 폐로 흡입한 담배연기 속의 니코틴이 뇌에 도달하려면 약 7초 정도 걸리며, 이물질은 담배를 피우는 과정에서 파괴되지 아니하고 한 모금의 담배연기를 마실 때마다 0.1~0.2mg(한 개비 당 2mg)의 니코틴이 인체에 흡수된다. 니코틴은 매우 유독하여 일시에 60mg이 혈액에 흡수되면 대부분의 사람은 죽게 되며, 성인의 치사량은 체중 1kg당 니코틴 1mg이다. 니코틴은 정신적 안정감을 느끼고, 긴장감이 해소되는 일시적인 진정효과가 있으며(신경절에 자극과 억제 : 양측 작용), 모세혈관 및 말초혈관수축, 혈압상승(한 개비 : 20~30mmHg 증가), 심박동항진, 신경자극, 위산분비 증가, 혈청 지질의 변화(LDL 증가, HDL 감소), 혈소판 응집력 증가, 그리고 혈관벽에 손상을 일으켜 동맥경화를 촉진시킨다.

(2) 타르 : 발암성 물질

담배를 피우면 필터가 검게 되는 것이나 오랜 흡연자의 인지를 노랗게 물들이는 것이 바로 타르로써 200종 이상의 화합물로 되어 있으며, 폐암을 일으킨다. 담배가 800도로 연소 될 때 작은 입자로 되어 기관지나 폐로 들어가게 되며, 이중 크기가 10㎛ 이상의 것은 가래로서 밖으로 나오나 1㎛ 전후의 것은 60%이상이 폐 속으로 들어가 배출되지 않는다.

타르는 호흡기점막의 섬모상피세포와 폐포 세포에 손상을 입히고 그 결과로 폐에 비정상 세포가 나타난다. 함량은 약 한개비당 2.0~3.3mg이 들어있다.

(3) 일산화탄소 : 무색, 무취 유해가스(산소결핍 일으킴)

일산화탄소의 환경 기준은 24시간 생활 공간에서 10ppm, 8시간 생활공간에서 20ppm으로 규정되어 있는데 담배 연기 속에는 최고 45,000ppm의 일산화탄소가 함유되어 있고 담배연기 중 2~6%가 일산화탄소가스로서 헤모글로빈과의 친화력이 산소의 210배 정도이므로 흡연으로 인한 만성 일산화탄소 중독(저산소증)을 유발하기도 한다.

혈액 내 산소분압저하, 산소혈증, 혈관의 과도한 수축, 내벽 세포의 손상, 동맥경화의 시발 또한 일산화탄소와 헤모글로빈의 결합에 의한 만성적 또는 소량 증가되는 상태에서 다혈증이 유발되어 일시적, 간헐적 뇌혈관 장애의 원인이 되며, 흡연자의 산소의 이용률은 비흡연자보다 20~30%가 떨어지며, 일산화탄소의 혈액 내 농도가 2%에 도달하면 중추신경계의 기능이 둔해지고 기억력이 감퇴된다. 담배를 다량 흡입하면 우선 두통이 오고 현기증, 권태, 눈이 아물아물하고 오심 구토감이 오며, 심장이 뛰고 가슴에 중압감을 느낄 수 있고 호흡곤란, 심하면 허탈상태 등을 수반하고 아주 심하면 무의식 상태로서 사망에 이르게 되며, 또 일산화탄소가 동맥 내벽의 세포를 파괴하게 된다.

2) 흡연과 미용

담배의 니코틴 성분은 피부의 모세혈관을 수축시켜 혈액순환을 저하시킴으로써 세포재생과 피부색에 영향을 미치게 되어 피부는 노화하고 탄력을 잃게 되며, 거칠어진다. 또한 흡연은 체내로 흡수된 비타민 C를 파괴하여 피부를 거칠어지게 하고 피부탄력을 저하시킨다. 즉 흡연을 하게 되면 피부노화를 촉진하여 주름의 원인이 되며, 피부의 보습작용을 억제하여 건조하게 되고 탄력을 잃게 한다. 또한 치아를 누렇게 만들고 밥맛을 없게 하며, 후각에 영향을 미쳐 냄새를 잘 맡지 못하도록 한다.

3. 음주

술은 인류 역사와 함께 탄생했으며, 인류가 목축과 농경을 영위하기 이전인 수렵, 채취시대에는 과실주가 있었을 것으로 추정된다. 음주의 관습도 종교와 밀접한 관련을 보이며, 일반적으로 종교에서는 술을 빚어 마시는 것이 의식(儀式)의 중심이 되는 경우가 많기 때문이다. 알코올은 향이 있으며, 인체에 흡수되면 정신안정제로 작용하고 중추신경을 마비시킨다.

1) 알코올이 인체에 미치는 영향

(1) 중추신경계

일시적인 것으로 폭음 후 일시적 의식상실, 숙면장애가 있고, 장기간 음주 시 손과 발에 말초신경 병증과 소뇌에 변화를 일으켜 안구 진탕 및 운동 장애를 초래한다.

(2) 소화기계

식도나 위장에 자극을 주어 식도염이나 위염이 생기게 하며, 심하면 위장관 출혈까지 발생할 수 있다. 알코올은 소장에서 비타민을 포함한 여러 가지 영양소의 흡수를 방해하고, 대장에 작용하여 설사를 일으킨다. 간에는 지방 분자의 축척을 통한 지방간을 일으키고 더 진행되면 알코올성 간염, 간경변 등을 유발하게 된다.

(3) 심혈관계

경도 및 중등도의 음주는 심혈관계 질환의 위험을 낮추지만 과도한 장기간의 음주는 심혈관 질환의 위험을 높이며, 음주량이 증가할수록 혈압이 상승되고 심장 근육에 독성을 일으켜 심근병증을 발생시키고 또한 골격근 병증을 일으켜 근육통의 원인이 된다.

(4) 암과의 연관성

간암, 구강암, 인두암, 후두암, 식도암, 직장암 등의 발생위험이 증가한다.

(5) 태아에게 미치는 영향(태아 알코올 증후군)

임신중의 과음은 소두증, 낮게 달린 귀, 안면 기형, 성장과 발달지연, 심장 이상 등을 특성으로 하는 '태아 알코올 증후군'을 유발한다.

(6) 체중감소

알코올은 우리가 음식으로 섭취하는 포도당, 단백질 등에 비해 상대적으로 높은 칼로리를 제공하지만, 이러한 알코올의 특성에도 불구하고 장기간 알코올을 섭취하는 경우 체중이 감소하는 현상이 나타난다. 알코올은 칼로리가 높기 때문에 음주를 하는 경우 신체는 부가적인 음식물의 섭취에 대한 필요성을 느끼지 못한다. 따라서, 중독자의 경우는 술만 마시게 되고 필수영양소를 비롯한 비타민의 섭취 부족으로 결국 알코올성 치매 등의 질환에 이환된다.

(7) 성호르몬의 변화

알코올은 생식기관과 성호르몬의 생성에도 영향을 미치는데 알코올과 대사산물인 아세트알데하이드는 그 자체만으로도 세포를 파괴하여 생식기관과 성호르몬 분비를 장애를 유발하기도 하지만 성호르몬의 생성, 분비에 관여하는 간에도 영향을 미친다. 과도하게 섭취한 알코올은 남성 호르몬인 테스토스테론의 생성을 억제시키고 테스토스테론으로 전환되지 못한 전구물질은 말초기관에서 여성 호르몬으로 전환된다.

이 여성호르몬의 영향으로 고환이 위축되고 성욕이 감퇴하며, 발기부전이 발생하고 여성화 양상이 나타나게 된다. 여성화 양상으로는 음모나 체모의 소실, 여성 유방화 등의 증상이 나타난다. 여성의 경우에는 생식기관에 대한 직접적인 영향으로 성욕감퇴, 성기능장애, 월경감소 혹은 무월경, 이차성징의 소실이 나타나며, 유방과 골반이 작아지고 불임이 생길 수 있다.

(8) 약물대사의 변화

CYP2E1은 알코올의 분해에 관여하는 효소계로서 신체로 유입되는 다른 약물의 대사에도 관여를 한다. 알코올을 장기간 복용하는 경우 알코올 대사효소가 일시적으로 증가하는 현상이 나타나는데 이렇게 증가된 효소는 다른 약물의 대사를 증가시킨다. 따라서, 장기간 음주한 사람들은 이 효소계의 영향을 받는 약물을 복용하는 경우 동일한 효과를 나타내기 위해서는 보다 많은 용량이 필요한 경우도 있다. 또한, 음주 후에 나타나는 두통으로 인해 상습적으로 두통약(acetaminophen)을 복용하는 경우 간장에 화학적 손상을 유발할 수도 있다.

(9) 기타

말초신경병증, 췌장염, 당뇨, 흡수장애 증후군, 빈혈, 백혈구 감소, 혈소판 감소 등이 나타나며 골다공증의 위험요인이며, 근병증을 일으킨다.

2) 음주와 미용

많은 사람들이 기호품으로 사용하는 술, 담배, 커피 등과 건강과의 관련성은 매우 크며, 특히 피부는 다른 신체 장기와는 달리 외부에 항상 노출되어 미용적인 측면에서 비춰지기 때문에 이런 기호품에 의한 영향에 가장 민감한 부위라고 할 수 있다.

음주는 흡연보다 일반인들에게 쉽게 노출된 기호품이라고 할 수 있으며, 술은 정신적인 스트레스를 푸는 데에 도움이 될 수 있지만 체내의 정상적인 생리리듬을 끊어놓게 되고, 정신적으로는 스트레스가 해소가 될지 모르지만 신체적으로는 새로운 형태의 스트레스가 된다.

이는 음주가 신체적인 스트레스 요인으로 작용하여 체내에서 스트레스 호르몬의 분비를 촉진하기 때문이며, 스트레스 호르몬은 부신피질에서 생성되는데 스트레스 호르몬이 만들어지는 과정에서 여드름을 유발하는 호르몬인 안드로겐(androgen)의 생성도 촉진하게 되어 여드름의 발생을 촉진하게 된다.

또한 술은 전신의 모세 혈관을 확장하는 작용을 하게 되는데, 피부에서도 마찬가지의 작용을 한다. 술을 마시고 나서 얼굴이 붉어지는 것은 바로 이러한 알코올의 혈관 확장 작용에 의한 것이며, 이러한 증상은 대개 일시적으로 있다가 사라지는 것이 대부분이나 알코올 중독자의 경우는 만성적인 혈관의 확장이 지속되어 얼굴이 항상 붉어져 있는 홍조반응을 나타내는 경우도 발생할 수 있다.

4. 스트레스

스트레스란 “지나친 심리적·육체적 요구에 대한 개인의 적응 반응"이다. 즉 자신이 지각한 위협에 대처하기 위한 신체적·정신적 긴장으로 스트레스라는 말은 서기 1400 경부터 사용되기 시작했으나 질병의 원인으로 생각하게 된 것은 20세기dp 들어서 부터이다. 질병의 발생에 있어서 감정 반응의 역할을 처음 인식한 학자는 캐논(Walter B. Cannon)이다. 캐논은 안정상태(homeostasis)의 개념을 도입하여 이 안정상태를 위협하는 사건이 스트레스이며, 그 결과 질병이 발생한다고 주장하였다.

1) 스트레스의 신체적 변화

(1) 스트레스의 내분비계에 대한 영향

자율신경계를 통하여 카테콜아민(catecholamine)이나 코르티코스테로이드(corticosteroid)의 분비를 촉진시켜 혈압을 올리거나 부정맥을 일으키고 장기간 분비되면 동맥경화를 촉진시켜 심혈관계 질환의 위험성이 증가한다.

(2) 스트레스의 면역체계에 대한 영향

앞에서 언급한 호르몬 분비에 의해 2차적으로 면역을 담당하는 T-세포와 B-세포의 활성이 떨어져서 결과적으로 질병이 발생할 가능성이 높아진다.

2) 스트레스의 원인

인간은 각자의 스트레스 적응 반응에 따라 동일한 스트레스원에 대해서도 각각 다른 다양한 반응을 나타낸다. 인간이 내·외적 환경의 자극에 의해 신체적·심리적인 스트레스를 받게 되면 인체는 스트레스에 적응하기 위해 시상하부에서 부신피질 자극

호르몬 유리 호르몬(CRH : corticotropin releasing hormone) 과 청반 노르에피네피린(LC-NE : locos ceruleus norepinephrine)이 분비되어 교감 신경계를 활성화시키고 부교감신경계의 작용을 억제하게 되어 혈압, 심박동 수, 호흡수가 증가하게 되며, 기관지가 확장될 뿐 아니라 피부에 소름이 끼치면서 털이 일어나고 발한 작용이 증가한다. 이외에도 신체적 증상으로 두통, 요통, 경부 동통, 피로, 변비, 설사, 혈압상승, 성 기능 장애, 근육의 과긴장, 소화불량과 식욕 변화 등이 나타날 수 있고 정서적 반응으로 흥분, 좌절감, 무력감, 초조감, 수면 장애, 공포감, 우울감, 조바심 등이 나타날 수 있다.

3) 적응 및 방어기전

(1) 행동 전략(behavioral strategy)

스트레스는 생리적 혹은 감정적 반응으로 개념화할 수 있다. 이완훈련(relaxation training), 점진적 근육이완(progressive muscle relaxation), 생체되먹이기(biofeedback), 명상(meditation), 최면(hypnosis) 등이 있다.

(2) 인지전략(cognitive strategy)

사건에 대한 해석을 바꾸어 주어 스트레스와 연관된 문제를 해결하는 것이다. 특히 이러한 기법은 우울, 불안, 분노조절 등의 치료에 매우 효과적이다.

(3) 운동(exercise)

신체적으로 강해지는 것이 보다 스트레스를 효과적으로 다룰 수 있다.

(4) 영양(nutrition)

규칙적 식사와 적당한 체중을 유지하도록 하고, 섬유질이 많은 음식을 먹고 지방을 피하며, 당분섭취는 줄인다.

(5) 지지적 정신치료

사회적 지지와 건강 사이에는 강한 연관성이 있으므로 지지적 정신치료가 스트레스 관리에 효과가 있음은 자명하다. 유방암을 가진 환자들을 대상으로 집단정신치료의 효과를 연구한 스탠포드대학의 연구결과를 보면, 집단치료를 받은 집단에서 치료를 받지 않은 집단에 비해 평균 18개월 동안 생명을 연장할 수 있었다고 한다. 이런 결과는 지지적 정신치료가 스트레스에 대한 강력한 생리적 효능을 가지고 있음을 시사한다.

(6) 약물치료

스트레스 자체는 진단명은 아니지만 정확한 정신과적 평가가 내려진 후에 스트레스에 의해 고통받는 환자에게 항우울제와 항불안제가 사용되기도 한다. 하지만 약물 자체가 적절한 스트레스 대응기술의 개발을 대신할 수는 없으며, 다른 치료를 하면서 보조적인 방법의 하나로서만 사용되어야 한다.

4) 스트레스와 미용

일상생활에서 접하게 되는 스트레스를 적절하게 대처하지 못하는 경우, 긴장의 고조로 인한 신체기관에 이상이 나타날 수 있으며, 그 이상의 하나로 피부에 이상현상이 나타날 수 있다. 실제로 급성 스트레스 반응으로 교감신경의 활동성이 증가되었을 때, 피부의 혈관확장으로 인해 얼굴이 붉어지면서 화끈거리고, 땀이 나는 현상이 나타나며, 스트레스에 의한 급성 피부반응 이외에도 장기간의 정서적 긴장이 있는 경우, 신체 내부에는 호르몬체계와 면역체계의 변화가 일어나게 되어 이것이 직·간접적인 영향으로 피부에 여러 증상으로 나타나게 된다.

만성 피부 질환인 건선이나 아토피 피부염은 스트레스에 의해 병이 악화되거나 재발되는 특징이 있고 두 질환은 지속적인 스트레스 상황에 직면하였을 때, 새로운 피부 발진이 돋고, 기존의 병소가 악화되며, 약물에의 반응도 떨어지게 되어 치료를 위해서 안정가료가 중요한 역할을 수행하게 된다. 또한 모발의 탈모로 나타나는 원형 탈모증 역시 스트레스 상황과 밀접한 관련이 있으며, 대부분의 피부질환이 스트레스 환경하에서 악화된다.

여드름과 스트레스의 상관관계는 일반인들이 흔히 겪게 되는 스트레스와 피부질환의 연관성의 예라고 할 수 있으며, 사춘기의 학생들의 여드름은 시험기간과 같이 정신적 스트레스가 심한 기간에, 밤샘 공부 등의 신체적 스트레스가 더해지는 경우 새로운 여드름이 생기고, 기존의 여드름이 곪는 형태의 반응 등이 나타난다. 이는 정신적, 신체적 스트레스 상황에서 체내의 보호기전으로 분비되는 스트레스 호르몬인 코티솔과 함께 부신피질에서 남성호르몬인 안드로겐의 생성과 분비가 촉진되기 때문인데, 분비된 안드로겐은 모낭에 작용하여 여드름의 병소를 확장시키는 작용을 한다.

5. 운동

체계적이고 개별화된 운동처방의 필수적 요소는 운동 형태, 운동 강도, 운동 지속시간, 운동 빈도, 그리고 현재까지 수행한 신체활동정도이며, 이 5가지 요소는 모든 연령이나 체력수준, 위험요소나 질병의 유무에 상관없이 항상 적용되어야 한다. 개인의 적절한 운동처방은 운동반응의 객관적 평가, 심박수, 혈압, 주관적 운동반응인 자각도, 점증부하운동시 체력 평가와 심전도(EKG)를 고려하여 평가해야한다. 운동프로그램을 시작할 때 점증부하 운동검사(GXT)가 모든 사람에게 반드시 필요한 것은 아니다. 운동처방은 개인의 건강상태, 위험요소, 행동 특성, 개인의 목표, 운동 선호도를 고려해서 이루어져야 한다.

1) 운동처방의 목적

운동처방의 목적은 체력 향상, 만성질환 위험요소의 감소에 의한 건강증진, 운동시 안전성의 향상에 있다. 개인의 흥미, 건강상의 요구, 임상상태에 기초할 경우 이러한 일반적인 운동처방의 목적이 동일하게 적용되는 것은 아니다. 환자의 특성에 따라 운동처방의 목표는 달라져야 한다. 운동처방사 자격증이 없는 사람은 질병을 완화시킬 목적으로 독자적인 운동처방을 하지 말아야 한다. 이러한 처방은 법적으로 추천하는 사람이 처방해야 하며, 의사의 조언을 필요로 한다. 운동처방은 최대 산소섭취량이나 근력의 향상처럼 체력향상을 위한 트레이닝의 결과와 그 과정에 대한 연구를 바탕으로 발전해 왔다. 그러나 질병에 노출될 가능성을 감소시키는데 필요한 운동의 양은 높은 수준의 체력을 유지하는데 필요한 운동량보다는 훨씬 적다고 할 수 있다. 조기 심장질환의 위험성이 높은 좌업생활자들은 최대 산소섭취량의 향상보다는 좀 더 활동적인 생활양식을 통하여 건강을 유지하는 것을 목표로 삼아야 한다. 하지만 체력 향상은 운동처방에 있어서 언제나 중요한 문제이다.

2) 운동처방의 방법

운동처방의 지침은 과학적 지식을 기초로 하여 제시된 것이다. 개인의 다양한 상태와 다양한 건강욕구에 부합한 운동처방을 내리는데 있어서 검사결과를 기계적인 공식에 적용시킬 수는 없다. 이러한 지침은 개인적 목표와 특성에 따라 유연성을 가지고 적용되어야 하고, 운동처방은 개인의 적응과 반응에 따라 적절하게 바뀌어야 한다.

① 운동시의 생리적, 지각적 반응은 다양하다.
② 체력훈련에 대한 적응과정은 운동량과 향상률에 따라 다양하다.
③ 개인의 체력과 특성에 기초한 운동프로그램이 되어야 한다.
④ 운동처방에 대한 행동양식의 적응은 다양하다.

운동처방의 기본 목적은 규칙적인 신체활동으로 개인의 건강관련 활동에 변화를 주는 것이고 가장 적절한 운동처방은 그 사람이 생활 양식을 변화시키도록 도와주는 것이다. 성공적인 운동처방은 운동을 규칙적으로 계속하게 하고 개인의 목적을 이루게 하는 행동요법을 운동과학과 조화시키는 것이다.

3) 심폐지구력

지구력의 향상을 이끌어내는 우리 몸의 효율적인 산소이용능력은 체력요인의 하나이다. 최대 산소섭취량의 향상으로 평가되는 심폐기능의 향상은 운동의 빈도, 강도, 지속시간과 직접적인 관계가 있다.

운동의 형태는 큰 근육들을 이용하여 지속적이고 규칙적이며, 에너지원으로 산소를 많이 이용하는 운동은 최대산소섭취량(VO_2 max)을 향상시킨다. 운동의 기술이나 재미에 있어서 개인적인 다양성을 고려하여 운동프로그램을 꾸준히 할 수 있도록 하기 위해서는 다양한 운동종목이 필요하며, 그래야 좋은 결과를 얻을 수 있다. 초보자나 비만자가 높은 강도의 웨이트 트레이닝을 할 때는 부상의 위험성을 고려해야 하는데, 특히 계속되는 정형외과적인 스트레스를 피하기 위하여 특정근육만을 운동하기보다는 다양한 근육들을 운동시켜야 한다.

4) 운동강도

운동강도나 운동지속시간은 훈련하는 동안 전체 칼로리 소비를 결정하는 데 필수적이다. 짧은 시간 내에 높은 강도로 운동하는 것보다 낮은 강도로 긴 시간 운동하는 것이 정형외과적 상해예방의 측면에서 좋으며, 특히 낮은 강도에서 많은 반복 횟수로 운동을 하는 것이 위험을 감소시킬 수 있다.

ACSM은 최대 심박수(HRmax)의 60~90%, 최대 산소섭취량(VO_2 max)의 50~85% 운동강도를 추천하지만 체력 수준이 낮은 사람은 최대 산소섭취량에 의한 운동강도를 결정하기 전 고려해야 할 사항이 있다.

5) 운동 지속시간

개인에게 부과된 운동시간은 운동빈도와 운동지속시간의 영향을 받는다. 심폐 지구력의 향상을 위하여 높은 운동강도로 5~10분(>90% VO_2 max) 운동하는 것은 일반적으로 위험성을 내포하고 있다. 일반적으로, 열량소비에 대한 목표는 준비운동과 정리운동을 포함해서 20~30분 지속적으로 하는 것이 이상적이며, ACSM에서는 20~30분의 유산소성 운동을 추천한다. 초기 목표는 합리적으로 세워야 하는데 지속적인 운동수행이 불가능할 경우 10분 간격의 간헐적 운동이 필요하지만 심폐지구력과 체지방의 감소를 위한 운동은 운동의 강도가 낮으며, 중간에 휴식 없이 지속적이어야 하고 20~30분 이상이어야 한다. 운동시간은 부상이나 상해가 없어야 하고 지나친 피로를 피하며, 훈련에 대한 개인의 적응 상태에 따라서 정해져야 한다.

6) 운동빈도

운동빈도는 운동강도와 운동시간의 상호관련하에 정해져야 하며 체력이 핵심 요인이다. 최대 운동능력이 3METs 미만일 때 운동시간은 짧게 여러 번 해야 하며, 3~5MET의 능력을 가진 환자는 1~2회/일, 5METs인 사람에게는 3~5회/주를 권장한다. 주당 운동횟수는 주어진 칼로리 목표와 참여자의 특성이나 환자의 생활패턴에 부과되는 한계 등에 따라서 정해진다.

7) 적응에 필요한 소비 열량의 정도

운동강도, 빈도, 시간을 고려하여 열량소비를 결정한다. 최대산소섭취량의 향상, 체중감소, 초기 만성질환의 위험성 감소를 가져오는 운동의 양과 강도는 개인마다 다르다. 체중감소는 운동프로그램에서 흔히 쓰이며 체지방의 감소에 필요한 적절한 활동량에 대한 연구가 있다.

ACSM은 주3회로 한번 운동하는데 최소 300kcal, 주4회의 빈도로 운동을 할 경우 한번 운동하는데 200kcal로 주당으로 800~900kcal 소비를 추천한다. 처방된 운동프로그램에서는 1주 동안 운동에 의한 열량소비 목표를 1000kcal로 생각한다. 적정한 신체활동 수준에 의해 성취해야 하는 소비량은 주당 2000kcal이다.

운동 시 소비열량으로만 훈련을 계획하기에는 어려움이 있다. 먼저 논의한 것처럼 개인기술의 차이, 운동조직, 가능한 운동강도가 운동 시 열량소비 결정에 영향을 준다. 운동 시 소비열량을 결정하기 위한 방법으로 활동 시 METs수준에 기초한 공식이 있다.

· METs × 3.5(상수) × kg 단위의 체중 ÷ 200 = kcal/min

8) 근골격계 유연성

적절한 근골격계의 기능은 모든 관절의 적절한 가동범위를 요구한다. 특히 중요한 것은 대퇴후면(hamstring)과 허리의 유연성을 유지하는 것이다. 이 부위의 유연성이 부족하면 만성허리 통증의 위험성이 증가한다. 따라서 예방과 재활 운동 프로그램에는 유연성을 유지, 향상시키는 운동을 포함시켜야 한다. 노령에서 나타나는 유연성 부족은 일상생활 수행력을 감소시킨다. 따라서, 노령을 위한 운동프로그램으로 적절한 스트레칭(특히 둔부, 허리, 목부위)을 권장하고 있다. 다양한 스트레칭의 방법이 알려져 있으며, 정적스트레칭은 보통 10~30초 동안 근육부위를 신전시키고 천천히 약간의 고통이 느껴지도록 스트레칭을 하는 것인데 상해의 위험이 낮고 소요시간이 적어서 효과적이다.

9) 운동과 미용

건강에 대한 관심이 고조되면서 규칙적으로 운동을 하는 사람들의 인구가 꾸준히 늘고 있다. 운동을 하게 되면 신체적인 만족감뿐만 아니라 정신적으로도 상쾌한 느낌을 가질 수 있다. 운동의 일차적인 목적은 신체적 단련을 통한 건강의 유지라고 할 수 있지만, 운동으로 균형 있게 단련된 몸은 겉으로 보기에도 아름다운 형태를 만들어주며, 혈액순환이 증가되어 피부에도 보다 많은 산소와 영양분의 공급이 이루어져 보다 윤기 있고 탄력있는 피부를 유지하도록 해준다.

그러나 운동을 한다고 해서 반드시 미용에 좋은 영향만 끼친다고는 할 수 없는데, 운동이 환경적인 영향을 많이 받는 행위로 야외에서 행하는 운동인 경우 햇빛이나 바람, 온도의 변화와 같은 외부 환경 요소에 의해 영향을 받게 되며, 실내에서 하는 운동이라 해도 운동을 하는 과정 중에 생길 수 있는 피부 외상이나 타박상 등을 무시할 수는 없다. 여름철 해변에서의 수영은 자외선에 의한 화상과 기미, 모발의 탈색과 손상을 일으킬 수 있고, 겨울철 운동들은 추위에 의한 피부건조와 피부손상을 초래하게 된다.

물론 모든 일상의 생활이 주위 환경의 영향을 완전히 피할 수 없는 것이긴 하지만 운동은 상대적으로 이러한 영향에 노출될 기회가 더 높아지는 것이기 때문에 운동에 의한 신체적·정신적 효과를 더욱 고취시키기 위해서는 몸과 피부에 무리가 가지 않으면서 환경으로부터 적절히 우리 몸을 지키기 위한 방안을 강구해야만 한다.

6. 식생활

식생활이란 식량, 식품의 조리 및 가공, 식사와 조리용구, 식습관(食習慣)·식사규범, 기호 등을 주요요소로 하는 인류의 기본 생활중 하나이다. 식량은 생명의 유지, 성장, 발육, 활동력의 유지에 절대적으로 필요한 공급원이고, 조리, 가공의 기술은 식량의 영양상, 기호상의 효용을 증대시키는데 필요한 수단이다. 식생활의 기본의의는 인류의 생활문화 형성에 기본 바탕이 되는 요소로 작용하고 있다. 즉, 식량의 생산수단이 농업위주일 때에는 토지에 정착한 농업사회 문화를 이룩하게 하고, 목축을 위주로 할 때에는 이동성 생활문화 유형을 형성하게 한다. 또한 산출되는 음식의 특성(特性)에 따라 상용음식의 유형이 특성 지어지고, 상용음식의 유형에 따라 식생활 용구도 특성 지어지며, 나아가서 식습관이나 기호에까지 차이점을 형성하게 된다. 우리나라는 작은 영토임에도 불구하고 산악. 평야. 강. 바다 등을 구비하고 있어서 다양한 식품이 산출되었다.

1) 영양소의 정의

영양소(nutrients)는 우리가 먹는 식품의 구성물질들인데 이들은 체내에서 여러 가지 다양한 방법으로 쓰여 생명을 유지시켜주고 건강과 성장을 촉진시켜 주는 역할을 한다. 인간이 성장기에 정상적인 성장을 유지하고 또 전 생애를 통하여 좋은 건강을 유지하기 위해 필요한 영양소는 현재까지 모두 50여 가지 정도인 것으로 알려져 있다 이 많은 영양소들은 그 구조와 성질 및 기능에 따라 다시 여섯 가지의 영양소로 크게 구분할 수 가 있다. 이 중 세 가지는 신체에 에너지를 주는 것으로서 탄수화물(carbohydrates), 지방(lipids), 그리고 단백질(proteins)이다. 특히 탄수화물과 지방이 에너지의 주된 공급원이 되는데 나머지 세 가지 영양소는 무기질(minerals), 비타민(vitamins)과 물(water)로서 위의 영양소들처럼 에너지를 주지는 못하나 신체에 꼭 필요한 영양소들이다.

2) 영양소의 소화와 흡수경로

식품의 영양소들은 신체에 의해 곧바로 이용될 수는 없다. 그 대신 섭취된 모든 식품은 입으로부터 항문까지 이르는 소화기관을 거치는 경로를 밟아야 하며, 식품이 이렇게 소화기관을 지나는 동안 여러 가지의 화학작용이나 반응들이 일어나 식품 속의 영양소들을 유용한 형태로 만들어 준다.

소화는 두 가지의 주된 경로로 이루어지는데, 하나는 기계적인 과정으로서 근육 혹은 치아에 의해 수행되며, 큰 입자의 식품을 작은 조각으로 쪼개어 주는 물리적 작용을 한다. 그러나 식품이 이 과정을 거친다고 해도 흡수되기에는 아직 크므로 또 다른 화학적인 과정을 밟아야 하는데 이 과정은 효소에 의해 촉매 되며, 여기서 각각의 영양소들은 흡수되기 좋은 상태로 더 분해된다.

그러나 우리가 알고 있는 여섯 가지의 영양소가 모두 소화되어야 하는 것은 아닌데, 어떤 것들은 꼭 소화되어야 흡수가 되나 어떤 것들은 소화과정 없이도 그대로 흡수될 수가 있다. 전자에 해당하는 것들이 열량 영양소인 탄수화물, 지방, 단백질이고 소화과정이 필요 없는 것이 물, 무기질과 비타민류이다. 흡수될 때에는 어떤 영양소가 수용성인가 지용성인가에 따라 혈액과 림프계로 나뉘어 흡수된다.

3) 영양소의 종류와 기능

(1) 탄수화물

탄수화물은(carbohydrates)은 우리 식사 가운데 총 섭취 열량의 60%를 차지하는 주된 열량 영양소이므로 매우 중요하다. 탄수화물은 탄소, 수소, 산소를 그 분자 내에 가지고 있는 유기화합물로서 식물체나 동물에 의해 만들어질 수 있으나 주로 식물체에 의해 형성된다. 식물체는 아주 중요한 반응인 광합성(photosynthesis)을 통하여 공기 중의 이산화탄소(CO_2)와 토양 중의 물(H_2O)로부터 탄수화물을 형성한다. 광합성은 식물체의 클로로필(chlorophyll)에 의해 태양 에너지가 탄수화물로 바뀌는 작용이다.

탄수화물(炭水化物)이란 이름은 구조적으로 '탄소(carbon)의 수화물(hydrates)'이란 뜻이다. 여기서 '탄'이란 탄소를 가지고 있다는 것이고, '수화물'이란 물이 다른 물질(여기서는 탄소)과 결합하고 있다는 뜻이다. 탄수화물의 소화는 매우 효율적이어서 소화율이 98% 정도나 된다.

탄수화물의 소화는 입에서부터 일어나는데 입에서는 기계적으로 씹어 잘게 부수어 줄뿐만 아니라 침과도 잘 섞이게 해준다. 입에서는 이런 물리적인 분해뿐만 아니라 화학적으로도 소화작용이 일어나는데 프티알린(ptyalin)이라는 타액 아밀라제(salivary amylase)가 분비되어 탄수화물의 일부를 덱스트린이나 맥아당으로 소화시킨다.

(2) 지방

지방은 체내에서 농축된 에너지의 급원이 되므로 매우 중요하다. 실제로 지방은 1g당 9㎉의 열량을 내므로 탄수화물이나 단백질(1g당 4㎉씩)에 비해 2배 이상의 열량을 내기 때문에 지방은 소량만 있어도 상당한 양의 에너지를 낸다. 지방은 물에 녹지 않기 때문에 신체 내에서 소화, 흡수, 운반되려면 물과 친숙한 상태로 되어야 한다. 이렇게 지방과 물 사이의 물리적 상반과정을 줄이는 길은 '유화(emulsification)'시키는 것뿐이다. 지방과 물은, 이 둘이 함께 녹을 수 있는 물질이 있으면 유화액을 만들어 결합될 수 있다. 유화제는 분자 한 끝은 소수성(지용성)인 반면 다른 한 끝은 친수성이어서 물과 쉽게 결합된다. 지방의 소화작용을 위한 유화제로는 레시틴과, 간의 콜레스테롤로부터 생산되는 담즙산(bile acid)이 있다. 이들은 지방과 물 사이의 물리적 상반작용을 줄여주는 동시에 소화기관 내에서 지방이 작은 입자가 되게 하며 그 결과 지방의 표면적이 커져서 소화효소의 작용을 받기 쉽게 한다.

(3) 단백질

단백질은 신체의 구성기능과 에너지를 내는 기능의 두 가지 면에서는 탄수화물이나 지방과 같지만 단백질은 탄수화물이나 지방, 두 영양소와는 달리 신체에서 에너지를 내는데 쓰이지 않는다. 그 대신에 단백질은 체내에 필수적인 중요한 물질들을 만들거나 운반하고, 또는 외부로부터 이물질과 대항해 싸우기도 하며, 나아가서는 뼈, 근육과 연결조직을 이루기도 한다. 또 혈액을 응고시키는 데에도 여러 가지 종류의 단백질이 필요하다. 그러나 단백질이 체내에서 이렇듯 중요한 기능을 수행한다 해도 이 기능들을 위해 체내에서 필요한 양은 탄수화물이나 지방에 비해서 상대적으로 적다.

영양학자들이 권장하는 단백질의 섭취량은 총 섭취 열량의 15% 정도로서, 지방의 20%, 탄수화물의 65%와 비교하여 볼 때 적은 양이다. 단백질의 소화가 되는 과정은 두 단계로 나누어 볼 수 있다. 첫째는 단백질이 특유의 기능적인 형태를 잃고 긴 사슬이 되어 효소의 작용을 잘 받을 수 있게 변성되는 과정이며, 둘째는 단백질 분해 효소에 의해 펩티드 결합이 끊어지는 것이다.

(4) 비타민

폴란드의 젊은 화학자인 풍크(C. Funk)는 쌀겨로부터 항각기성 효과를 나타내는 어떤 물질을 분리해내었는데, 이 성분은 상당히 적은 분자량을 가진 질소함유 유기화합물이란 것을 발견하고 이 새로운 물질에 대하여 1911년 '비타민(vitamine)'이라고 이름 붙였다. 라틴어에서 vita는 생명을 의미하며, 생화학 용어인 아민(amine)은 아민기를 가진 질소함유 유기물질을 의미한다. 결국 아민기를 가진 물질로서 동물의 생존을 위하여 필수적이라는 의미에서 'vita + amine = vitamine'이라 하였다.

그러나 그 이후에 다른 비타민들이 연이어 발견되면서 모든 물질들이 전부 아민이 아닌 것이 밝혀졌기 때문에 1920년에 영국의 생화학자 드러먼드(D. Drummond)가 비타민이라고 하는 이름에서 어떤 화학적 의미를 피하기 위하여 마지막 'e'자를 제거할 것을 제안함으로써 오늘날 사용하는 비타민(vitamin)으로 불리게 되었다.

비타민이란 세포안에서 특수한 대사기능을 수행하기 위하여 신체가 매우 소량을 필요로 하는 유기물질이다. 세포는 이런 물질들을 합성하지 못하기 때문에 반드시 식품이나 비타민 제재를 통하여 섭취하여야만 한다.

모든 비타민들은 유기물질로서 구성성분 중에 탄소를 함유하며, 이것이 무기질과 다른 점이다. 또 신체가 매우 소량을 필요로 하는 미량 영양소(micronutrients)라는 점에서 단백질, 탄수화물, 지방 등 3대 열량영양소와도 구분된다. 그러나 매우 적은 필요량이 동물과 사람의 정상적인 건강을 유지시키는데 절대적으로 요구되기 때문에 어떤 한 가지 비타민이라도 식사에 결핍되었거나 체내에서 적절하게 흡수되지 않으면 비타민 결핍증이 생긴다.

일반적으로 비타민이라고 부르는 모든 물질들을 식사를 통하여 반드시 다 섭취해야 되는 것은 아니다. 신체는 적당한 전구체가 있거나 외부 환경조건이 적합하면 니아신, 비타민 A, 비타민 D를 합성할 수 있다. 그러나 비타민이나 비타민의 전구체가 결핍되었거나, 혹은 환경 조건이 적합하지 않을 때에는 비타민 결핍증이 초래될 수 있기 때문에 이들도 모두 비타민에 포함시킨다.

(5) 무기질

무기질은 신체의 성장과 유지 및 생식에 비교적 소량이 필요한 영양이다. 인체의 구성성분 중에서 무기질은 체중의 약 4%를 차지하고 나머지 96%중에서 탄수화물, 지방, 단백질과 같은 대량 영양소가 30%정도이며 55~65%의 물과 매우 적은 양의 비타민이 들어 있다.

모든 동물성 식품은 무기질을 함유한다. 체내에서 발견되는 여러 종류의 무기질은 열량 영양소에 비하여 음식에서 필요한 양은 매우 적은 양이지만, 신체의 체액과 조직에 널리 분포하여 중요한 성분이 된다. 골격과 치아의 구성 성분이며, 또한 혈액이나 체액에 유리 이온(ion)으로 단독으로 존재하기도 하고, 호르몬의 일부분으로서 중요한 기능을 한다. 무기질과 비타민은 소량이 필요하지만 음식을 통하여 체외에서 반드시 공급되어야 한다는 점에서 비슷하다. 그러나 무기질이 비타민과 구별되는 몇 가지 특징이 있다.

① 비타민은 유기물질인 데 비하여 무기질은 단일요소로서 탄소를 포함하지 않는 무기물질이다.
② 식물과 세균 등의 유기체가 몇 가지 비타민들을 합성할 수 있지만 어떠한 생명체도 무기질을 합성할 수 없다.
③ 비타민은 공기, 빛, 열 등의 여러 가지 처리에 의하여 쉽게 파괴되지만 무기질은 일반적인 화학적 방법에 의하여 쉽게 파괴되지 않고 매우 안정하다.

무기질은 신체 내에 존재하는 양을 근거로 하여 대량 무기질(macromineral)과 미량 무기질(micromineral)로 분류한다. 무기질 중에서 칼슘(Ca), 인(P), 나트륨(Na), 염소(Cl), 칼륨(K), 마그네슘(Mg), 황(S)등은 체내에서 체중의 0.05%이상의 상당량이 발견되므로 이들을 대량 무기질이라고 한다. 반면에 철(Fe), 아이오딘(I), 망간(Mn), 구리(Cu), 아연(Zn), 코발트(Co), 불소(F)와 같은 무기질은 체내에 소량만이 존재하므로 미량 무기질이라고 한다. 또한 대량 무기질은 식사에서 하루에 100mg 이상 필요하며, 미량 무기질은 식사에서의 요구량이 적다.

4) 영양소가 신체에 미치는 영향

(1) 산·염기의 균형

무기질은 식품으로부터 흡수되어 신체 내에 분포된다. 조직이나 체액 속에 들어 있는 무기질은 많은 대사반응에 필요한 산도 혹은 염기도를 정상으로 유지하도록 조절한다. 혈액, 조직, 세포들의 적절한 산도 혹은 염기도는 비록 다르지만 무기질은 체내에서 적절한 pH를 유지하도록 조절한다.

여러 종류의 무기질 중에서 어떤 무기질은 신체를 산성 쪽으로, 또 어떤 무기질은 염기 쪽으로 이루도록 하는 경향이 있다. 무기질은 수용성이므로 물 속에서 이온을 형성한다. 양이온(+ ion)을 형성하는 무기질은 나트륨, 칼슘, 마그네슘, 칼륨 등으로 염기도를 증진시키며, 음이온(- ion) 형성 무기질은 염소, 황, 인 등으로 산성을 띤다.

(2) 신체의 필수성분

무기질은 신체의 각 부분을 형성한다. 신체를 구성하는 많은 무기질 중에서 칼슘과 인은 뼈와 치아 같은 경조직(硬組織)을 구성하는데 중요하다. 그러므로 적절한 골격의 성장은 성장기에 이들 무기질을 얼마나 적절하게 섭취하였느냐에 달려 있으며, 성장이 끝난 후에도 뼈가 건강하게 유지되기 위해서 계속 이들 무기질이 필요하다. 뼈와 치아의 칼슘, 인, 불소 등의 농도는 경조직의 발달에 많은 영향을 주며, 아연, 구리, 망간 등은 연결조직의 형성에 필수적이고 연결조직은 연골, 피부, 혈관, 뼈 주위 조직의 중요한 구성성분이다. 또한 신체 내에서 많은 중요한 기능을 하는 호르몬, 효소, 비타민 등은 무기질을 구성성분으로서 함유하고 있으며, 시토크롬계(cytochrome system)는 철을 함유하는 효소로 구성되어 있고 구리에 의해서 활성화된다. 탄산 탈수효소나 카르복시 말단분해효소는 아연을 함유하며, 크산틴 산화효소는 몰리브덴을 함유한다.

비타민 중에서도 무기질을 성분으로 하는 것이 있는데, 티아민, 비오틴은 유황을, 비타민B_{12}는 코발트를 함유한다. 철은 헤모글로빈의 성분으로서 혈 중 헤모글로빈의 기능에 중요한 역할을 하며, 염소는 위내 염산의 성분으로서 위에서 일어나는 소화작용에 중요하다.

(3) 물의 균형 조절

물은 신체 내에서 혈관 내, 세포 내, 세포 사이에 들어 있다. 물이 한곳으로부터 다른 곳으로 옮겨지려면 삼투현상에 의해서 반투과성 세포막을 통과해야 한다. 세포막을 투과하여 세포 내외로 이동하는 물의 방향과 양은 무기질의 농도에 의해서 결정된다.

세포가 영양을 적절히 취하기 위해서 물은 혈액으로부터 영양소를 운반하여 세포 외부로부터 세포 내부로 운송하여야 한다. 어떤 경우에는 무기질의 균형이 이루어지지 않아 체액의 축적 또는 탈수를 일으키게 된다.

(4) 촉매작용

무기질은 신체 내에서 일어나는 여러 가지 반응에서 촉매의 기능을 한다. 마그네슘은 탄수화물, 단백질, 지방의 분해, 합성과정에 필요하며, 그 외 구리, 칼슘, 칼륨, 망간, 아연 등 많은 종류의 무기원소들은 체내의 이화작용(catabolism)및 동화작용(anabolism)에서 촉매로서 또는 효소의 구성성분으로 필요하다. 구리는 실제로 헤모글로빈의 성분은 아니지만 창자에서 철의 흡수를 돕고 간에 저장된 철을 방출하여 헤모글로빈을 합성하는데 중요한 역할을 하며 적혈구 형성에도 중요하다. 또한 몇몇 영양소의 흡수는 무기질에 의해서 더욱 증가된다. 분자가 대단히 큰 비타민 B_{12}가 창자벽을 통과해 가는데 칼슘의 도움이 필요하며, 분자가 아주 작은 단당류가 흡수되는 데 나트륨과 마그네슘의 도움을 받는다. 또 여러 근육 조직의 수축, 이완은 칼슘, 마그네슘, 나트륨의 농도와 밀접하게 연관되어 있다.

7. 비만

성인들의 체중은 대부분 급격하게 변화하기보다는 비교적 일정하게 유지되며, 이는 신체가 에너지 섭취와 에너지 소비 사이의 균형을 유지시키는 조절 능력이 있기 때문이다. 그러나 식품에서 섭취하는 에너지와 매일의 신체활동이 소비하는 에너지 사이의 불균형이 있을 때는 체중의 변화를 가져오게 된다. 몇 가지 통계 자료들에 의하면 식량부족으로 인해 충분한 에너지 공급을 받지 못하는 세계 여러 나라에서는 이로 인한 건강 장애를 초래함은 물론이고 수명 또한 에너지 공급이 충분한 나라들보다 짧게 나타났다. 충분하게 음식을 섭취하지 못하면 에너지 공급이 부족하여 원기 부족이 되고, 이에 따라 활동량이 감퇴되며, 질병에 대한 저항력이 떨어지고, 성장기의 어린이에게서는 성장률이 감소된다. 에너지 불균형으로 인한 체중과 체지방의 증가를 막고 체중 조절을 하기 위해서는 에너지 섭취와 에너지 소비 사이에 균형이 이루어지도록 해야 하며, 체중조절 계획은 바람직한 체중을 유지하기 위한 목적으로 시작해야 한다. 섭취열량이 소비열량보다 많아 이로 인해 체지방이 과잉으로 축적된 상태로, 체지방이 남자의 경우 체중의 25% 이상, 여자인 경우는 30% 이상일 때 비만증이라고 정의한다.

식이요법과 심하지 않은 운동을 규칙적으로 동시에 행하면, 운동 혹은 식이요법만으로 체중을 감소시키는 것보다 상당히 융통성 있게 에너지 소비를 가져올 수 있으며, 처음 며칠간에 일어나는 빠른 체중 감소는 주로 체내 수분과 탄수화물의 상실에 의한 것으로 체중 감소가 최소한 2개월은 지속되었을 때 감소된 단위 무게당 지방의 상실 비율이 실질적으로 높아지게 된다. 하지만 칼로리 제한이 장기간 계속되면 심리적인 행동에 심각하고 바람직하지 못한 변화를 초래할 수 있다.

1) 비만의 원인

비만은 섭취 칼로리가 소비 칼로리를 넘어 지방의 축적을 일으키는 것으로서 많은 원인이 있다.

(1) 체질적 인자

양친이 비만일 때 약 70%의 자녀가, 한 쪽 부모가 비만일 때 40~50%의 자녀가 비만이 될 확률이 있다.

(2) 사회적 경제인자

경제력의 향상에 의한 고단백, 고지방, 고열량 음식의 과잉섭취 및 경제발달에 따른 환경의 변화로 인스턴트식품을 선호하는 식습관 등으로 인해 비만이 될 수 있다.

(3) 식사성 인자

식습관, 식사량, 식사의 질, 식사방법(비만증인 사람의 경우 과식, 야간식사형이 많다)

(4) 정신성 인자

정신적인 스트레스, 심리적 갈등 등이 식욕으로 전환되어 비만이 될 수 있다.

(5) 중추성 인자

시상하부의 섭식중추가 균형이 깨져 과식하게 될 때 나타난다.

(6) 대사성 인자

효소계의 장애, 지방대사의 이상으로 부신, 갑상선 등의 호르몬의 불균형, 당대사의 변화로 인한 지방생산의 항진, 여기에 관계하는 여러 효소계의 장애 등으로 비만이 될 수 있다.

(7) 사회적 환경인자

개인의 사회적 지위, 환경에 따라 섭취 칼로리의 과잉 또는 부족 등이 있다.

(8) 운동부족

운동부족은 칼로리 소비를 적게 하며, 비만인의 경우 운동을 기피하여 운동량이 감소하므로 더욱 비만을 촉진하게 된다.

2) 여성 비만의 원인

① 소아기에 체중이 많이 나가는 어린이는 비만인 어른이 되기 쉽다.
② 사춘기에 여성의 성호르몬은 지방의 축적을 증가시킨다.
③ 사회인은 과식, 과음, 불규칙적인 식사를 할 경우가 많으므로 비만의 문제가 생길 수 있다.
④ 임신기에 과도한 체중증가가 일어나면 분만 이후에 살빼기가 힘들다.

⑤ 주부들의 경우 가족들이 남긴 음식을 모두 먹게 됨으로써 비만의 원인이 된다.
⑥ 중년이후에는 먹는 것은 줄지 않고 운동량이 줄어든다.
⑦ 우울해지거나 걱정을 먹는 것을 통해 해소하려 한다.
⑧ 담배를 끊는 대신에 음식물을 많이 섭취하게 된다.

3) 비만으로 인한 질환

비만으로 인해 생기는 질환에는 고혈압, 동맥경화, 심근경색, 협심증, 심장비대, 신동맥경화, 당뇨병, 담석증 외에도 합병증으로 호흡곤란, 통풍, 고지혈증, 지방간, 담석증, 여성의 불임, 월경불순, 성욕감퇴 등의 많은 질환이 있는 것으로 볼 때 건강을 지키기 위해서 정상 몸무게를 유지시키는 것이 무엇보다도 중요한 것임을 알 수 있다.

(1) 질환의 유무에 따른 분류

① **증후성 비만** : 특정 질환이 원인이 되는 비만으로 내분비계 질환, 뇌질환, 유전질환 등의 원인이 된다.
② **단순성 비만** : 과식과 운동부족이 원인이 된다.

(2) 지방조직 형태에 따른 분류

① **지방세포 증식형 비만 (hyperplastic obestiy)** : 유년기에 발증
② **지방세포 비대형 비만 (hypertrophic obesity)** : 성인기에 발증

4) 비만도 평가

(1) 체질량지수

체질량지수(Body mass index, BMI = 체중(kg)/[신장(m)]^2

분 류	체질량 지수	합병증 유발 위험도
저 체 중	18.5	낮 음
정 상	18.5 ~ 24.9	보 통
과 체 중	〈 25	
비만 전단계	25.0 ~ 29.9	증 가
비만 1 단계	30.0 ~ 34.9	중 증 도
비만 2 단계	35.0 ~ 39.9	심 함
비만 3 단계	40.4 〈	매우 심함

(2) 기타 비만 판정방법과 기준

① Ideal body weight(표준체중 이용법)

$$비만도(\%) = \frac{실측체중-표준체중}{표준체중} \times 100$$

② Katsura index

정상체중=[신장(cm)-100]×0.9로 하고 여자의 경우는 0.85를 곱하여 적용한다.

③ Rohrer index(신체충실지수)

골격, 근육, 내장 등의 충실성과 영양상태를 종합적으로 표시하며, 이 지수는 신장에 따라 판정치수가 틀려 110~129cm에서는 180 이상일 때, 130~149cm에서는 170 이상일 때, 150cm 보다 클 때는 160 이상일 때를 비만이라고 한다.

$$\frac{체중(kg)}{신장(m)^2} \times 10^7$$

④ Kaup index(영양상태 판정지수, 영유아의 영양판정)

이 지수는 2세 이하에서 많이 사용하며 18이상이면 비만으로 판정한다.

$$\frac{체중(kg)}{신장(m)^2} \times 100$$

⑤ Relative weight : RW(비체중지수 : 발육상태 판정지수)

$$\frac{체중(kg)}{[신장(m)]} \times 100$$

⑥ waist-hip ratio(허리 둘레와 둔부 둘레의 비)

허리둘레는 마지막 늑골 하단과 제대 상방의 가장 짧은 둘레를 측정하며, 둔부 둘레는 둔부 돌출부의 가장 긴 둘레를 측정한다. 허리 대 둔부 둘레의 비의 정상범위는 남자의 경우 0.8~1.0정도이며, 1.0이상일 때 이환율이 높고, 여자의 경우 정상은 0.7~0.85 정도로 0.9이상일 때 이환율이 높은 것으로 알려져 있다.

찾아보기

| ㅇ |

| ㅈ |

| ㅊ |

INDEX

| A |

| B |

| C |

| D |

| E |

| F |

| G |

| H |

| I |

| J |

| K |

| L |

| M |

| N |

| O |

| P |

| Q |

공무원, 보건교육사, 미용인을 위한

공중보건학

2002년 7월 30일 초판발행
2005년 8월 20일 제2판발행
2011년 8월 20일 제3판발행
2015년 3월 10일 제4판발행

지은이 / 남철현·곽형심·김원진·김은주·김효정·박삼화·오선영·오혜영
이귀영·이성내·이은숙·전연숙·정은영·천지연·최연희·하순희

펴낸이 / 이상태
펴낸곳 / 청구문화사
주　소 / (120-831) 서울특별시 서대문구 성산로 11길 15
전　화 / 02) 332-0541(代)　　FAX / 02) 337-9577
등　록 / 1990년 11월 2일 제9-247호

정가　25,000 원

ISBN　978-89-5616-632-2　93510